本书配套视频将帮助
读者更好地掌握操作要点

请使用微信扫码，按照提示注册后观看超声视频。

此二维码为单书单码，只可绑定一位用户。注册后，微信扫描内文中的二维码可观看对应视频。

扫码注册后，该书不能退回。

临床麻醉学指导

Cardiac Anesthesia and Transesophageal Echocardiography

心脏麻醉与经食管超声心动图

（原著第 2 版）

编　著　［美］John D. Wasnick
　　　　　　Alina Nicoara
插　图　［美］Jill K. Gregory
视　频　［美］Alina Nicoara
　　　　　　David Kramer
　　　　　　Sanford Littwin
主　译　雷　翀

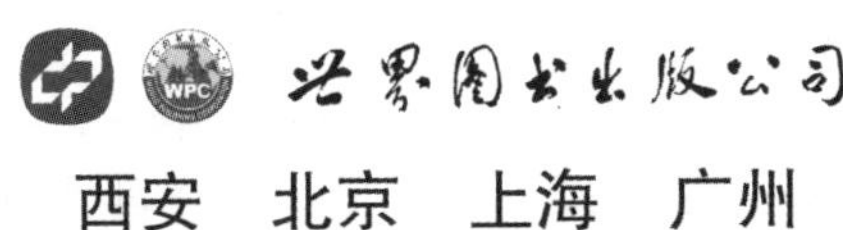

西安　北京　上海　广州

图书在版编目（CIP）数据

心脏麻醉与经食管超声心动图 /（美）约翰·D. 沃斯尼克（John D. Wasnick），（美）阿林娜·尼克拉（Alina Nicoara）编著；雷翀主译 . —西安：世界图书出版西安有限公司，2022.4

书名原文：Cardiac Anesthesia and Transesophageal Echocardiography

ISBN 978-7-5192-8729-0

Ⅰ . ①心… Ⅱ . ①约… ②阿…③雷… Ⅲ . ①心脏外科手术—麻醉学 ②超声心动图 Ⅳ . ① R654.2 ② R540.4

中国版本图书馆 CIP 数据核字（2021）第 223354 号

书　　名	**心脏麻醉与经食管超声心动图** XINZANG MAZUI YU JING SHIGUAN CHAOSHENG XINDONGTU
编　　著	［美］John D. Wasnick, Alina Nicoara
主　　译	雷　翀
责任编辑	胡玉平
装帧设计	新纪元文化传播
出版发行	**世界图书出版西安有限公司**
地　　址	西安市高新区锦业路 1 号都市之门 C 座
邮　　编	710065
电　　话	029-87214941　029-87233647（市场营销部） 029-87234767（总编室）
网　　址	http://www.wpcxa.com
邮　　箱	xast@wpcxa.com
经　　销	新华书店
印　　刷	西安牵井印务有限公司
开　　本	787mm × 1092mm　　1/16
印　　张	27.75
字　　数	400 千字
版　　次	2022 年 4 月第 1 版
印　　次	2022 年 4 月第 1 次印刷
版权登记	25-2021-156
国际书号	ISBN 978-7-5192-8729-0
定　　价	188.00 元

医学投稿　xastyx@163.com ‖ 029-87279745　029-87279675

[John D. Wasnick, Alina Nicoara]
[Cardiac Anesthesia and Transesophageal Echocardiography]
ISBN 978-0-07-184733-9

陕西省版权局著作权合同登记号：25-2021-156

第 2 版编著

John D. Wasnick, MD, MPH, MHCM

Steven L. Berk Endowed Chair for Excellence in Medicine

Professor and Chair

Department of Anesthesiology

Texas Tech University Health Sciences Center

Lubbock, Texas

Alina Nicoara, MD

Associate Professor

Department of Anesthesiology

Duke University Medical Center

Durham, North Carolina

第 1 版主编

Zak Hillel, PhD, MD

Sanford Littwin, MD

David Kramer, MD

主　译　雷　翀

译　者　（以姓氏笔划排序）

邢　东　　成丹丹　　吴志新

张　慧　　范倩倩　　周伟玲

孟　欣　　赵　静　　雷　翀

审　校　侯丽宏　　聂　煌　　雷　翀

路志红

Contributors to the First Edition

第 1 版编者 *

Diane Anca, MD
Assistant Professor of Anesthesiology
Columbia University
Anesthesiology
St. Luke's-Roosevelt Hospital Center
New York, New York

Laura Y. Chang, MD
Fellow
Obstetrical Anesthesiology
Brigham and Women's Hospital
Boston, Massachusetts

Draginja R. Cvetkovic, MD
Assistant Professor
Anesthesiology
Montefiore Medical Center, The University Hospital for the Albert Einstein College of Medicine
Bronx, New York

Christina Delucca
Resident
Anesthesiology
St. Luke's-Roosevelt Hospital Center
New York, New York

Naomi Dong, MD
Fellow
Anesthesiology and Critical Care
Children's Hospital of Philadelphia
Philadelphia, Pennsylvania

Jeff Gadsden, MD, FRCPC, FANZCA
Assistant Professor of Clinical Anesthesiology
Anesthesiology
Columbia University College of Physicians and Surgeons
New York, New York

Kimberly B. Gratenstein
Regional Anesthesia Fellow
Anesthesiology
St. Luke's-Roosevelt Hospital Center
New York, New York

Zak Hillel, PhD, MD
Professor of Clinical Anesthesiology
Columbia University College of Physicians and Surgeons
Director, Cardiac Anesthesia
St. Luke's-Roosevelt Hospital Center
New York, New York

Shannon N. Johnson, MD
Chief Resident
Department of Anesthesiology
St. Luke's-Roosevelt Hospital Center
New York, New York

---

* 头衔以最初成书时为准。

Misuzu Kameyama, DO
Chief Resident
Anesthesiology
St. Luke's Rooevelt Hospital
New York, New York

David C. Kramer, MD
Assistant Professor
Department of Anesthesiology
St. Luke's-Roosevelt Hospital Center
New York, New York

Shusmi Kurapati
Chief Resident
Department of Anesthesiology
St. Luke's-Roosevelt Hospital Center
New York, New York

Sharon Lee
Fellow
Pediatric Anesthesia
Department of Anesthesia
Washington University School of Medicine
St. Louis, Missouri

Ellen Lee
Fellow
Pain Management
Department of Anesthesiology
St. Luke's-Roosevelt Hospital Center
New York, New York

Galina Leyvi, MD
Associate Professor of Clinical Anesthesiology
Anesthesiology
Montefiore Medical Center AECOM
Bronx, New York

Sanford M. Littwin, MD
Assistant Professor
Anesthesiology
St. Luke's-Roosevelt Hospital Center
New York, New York

Alina Nicoara, MD
Assistant Professor
Department of Anesthesiology
Duke University Medical Center
Durham, North Carolina

Christy Perdue
Resident
Department of Anesthesiology
St. Luke's-Roosevelt Hospital Center
New York, New York

Nii-Ayikai Quaye
Attending Anesthesiologist
Private Practice
Silver Spring, Maryland

Shanti Raju
Resident
Department of Anesthesiology
St. Luke's-Roosevelt Hospital Center
New York, New York

Deepak Sreedharan
Resident
Department of Anesthesiology
St. Luke's-Roosevelt Hospital Center
New York, New York

John D. Wasnick, MD, MPH, MHCM
Professor and Chair
Department of Anesthesiology
Texas Tech Health Sciences Center School of Medicine
Lubbock, Texas

Foreword

前 言

《心脏麻醉与经食管超声心动图》（*Cardiac Anesthesia and Transesophageal Echocardiography*）第2版旨在为初学心脏外科的手术者提供现成的资源。与第1版类似，本书同时介绍了心脏麻醉和经食管超声心动图的原理，这些是医学生、住院医师或实习医师在手术室、心导管室或重症监护病房都可能遇到的问题。本书的目标是对心脏麻醉实践和经食管超声心动图进行基础的介绍和回顾。与第1版相同，视频剪辑中提供了实践中必不可少的关键的超声心动图图像。讨论部分的内容进行了更新，反映了目前心脏手术麻醉的临床实践。同样，本书拓展增加了更多的管理细节，也包含了首版之后引入心脏手术麻醉临床实践操作的综述。希望学习者通过使用这本书得以快速熟悉心脏麻醉环境。相信本书中的基础内容对进入心脏外科手术室环境的新人而言易学易懂。对新人而言，心脏麻醉工作通常会有压力。相信在进入心脏外科手术室前掌握扎实的基础知识是提高学生体验和提高学习效果的最佳途径。因此，我们希望学习者在开始心脏麻醉轮转之前能复习本书内容，并希望他们最终能像我们一样享受心脏麻醉实践。

John D. Wasnick
Alina Nicoara

郑重声明

医学是一门不断变化的学科。当我们的知识被新的研究和临床经验拓宽后，治疗方案和用药也需要做出相应改变。本著作的作者和出版者努力对被认为是可靠的信息来源进行了核对，以提供完整且总体上符合出版当时标准的信息。然而，考虑到人为错误的可能性或医学科学的变化，无论是作者、出版商，还是参与本著作准备或出版的其他方，都不能保证本书包含的信息各方面的准确性或完整性，因此不对任何错误、遗漏或使用本著作中包含的信息所产生的结果负责。我们鼓励读者通过其他来源对本书中提供的信息进行确认。例如，建议读者用药前检查药物的产品信息表，以确定本著作中包含的信息是准确的，没有改变药物的推荐剂量或给药禁忌证。这一建议对于新的或不常使用的药物尤其重要。

Contents

目　录

围手术期超声心动图导论

主　题

- 通过围手术期 TEE 可以了解什么？
- 如何选择超声心动图的模式并正确使用？
- 围手术期 TEE 有哪些适应证和禁忌证？
- 超声心动图是如何工作的？
- 标准的围手术期 TEE 检查内容是什么？
- 围手术期如何常规使用 TEE？
- 三维超声心动图在围手术期管理中的作用是什么？
- 超声心动图如何确定心排血量、压力梯度及其他以前需要使用肺动脉导管检测的血流动力学指标？
- 图像和视频图集

围手术期超声心动图检查是心脏外科手术患者麻醉管理中必不可少的工具。此外，无论手术的性质如何，超声心动图技能和知识均可应用于患者。因此，本章首先讨论经食管超声心动图（TEE）及其他超声心动图模式。在本书中，将使用 TEE 来说明各种心脏疾病及处理各种心脏疾病患者所需的麻醉操作。TEE 图像将被纳入讨论和解释围手术期的管理，就像超声心动图图像被应用于日常麻醉实践一样。尽管作者并非打算撰写围手术期超声心动图的权威文章，但希望读者能充分熟悉这一有价值的工具，以了解如何将超声心动图成像与临床知识和临床经验相结合，以有效地管理心脏手术患者。

通过围手术期 TEE 可以了解什么？

TEE 在围手术期可帮助麻醉师、外科医生和心脏病专家回答有关心脏结构和功能的问题。TEE 可以采用多种方式指导诊断和治疗，包括：

· 确定血流动力学不稳定的来源：TEE 可以检测出心肌缺血、心室功能不良、血容量不足和心包压塞。

· 血流动力学参数的确定：TEE 可用于确定每搏输出量（SV）和心排血量（CO），还可用于评估肺动脉压和心室内压。

· 检查和确认结构性诊断：TEE 有助于检测前期检查可能漏诊的新的病理学改变，包括卵圆孔未闭、主动脉动脉粥样硬化，或未确诊的瓣膜性心脏病。然而，更有可能的是，围手术期 TEE 将证实之前的诊断。

· 指导和确认适当的手术干预：TEE 用于确定瓣膜修复 / 置换的成功，并检测手术并发症。

· 术后血流动力学不稳定的诊断：超声心动图将很容易发现继发于心包压塞的术后血流动力学不稳定的原因、左心室和（或）右心室衰竭、肺栓塞、主动脉夹层及其他灾难性的围手术期事件。

本书中，作者将超声心动图与围手术期麻醉管理整合在一起，并说明其在上述各方面中的应用。此外，在手术室或重症监护室，超声心动图还将用图像提示和说明医疗决策是否适当。

如何选择超声心动图的模式并正确使用？

20 世纪 80 年代中后期，TEE 被引入手术室。到 20 世纪 90 年代中期，已经日益成为围手术期管理的“常规”部分[1]。随后，美国国家超声心动图委员会（NBE）成立，以证明和“认证”个人围手术期 TEE 的资质。TEE 是心脏麻醉师最常使用的超声心动图检查方法。此后，麻醉师将 TEE 的应用范围扩大至非心脏外科手术室和重症监护室（ICU）中（图 0–1，图 0–2；视频 0–1）。

视频 0–1

尽管经胸超声心动图（TTE）更常用于评估心脏病变，但麻醉师已经越来越多地在围手术期采用这种方法。TTE 是一种非介入成像方式。尽管在某些外科手术的围手术期会使用 TTE 检查，但在手术

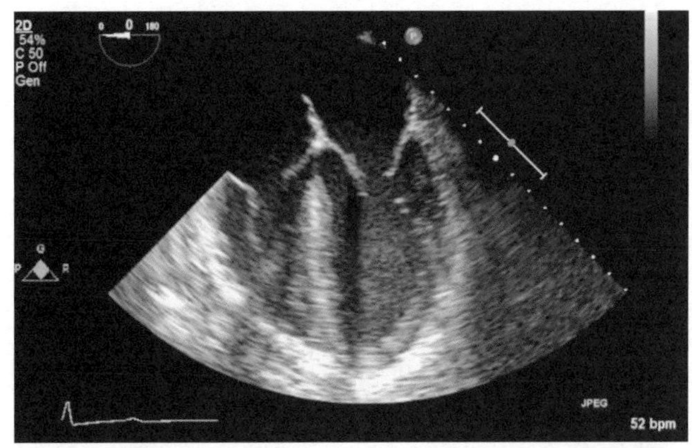

图 0-1　食管中部四腔心切面是心脏麻醉初学者最熟悉的切面

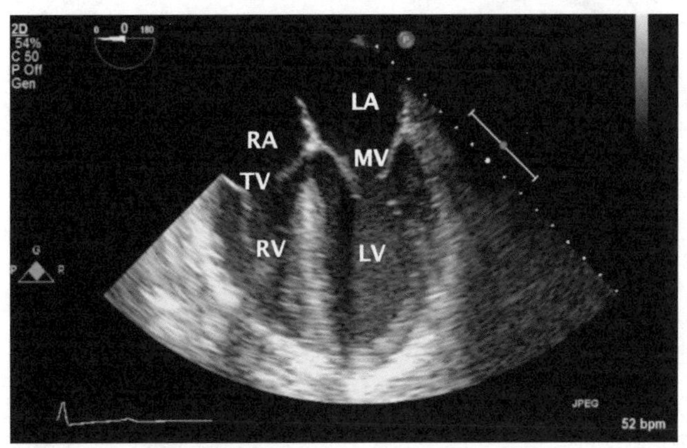

图 0-2　所示心脏结构包括右心房（RA）、三尖瓣（TV）、右心室（RV）、左心房（LA）、二尖瓣（MV）及左心室（LV）

室内特别是在手术操作区和洞巾中使用 TTE 并不方便。此外，麻醉师和 ICU 的重症医生在术前评估时常用 TTE[2]。ICU 医生很容易通过 TTE 检查解答关于血流动力学不稳定的基础问题。简单的 TTE 检查即可确定心脏的泵血功能是否正常，或者心脏是否有足够的容量。这些信息对于围手术期快速确定患者发生低血压的病因非常重要。无创 TTE 可以解答一些以往可能需要使用肺动脉（PA）导管进行有创血流动力学压力监测才能解答的问题。

目标导向的超声心动图方案的设置可用于协助医生在急性医疗处置时快速做出血流动力学评估[3]。即使是受过有限培训的医生也可以完成这种按照流程进行的 TTE 检查。目标导向超声心动图（FATE）方案试图通过五个步骤解决血流动力学问题[4]，包括：

- 确定明显的病变。
- 评估室壁厚度和心腔内径。
- 评估双心室功能。
- 探查双侧胸膜。

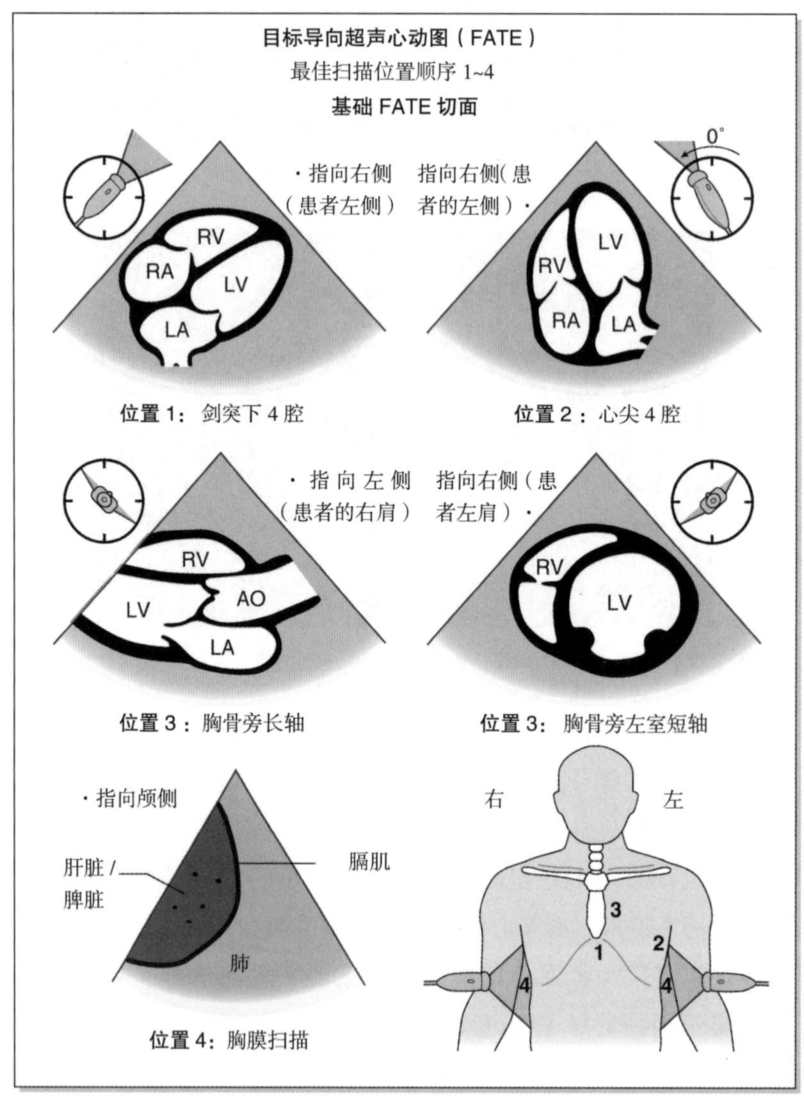

图 0–3 FATE 卡及其四个扫描部位。AO= 主动脉。LA= 左心房。LV= 左心室。RA= 右心房。RV= 右心室。经许可，引自 Jørgensen MR, Juhl-Olsen P, Frederiksen CA, et al. Transthoracic echocardiography in the perioperative setting, Curr Opin Anaesthesiol, 2016, 29(1):46–54

· 将所得信息与临床情况相结合。

使用 TTE 检查，涉及四个扫查区域（图 0-3）。

利用模式识别，可以区别各种心脏疾病。扩展的 FATE 视图可评估下

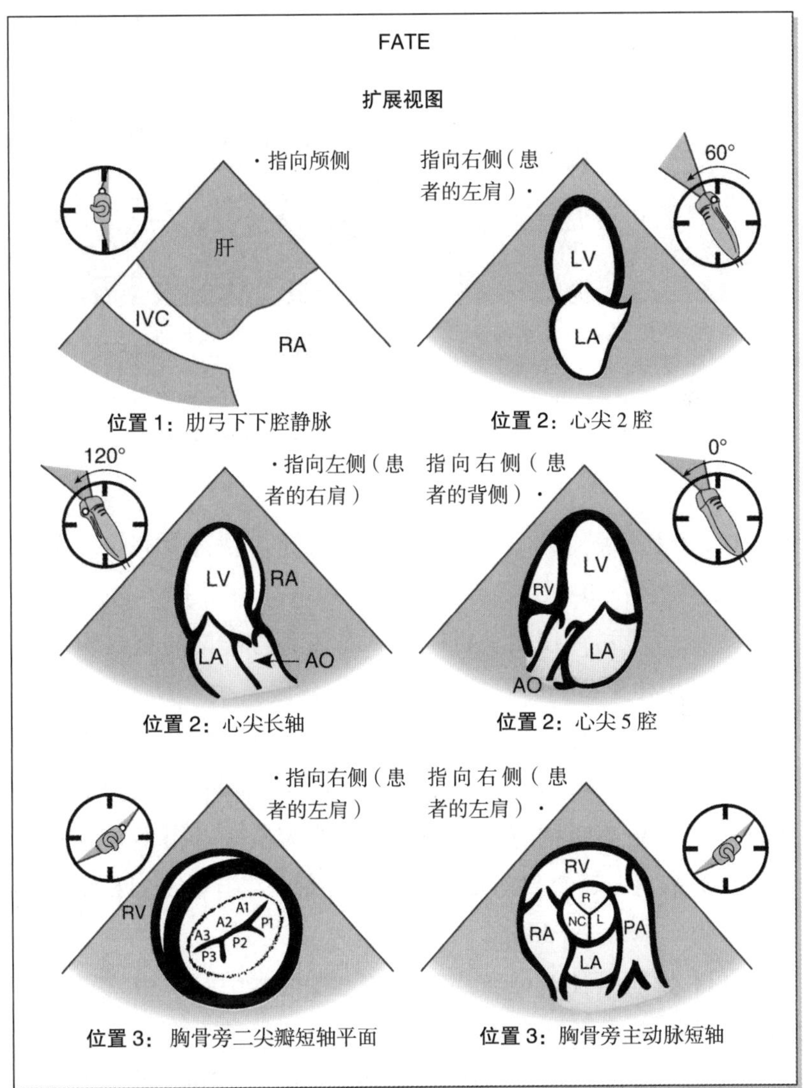

图 0-4A　FATE 方案扩展视图。AO= 动脉。IVC= 下腔静脉。LA= 左心房。LV= 左心室。PA= 肺动脉。RA= 右心房。RV= 右心室。经许可，引自 Jørgensen MR, Juhl-Olsen P, Frederiksen CA, et al. Transthoracic echocardiography in the perioperative setting. Curr Opin Anaesthesiol, 2016, 29(1):46−54

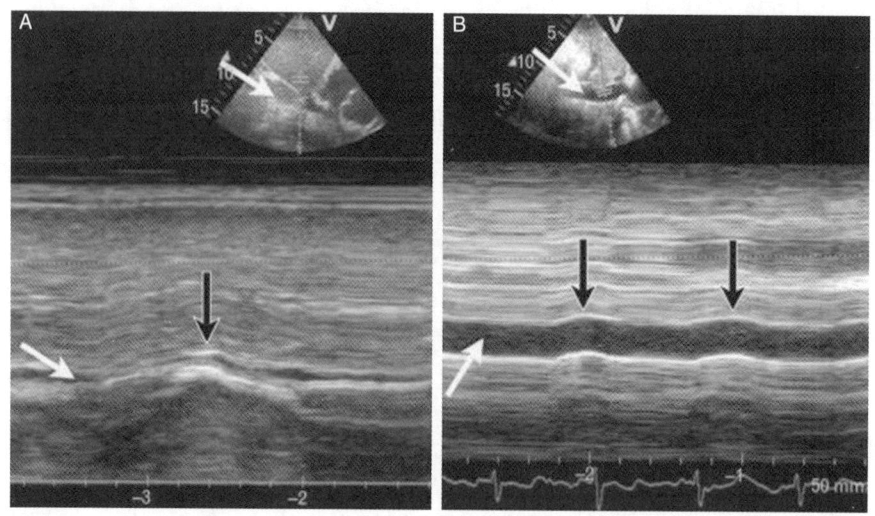

图 0–4B　FATE 评估血流动力学例子。下腔静脉二维及 M 模式扫描。A. 出血性休克导致下腔静脉完全塌陷。B. 扩张的下腔静脉，这种情况是由于容量过多所致。注意在呼吸周期中内径变化的消失。白色箭头 = 下腔静脉。黑色箭头 = 吸气峰值。经许可，引自 Jørgensen MR, Juhl-Olsen P, Frederiksen CA, et al. Transthoracic echocardiography in the perioperative setting. Curr Opin Anaesthesiol, 2016, 29(1):46–54

腔静脉（IVC）和瓣膜结构（图 0–4A）。IVC 的收缩 / 扩张可在围手术期有助于判断容量（图 0–4B）。

图 0–5 显示了几种使用 FATE 方案观察到的常见的重要病理情况，它们各自代表几种典型的心脏疾病及其潜在病因。

在急诊医学中，有许多操作简单、目的明确的 TTE 评估方法。最简便的是观察左心室收缩力和充盈情况。诸如超声心动图实时血流动力学评估（HEART）等更高级的有限检查，不仅能为检查者提供有关血流动力学功能方面的信息，还提供对瓣膜结构的评估 [5]。有关 FATE 流程的更多信息，请访问 www.usabcd.org。

尽管 TTE 使用方便，但在心脏手术患者的术中管理中，它仍无法替代 TEE。因此，本章将主要侧重于 TEE 在心脏外科手术中的应用及如何通过其来实施相应的医疗干预措施。TEE 和 TTE 使用不同的超声心动图声窗来获取心脏图像。FATE 检查展示了四个经胸声窗，可通过这些声窗获取心脏图像。食管非常靠近左心房，因此也是获得超声图像的一个声窗。学习 TTE 或 TEE 的新手面临的挑战是，不管在什么声窗下都可以辨别图像的方向，以便正确识别所查看的结构。在分析 TEE 图像时学到的原则

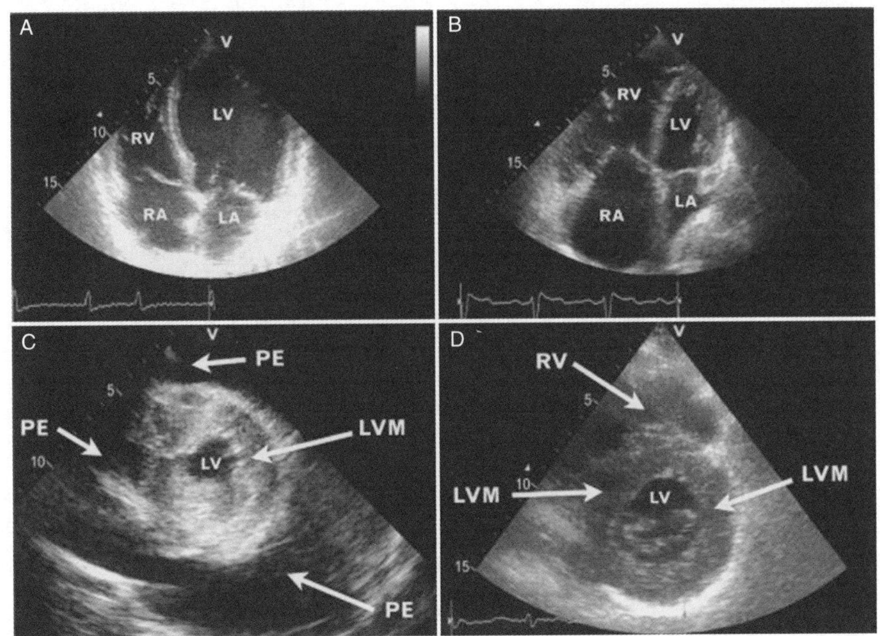

图 0–5　FATE 在围手术期有诊断意义的例子。A. 左心室扩张，左心衰竭可见。B. 右心室扩张，右心房扩大。右心压力是否增加是诊断肺栓塞的典型指标。C. 心包积液导致左心室充盈减少。由于左心室舒张末期直径 <1.5cm，所以显示心肌肥厚。D. 左心室心肌肥厚。舒张末期左心室直径约为 3.5cm。LA= 左心房。LV= 左心室。LVM= 左室心肌。PE= 心包积液。RA= 右心房。RV= 右心室。经许可，引自 Jørgensen MR, Juhl-Olsen P, Frederiksen CA, et al. Transthoracic echocardiography in the perioperative setting. Curr Opin Anaesthesiol, 2016, 29(1):46–54

同样适用于辨识 TTE 图像。二者间只有声窗和屏幕上图像的方向是不同的。

围手术期还可使用其他声窗，例如主动脉周超声和心外膜超声。在使用时，超声探头包裹无菌套后可直接放置在主动脉或心脏上以获得回声图像。

视频 0–2

主动脉周超声（EAU）（视频 0–2）和心外膜超声（图 0–6，图 0–7）可用作 TEE 的围手术期辅助工具，在 TEE 检查有禁忌时也可以使用。EAU 非常有用，因为 TEE 不能完整显示升主动脉。由于放置在食管内的 TEE 探头和主动脉之间隔着气道，所以无法观察远端升主动脉和近端主动脉弓。由于主动脉粥样硬化与心脏手术期间的栓塞性卒中有关 [6–7]，所以 EAU 可能有助于识别不适合手术操作的主动脉区域，从而减少栓塞性卒中的发生

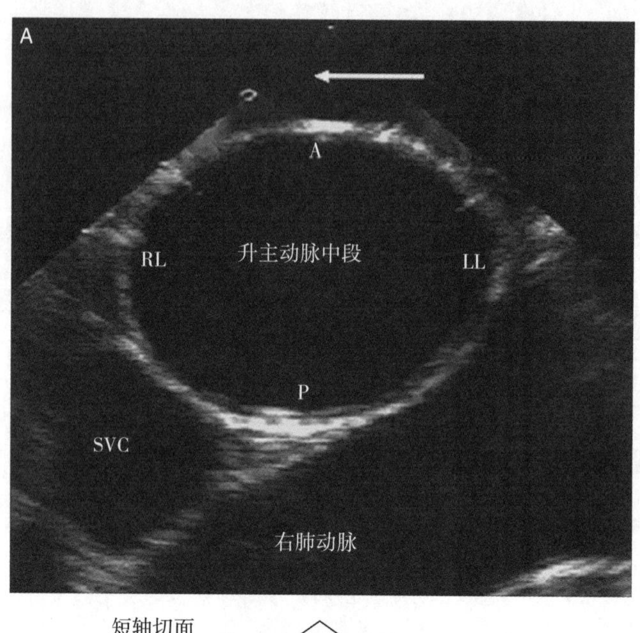

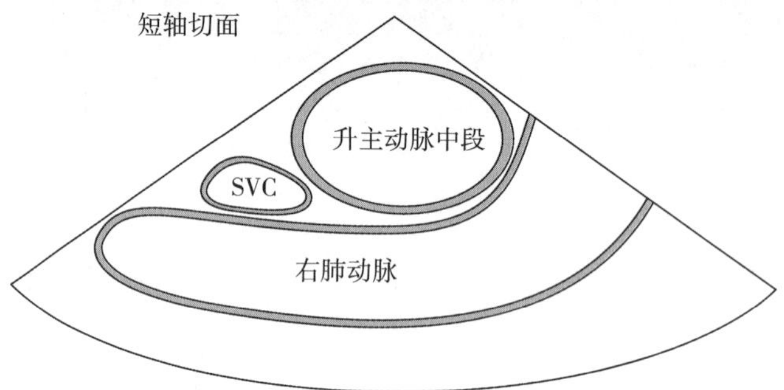

图 0-6　A. 显示了正常升主动脉短轴切面的主动脉周超声图像（EAU）。可以看到主动脉的前壁（A）、后壁（P）、右侧（RL）和左侧（LL）壁，还可以看到右肺动脉（PA）和上腔静脉（SVC）。上部箭头所指部分是手持式 EAU 探头和主动脉之间的液体区域。B. 显示了主动脉长轴切面。由于气道的存在，TEE 无法显示升主动脉。RPA= 右肺动脉。经许可，引自 Glas KE, Swaminathan M, Reeves ST, et al. Guidelines for the performance of a comprehensive intraoperative epiaortic ultrasonographic examination: recommendations of the American Society of Echocardiography and the Society of Cardiovascular Anesthesiologists: endorsed by the Society of Thoracic Surgeons. Anesth Analg, 2008,106(5):1376-1384

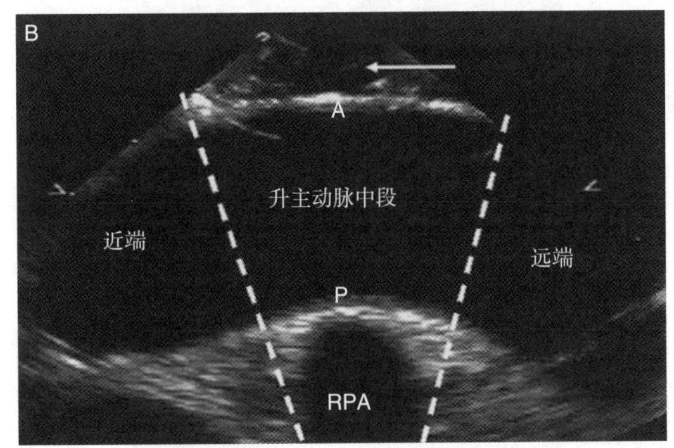

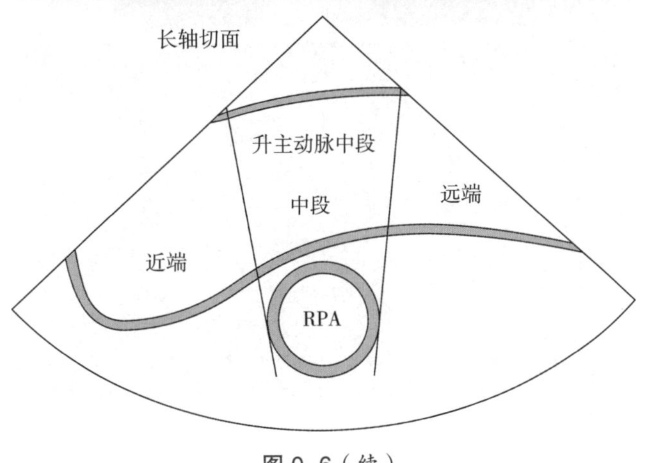

图 0–6（续）

率。与 TEE 不同，外科医生必须中断手术过程以操纵探头。但是，如果识别出主动脉充满动脉粥样硬化斑块的区域，则通过使用 EAU 可以降低栓塞性卒中的发病率和手术的死亡率。

在术中进行实时三维超声心动图检查越来越普及，且越来越受欢迎（视频 0–3）[8–10]。三维超声心动图对临床决策的贡献也在不断增加。三维超声心动图可以更好地量化心室内容积，并提供有关复杂瓣膜结构（如二尖瓣装置）的其他信息[11–12]。但是，三维图像也是基于与二维超声心动图相同的超声原理，因此同样会受到伪像的影响。在心脏手术患者的围手术期护理中，二维、三维 TEE 的应用相辅相成，各有千秋。

视频 0–3

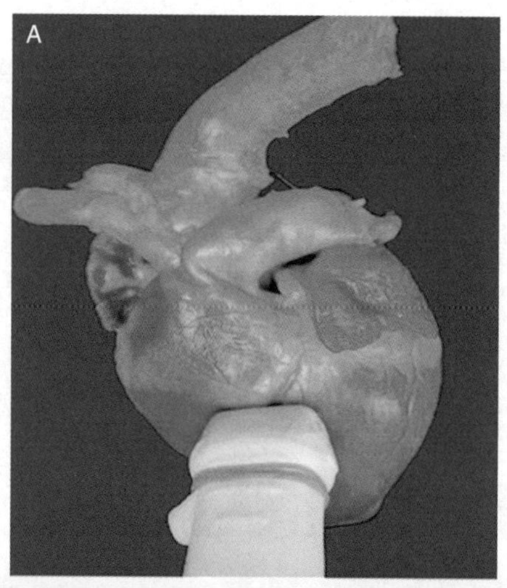

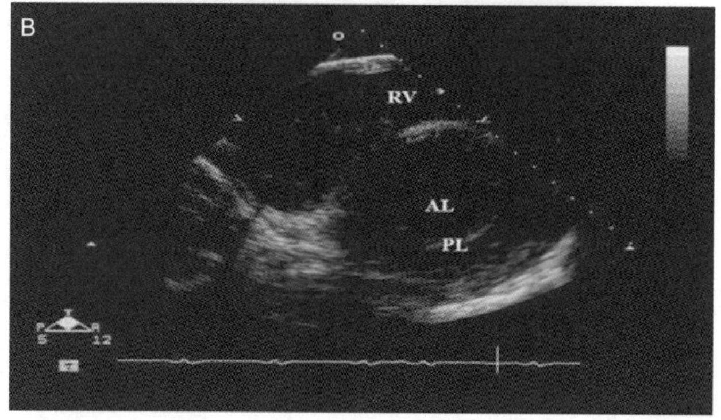

图 0-7 心外膜超声显示左室（LV）基底部的短轴切面（SAX），可见右心室（RV）及二尖瓣的前瓣叶（AL）、后瓣叶（PL）。图 A 显示了手持探头相对于心脏的方向。经许可，引自 Reeves ST, Glas KE, Eltzschig H, et al. Guidelines for performing a comprehensive epicardial echocardiography examination: recommendations of the American Society of Echocardiography and the Society of Cardiovascular Anesthesiologists. Anesth Analg, 2007, 105(1):22–28

围手术期 TEE 有哪些适应证和禁忌证?

对于 TEE 在围手术期应用的研究一直未曾间断，结果证明围手术期 TEE 的使用对于改善手术结果会带来积极影响。然而，在“常规”冠状动脉旁路移植术的管理中并不强制使用 TEE[13]。表 0–1 列举了 TEE 的一般适应证。

尽管如此，在当今的心脏外科手术室中，所谓的常规患者多少有点像稀世珍宝。因此，围手术期 TEE 在心脏麻醉实践中找到了帮助评估和管理患者的方法，经历了从“简单的”冠状动脉旁路移植术到心脏移植的

表 0-1 围手术期经食管超声心动图（TEE）的适应证

一般适应证	具体例子
· TTE 诊断不清或 TTE 诊断不清的可能性很高，但检查结果可能改变术中管理的情况下需要评估心脏、主动脉的结构和功能	—详细评估通常处于远场中的结构异常，例如主动脉和左心耳 —评估人工心脏瓣膜 —评估瓣周脓肿（自然瓣膜及人工瓣） —使用呼吸器的患者 —胸壁损伤的患者 —身体状态无法进行 TTE 检查的患者 —无法左侧卧位的患者
· 围手术期 TEE	—所有开放性心脏手术（如瓣膜手术）和胸主动脉手术 —用于某些冠状动脉旁路移植术 —当患者已知或怀疑患有影响预后的心血管疾病所进行的非心脏手术术中
· 引导介入操作	—指导、监测心内介入手术（包括间隔缺损封堵或心耳封堵，以及经导管瓣膜手术）
· 危重患者	—TTE 无法获得诊断信息且预期该信息会改变患者的管理

经许可，引自 Hahn RT, Abraham T, Adams MS, et al. Guidelines for performing a comprehensive transesophageal echocardiographic examination: recommendations from the American Society of Echocardiography and the Society of Cardiovascular Anesthesiologists. J Am Soc Echocardiogr，2013，26(9):921-964

整个心脏手术过程。围手术期 TEE 可用于：

· 评估血流动力学不稳定。

· 引导瓣膜修复。

· 指导先天性心脏病修复。

· 在肥厚性梗阻性心肌病手术或室性动脉瘤切除术期间评估心肌组织的切除。

· 检测心房和室间隔缺损。

· 诊断心包压塞。

· 检测心肌缺血。

· 监测对正性肌力药物治疗的反应。

· 评估主动脉疾病，例如主动脉粥样硬化和主动脉夹层。

· 确定正确的心室辅助装置套管位置。

· 确认主动脉内球囊泵的正确放置。

· 提供围手术期血流动力学测量值以代替肺动脉（PA）导管监测

换句话说，TEE 在心脏手术过程中可以为麻醉师和外科医生提供大量信息，如果超声心动图医生正确地理解了图像，这些信息可以影响患者的预后。只有能进行高水平 TEE 诊断的人才能做出改变或影响手术程序的诊断。执行高水平或基本水平的围手术期 TEE 所需的认知和技术技能参见表 0–2。

表 0–2　围手术期经食管超声心动图（TEE）检查所需的认知和技术技能

A 组：基础级别围手术期超声心动图所需的认知技能 · 超声心动图的基础知识。 · 了解与 TEE 使用相关的设备处理，感染控制和电气安全建议。 · 了解 TEE 的适应证以及绝对和相对禁忌证。 · 掌握适当的替代诊断方式（尤其是经胸和心外膜超声心动图）的常识。 · TEE 所显示的正常心血管解剖学知识。 · 了解多普勒超声心动图测量获得的常见血流速度曲线。 · 心肌缺血和梗死超声心动图表现的详细知识。 · 正常和异常心室功能的超声心动图表现的详细知识。 · 空气栓塞的生理学和 TEE 表现的详细知识。 · TEE 显示的有关自然瓣膜解剖结构和功能的知识。 · 了解瓣膜病变的主要 TEE 表现以及可用于评估病变严重程度的 TEE 技术。 · 了解心脏肿块，血栓和栓子，心肌病，心包积液和大血管病变的主要 TEE 表现。 **B 组：基础级别围手术期超声心动图所需的操作技术** · 具有操作超声机器，包括调节所显示参数质量的能力。 · 能够在麻醉的插管患者中安全地插入 TEE 探头的能力。 · 执行基础 TEE 检查的能力。	· 能够识别心肌缺血和梗死的主要超声心动图改变。 · 能够检测心室功能和血流动力学状态的质变。 · 能够识别空气栓塞的超声心动图表现。 · 能够在多个切面中显示心脏瓣膜，并识别大的瓣膜病变和功能障碍。 · 能够识别大的心内肿块和血栓。 · 能够检查出大量心包积液。 · 能够识别 TEE 检查中常见的伪像和常见错误。 · 能够将 TEE 检查的结果传达给患者和其他医疗专业人员，并能在医疗记录中切实总结这些结果。 **C 组：高级别超声心动图检查所需的认知技能** · 基础级别所定义的所有认知技能。 · 了解超声心动图定量计算的原理和方法。 · 熟悉自然瓣膜的解剖结构和功能。了解人工瓣膜的结构和功能。对瓣膜病变和功能障碍的超声心动图表现有详细了解。 · 了解冠心病的超声心动图表现。 · 心脏和大血管病变超声心动图表现的详细知识（例如心脏动脉瘤，肥厚型心肌病，心内膜炎，心内包块，心脏血栓的来源，主动脉瘤和夹层动脉瘤，心包疾病和手术后变化）。 · 与 TEE 结果相关的其他心血管诊断方法的详细知识。

表 0-2（续）

D 组：高级别超声心动图检查所需的操作技术	
·基础级别所定义的所有技术技能。 ·操作完整 TEE 检查的能力。 ·能够量化与心肌缺血和梗死相关的细微超声心动图变化。 ·使用 TEE 量化心室功能和血流动力学的能力。 ·利用 TEE 评估和量化所有心脏瓣膜（包括人工瓣膜）功能的能力（例如测量压力梯度和瓣膜面积、反流束面积、有效反流口面积）。评估心脏瓣膜功能手术干预的能力。	·使用 TEE 评估先天性心脏病的能力。评估冠心病手术干预的能力。 ·能够检测和评估心脏和大血管病变（例如心脏动脉瘤、肥厚型心肌病、心内膜炎、心内包块、心脏血栓的来源、主动脉瘤和夹层动脉瘤以及心包疾病）时的功能变化。有能力评估这些情况下的手术干预是否恰当。 ·能够监测机械循环辅助设备的位置和功能。

A 组列出了基础级别围手术期超声心动图所需的认知技能；B 组列出了基础级别围手术期超声心动图检查所需的操作技术；C 组列出了高级别围手术期超声心动图检查所需的认知技能；D 组列出了高级别围手术期超声心动图检查所需的操作技术。经许可，引自 Hahn RT, Abraham T, Adams MS, et al. Guidelines for performing a comprehensive transesophageal echocardiographic examination: recommendations from the American Society of Echocardiography and the Society of Cardiovascular Anesthesiologists. J Am Soc Echocardiogr, 2013, 26(9):921–964

TEE 也可用于基础水平的辅助诊断和处理血流动力学不稳定，但对于有明显食管病变的患者，TEE 检查属于禁忌（表 0–3）。

食管癌、食管狭窄和其他食管疾病是 TEE 的绝对禁忌证。之前接受过纵隔放射治疗的患者，TEE 是相对禁忌证。在有胃溃疡和食管裂孔疝等病变的患者中，也应该仔细评估放置 TEE 探头的风险和益处。食管穿孔是一种致命的并发症，死亡率和发病率都很高。在术前评估时，考虑使用 TEE 的麻醉师应了解患者是否有食管病变或吞咽困难的病史。使用 TEE 的相关风险包括气管插管移位、牙齿损伤、食管擦伤和食管穿孔。与麻醉中的大多数操作相同，用力放置 TEE 探头是不明智的。使用喉镜通常有助于探头的放置。正确放置时，探头应容易通过咽喉部并能自由操作。如果放置中遇到阻力，最好不要进行 TEE 检查。尽管所能获得的信息远不如 TEE 完整，但外科医生可以使用手持式 EAU 探头从手术区域间歇性提供心外膜和主动脉周超声影像。

TEE 探头产生的热量理论上可能会造成黏膜的热损伤。当探头达到

表 0-3 经食管超声心动图检查的绝对和相对禁忌证

绝对禁忌证	相对禁忌证
· 内脏穿孔	· 颈部和纵隔放射治疗史
· 食管狭窄	· 胃肠外科史
· 食管肿瘤	· 近期上消化道出血
· 食管穿孔、撕裂伤	· 巴雷特（Barrett）食管
· 食管憩室	· 吞咽困难史
· 活动性上消化道出血	· 颈部活动受限（严重的颈椎病、寰枢关节疾病）
	· 有症状的裂孔疝
	· 食管静脉曲张
	· 凝血障碍，血小板减少
	· 活动性食管炎
	· 活动性消化性溃疡

经许可，引自 Hahn RT, Abraham T, Adams MS, et al. Guidelines for performing a comprehensive transesophageal echocardiographic examination: recommendations from the American Society of Echocardiography and the Society of Cardiovascular Anesthesiologists. J Am Soc Echocardiogr，2013，26(9):921–964.

预设的高温时，机器通常会自动关闭以进行 TEE 探头的冷却。

最后，需要注意的是，正确解读 TEE 图像需要花费大量时间、实践和严格的认证。简而言之，学习 TEE 是一个长期过程，但是可以通过掌握一些基本的 TEE 图像，做出一些与前述 FATE 检查类似的基本诊断。当然，除了误读图像外，TTE 实际上没有潜在的并发症发生，而 TEE 总是与手术过程中的患者风险因素相关。

超声心动图是如何工作的?

超声心动图成像依赖于超声原理。超声是一种频率大于正常听力频率的声波。它是压力波在介质中传递的机械能[14]。在 TEE 中，食管探头传感器中的一个压电电极通过振动将探头的电能转换成超声波，并将反射回的超声波转变成电能。超声心动图中使用的典型超声波频率范围为 2~10MHz。频率是每秒发生的周期数。超声频率越高，图像分辨率越高。

频率越低，超声穿透深度越大。超声图像是由于血液和组织具有不同的声阻抗而产生的。也就是说，当声音通过几个具有相同声阻抗的介质时，它传播起来没有困难。然而，当超声波通过不同声阻抗的介质时，声波会受到这些不同组织相互作用的影响，从而导致声波的反射、折射和散射。当声波遇到光滑物质的表面并被反射回探头时，就会发生镜面反射。不规则的表面会产生声波的散射，使得声波在探头上的反射要小得多。声波的折射导致声波方向的改变，往往导致反射回探头后产生意想不到的伪影图像。反射声波（回波）与探头相互作用，探头记录发射波和反射波之间的时间延迟。了解超声波通过软组织的速度（1540m/s）和时间延迟，可以准确显示各种心脏结构的位置，从而构建图像。显然，这是一个非常基本的解释，有许多资源可以更详细地描述超声波的物理特性。

分辨率决定了成像的准确性，它可以是空间的，也可以是时间的。图像的空间分辨率是正确区分两个非常接近的结构的能力。空间分辨率为轴向（结构与声波束主轴平行）和横向（结构与声波束平行或垂直）。高频短脉冲超声具有更好的轴向分辨率。当探头产生超声波时，声束在聚焦区逐渐变窄，然后发散。在聚焦区的横向分辨率最好（图 0–8）。

图 0–9 表明，具有较短波长和更高频率（速度 = 波长 × 频率）的声波具有较高的轴向分辨率。图 0–10 同样显示了在聚焦区成像可以提高横向分辨率。

时间分辨率是精确定位移动结构的能力，在心脏成像中必不可少。时间分辨率是由帧频决定的。帧频是一个成像部分被扫描的频率。增加成像区大小和深度会增加超声束从探头到组织所需的时间，因此会降低帧频

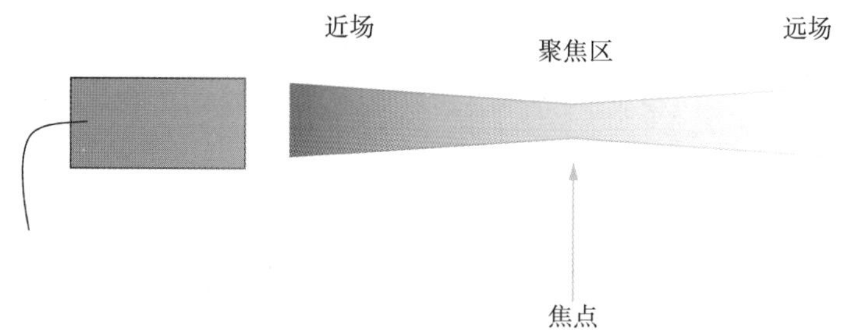

图 0–8 显示焦点位置和声束的剖析。探头（红色）在左侧。近场（近区）最靠近探头。远场（远区）最远。光束的最窄点是焦点。近场起始处的光束直径与探头的直径相同。经许可，引自 Shriki J. Ultrasound physics. Crit Care Clin, 2014, 30(1):1–24

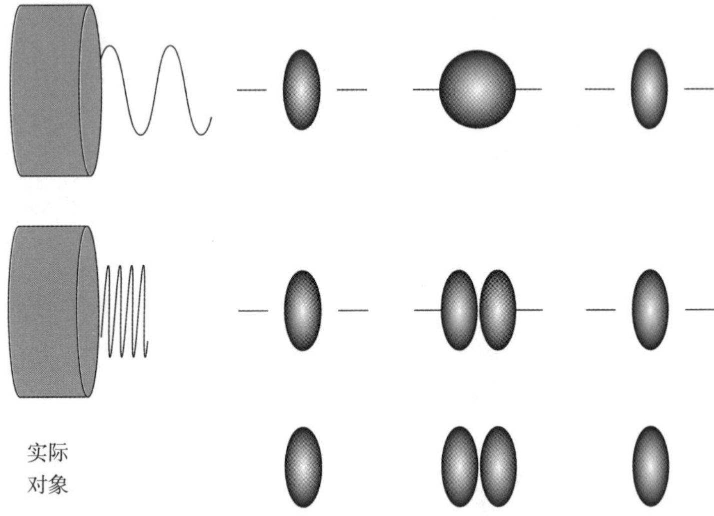

图 0-9　轴向分辨率。底部的点代表空间中的实际对象。位于上方的探头脉冲波较长。位于下方的探头脉冲波较短。脉冲波较短对于离得近的物体具有更高的分辨力。经许可，引自 Shriki J. Ultrasound physics. Crit Care Clin, 2014,30(1):1−24

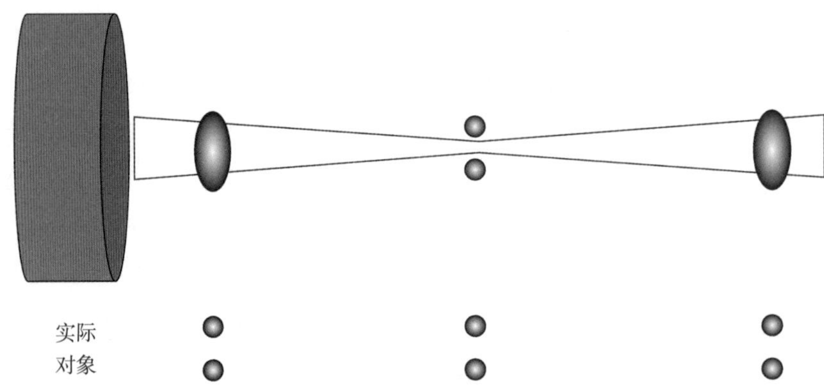

图 0-10　横向分辨率。底部的点代表空间中的实际对象。声束在焦点处变得最窄，然后再次变宽。探头可以在光束的最窄部分最准确地分辨图像。经许可，引自 Shriki J. Ultrasound physics. Crit Care Clin, 2014, 30(1):1−24

并降低时间分辨率。

超声心动图也利用了多普勒效应。多普勒效应是声源和声源观察者在做相对运动时，声波频率发生明显变化的结果。观察者和声源互相靠近会导致声波被压缩，而声源和观察者互相远离会导致声波被拉长。例如，心脏中的血液要么远离食管中的探头流动，要么朝向它流动。当血液流动时，红细胞反射超声波，导致探头根据血流方向发出频率的改变。当血液流向探头（即血液从左心室喷射到升主动脉）时，反射的信号将被压缩，从而产生频率更高的信号。当血液经过探头流向远处（血液通过二尖瓣从左心房流向左心室）时，探头接收到的反射信号的频率将低于探头传输的原始频率。发射频率的这种变化被称为多普勒频移。利用多普勒方程，由多普勒频移可计算出血流速度。

多普勒方程：

$$V = (F_R - F_T/\cos\theta)(1540m/s/2F_T)$$

其中：V= 血流速，F_T = 多普勒发射频率，F_R = 多普勒接收频率，1540m/s = 组织中的声速，θ 为多普勒声束和血流之间的入射角，cos90°=0，cos0°=1。

因此，速度测定最好是在多普勒声束与血流之间没有角度关系的情况下进行。当多普勒声束垂直于血流时，就不能测定血流的速度。

后面的章节我们将会看到，心脏血流方向和血流速度的改变被超声心动图医生用来鉴别心脏结构和功能上的缺陷。利用连续波（CW）或脉冲波（PW）多普勒，超声机器能够确定和显示心脏内血流的速度范围。当使用连续波多普勒时，超声机器从一个超声的发射晶体发出声波，然后由另一个晶体接收返回的信号。而脉冲波多普勒，机器使用同一片晶体发送和接收反射的声波。超声机器将等待一个特定的时间来接收返回到晶体的回声。因为在软组织中，声音的速度是恒定的，所以回声返回所用的时间与声波到达目标点和返回超声探头的距离有关。因此，PW 多普勒可以确定血流在特定点的速度和方向。然而，PW 多普勒只能测量心脏中较慢的血流速度，因为单个发射器必须等待反射的回声，然后再发射另一波超声波。探头发出超声波脉冲的频率称为脉冲重复频率（PRF）。当晶体接收到回波时，就会发生 PW 多普勒分析。机器必须等待从选定点所返回的回声。机器等待的时间越长，PRF 越低。由于 PRF 较低，机器在感兴趣的点能进行的观察就较少。如果血流速度小于 1/2 脉冲重复频率，即奈奎斯特（Nyquist）极限，机器可以正确评估血液流动的速度和方向。然而，当多普勒频移和速度超过奈奎斯特极限时，PW 多普勒不再能确定血流的方向性。当血液流动的方向明显变得混乱时，机器将这种快速流动理解为与实际血液流动的方向相反。这种现象被称为“混叠”，在围手术期的 TEE 中非常有用。

连续波多普勒使用两种晶体：一种用来发送信号，另一种用来接收反射回来的回波。因此，连续波多普勒可用于确定血流方向和较高流速下的血流速度。心脏内正常血流速度小于1m/s。在心脏病理情况下（即瓣膜狭窄或反流），流速会大大增加，从而混淆PW多普勒测量结果。在这种情况下，连续波多普勒可以用来测量高速血流速度。然而，由于在连续波多普勒的探测中使用了两个晶体，因此在超声束上任何点的回波都可以被接收。与PW多普勒不同，这消除了对返回信号进行时间门控以识别特定点处血流信号的能力。也就是说，连续波多普勒可以反映沿回波波束处的最高血流速度，且不会发生混叠。

视频 0-4

最后，彩色血流多普勒（CFD）（视频0-4）通过彩色编码多普勒速度创建了血流的可视化图像，从而能够直观地估计心脏内血流的方向和速度。CFD是PW多普勒的一种形式，通常将流向探头方向的血流显示为红色，而背离探头方向流动的血流显示为蓝色，并且将各种其他颜色分配给湍流、高速血流。由于CFD容易产生混叠，因此多采用PW多普勒测量速度。当血流速度高于奈奎斯特极限时，虽然血液是流向传感器（即应该表现为红色），它也将显示为远离传感器流动（即实际表现为蓝色）。CFD可用于识别病理性的血流。组织多普勒使用多普勒技术对心肌在心动周期中朝向和远离食管探头的运动进行不同颜色的编码。组织多普勒对评估舒张功能障碍非常有用。组织多普勒、斑点追踪、应变和应变率将在第5章中讨论。

标准的围手术期 TEE 检查内容是什么?

1999年，美国超声心动图学会（ASE）和心血管麻醉学会（SCA）发布了围手术期TEE检查的操作指南（图0-11，图0-12）。当时确定了20个经食管超声心动图检查的切面，以确保围手术期TEE检查的一致性和标准化。2013年，修订后的指南将建议切面扩展到28个，包括4个心脏瓣膜、4个腔室和大血管的多个长轴和短轴视图[13]。表0-4总结了这些建议的切面及其所反映的心脏结构。

有时在繁忙的心脏手术室，可能无法获得所有的28个视图。图0-12

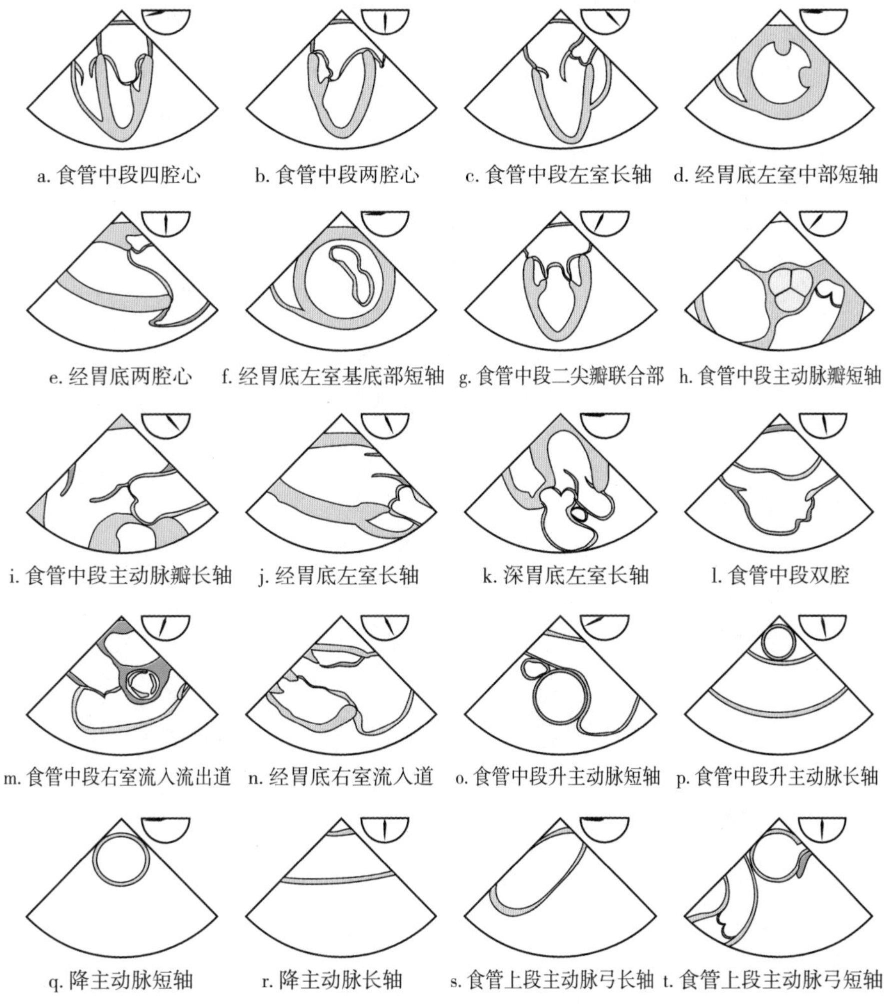

图 0-11 美国超声心动图学会（ASE）和心血管麻醉师学会（SCA）提出了对 TEE 进行全面检查的 20 个切面。每个视图右上角的指针近似于超声扇扫时的角度。这些标准视图提供了检查立体心脏的二维声窗。经许可，引自 Shanewise JS, Cheung AT, Aronson S, et al. ASE/SCA guidelines for performing a comprehensive intraoperative multiplane transesophageal echocardiography examination: recommendations of the American Society of Echocardiography Council for Intraoperative Echocardiography and the Society of Cardiovascular Anesthesiologists Task Force for Certification in Perioperative Transesophageal Echocardiography. Anesth Analg, 1999, 89(4):870–884

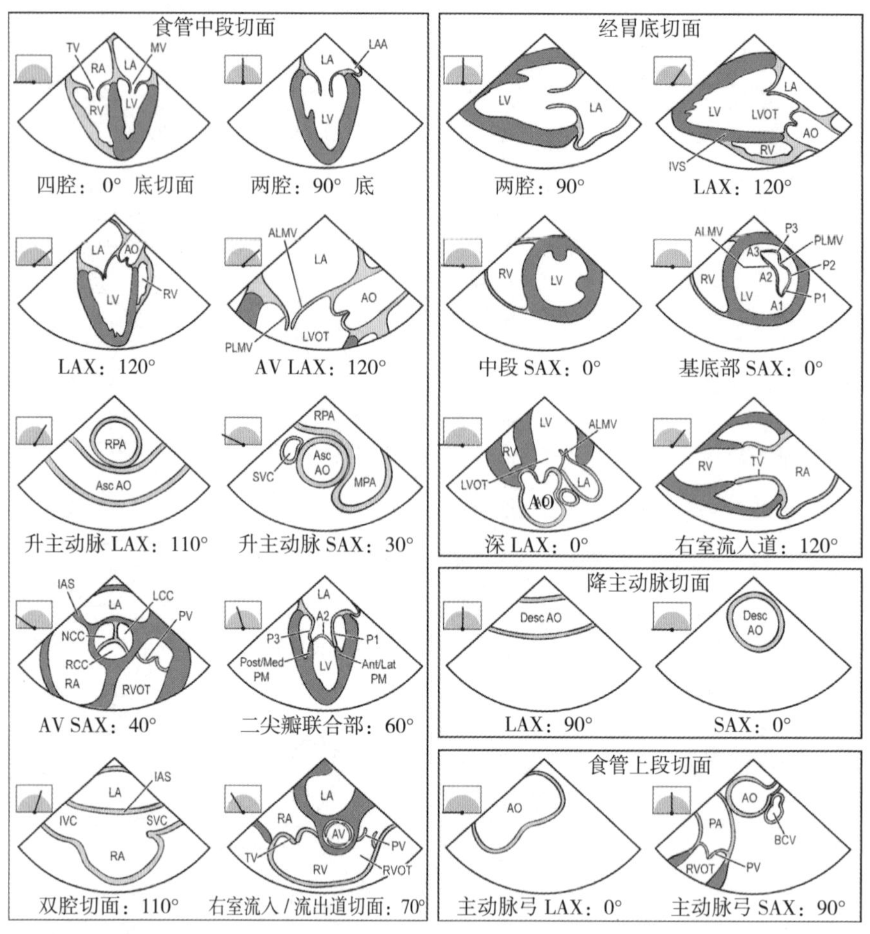

图 0-12　这 20 个推荐切面根据图像在食管内不同位置获取而进行了分组，如食管上段、食管中段、经胃和降主动脉。标记的主要心脏结构包括：

右心房（RA）
左心房（LA）
二尖瓣（MV）
三尖瓣（TV）
右心室（RV）
左心室（LV）
左心耳（LAA）
主动脉（AO）
二尖瓣前叶（ALMV）
二尖瓣后叶（PLMV）
升主动脉（Asc AO）
右肺动脉（RPA）
上腔静脉（SVC）
主肺动脉（MPA）
房间隔（IAS）
肺动脉瓣（PV）
右室流出道（RVOT）
主动脉瓣无冠瓣（NCC）
主动脉瓣右冠瓣（RCC）
主动脉瓣左冠瓣（LCC）
二尖瓣后叶分区 P1，P2，P3
二尖瓣前叶分区 A1，A2，A3
后内侧乳头肌（Post/Med PM）
前外侧乳头肌（Ant/Lat PM）
下腔静脉（IVC）
降主动脉（Desc AO）
左头臂静脉（BCV）

表 0-4　经食管超声心动图综合检查表

图像平面	3D 模式	2D-TEE 图像	采集流程	图像结构
食管中段切面				
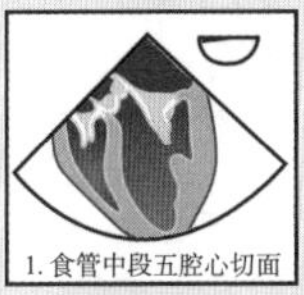 1. 食管中段五腔心切面	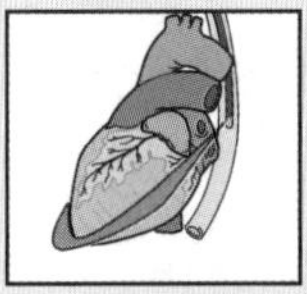	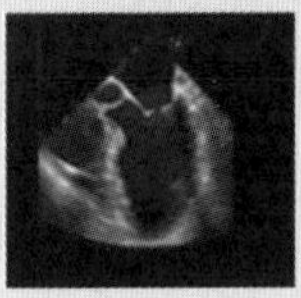	**探头角度：** 0°~10° **水平：** 食管中段 **动作**（由前一幅图像）：无	主动脉瓣 左室流出道 左心房 / 右心房 左心室 / 右心室 / 室间隔 二尖瓣（A_2A_1–P_1） 三尖瓣
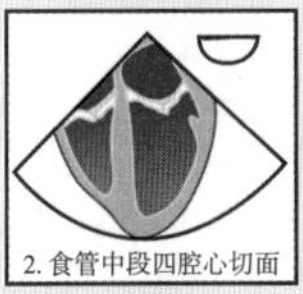 2. 食管中段四腔心切面	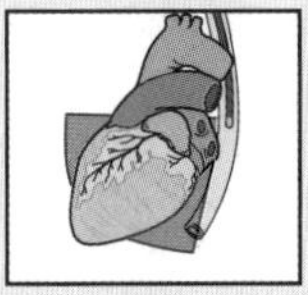	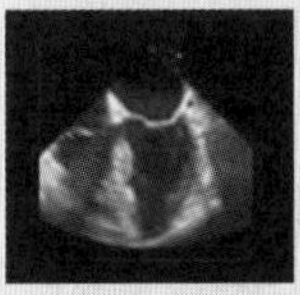	**探头角度：** 0°~10° **水平：** 食管中段 **动作**（由前一幅图像）：前伸 ± 后曲	左心房 / 右心房 / 房间隔 左心室 / 右心室 / 室间隔 二尖瓣（A_3A_2–P_2 P_1） 三尖瓣
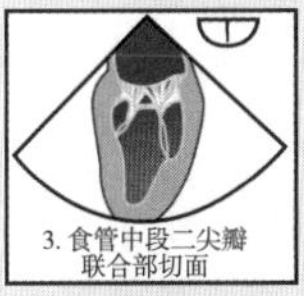 3. 食管中段二尖瓣联合部切面	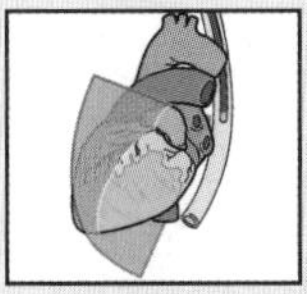	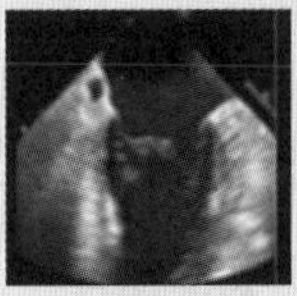	**探头角度：** 50°~70° **水平：** 食管中段 **动作**（由前一幅图像）：无	左心房 冠状静脉窦 左心室 二尖瓣（P_3–A_3A_2 A_1–P_1） 乳头肌 腱索
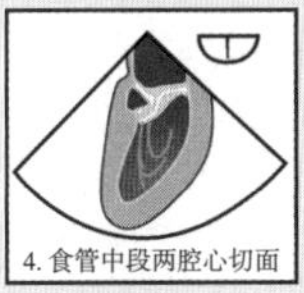 4. 食管中段两腔心切面	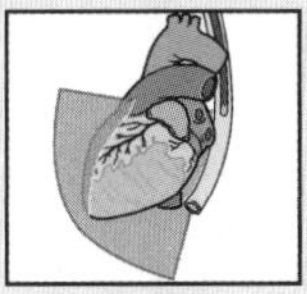	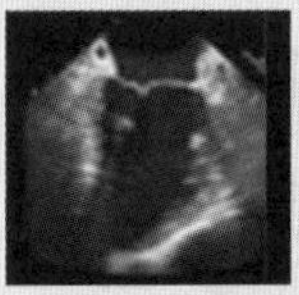	**探头角度：** 80°~100° **水平：** 食管中段 **动作**（由前一幅图像）：无	左心房 冠状静脉窦 左心房 / 左心耳 左心室 二尖瓣（P_3–A_3 A_2 A_1）
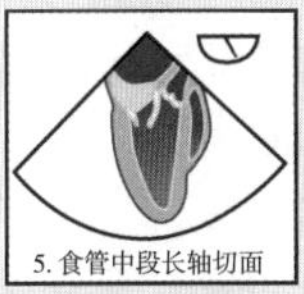 5. 食管中段长轴切面	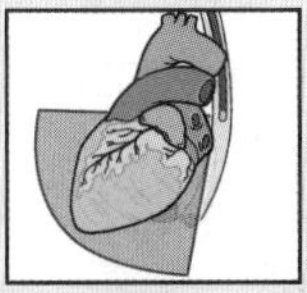	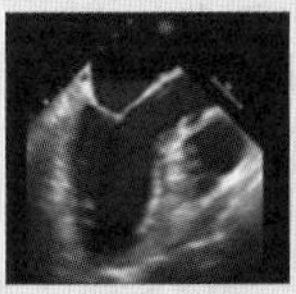	**探头角度：** 120°~140° **水平：** 食管中段 **动作**（由前一幅图像）：无	左心房 左心室 左室流出道 右室流出道 二尖瓣（P_2–A_2） 主动脉瓣 近端升主动脉

表 0-4（续）

图像平面	3D 模式	2D-TEE 图像	采集流程	图像结构
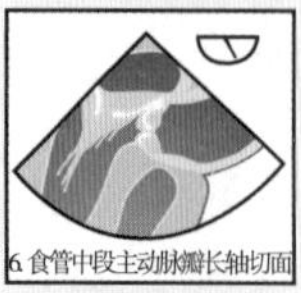 6. 食管中段主动脉瓣长轴切面	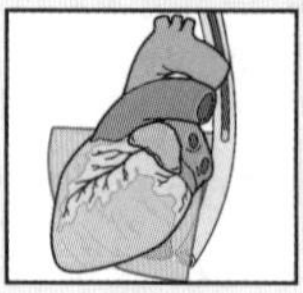	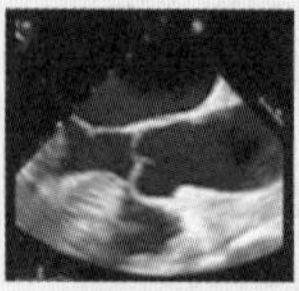	**探头角度：** 120°~140° **水平：**食管中段 **动作**（由前一幅图像）：回撤 ± 前曲	左心房 左心室 左室流出道 右室流出道 二尖瓣（P_2-A_2） 主动脉瓣 近端升主动脉
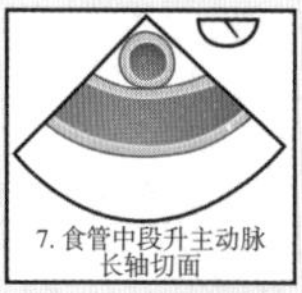 7. 食管中段升主动脉长轴切面	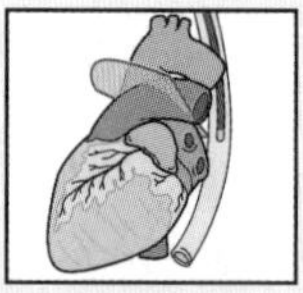	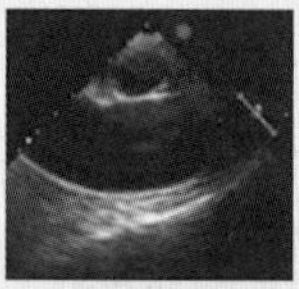	**探头角度：** 90°~110° **水平：**食管上段 **动作**（由前一幅图像）：回撤	升主动脉中段 右肺动脉
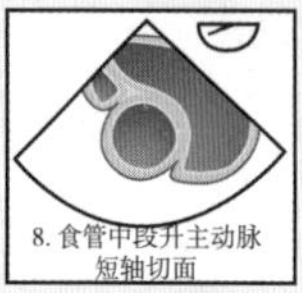 8. 食管中段升主动脉短轴切面	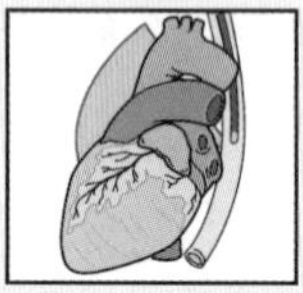	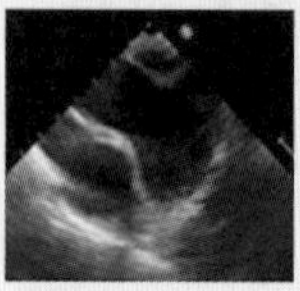	**探头角度：** 0°~30° **水平：**食管上段 **动作**（由前一幅图像）：顺时针旋转	升主动脉中段短轴 肺动脉主干 / 分叉部 上腔静脉
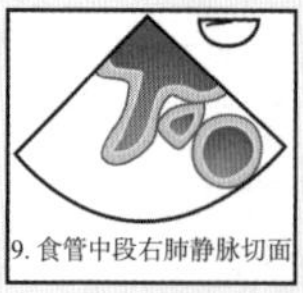 9. 食管中段右肺静脉切面	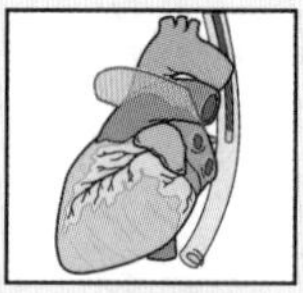	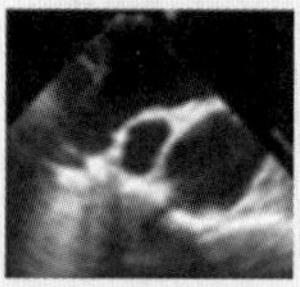	**探头角度：** 0°~30° **水平：**食管上段 **动作**（由前一幅图像）：顺时针旋转，前进	升主动脉中段 上腔静脉 右肺静脉
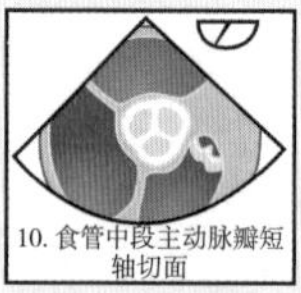 10. 食管中段主动脉瓣短轴切面	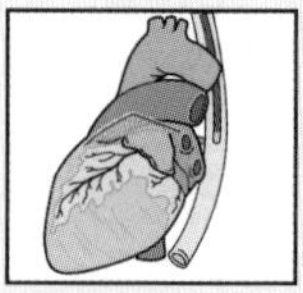	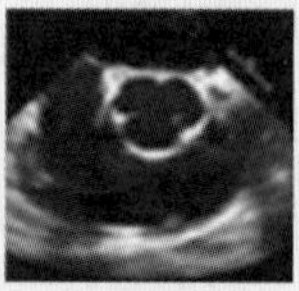	**探头角度：** 25°~45° **水平：**食管中段 **动作**（由前一幅图像）：逆时针旋转，前伸，前曲	主动脉瓣 右心房 左心房 房间隔上部 右室流出道 肺动脉瓣
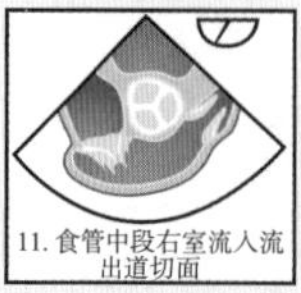 11. 食管中段右室流入流出道切面	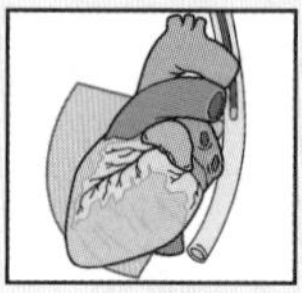	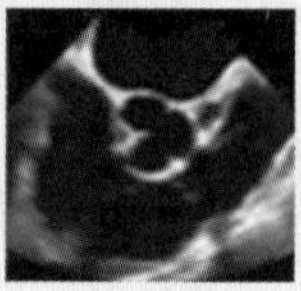	**探头角度：** 50°~70° **水平：**食管中段 **动作**（由前一幅图像）：顺时针选择，前伸	主动脉瓣 右心房 左心房 房间隔上部 三尖瓣 右室流出道 肺动脉瓣

表 0-4（续）

图像平面	3D 模式	2D-TEE 图像	采集流程	图像结构
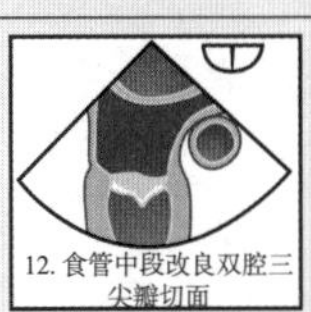	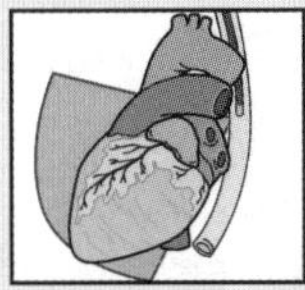	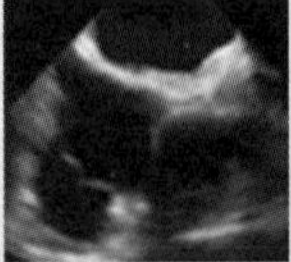	**探头角度：** 50°~70° **水平：** 食管中段 **动作**（由前一幅图像）：顺时针旋转	右心房 左心房 房间隔中部 三尖瓣 上腔静脉 下腔静脉 / 冠状静脉窦
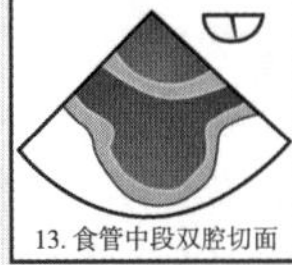	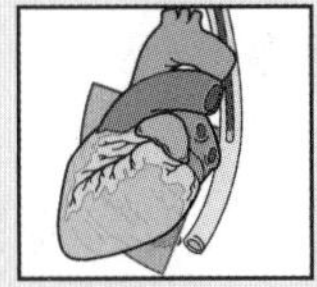	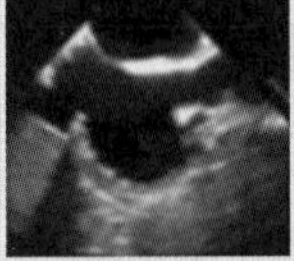	**探头角度：** 90°~110° **水平：** 食管中段 **动作**（由前一幅图像）：顺时针旋转	左心房 右心房 / 右心耳 房间隔 上腔静脉 下腔静脉
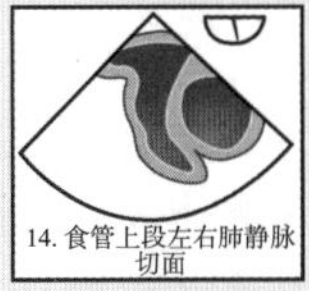	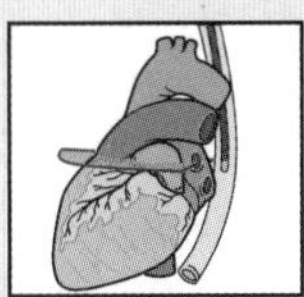	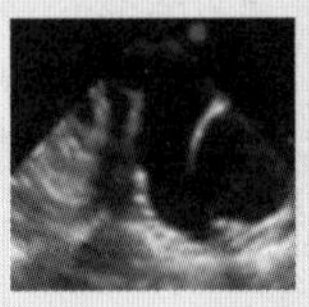	**探头角度：** 90°~110° **水平：** 食管上段 **动作**（由前一幅图像）：回撤，顺时针选择为右肺静脉，逆时针选择为左肺静脉	肺静脉（上、下） 肺动脉
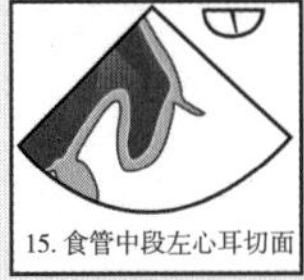	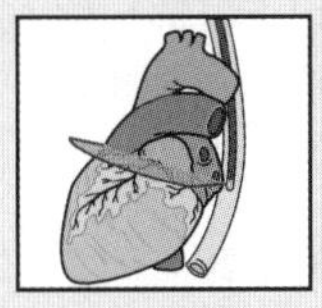	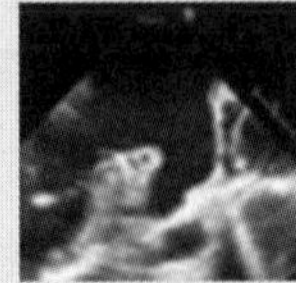	**探头角度：** 90°~110° **水平：** 食管中段 **动作**（由前一幅图像）：前伸	左心耳 左上肺静脉
经胃底切面				
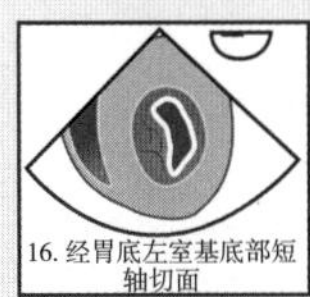	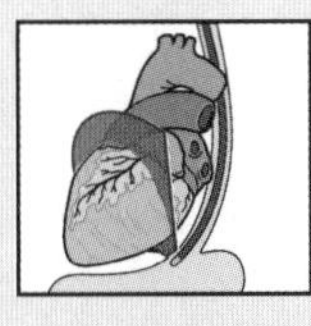	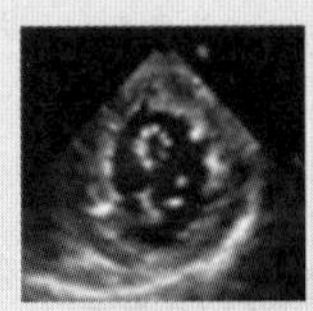	**探头角度：** 0°~20° **水平：** 胃底 **动作**（由前一幅图像）：前伸 ± 前曲	左心室（基底段） 右心室（基底段） 二尖瓣（短轴） 三尖瓣（短轴）
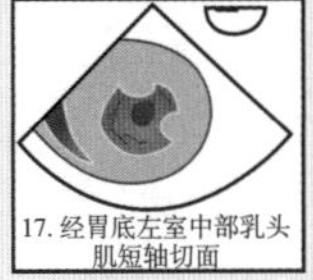	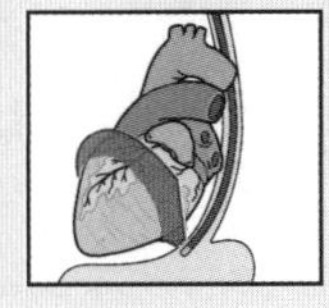	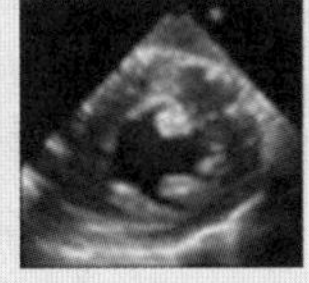	**探头角度：** 0°~20° **水平：** 胃底 **动作**（由前一幅图像）：前伸 ± 前曲	左心室（中段） 乳头肌 右心室（中段）

表 0–4（续）

图像平面	3D 模式	2D-TEE 图像	采集流程	图像结构
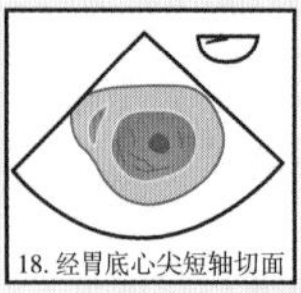 18. 经胃底心尖短轴切面	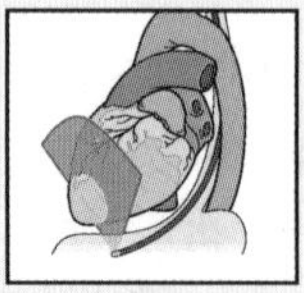	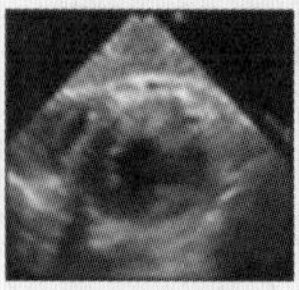	**探头角度：** 0°~20° **水平：**胃底 **动作**（由前一幅图像）：前伸 ± 前曲	左心室（心尖） 右心室（心尖）
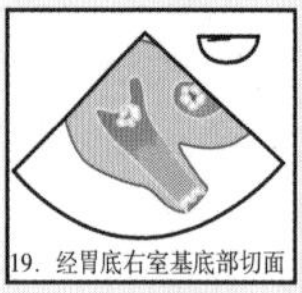 19. 经胃底右室基底部切面	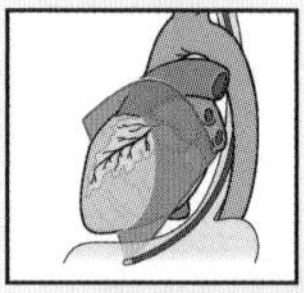	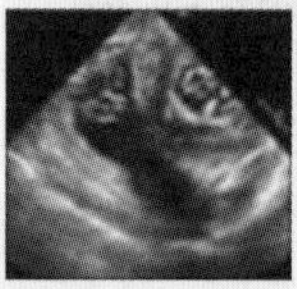	**探头角度：** 0°~20° **水平：**经胃底 **动作**（由前一幅图像）：前曲	左心室（中段） 右心室（中段） 右室流出道 三尖瓣（短轴） 肺动脉瓣
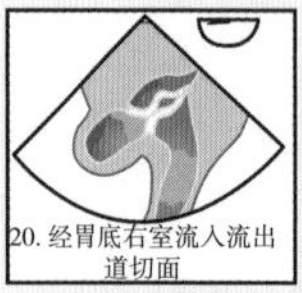 20. 经胃底右室流入流出道切面	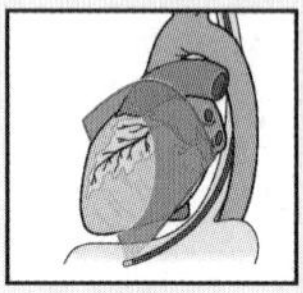	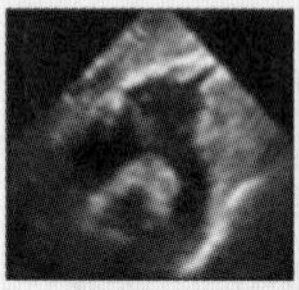	**探头角度：** 0°~20° **水平：**胃底 **动作**（由前一幅图像）：右曲	右心房 右心室 右室流出道 肺动脉瓣 三尖瓣
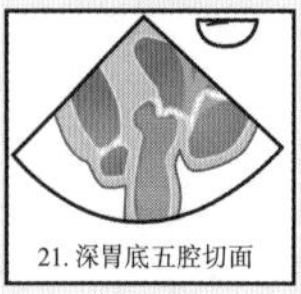 21. 深胃底五腔切面	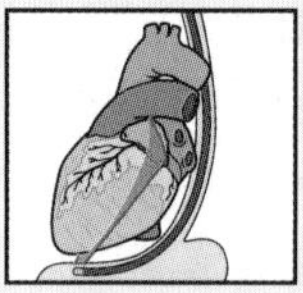	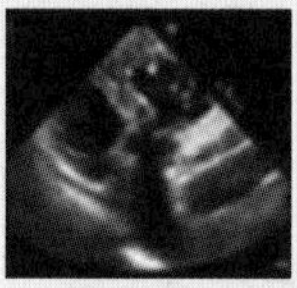	**探头角度：** 0°~20° **水平：**胃底 **动作**（由前一幅图像）：左曲，前伸，前曲	左心室 左室流出道 右心室 主动脉瓣 主动脉根部 二尖瓣
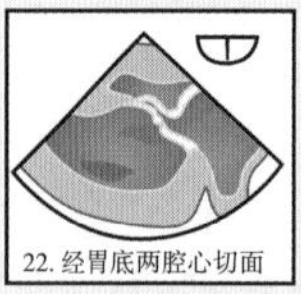 22. 经胃底两腔心切面	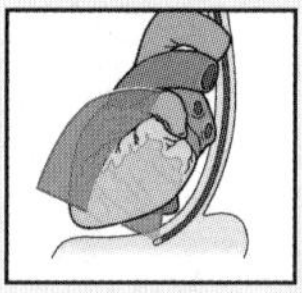	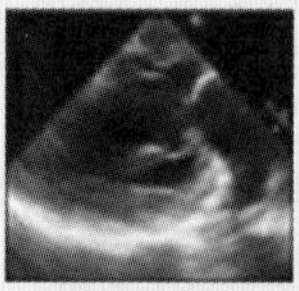	**探头角度：** 90°~110° **水平：**胃底 **动作**（由前一幅图像）：中位，回撤	左心室 左心房 / 左心耳 二尖瓣
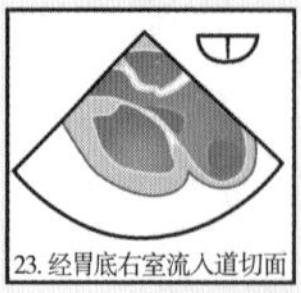 23. 经胃底右室流入道切面	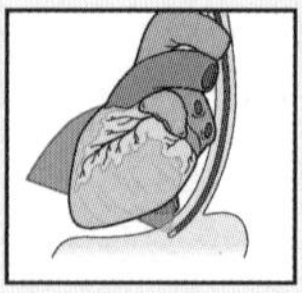	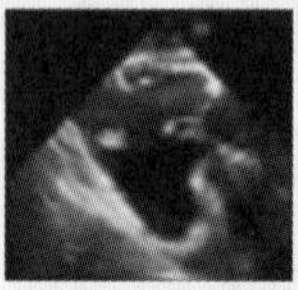	**探头角度：** 90°~110° **水平：**胃底 **动作**（由前一幅图像）：顺时针旋转	右心室 右心房 三尖瓣

表 0-4（续）

图像平面	3D 模式	2D-TEE 图像	采集流程	图像结构
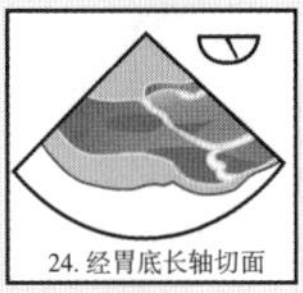 24. 经胃底长轴切面	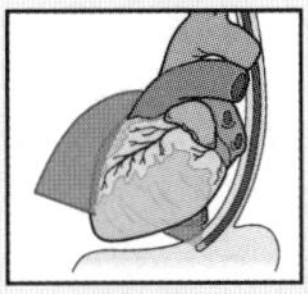	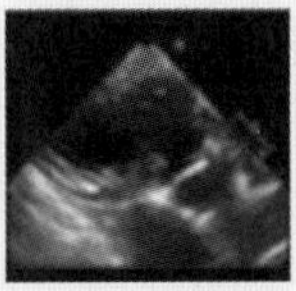	**探头角度：** 120°~140° **水平：** 胃底 **动作**（由前一幅图像）：逆时针旋转	左心室 左室流出道 右心室 主动脉瓣 主动脉根部 二尖瓣
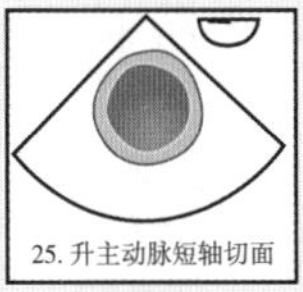 25. 升主动脉短轴切面	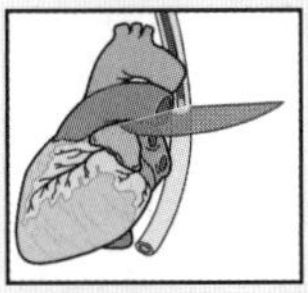	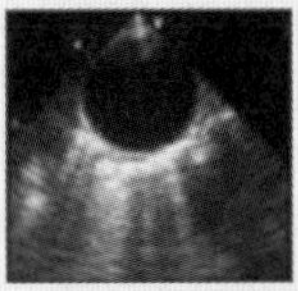	**探头角度：** 0°~10° **水平：** 胃底—食管中段 **动作**（由前一幅图像）：中位	降主动脉 左胸 奇静脉及半奇静脉 肋间动脉
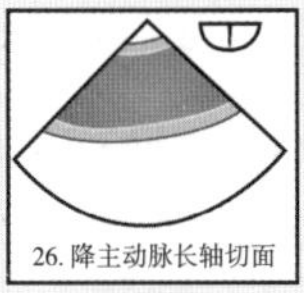 26. 降主动脉长轴切面	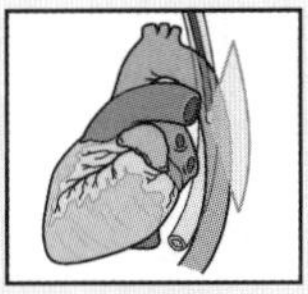	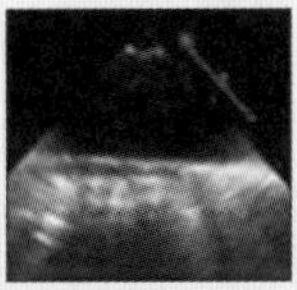	**探头角度：** 90°~100° **水平：** 胃底—食管中段 **动作**（由前一幅图像）：中位	降主动脉 左胸
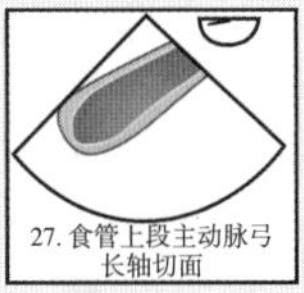 27. 食管上段主动脉弓长轴切面	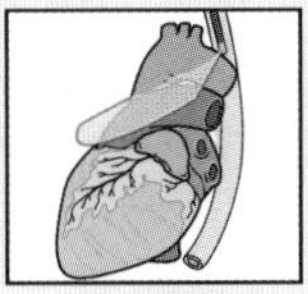	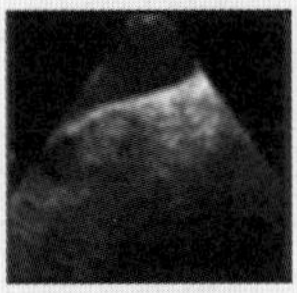	**探头角度：** 0°~10° **水平：** 食管上段 **动作**（由前一幅图像）：回撤	主动脉弓 无名静脉 纵隔组织
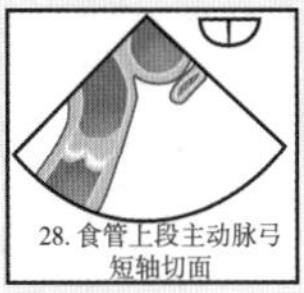 28. 食管上段主动脉弓短轴切面	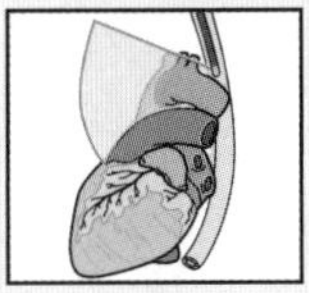	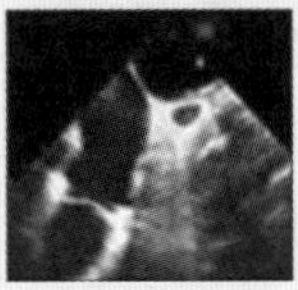	**探头角度：** 70°~90° **水平：** 经胃—食管中段 **动作**（由前一幅图像）：无	主动脉弓 无名静脉 肺动脉 肺动脉瓣 纵隔组织

该表列出了经食管超声心动图检查中的 28 个推荐切面。每个切面均通过三维图像相应的成像平面和二维图像来显示。在右边两栏中列出了每个图像的采集流程和图像结构。经许可，引自 Hahn RT, Abraham T, Adams MS, et al. Guidelines for performing a comprehensive transesophageal echocardiographic examination: recommendations from the American Society of Echocardiography and the Society of Cardiovascular Anesthesiologists. J Am Soc Echocardiogr, 2013, 26(9):921–964

标出了最常获得的20个切面中常见的结构。

心脏麻醉师通常在全麻诱导和气管插管后放置TEE探头。全身麻醉对于TEE检查来说并不是必需的，因为心脏科医生通常会在镇静和口咽部局部麻醉的情况下进行这项操作。某些情况下，心脏科医生可能会要求麻醉师为其提供TEE检查时的镇静作用。

探头置入食管后，可继续向前推进，直至看到心脏和大血管。通常，这个动作可确定四腔心切面的视图，并从该切面开始检查。

第一次操作TEE检查时，可能会令人感到不知所措。技术手册中对许多操作进行了详细介绍。本章的目的，就是为了帮助你了解关键的仪器设置和操作，这些都是为了提供所检查结构的最佳视图。例如，可以通过调整探头的频率以获得更高的分辨率（频率更高）或更大的成像深度（频率更低）。前文提到，更高的频率可提供更好的分辨率，而较低的频率则穿透得更远。深度旋钮有助于将图像居中到屏幕的中心。这点很重要，因为深度越大，声波传播的时间就越长，这会降低帧频，影响图像的时间分辨率。增益控制可增强返回到探头的信号。增益太大，图像太亮而不清晰。增益太少，图像太暗。通常，心脏结构显示为灰白色结构，而血液则显示为黑色。CFD的增益也可以改变，过高或过低的增益会夸大或弱化血流模式。CFD增益应优化设置在合适的水平，过高的设置将出现源自组织的意外色斑。奈奎斯特极限是通过调整彩色标尺来设定的，彩色标尺决定了混叠发生的速度。

探头有多个拨盘，可以调整探头从左到右、从前到后旋转（图0–13）。探头还具有锁定功能，可将探头锁定在特定位置。当探头锁定在特定位置时进行操作可能会导致患者受伤。TEE探头还有一个按钮，可以将超声波扫查方向旋转180°，允许进行多平面检查。根据探头的位置和超声波束的方向，二维图像将发生变化，从而可以看到三维心脏结构的不同切面（图0–14）。随着时间和实践的增加，麻醉师可以很容易地获得28个切面，这些切面构成了ASE和SCA制定的指南所推荐的标准超声心动图检查。这些切面中的每一个都有其自身的命名，根据它们是源自食管中段（ME）、食管上段（UE）、经胃（TG），还是经深胃底（TG）的位置进行命名。

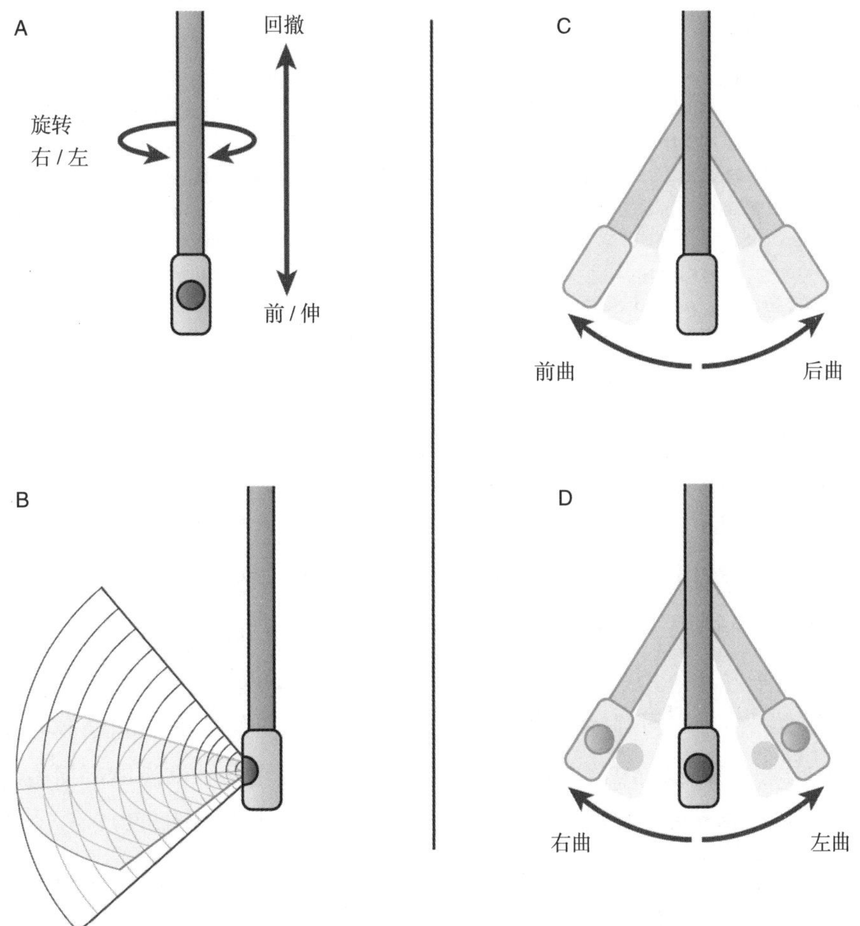

图 0-13　检查者以多种方式操纵探头，以获取构成全面围手术期 TEE 检查的标准图像。切勿强行使用探头。如遇到阻力，则应放弃检查。超声心动图信息可通过术中心外膜和主动脉周检查提供。A. 在食管中推进探头可进行食管上段、中段和经胃的检查。B. 超声心动图医生使用位于探头上的按钮可将扫描声束旋转 180°，从而获取三维心脏的各种二维成像切面。C ~ D. 最后，展示了对探头顶部的操作，以调节声束来获取最佳的图像。经许可，引自 Shanewise JS, Cheung AT, Aronson S, et al. ASE/SCA guidelines for performing a comprehensive intraoperative multiplane transesophageal echocardiography examination: recommendations of the American Society of Echocardiography Council for Intraoperative Echocardiography and the Society of Cardiovascular Anesthesiologists Task Force for Certification in Perioperative Transesophageal Echocardiography. Anesth Analg, 1999, 89(4):870-884

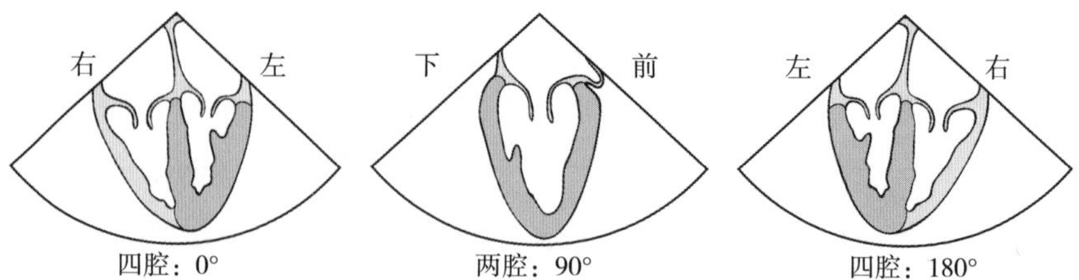

图 0–14　当扇扫声束从 0° 旋转到 180° 时，二维图像也会改变方向。在 0° 时，为四腔心切面，屏幕的左侧显示的是患者右侧心脏结构。左心（深红色阴影部分）在 90° 获得的两腔心切面中占据了整个屏幕，显示心脏的前后结构。将角度转至 180° 时可获得 0° 的镜像图像。在查看图像时，超声心动图医生的首要任务之一就是记下声束扫查的角度，因为这决定了图像的位置。经许可，引自 Shanewise JS, Cheung AT, Aronson S, et al. ASE/SCA guidelines for performing a comprehensive intraoperative multiplane transesophageal echocardiography examination: recommendations of the American Society of Echocardiography Council for Intraoperative Echocardiography and the Society of Cardiovascular Anesthesiologists Task Force for Certification in Perioperative Transesophageal Echocardiography. Anesth Analg, 1999, 89(4):870–884

围手术期如何常规使用 TEE?

TEE 检查对心肌缺血和心功能变化非常敏感。左心室由右冠状动脉和左冠状动脉两根主要的冠状动脉供血，而左冠状动脉又分为左旋支和左前降支两大分支（图 0–15A，图 0–15B）。左心室被划分为 16 个节段，超声心动图检查时可显示这些节段。图 0–15 显示了经典的冠状动脉心肌供血的分布。最近发现该图过于简化，许多由回旋支动脉供应的心肌也可能由左前降支动脉或右冠状动脉获得供血。利用超声心动图可以确定心室壁运动是否正常（收缩时增厚率超过 30%）、运动幅度降低、无运动或反常运动。应当根据心肌增厚率和收缩期心内膜向心偏移的百分比来判断室壁的节段性运动。室壁无运动是指收缩时心肌不增厚。室壁的反常运动意味着室壁在收缩期不向内收缩，而是向外运动。一个正常收缩的左心室很容易识别（视频 0–5）。同样，严重收缩性心力衰竭患者的左室运动也不容易被忽略（视频 0–6）。另一方面，有节段性室壁运动异常的区域可能比较难以识别（视频 0–7）。

视频 0–5

视频 0–6

视频 0–7

右心室是一个比左心室薄得多的结构。它没有与左心室相同的描述系统来识别室壁运动异常。尽管如此，正常的右心室可见其收缩，在经胃切面中呈新月形环绕着左心室（视频 0–8）。当右心室功能失调时，它会扩张和变得更圆（视频 0–9）。

视频 0–8

视频 0–9

心脏瓣膜在常规检查中可以从多个切面进行观察。

主动脉瓣通常由三个瓣叶组成。左冠状动脉通常发自主动脉瓣上方

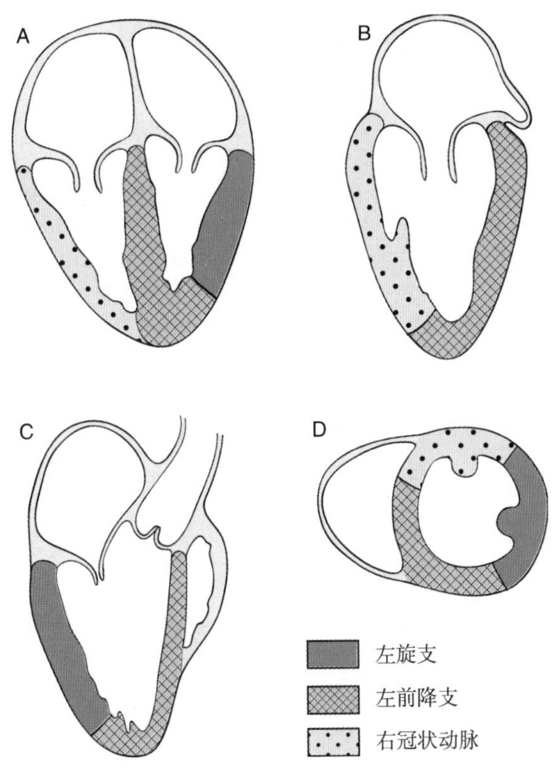

图 0–15A　本图显示了食管中段四腔心切面（A）、食管中段二腔心切面（B）、食管中段长轴切面（C）和经胃中段短轴切面（D）。不同的切面可用于观察由 3 支主要冠状动脉血管（左旋支、左前降支和右冠状动脉）供血的心肌节段。收缩期内心肌不能增厚和向心移动，则提示该区域为心肌灌注受损。图 D 在手术室中监测时非常有用，因为可以在一个图像中看到由 3 支血管供应的左心室心肌运动情况。经许可，引自 Shanewise JS, Cheung AT, Aronson S, et al. ASE/SCA guidelines for performing a comprehensive intraoperative multiplane transesophageal echocardiography examination: recommendations of the American Society of Echocardiography Council for Intraoperative Echocardiography and the Society of Cardiovascular Anesthesiologists Task Force for Certification in Perioperative Transesophageal Echocardiography. Anesth Analg, 1999, 89(4):870–884

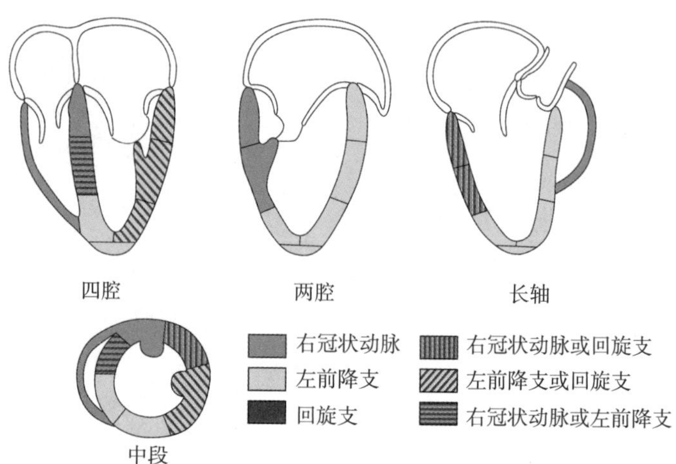

图 0-15B　由经食管超声心动图观察左心室右冠状动脉、左前降支和回旋支的典型供血区域。患者间存在动脉灌注区域的差异。一些节段冠状动脉灌注会有差别。经许可，引自 Lang RM, Bierig M, Devereux RB, et al. Recommendations for chamber quantification: a report from the American Society of Echocardiography's Guidelines and Standards Committee and the Chamber Quantification Writing Group, developed in conjunction with the European Association of Echocardiography, a branch of the European Society of Cardiology. J Am Soc Echocardiogr, 2005, 18(12):1440-1463

的主动脉（视频 0-10）。二尖瓣的二叶结构，在许多不同的切面中均可以显示（图 0-16）。二尖瓣有前、后两个瓣叶。这些瓣叶的各个分区具有各自的专属代码，以帮助识别可能需要手术修复的瓣膜区域，并促成心脏科医生、麻醉师和外科医生之间的交流。

TEE 很容易观察三尖瓣（视频 0-11）。肺动脉瓣是离食管最远的瓣膜，不容易观察到。

视频 0-10

视频 0-11

视频 0-12

视频 0-13

常规 TEE 检查还包括对主动脉的彻底检查。检查主动脉可以确定内膜增厚或钙化的区域，如果在手术期间对该区域进行操作，可能会造成动脉的栓塞。使用 TEE 和 EAU 可以帮助引导外科医生远离钙化或动脉粥样硬化区域，从而将栓子的发生率降到最低 [15]（视频 0-12）。

对房间隔扫查（视频 0-13）以排除卵圆孔未闭（PFO）的存在。存在 PFO 时，当右心压力高于左心压力可能会导致血液通过 PFO 从右

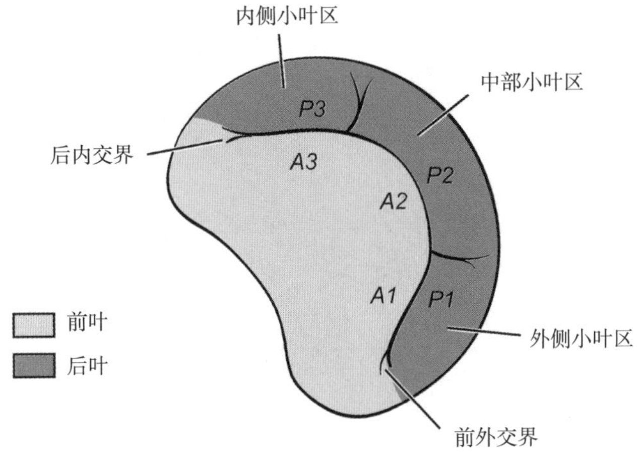

图 0–16　该示意图显示了 Carpentier 法定义的二尖瓣小叶分区。前叶占据了二尖瓣面积的大部分，然而，后叶占据了二尖瓣周长的大部分，后叶分为三个区域，从前外侧至后内侧连合部。前叶与主动脉瓣以纤维结构连接，是心脏的关键部分。二尖瓣环是一个纤维结构，以维持瓣膜形态。经许可，引自 Shanewise JS, Cheung AT, Aronson S, et al. ASE/SCA guidelines for performing a comprehensive intraoperative multiplane transesophageal echocardiography examination: recommendations of the American Society of Echocardiography Council for Intraoperative Echocardiography and the Society of Cardiovascular Anesthesiologists Task Force for Certification in Perioperative Transesophageal Echocardiography. Anesth Analg, 1999, 89(4):870–884

向左分流，从而导致动脉血氧饱和度降低。栓子也可能通过未闭的卵圆孔从心脏的右侧进入左侧，如果进入体循环，可能会造成潜在的伤害。大约有 20%的人可能患有 PFO。

在接下来的章节中，将会讲解在麻醉管理中遇到上述疾病状态和其他情况的具体应对措施。围手术期超声心动图不仅可以识别心脏病变，而且可以在术中帮助做出正确的临床决策。

三维超声心动图在围手术期管理中的作用是什么?

随着探头和三维技术的进步，实时三维超声心动图 [16–17] 如今越来越多地应用于临床。前文提及常规 TEE 提供了心脏三维结构的二维图像。超声束旋转 180°，即可形成不同方向上的心脏二维图像。实时三维 TEE 使用的是包含许多成像元件的矩阵探头，可以扫描金字塔形扫描体积的图像（图 0–17）。表 0–5 显示了三维成像相对于二维成像的优势。

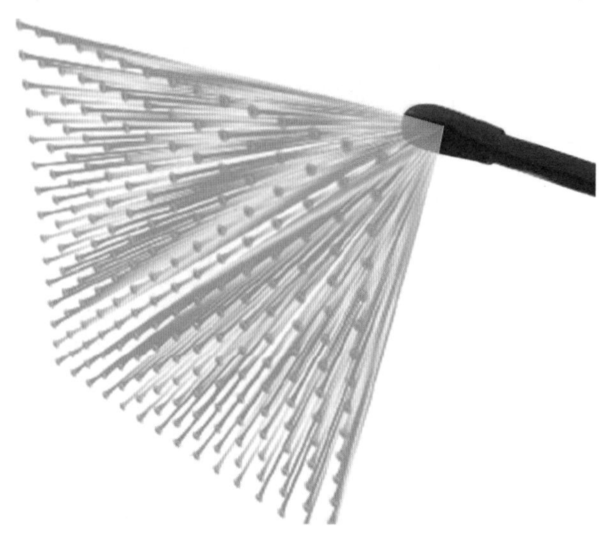

图 0-17 具有金字塔形扫描体积的二维矩阵阵列。代表了瞬时三维图像采集的基础。经许可，引自 Fischer GW, Salgo IS, Adams DH: Real-time three-dimensional transesophageal echocardiography: the matrix revolution. J Cardiothorac Vasc Anesth, 2008, 22(6):904–912

表 0-5 三维超声心动图优于二维图像的临床应用

心脏结构	三维超声心动图方法的特点和实用性
左室功能和容积	全容积采集可避免图像短缩，并允许完整（无限数量的视图）和动态（功能）的左心室评估。相对于二维定量软件和半自动化分析，准确性和可靠性提高
右室功能和容积	需要建立三维方法的使用规范
二尖瓣解剖与功能	正面视图可在外科视野下准确定位病变并促进围手术期沟通 三维彩色多普勒允许精确测量缩流颈 精确测量狭窄性瓣膜开口 在介入手术中的作用越来越大
主动脉瓣、三尖瓣、肺动脉瓣	不一致的三维图像质量，将受益于将来的技术进步 在介入手术中的潜在作用
心房和左心耳	外科和介入术中的引导作用 正确的结构显示 需要不断学习

经许可，引自 Mackensen GB, Swaminathan M, Mathew JP. PRO editorial: PRO: three-dimensional transesophageal echocardiography is a major advance for intraoperative clinical management of patients undergoing cardiac surgery. Anesth Analg, 2010, 110(6):1574–1578

三维超声心动图可以为心脏的容积分析以及其他有关瓣膜结构和功能的信息提供更好的成像。计算机软件使得构建瓣膜和心功能模型成为可能，这有助于围手术期的评估。三维 TEE 补充了二维成像的不足，现已常规纳入围手术期检查中。表 0-6 给出了需要围手术期采集的三维 TEE 图像。

表 0-6　3D 经食管超声图像采集流程

左心室	·从食管中段 0°、60° 或 120° 位置观察左心室。 ·使用双平面模式检查左心室在第二个视图中是否居中，并与原始平面呈 90°。 ·使用广角多心动周期模式进行采集。	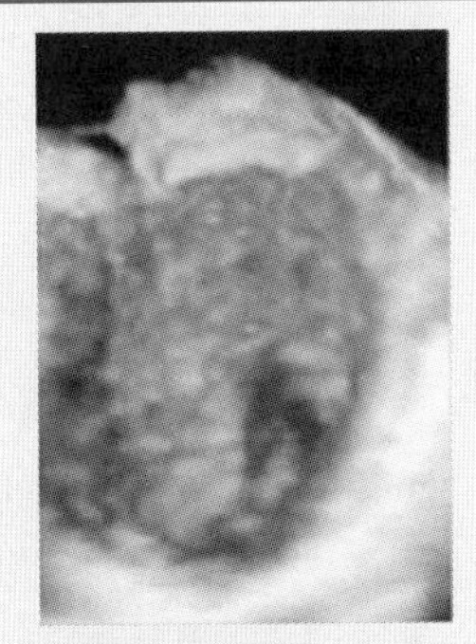
右心室	·从食管中段 0° 位置获取右心室的视图，并倾斜右心室，使其位于图像的中心。 ·使用广角多心动周期模式进行采集。	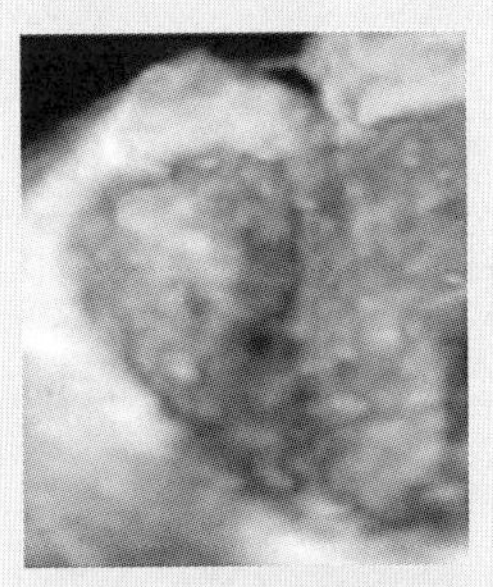
房间隔	·0° 时，旋转探头至房间隔。 ·使用窄角单心动周期或广角多心动周期模式进行采集。	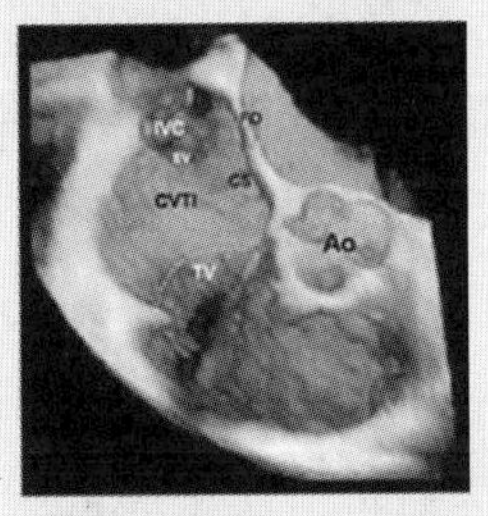
主动脉瓣	·由食管中段 60° 短轴切面或食管中段 120° 中长轴切面获得主动脉瓣视图。 ·使用窄角单心动周期或广角多心动周期模式进行采集。	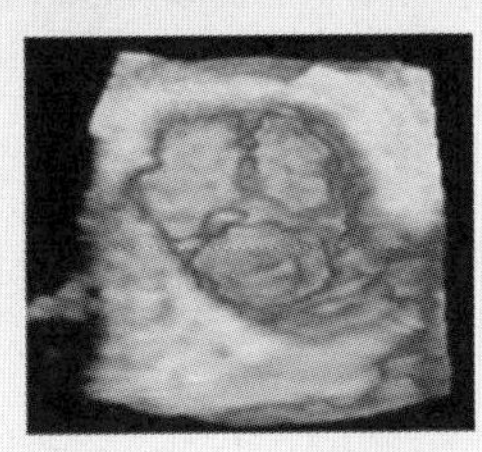

表 0-6（续）

二尖瓣	· 由食管中段 0°、60°、90° 或 120° 的角度获得二尖瓣的视图。 · 在双平面模式下，在第二个视图中检查二尖瓣环的中心是否居中于采集平面，并与原始平面呈 90° 。 · 使用窄角单心动周期模式进行采集。	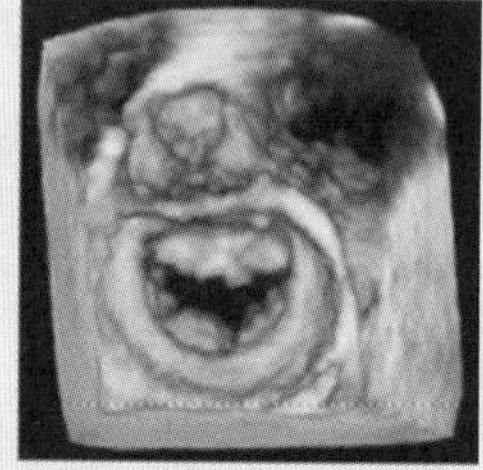
肺动脉瓣	· 由食管上段 90° 管切面或食管中段 120° 三腔切面旋转以使肺动脉瓣居中，从而获得肺动脉瓣的视图 · 使用窄角单心动周期模式进行采集。	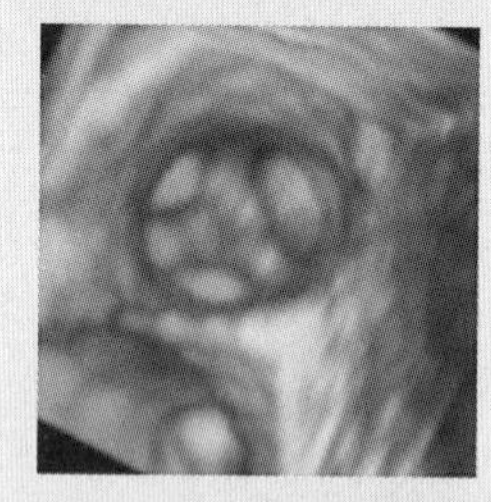
三尖瓣	· 由食管中段 0°~30° 四腔心切面倾斜图像以获取三尖瓣的视图，并使瓣膜在成像平面中居中，或在 40° 经胃底切面前曲探头以获取三尖瓣视图 · 使用窄角单心动周期模式进行采集。	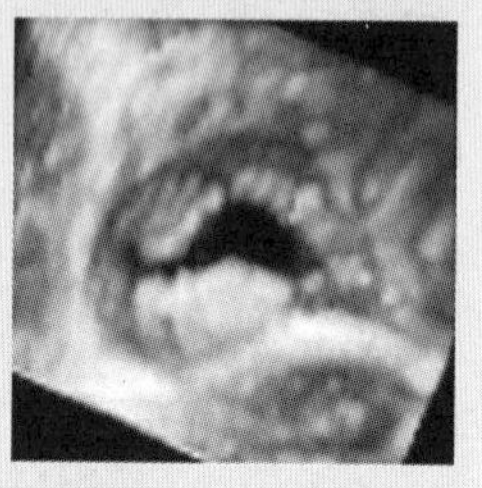

经许可，引自 Hahn RT, Abraham T, Adams MS, et al. Guidelines for performing a comprehensive transesophageal echocardiographic examination: recommendations from the American Society of Echocardiography and the Society of Cardiovascular Anesthesiologists. J Am Soc Echocardiogr, 2013, 26(9):921–964

超声心动图如何确定心排血量、压力梯度及其他以前需要使用肺动脉导管检测的血流动力学指标？

长期以来，肺动脉（PA）导管一直被用于有血流动力学不稳定风险或正发生血流动力学不稳定的患者进行临床管理的辅助工具。麻醉师和重症监护室医生通过测量心排血量（CO）、肺毛细血管闭塞（楔）压（PCOP）和中心静脉压（CVP），试图找出患者血流动力学不稳定的原因。使用 TTE 或 TEE 可以解答很多这类问题。即使对最缺乏经验的检查者来说，心脏收缩不好也是显而易见的。同样地，当心脏收缩但存在充盈不足也很容易被诊断（视频 0–14）。通常在围手术期，视觉判断（目测）可提供麻醉师

视频 0–14

想要或需要给予正确处理的所有信息。

然而，如果麻醉师希望进行更多的定量评估，超声心动图也可达到此目的。超声心动图机器装载的软件，便于计算心排血量、瓣膜面积和压力梯度等参数。这些计算都将在本书中逐一进行说明，因为不同的心脏病需要不同的计算。这些测量大多依赖于连续性方程或伯努利（Bernoulli）方程。

连续性方程是以质量守恒原理为基础的。换句话说，当血液流经心脏时，它的质量是守恒的。在没有分流（室间隔缺损）的情况下，通过一个点（左心室流出道）的血流量与通过另一个点（主动脉瓣）的血流量相同。顺流而下的水流常被用来说明这一原理。河流宽阔时，水流缓慢；但当其变窄时，水流也变湍急（图 0–18）。心内血流也不例外。当血液流经病变部位时，通常会加速。

回想一下，多普勒测量血流速度和方向不是朝向（+）就是背离（–）食管中的 TEE 探头。由于多普勒方程公式要求多普勒测量时声束尽量与血流平行，以获取准确的测量结果。

例如，当 PW 多普勒取样容积置于左室流出道（LVOT）时，仪器测量的是通过 LVOT 内该点的血流速度，单位为厘米 / 秒（cm/s）（图 0–19）。LVOT 的形状可以近似地视为一个圆柱体，LVOT 的横截面积可以近似认为是一个圆。因此，可以通过测量 LVOT 的直径来计算 LVOT 的横截面积。使用 TEE 时，可以在食管中段左室长轴切面或主动脉瓣长轴切面中测量 LVOT 直径（图 0–20）。

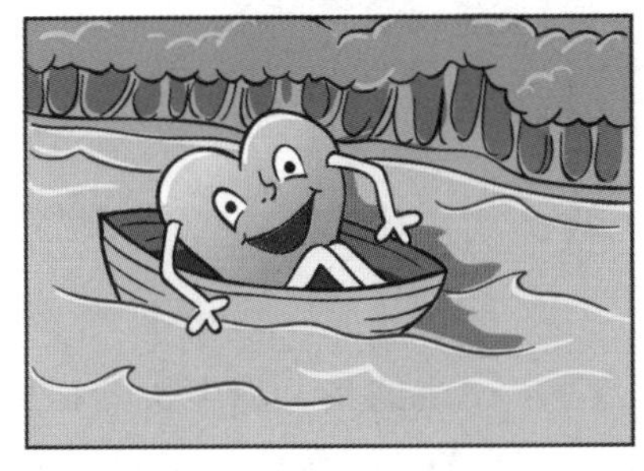
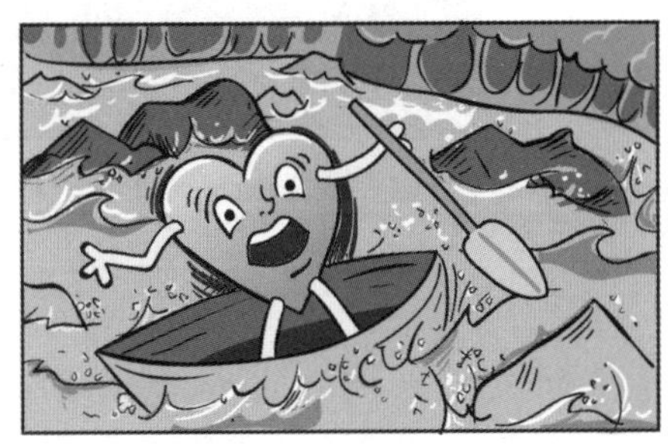

图 0–18　没有异常结构的健康心脏内血液以较低的速度（<100cm/s）流动。通常，当心脏结构异常时，血液流动的速度会增快（>400cm/s）。连续波（CW）多普勒可用于检测这些血流加速的区域

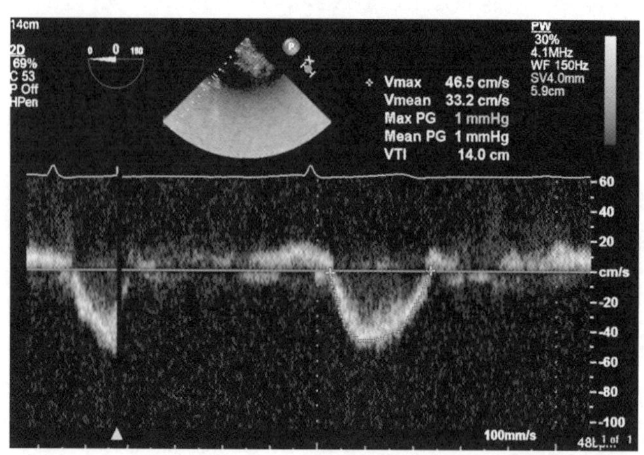

图 0–19　PW 多普勒用于深胃底切面左心室流出道（LVOT）内的血流检测。LVOT 中的血液从远离食管的方向流出。因此，流速图形出现在基线以下。通过 LVOT 的流速为 46.5cm/s。当血液沿 LVOT 流动时，如果没有结构的异常，这个数字是正常的。描记血流频谱的边界（虚线）表示时间 – 速度积分（TVI）。在此病例中，TVI 为 14cm

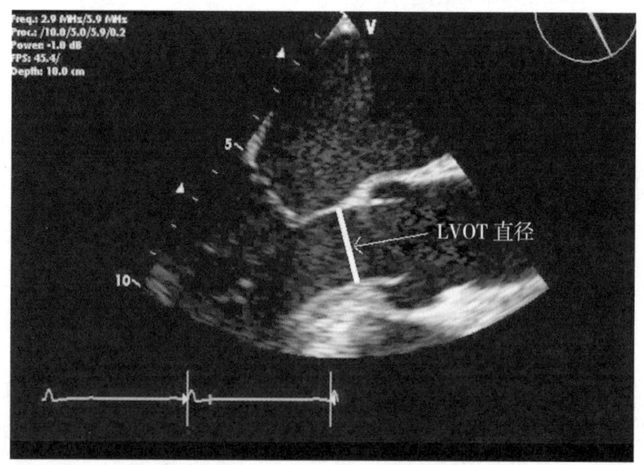

图 0–20　食管中段长轴切面被用于确定并测量左室流出道（LVOT）的内径（D）。知道了左室流出道的内径，就可以计算出左室流出道的面积（$D^2 \times 0.785$ = LVOT 面积）

目前尚不明确的是每次心跳时的血流量。幸运的是，超声机器提供了一种多普勒测量方式，通过该方式可以确定每搏量（SV）（图 0–21）。并不是所有的血液在流经 LVOT 时都以相同的速度流动，所以 PW 多普勒可以捕捉到许多速度。这些收集到的速度在 PW 多普勒图像上显示为一

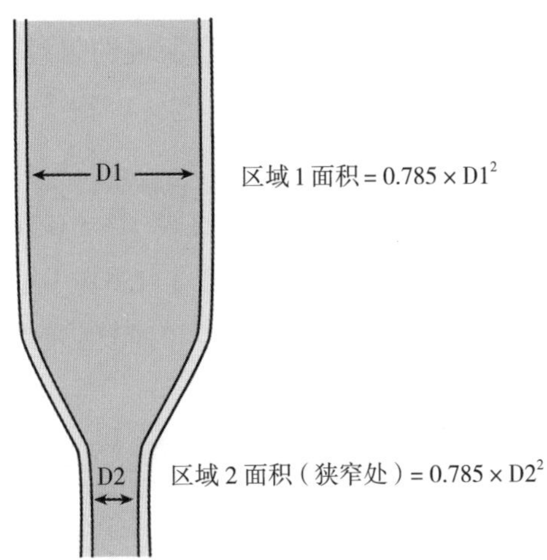

图 0–21A 连续性原则。区域 1 中的所有容量都必须通过区域 2。由于区域 2 的面积小于区域 1，所以通过区域 2 的流速大于区域 1

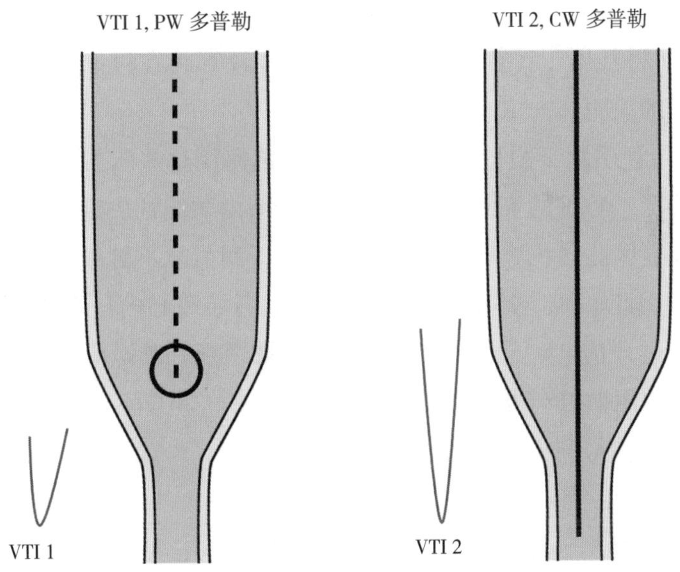

图 0–21B 可以确定区域 1 和区域 2 的时间 – 速度积分。脉冲波（PW）多普勒取样容积可确定 VTI 1，该区域面积较大且速度小于 100cm/s。使用连续波（CW）多普勒确定 VTI 2。与 PW 多普勒不同，CW 多普勒检测的是整个声束长度上的所有信号，因为它没有特定的取样容积。但是，由于速度在区域 2 的狭窄处最快，因此 CW 多普勒的 VTI 将反映该处的最大速度

个频谱曲线。通过描记这个曲线，机器可以对血流速度进行数学积分，并生成速度 – 时间积分（VTI），VTI 表示在任何特定心跳期间，血液在 LVOT 中走过的距离。这个距离就是通常所说的射程。

$$面积 \times 长度 = 容积$$

即：

$$面积 = (\text{LVOT 直径})^2 \times 0.785$$

0.785 来自圆的面积公式 [$\pi \times (D/2)^2$]，其中 D 为圆的直径。

长度由多普勒频谱测量，称为速度 – 时间积分（VTI）。

因此：

$$SV = (\text{LVOT 直径})^2 \times 0.785 \times \text{LVOT VTI}$$

$$心排血量（CO）= SV \times 心率（HR）$$

因此，TEE 也可以测算出心排血量的值。

由于连续性方程(假设心内没有分流或反流性病变)血液量是守恒的，因此比较、计算心脏不同部位的 SV 成为可能。例如，SV1（面积 1 × VTI 1）必须等于 SV2（面积 2 × VTI 2）。通常，可以通过测量区域 1 面积，VTI 1 和 VTI 2，并将其用于计算区域 2 面积。这些计算将在讨论瓣膜性心脏病的评估时详细说明。

PA 导管还用于测量心内压。医生通常使用这些压力来评估心脏的容积负荷情况。心脏的容量和压力之间的关系由顺应性决定。健康的心脏顺应性更好，因此容积增加时其内压力增加不明显。不健康的心脏往往顺应性减低，因此，即使是小幅的容积增加也会导致心内压力大幅上升。PA 导管可通过评估 PA 压力，PCOP 和 CVP 来识别心脏顺应性不良。超声心动图可以使用伯努利方程估算心内压。

简化的伯努利方程式为：

$$压力梯度 = 4 \times V^2$$

其中 V 是测得的最大流速，单位为米 / 秒（m/s）。

阶差总是从高压区域指向低压区域。当两个腔室之一的阶差和压力均已知时，可使用压力梯度来估测心内压。

左房压（LAP）

肺毛细血管阻塞压力（PCOP）（肺动脉楔压）是对左房压力和左室舒张末期压力（LVEDP）的延伸评估。LVEDP 升高能反映出舒张性心力衰竭患者可能遇到的心室顺应性变差（参见第 5 章）。

左心室（LV）和左心房（LA）之间的压力梯度可以使用超声心动图测量。左心室在收缩期压力增加。假设没有主动脉瓣疾病，则血管内收缩压与 LV 收缩压相同。如果患者有任何程度的二尖瓣反流，那么在收缩期血流不仅会从左室到主动脉瓣再到升主动脉，也会从左室返回到左房。用多普勒超声心动图可以测量从左室进入左房的最大血流速度，用伯努利方程可以计算两腔室之间的压力梯度：

$$压力梯度 = 4 \times V^2_{max}$$

$$压力梯度 = 左室收缩压 - 左房收缩压$$

$$左房收缩压 = 左室收缩压 - (4 \times V^2_{max})$$

类似的计算也可以用来估计其他心脏室的压力。

肺动脉压力

通常，心脏科医生使用与上述相同的原理估计三尖瓣反流（TR）患者的 PA 收缩压。在没有肺动脉瓣疾病的情况下，收缩期右心室的压力与 PA 收缩压相等。假定右房压（即 CVP）已知，即可通过测量三尖瓣反流的速度来估计 PA 的收缩压。

$$4 \times V^2 = 右室收缩压 - 右房压力（CVP）$$

那么：

$$右室收缩压 = 肺动脉收缩压$$

$$肺动脉收缩压 = 4V^2（TR）+ CVP$$

左室舒张末压（LVEDP）

同样，在存在主动脉瓣关闭不全（AI）的情况下，可以使用患者的舒张压（DBP）和主动脉瓣关闭不全的舒张末期速度来估算 LVEDP。

$$LVEDP = DBP - 4V^2（舒张末期主动脉瓣峰值反流速度）$$

由此可以看出，心腔内压力的估算，需要在两个腔室之间存在压力梯度，其中一个腔室内的压力为已知，并且有从高压腔到低压腔的血液流动（反流束），就可以通过多普勒进行测量。通过确定反向血流速度（V）（m/s），利用伯努利方程（$4V^2$）就可以确定压力梯度，单位是毫米汞柱（mmHg）（图 0–22）。

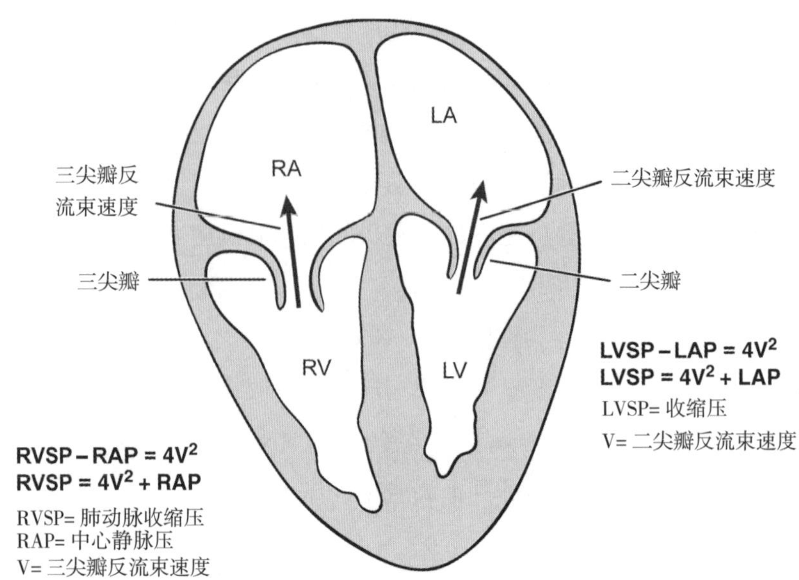

图 0–22 当存在反流束时，可使用已知压力和伯努利方程来计算腔内压力。当出现三尖瓣反流并且已知右心房压力时，可获得肺动脉收缩压。假设没有肺动脉瓣疾病，则右心室收缩压和肺动脉收缩压相同。如果存在二尖瓣反流，可以类似地计算左心房压力。同样，假设没有瓣膜疾病，左室收缩压应等于全身收缩压。从左室收缩压减去 $4V^2$ 可估计左心房压力

学习心脏麻醉和 TEE

本书的目的是同时介绍基本的围手术期超声心动图和心脏麻醉管理。这对于新进入心脏手术室工作的麻醉师是正确的培训方法，因为超声心动图对于有效的心脏麻醉实践至关重要。然而，超声心动图检查可能会分散心脏麻醉学员的注意力。作者的目的不是要详细讲解围手术期超声心动图，因为已经有无数这样的著作。而是随着心脏麻醉原则的引入，在当前的操作中也包括了采用 TEE 图像和技术，在这种实践中，TEE 的结果可以影响或改变正在进行的心脏麻醉决策的制定。

首先，重要的是要回顾本介绍性章节中介绍的心脏标准图像。学习美国超声心动图学会和心血管麻醉师学会提供的最新指南 [18]。以下图像和视频图集进一步介绍并标记了围手术期最常使用的 TEE 切面所显示的心脏结构。

图像和视频图集

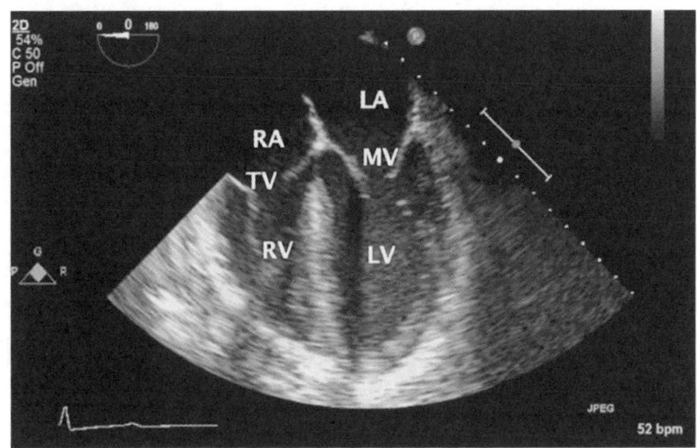

视频 A1

图 A1　此处看到的食管中段四腔心切面显示了右心房（RA）、左心房（LA）、右心室（RV）、左心室（LV）、三尖瓣（TV）和二尖瓣（MV）。注意右上角的扫查角度为 0°。确定扫查角度有助于识别左、右，以及前、后（视频 A1）

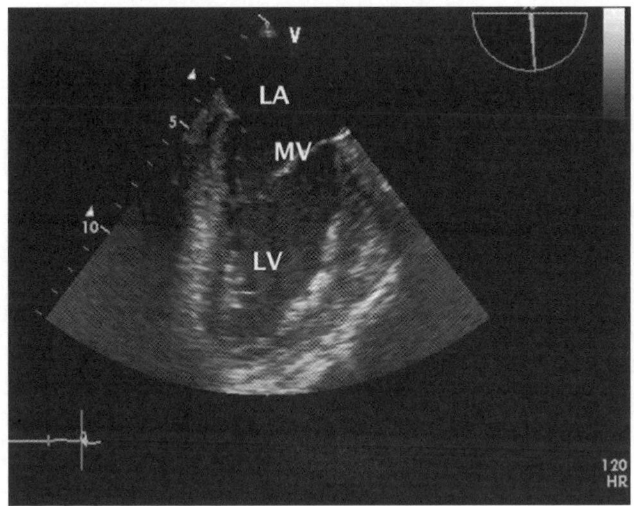

视频 A2

图 A2　食管中段两腔心切面显示了二尖瓣（MV）、左心房（LA）和左心室（LV）（视频 A2）

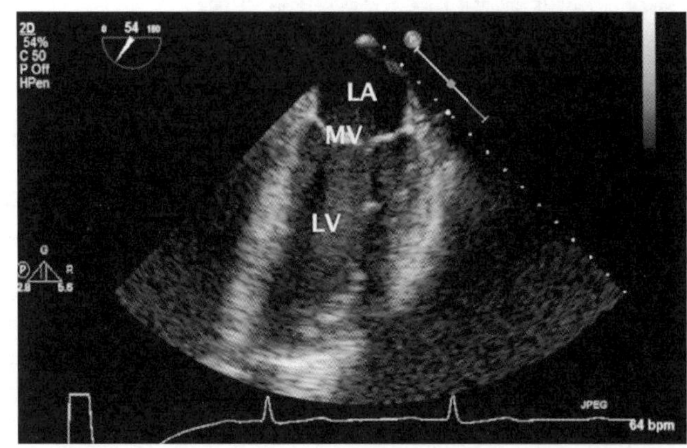

视频 A3

图 A3 食管中段二尖瓣连合部切面（视频 A3）

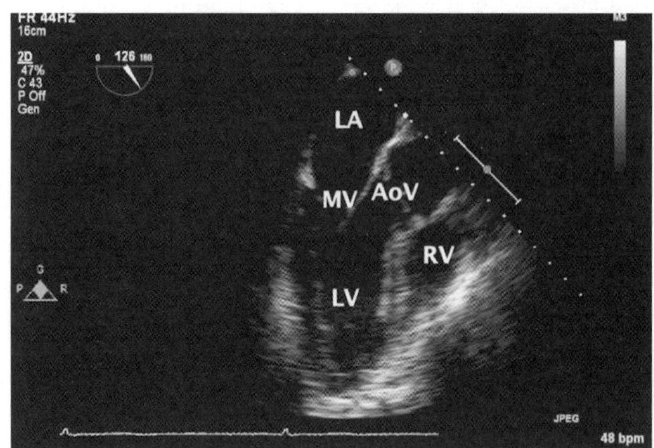

视频 A4

图 A4 食管中段长轴切面可很好地显示二尖瓣（MV）前叶和主动脉瓣（AoV），还可显示右心室（RV）（视频 A4）

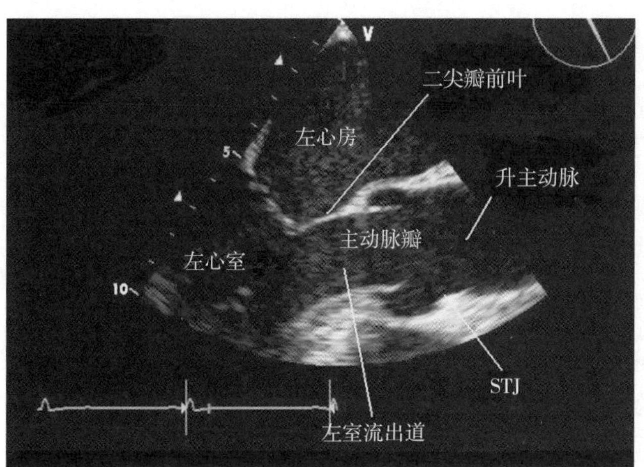

视频 A5

图 A5　食管中段主动脉瓣长轴切面可对主动脉瓣（AoV）、窦管交界处（STJ）、升主动脉和二尖瓣前叶进行仔细检查（视频 A5）

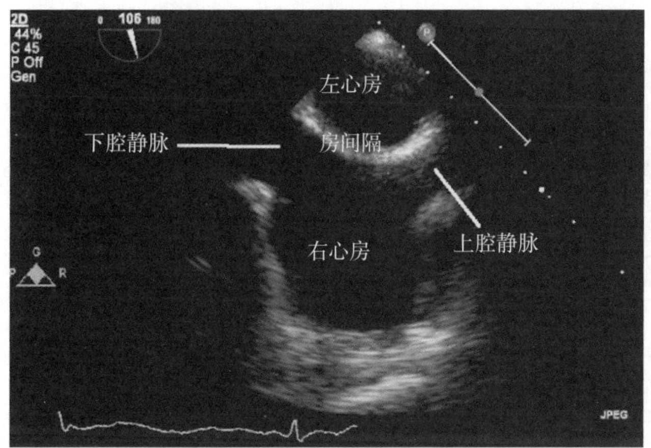

视频 A6

图 A6　食管中段双腔切面显示上腔静脉、下腔静脉和房间隔（视频 A6）

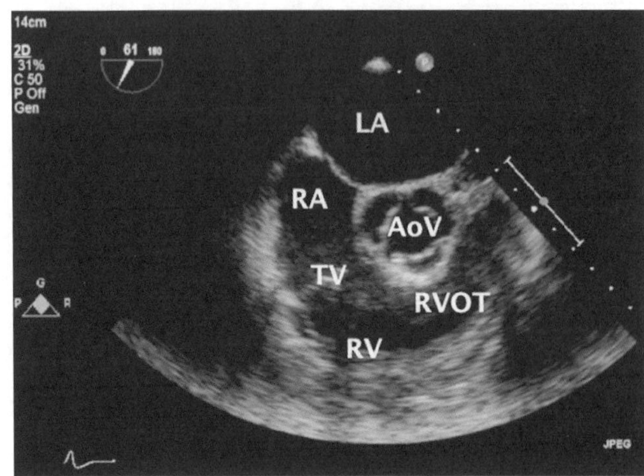

视频 A7

图 A7　食管中段右室流入－流出道切面。显示右心房（RA）、左心房（LA）、三尖瓣（TV）和右心室流出道（RVOT）。同样可显示主动脉瓣（AoV）的短轴（视频 A7）

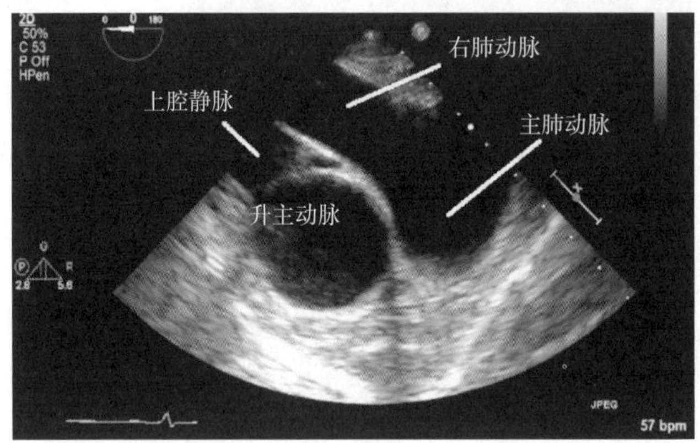

视频 A8

图 A8　食管中段升主动脉短轴切面显示升主动脉、主肺动脉和右肺动脉以及上腔静脉的图像。由于气道的干扰，TEE 无法检查整个升主动脉（视频 A8）

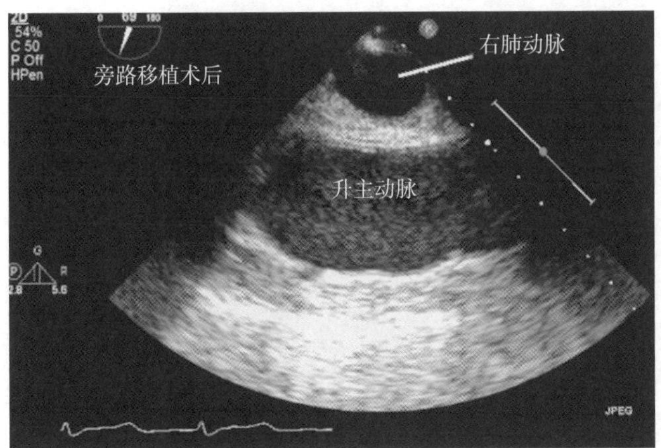

视频 A9

图 A9　食管中段升主动脉长轴切面。显示了升主动脉和右肺动脉（横截面）（视频 A9）

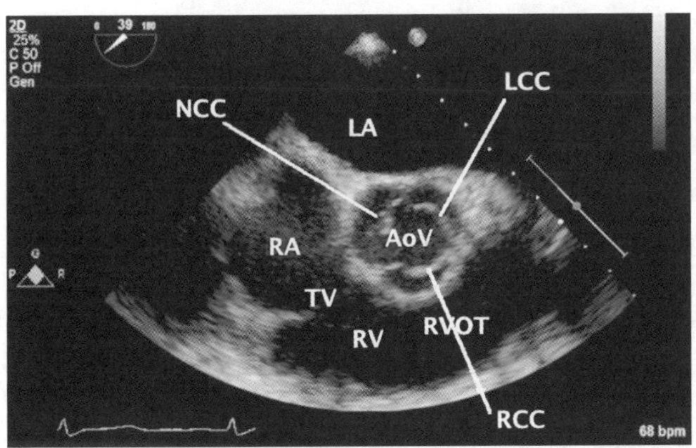

视频 A10

图 A10　食管中段主动脉瓣短轴切面，可仔细观察主动脉瓣的三个瓣叶。右冠瓣（RCC）、左冠瓣（LCC）和无冠瓣（NCC）（视频 A10）

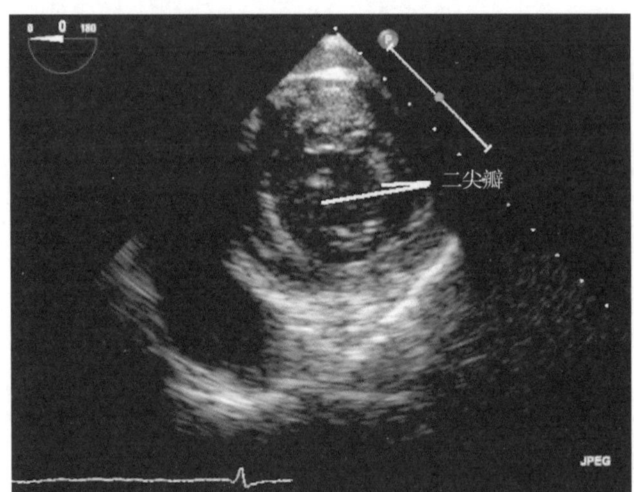

视频 A11

图 A11 经胃底左室基底部短轴切面。在此切面中二尖瓣瓣叶看起来类似鱼嘴（视频 A11）

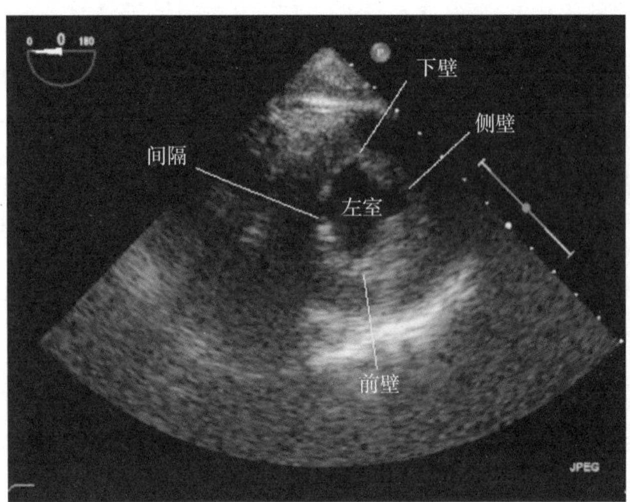

视频 A12

图 A12 经胃底左室乳头肌水平短轴切面。该切面可观察左心室前壁、下壁、外侧壁和间隔的收缩力。同时该切面对观察左前降支动脉、右冠状动脉和回旋支动脉供血的心肌区域及围手术期监测心脏功能和负荷状况都非常有用（视频 A12）

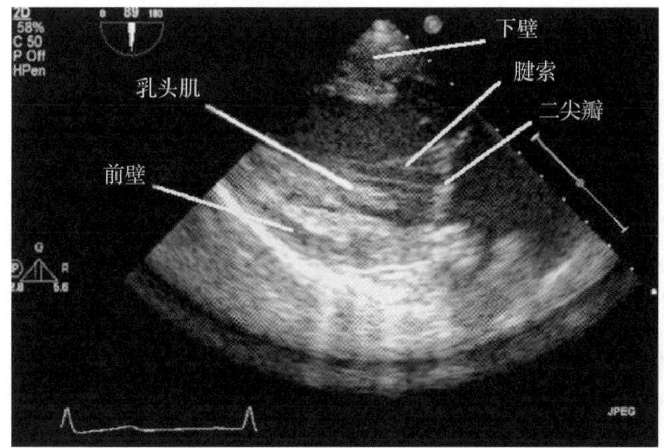

视频 A13

图 A13　经胃底两腔心切面。在此切面中可见二尖瓣装置、乳头肌和腱索（视频 A13）

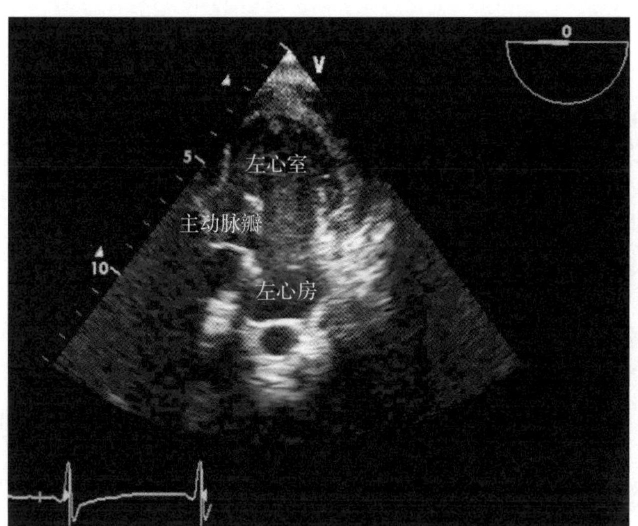

视频 A14

图 A14　左室流出道（LVOT）的多普勒血流测量中通常采用此深胃底长轴切面。此切面中多普勒声束与 LVOT 中的血流平行，从而可最大限度地减少多普勒信号未平行于血流方向时发生的测量误差（视频 A14）

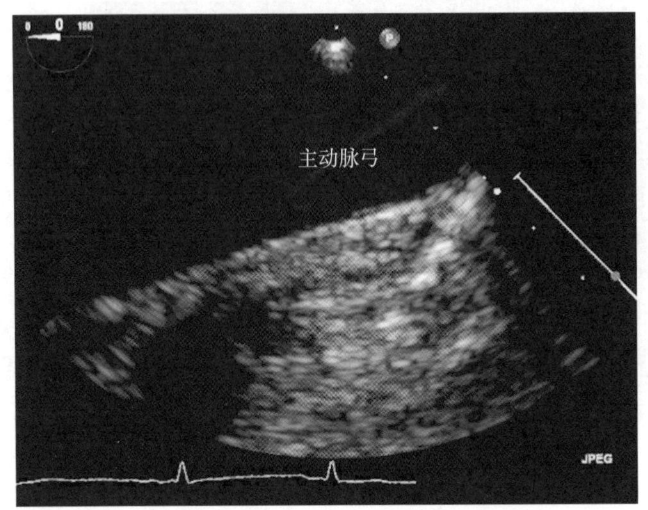

图 A15 食管上段主动脉弓长轴切面。该切面可用于探查主动脉夹层及动脉粥样硬化斑块

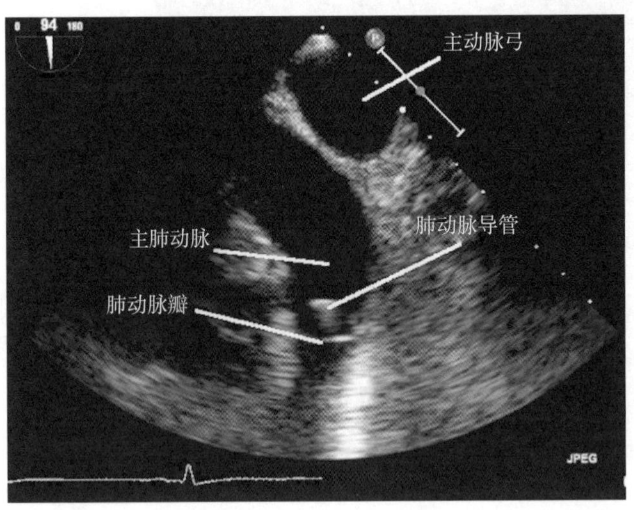

视频 A16

图 A16 食管上段主动脉弓短轴视图。主肺动脉中可见肺动脉导管回声。类似深胃底长轴切面，由于多普勒声束与血流方向平行，因而此切面适合多普勒血流检查。在该病例中，肺动脉内血流与多普勒声束平行（视频 A16）

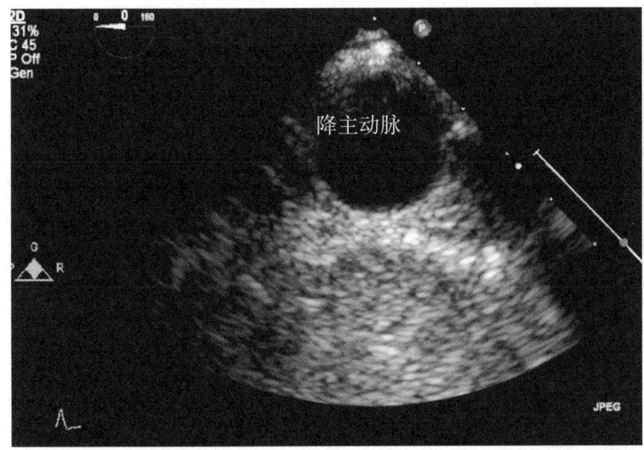

视频 A17

图 A17　旋转探头可显示降主动脉的短轴视图（视频 A17）

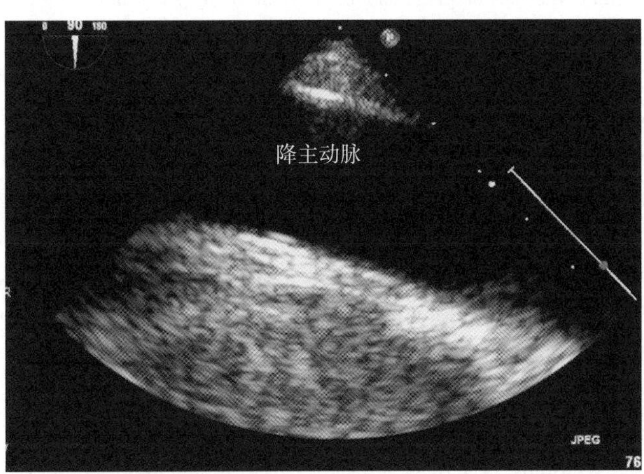

图 A18　旋转扇扫平面可显示降主动脉长轴切面。在此切面中可以观察主动脉病变和主动脉夹层

（孟　欣　译）

参考文献

[1] Shanewise JS, Cheung AT, Aronson S, et al. ASE/SCA Guidelines for performing a comprehensive intraoperative multiplane transesophageal echocardiography examination: recommendations of the American Society of Echocardiography and the Society of Cardiovascular Anesthesiologists

Task Force for Certification in Perioperative Transesophageal Echocardiography. J Am Soc Echocardiogr, 1999, 12:884-900.

[2] Price S, Via G, Sloth E, et al. World Interactive Network Focused on Critical UltraSound ECHO-ICU Group. Echocardiography practice, training, and accreditation in the intensive care: document for the World Interactive Network Focused on Critical Ultrasound （WINFOCUS）. Cardiovasc Ultrasound, 2008, 6:49.

[3] Royse C, Canty D, Faris J, et al. Core review: physician-performed ultrasound: the time has come for routine use in acute care medicine. Anesth Analg, 2012, 115:1007-1028.

[4] Holm J, Frederiksen C, Juhl-Olsen P, et al. Perioperative use of focus assessed transthoracic echocardiography (FATE). Anesth Analg, 2012, 115:1029-1032.

[5] Faris J, Veltman M, Royse C. Limited transthoracic echocardiography assessment in anaesthesia and critical care. Best Pract Res Clin Anaesthesiol, 2009, 23:285-298.

[6] Glas KE, Swaminathan M, Reeves ST, et al. The Council for Intraoperative Echocardiography of the American Society of Echocardiography: Society of Cardiovascular Anesthesiologists. Guidelines for the performance of a comprehensive intraoperative epiaortic ultrasonographic examination: recommendations of the American Society of Echocardiography and the Society of Cardiovascular Anesthesiologists: endorsed by the Society of Thoracic Surgeons. J Am Soc Echocardiogr, 2007, 20（11）:1227-1235.

[7] Reeves ST, Glas KE, Eltzshig H, et al. American Society of Echocardiography; Society of Cardiovascular Anesthesiologists. Guidelines for performing a comprehensive epicardial echocardiography examination: recommendations of the American Society of Echocardiography and the Society of Cardiovascular Anesthesiologists. J Am Soc Echocardiogr, 2007, 20:427-437.

[8] Sugeng L, Shernan SK, Salgo IS, et al. Live 3-dimensional transesophageal echocardiography: initial experience using the fully-sampled matrix array probe. JACC. 2008, 52（6）:446-449.

[9] Jungwirth B, Mackensen GB. Real-time 3-dimensional echocardiography in the operating room. Semin Cardiothorac Vasc Anesth, 2008, 12（4）:248-264.

[10] Lang RM, Mor-Avi V, Sugeng L, et al. Three-dimensional echocardiography: the benefits of the additional dimension. JACC, 2006, 48（10）:2053-2069.

[11] Ashikhmina E, Shook D, Cobey F, et al. Three-dimensional versus two-dimensional echocardiographic assessment of functional mitral regurgitation proximal isovelocity surface area. Anesth Analg, 2015, 120（3）:534-542.

[12] Jiang L, Montealegre-Gallegos M, Mahmood F. Three-dimensional echocardiography: another dimension of imaging or complexity. J CardioThorac Vasc Anesth, 2013, 27(5):1064.

[13] Hahn R, Abraham T, Adams M, et al. Guidelines for performing a comprehensive transesophageal echocardiographic examination: recommendations from the American Society of Echocardiography and the Society of Cardiovascular Anesthesiologists. J Am Soc Echocardiogr, 2013, 26:921-964.

[14] Shriki J. Ultrasound physics. Crit Care Clin, 2014, 30:1-24.

[15] Gold JP, Torres KE, Maldarelli W, et al. Improving outcomes in coronary surgery: the impact of

echo directed aortic cannulation and perioperative hemodynamic management in 500 patients. Ann Thorac Surg, 2004, 78:1579-1585.

[16] Vegas A, Meineri M. Three-dimensional transesophageal echocardiography is a major advance for intraoperative clinical management of patients undergoing cardiac surgery: a core review. Anesth Analg, 2010, 110:1548-1573.

[17] Mackensen G, Swaminathan M, Mathew J. Three-dimensional transesophageal echocardiography is a major advance for intraoperative clinical management of patients undergoing cardiac surgery. Anesth Analg, 2010, 110(6):1574-1578.

[18] Reeves ST, Finley AC, Skubas NJ, et al. Basic perioperative transesophageal echocardiography examination: a consensus statement of the American Society of Echocardiography and the Society of Cardiovascular Anesthesiologists. J Am Soc Echocardiogr, 2013, 26（5）:443-456.

第 1 章

心脏手术患者的术前评估

主 题

- 心脏手术麻醉的知情同意
- 心脏手术及团队合作
- 冠状动脉支架植入术还是冠状动脉旁路移植术
- 心脏评估
- 术前评估
- 术前患者治疗与安抚

常言道，麻醉师是手术室的内科医生。扩展一下，心脏麻醉师是手术室的心脏内科医生。尽管麻醉师确实具有常规医学知识，特别是心脏病学知识，但心脏手术麻醉的实践本身是一门独特的学科。虽然心脏麻醉师必须理解为什么某些患者需要接受心脏手术，但他们不是手术是否需要进行的决策者。但是心脏麻醉师必须了解患者全部的心脏病及其他疾病史，以确定在整个围手术期对这些病情通常非常严重患者的最佳管理方法。

本章将简要回顾患者是如何确定进行心脏外科手术，以及患者管理所必需的术前评估基本要素。推荐经常浏览美国心脏协会网站（www.my.americanheart.org），以获得心血管疾病医学管理的最新指南。虽然这些声明一般是针对心胸外科手术室外患者的管理，但心脏麻醉师应该知晓目前的心血管疾病管理指南。

心脏手术麻醉的知情同意

心脏手术麻醉师需要照护的患者范围很广，从最幼的患先天性心脏病的低氧婴儿到 90 岁高龄的主动脉狭窄患者。因为术前合并症和疾病对心脏功能的影响，接受相同手术的患者可能差异很大。心室功能储备良好的患者与射血分数下降和心衰患者的挑战是截然不同的。同样，肾功能完好、无糖尿病和无肺部疾病患者的潜在问题可能比伴有这些合并症的患者少。在这方面而言，心脏麻醉和其他麻醉类似。当麻醉师决定适宜的麻醉技术、监测和术后管理方案时，要考虑到患者的合并症。心脏手术麻醉的独特之处可能在于很多合并症都常规存在；“常规”心脏手术患者的病情即非常严重，因为其有原发心脏疾病和这类患者经常伴发的相关疾病。

一般而言，“常规”心脏手术患者的美国麻醉师学会（ASA）分级为 3 或 4 级。所有患者都应该被告知死亡、脑卒中、神经功能障碍和（或）肾脏损伤的固有风险。应该在术前与患者讨论经食管超声心动图（TEE）的风险和获益。虽然旁路手术的脑卒中风险较低（3%）[1]，死亡风险更低，但心脏手术伴有多种术后并发症，包括认知功能障碍、肾脏损伤、肠道缺血、血液制品输注，以及潜在的重症监护单元（ICU）治疗时间延长。由于术者和麻醉师团队均可影响患者的血流动力学，通常很难界定不良预后是手术还是麻醉原因引起的。进入心脏手术麻醉领域的麻醉师应该清楚，患者的预后可能令人失望，即便麻醉师工作中遵照了所有可能的治疗标准，但被诉讼的风险持续存在。不幸的是，心脏手术患者术中发生不良事件是患者疾病和修复功能障碍心脏所需多种技术的共同作用结果。仔细记录和开诚布公地与患者及家属讨论在心脏麻醉实践中非常必要。

心脏手术及团队合作

与了解患者原发疾病和并发症同样重要的是，清楚手术步骤和每一步的相关并发症，以及它们对麻醉的要求。近期有关患者心脏手术安全的研究显示，破坏团队合作会导致手术流程中断和技术错误。即使是很小的中断，也可能影响团队管理主要事件的能力，并导致不良事件及危害患者安全[2]。

美国心脏协会（AHA）最近发布了心脏手术室内患者安全的科学声明。将团队合作的关键组成总结为6个“C”，即交流（Communication）、合作（Cooperation）、协调（Coordination）、认知（Cognition，集体知识和共同理解）、处理冲突（Conflict resolution ）和指导（Coaching）[3]。同样，在一项关于被诉讼手术结局的综述中，医护人员之间的沟通失败占系统故障的87%，从而导致赔偿支付[4]。

最近，旨在提高团队协作的干预措施，如团队培训、结构化沟通工具和方案流程，已在心脏手术室内实施。除了暂停和核查表之外，诸如手术简报和报告等沟通方法也为整个手术室的工作人员提供了机会，使他们能够就将要实施的手术的独特性和要求进行沟通。越来越多的文献支持在心脏手术室使用手术简报和报告等沟通方法，提示采用这些方法可能会降低死亡率和并发症发生率。

冠状动脉支架植入术还是冠状动脉旁路移植术

冠状动脉成形术和支架治疗冠状动脉疾病（CAD）的增加，改变了冠状动脉旁路移植术（CABG）患者的条件。心室功能良好、存在心绞痛、需要两支血管旁路移植，但其他方面健康的患者在心脏手术室越来越少见。许多心绞痛患者接受不同的经皮冠状动脉介入（PCI）作为一线治疗。许多研究试图强调在冠心病的最终治疗中，与药物治疗、裸金属支架和药物洗脱支架相比之下的CABG风险和获益。随着经导管瓣膜置换手术的日趋完善，之后也会存在与经导管瓣膜置换相比，瓣膜手术的风险与获益的争论。

一项试图回答CABG与PCI对比问题的重要研究是Taxus药物涂层支架PCI和心脏手术协同作用（Synergy Between PCI with Taxus and Cardiac Surgery，SYNTAX）试验，它将三支血管或左主干病变患者随机分为CABG组或PCI组[5]。用SYNTAX评分将患者CAD的复杂性分为低（≤22分）、中（23~32分）或高（≥33分）三个等级。美国心脏病学会基金会（ACCF）和AHA在2011指南中提出了患者接受CABG手术的最佳方案和适应证[6]。该摘要的撰写委员会指出，血管重建的目标是提高患者的存活率和减少症状。血管重建可以通过 PCI 或 CABG 实现，ACCF/AHA 推荐“心脏团队”路径为复杂 CAD 患者实施血管重建。这些指南也建议计算 SYNTAX 评分来确定适宜的血管重建策略[7]。ACCF/AHA 指南提出对于复杂的三支血管 CAD、SYNTAX 评分超过 22 分患者，选择 CABG 而不是 PCI 是合理的。此外，撰写委员会指出，对于两支主要冠状动脉严重狭窄（>70% 直径），并在压力和心肌灌注试验中出现广泛心肌缺血的患者，实施 CABG 改善患者存活率是合理的。

Serruys 等前瞻性随机将 1800 例严重三支血管病变或左主干 CAD 患者分配至 CABG 组或 PCI 组，假定两组患者的心脏内科和心脏外科医生所选择的技术在实现解剖学上血管重建是等效的[8]。结果显示 1 年时，不良心脏和脑血管事件在 PCI 组更高，这些事件继发于接受支架患者再次血管重建的需求较手术患者增加。药物、血管成形或手术（MASS）Ⅱ试验将 611 例冠状动脉疾病患者随机纳入手术、PCI 或药物治疗组[9]。5 年时，三种方法的患者死亡率相似，都很低。但是，研究期间手术患者接受再次手术的需求更低。一项荟萃分析研究了 4 项对比支架和旁路移植手术的试验，发现总体的心脏或脑血管不良事件发生率在手术组更低，因为手术患者再次接受血管重建操作的需求更少[10]。但是不同组间 5 年存活率无差别。

Deb 等[11]系统回顾了无保护左主干病变（ULMD）、多支血管 CAD、糖尿病和左心室功能障碍患者的血运重建。ULMD 是左主干冠状动脉疾病伴有管腔狭窄超过 50%，同时不存在供应左主干冠状动脉分支的侧支循环。Deb 等注意到目前证据提示 ULMD 患者接受 CABG 或 PCI 后 1 年和 5 年死亡率相似；然而，他们推荐对稳定患者实施 CABG。若患者手术风险太高，则 PCI 为备选方案。应避免对 SYNTAX 评分超过或等于 33 分的患者实施 PCI。Deb 等同样同意 ACCF/AHA 的观点，即 CAD 患者应该由多学科团队治疗。多支血管 CAD 患者应该根据 SYNTAX 评分选择最佳治疗方案，PCI 适用于 SYNTAX 评分低的患者，而 CABG 适用于 SYNTAX 评分高的患者。强烈推荐将 CABG 作为多支冠状动脉疾病和糖尿病患者的首选血管重建方案。最后，Deb 等指出，左心室功能不良患者血运重建的优选方案尚缺乏证据。

许多患者既往接受 PCI 后，需要再次行心脏手术。裸金属支架和药物涂层支架内发生血栓的风险已经很明确[12]。支架植入后，给予患者不同的抗血小板方案可预防支架内血栓形成。麻醉工作人员不应自行停止支架植入患者围手术期的抗血栓或抗血小板药物，应由团队（心脏科医生、外科医生及心脏手术麻醉师）讨论决定术前是否应该及何时停用抗血小板药物，以及这些患者是否需要手术。然而，术前需要抗血小板治疗的患者可能在术中需要大量血液制品，麻醉师应该对此有所准备。

通常，寻求血运重建的心脏病患者在过去某个时间接受过 PCI。若 PCI 不能修复病变或患者同时存在冠状动脉和瓣膜性心脏病时，则选择手术治疗。此类患者可能在每次支架植入前反复出现心肌梗死。而且随着时间进展，患者可能发生心室功能障碍。

心脏评估

心绞痛、应激试验阳性、核医学扫描提示心肌缺血、瓣膜性心脏病和心室功能障碍的患者，通常出于诊断需求进入心导管实验室。心导管检查证实冠状血管存在病变。PCI 通常在诊断同时实施，或对患者实施手术。图 1–1 显示正常的左、右冠状动脉解剖。图 1–2 显示左、右循环都存在阻塞。冠状动脉病变通常经皮植入支架治疗。当患者解剖不适于 PCI 时，则转入手术治疗。可以使用磁共振影像（MRI）和计算机断层扫描（CT）等技术使冠状动脉成像[13–14]。这些技术在 CAD 诊断和治疗中的作用可能增加。然而，目前心导管仍然是患者进行手术最常见的途径。

心脏疾病患者可能择期或急诊就诊于心脏医生。患者接受急诊心导管和 PCI 治疗日益增加，而不选择全身溶栓治疗（抗心绞痛药物治疗无效的急性心肌缺血患者的急救治疗替代方案）。当 PCI 不可行或无法恢复血流时，有时患者会在紧急心脏介入治疗后直接从导管室转入手术室。此类患者通常已经接受了抗血小板药物，如糖蛋白Ⅱb/Ⅲa 抑制剂和（或）抗凝药物（肝素或直接凝血酶抑制剂）。这些急诊手术患者长期出血的风险很高。主动脉球囊反搏或经皮左心室辅助装置可在 PCI 术中或术后对患者进行支持（参见第 11 章）。

择期手术患者通常有更完善的心脏检查。术前经胸超声心动图（TTE）可提供对瓣膜完整性和心脏功能的评估。

术前 TTE 和术中 TTE 检查偶然会存在显著差异。因此，心脏麻醉师应该通过综合和完善的术中 TEE 检查进行独立评估。

最终选择的治疗方法（手术或 PCI）是外科医生和心脏医生共同的决定。然而，麻醉师应该告知外科医生和心脏内科医生，与导管介入治疗相比，其可能增加患者手术风险的麻醉相关问题（如困难气道、恶性高热风险等）。这样，他们可能将这些麻醉特殊问题加入整体的风险 / 收益计算并与患者讨论。心脏麻醉师应该作为“心脏团队”成员加入心脏外科医生队伍，使患者获得冠脉血运重建的最佳方法。

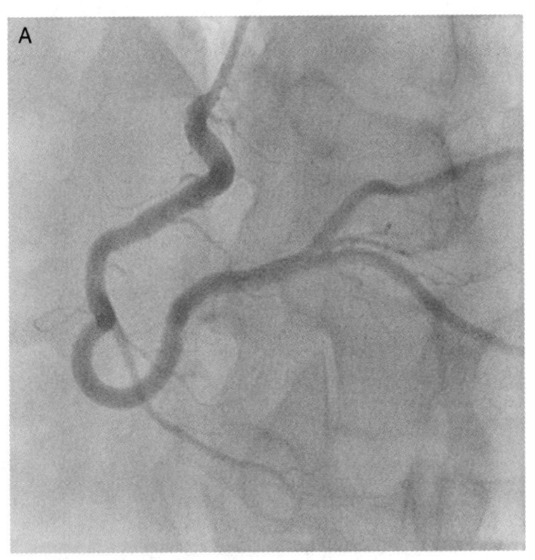

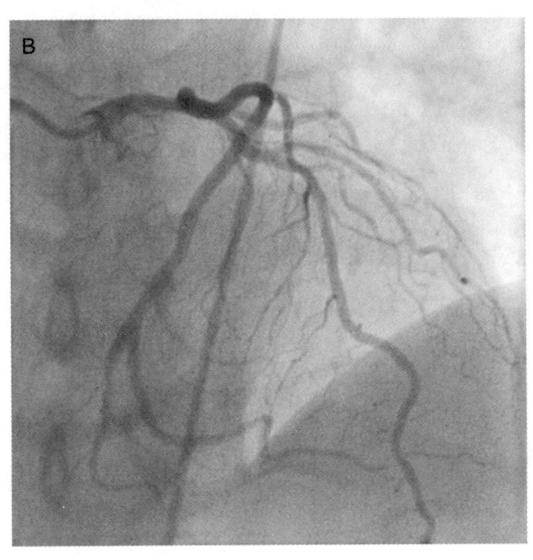

图 1–1　正常右（A）和左（B）冠状动脉解剖

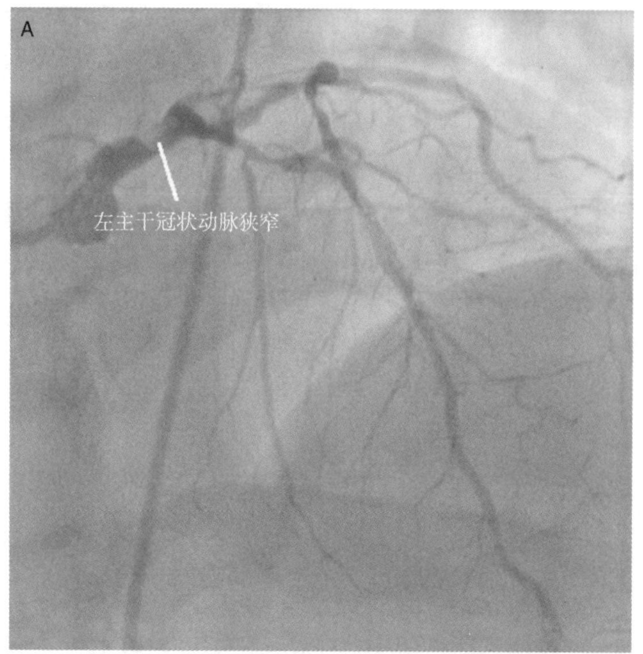

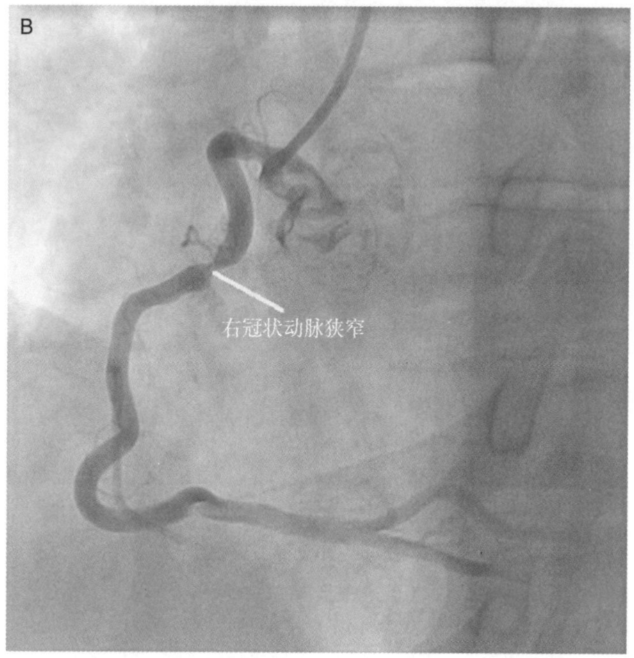

图 1-2　左（A）和右（B）冠状动脉阻塞

术前评估

虽然不同年龄、种族和性别的患者都可能接受心脏麻醉和手术，但是各类人群接受心脏手术治疗的机会可能并不平等[15]。

无论择期还是急诊心脏手术患者都需要常规的术前评估，这是实施全身麻醉所必需的。显然，从导管室转入施行心肺复苏（CPR）的心脏骤停患者不在此列。幸运的是，此类患者实际上非常少，甚至绝大多数“紧急”手术患者手术前有完善的麻醉评估。心脏麻醉检查应该侧重于以下内容。

· 身份识别和医院流程：所有患者必须至少用两个不同的患者识别号进行身份识别。在做任何其他事情之前，必须正确地识别患者，并认真遵守医院的所有流程方案，如世界卫生组织的检查清单。确认围手术期抗生素医嘱。越来越多地使用电子套餐医嘱来确保常规但必要的项目，如抗生素和深静脉血栓预防措施在心脏手术患者中不被忽视。

· 常规麻醉评估：所有患者被询问常规麻醉问题，如过去个人和家族麻醉史、最近一次口服用药、常规药物、过敏史等。

· 评估心脏功能：患者病历可能包括从心导管到超声心动图检查等大量信息，应仔细回顾这些信息。许多拟接受心脏手术患者正在依据 ACCF/AHA 指南接受心衰（HF）治疗[16]。大多数有心衰表现的患者都存在舒张性和收缩性心衰的元素。许多心衰患者伴有射血分数降低（HFrEF），通常低于 40%。其他射血分数维持正常（HFpEF）的心衰患者仍表现为心衰相关的呼吸困难和疲乏。高血压、糖尿病和动脉粥样硬化，与遗传性、炎症、感染、缺血和毒性因素一起，导致心衰的发生。这些因素很多出现在心脏手术患者中。因此，许多手术患者同时有收缩性和舒张性心衰。这些情况的围手术期管理将在第 5 章详细讨论。术前评估必须认识心衰的程度，因为 HFrEF 患者麻醉诱导时存在严重血流动力学不稳定的风险。HFpEF 患者因舒张功能不全易出现肺静脉充血。钠尿肽（BNP）测定可指导评估心衰的严重程度或剧烈程度。患者常规接受血管紧张素转化酶（ACE）抑制剂或血管紧张素受体阻滞剂（ARB）治疗，同时联合利尿药、醛固酮拮抗剂、适宜的 β 受体阻滞剂和他汀类药物（如有其他用药理由）。对于 HFpEF 患者，血压控制和使用利尿剂以减轻症状是 ACCF/AHA 1 类推荐。在管理 HFrEF 患者时常使用心脏再同步化治疗装置（参见第 14 章）。一些进展期心衰患者需要机械辅助装置治疗（参见第 11 章）。也应回顾患者的心律失常用药史和抗心律失常治疗（参见第 3 章）。最后，麻醉师回顾完病历之后应该对将要进行的手术操作有详细的认识。

· TEE：TEE 在大多数心脏病例中常规使用。麻醉师应该与患者清楚地讨论 TEE 的风险和获益，并明确患者是否存在 TEE 检查的绝对或相对禁忌证。

· 肺部病史：许多拟接受心脏手术的患者通常因吸烟而伴有长期肺部疾病病史。心脏手术患者呼吸困难可能由于心脏和（或）肺功能不全引起。应回顾患者使用口服皮质类固醇和支气管扩张剂的病史。服用基础量类固醇的患者在围手术期需要应激剂量的皮质类固醇。围手术期给予支气管扩张剂降低支气管痉挛。严重肺部疾病患者可能存在肺高压和右心室功能受损。右心室功能不全（参见第 8 章）可能与左心室功能不全相关，也可能无关，可引发围手术期血流动力学不稳定。

· 肾脏病史：肾脏功能受损患者围手术期风险增加。高血压、酸 - 碱失衡和高血钾使肾脏衰竭心脏手术患者的围手术期管理更加复杂。长期透析患者通常术前需要透析，导致他们在麻醉诱导时的相对低血容量。术后通常需要透析以排出心脏停搏液带来的过多液体和钾离子。手术前与肾脏病医生和透析实施人员密切沟通，可为肾功能受损的心脏手术患者提供早期肾脏替代治疗。低血压、低血容量和肾脏低灌注可导致围手术期发生急性肾脏损伤（参见第 14 章）。

· 肝脏疾病：获得患者酒精和其他药物滥用史，以确定与麻醉药物交叉耐受和术后发生酒精戒断综合征的可能性。肝衰竭患者存在凝血功能障碍、腹水、门脉高压伴有静脉曲张、肝性脑病、动静脉分流和肝肾综合征的风险。病损肝脏可能对围手术期低灌注敏感，导致术后“休克”肝和凝血功能障碍。

· 血液系统异常：有许多血液系统异常可能影响心脏手术。术前与患者的血液科医生密切协作至关重要，可以使这些异常对患者围手术期的影响最小化。血友病 A 是一种 X 连锁隐性疾病，常导致凝血因子Ⅷ减少。血友病 B 也是一种 X 连锁隐性疾病，会导致凝血因子Ⅸ减少。血液病医生通过围手术期因子替代治疗来处理这些情况。Von Willebrand 病是与 Von Willebrand 因子减少和血小板黏附降低相关的疾病。可给予 0.3μg/kg

DDAVP（1- 去氨基 -8-D- 精氨酸血管升压素）增加围手术期循环中的 Von Willebrand 因子。严重主动脉狭窄或需要左心室辅助装置的患者可能表现为获得性 Von Willebrand 病。使用华法林的急诊心脏手术患者可能发生围手术期出血。可给予新鲜冰冻血浆、凝血酶原复合浓缩物和维生素 K 纠正患者国际标准化比值（INR）。蛋白 S 和蛋白 C 缺乏以及因子 V Leiden 突变使患者出现高凝风险（参见第 16 章）。

· 肝素诱导性血小板减少症会妨碍围手术期肝素的使用，使体外循环管理复杂化（参见第 17 章）。镰状细胞病使患者在低体温和低氧期间存在发生镰状危象的风险。围手术期有必要进行替换输血以减少血液中血红蛋白 S 含量，建议请患者的血液科医生会诊。不管患者的血液系统情况如何，麻醉师、手术医生和血液科医生的密切协作非常关键。最后，患者常因多种原因拒绝血液制品输注。拒绝输血必须在患者手术前被清楚地记录下来，并且应讨论替代血液回收方式。

· 神经系统病史：许多患者同时存在颈动脉和冠状动脉疾病，或既往有脑卒中及其他神经系统损伤病史。术前必须记录患者的精神状态、运动功能和瞳孔大小，若术后存在功能恶化，这些信息可作为对比的基线。遗憾的是，术后神经功能障碍的来源很多，包括栓塞、灌注不足和炎症，这些都可能导致明显的卒中和认知功能障碍。

· 体格检查：实施常规麻醉检查。评估气道，检查拟建立血管通路和有创监测的位置。对肺部听诊以明确新发的喘鸣或心衰。检查颈动脉是否有杂音。

· 回顾实验室检查或 ECG：回顾常规实验室检查结果，特别是患者的血糖。通常在围手术期采用普通胰岛素输注控制血糖以优化患者预后（参见第 5 章）。注意基础电解质特别是钾、钙、镁的含量。正接受利尿剂治疗的患者可能存在低钾血症；然而，由于体外循环中给予高钾心脏停搏液，手术结束时血钾浓度通常增加。血清钙测定依赖于患者的白蛋白含量，用处有限。围手术期测量离子钙浓度。体外循环期间钙离子浓度可能短暂降低，随着体外循环运行可恢复至基线水平。术后常需要补充镁，应了解其基线值。其他常规实验室检查指标包括血小板计数、凝血功能状态、血红蛋白含量及肝肾功能。注意患者的基础 ECG 和基础节律。

术前患者治疗与安抚

任何类型的心脏手术患者本质上都是潜在不稳定的。因此直至麻醉诱导的任一时间点患者都可能发生病情恶化、心脏停搏或卒中（麻醉诱导之后当然也可能发生，参见第 4 章）。在麻醉团队管理患者的整个过程中对其进行严密监护非常重要。因此，作者不常规给予等待手术患者以术前药。常言道，最好的术前药是一个有爱心的麻醉师在床旁回答患者的问题，以消除其恐惧情绪。在该措施无效时，可在等待区给予小剂量咪达唑仑静脉注射（0.5~2mg），前提是患者被监护且麻醉师位于患者床旁。严重主动脉狭窄和心室功能严重受损的患者最好在此期间不给予任何药物，直至麻醉诱导。给予术前药之后，应该保证具备患者出现意外的不稳定时进行监护和复苏的计划。

焦虑患者可能发生心动过速导致心肌缺血。大多数患者药物治疗方案中有 β 受体阻滞剂，因此可以减少术前窦性心动过速的概率。若 β 受体阻滞剂剂量不够，可给予小剂量短效 β 受体阻滞剂（如艾司洛尔）。术前应给所有患者吸氧。

（雷 翀 译，侯丽宏 审）

参考文献

[1] Roach G, Kanchuger M, Mora Mangano C, et al. Adverse cerebral outcomes after coronary bypass surgery. NEJM, 1996, 335(25):1857-1863.

[2] ElBardissi AW, Wiegmann DA, Henrickson S, et al. Identifying methods to improve heart surgery: an operative approach and strategy for implementation on an organizational level. Eur J Cardiothorac Surg, 2008, 34(5):1027-1033.

[3] Wahr JA, Prager RL, Abernathy JH, et al. Patient safety in the cardiac operating room: human factors and teamwork: a scientific statement from the American Heart Association. Circulation, 2013, 128(10):1139-1169.

[4] Morris JA, Carrillo Y, Jenkins JM. Surgical adverse events, risk management, and malpractice outcome: morbidity and mortality review is not enough. Ann Surg, 2003, 237:844-851.

[5] Ong AT, Serruys PW, Mohr PW, et al. The SYNergy between percutaneous coronary intervention with TAXus and cardiac surgery (SYNTAX) study: design, rationale, and run-in phase. Am Heart J, 2006, 151:1194-1204.

[6] Hillis LD, Smith PK, Anderson JL, et al. 2011 ACCF/AHA guideline for coronary artery bypass graft surgery: executive summary: a report of the American College of Cardiology Foundation/

American Heart Association Task Force on Practice Guidelines. Developed in collaboration with the American Association for Thoracic Surgery, Society of Cardiovascular Anesthesiologists, and Society of Thoracic Surgeons. J Am Coll Cardiol, 2011, 58:e123-210.

[7] Sianos G, Morel MA, Kappetein AP. The SYNTAX Score: an angiographic tool grading the complexity of coronary artery disease. EuroInterv, 2005, 1:219-227.

[8] Serruys P, Morice M, Kappetein AP, et al. Percutaneous coronary intervention versus coronary artery bypass grafting for severe coronary artery disease. NEJM, 2009, 360(10):961-972.

[9] Hueb W, Lopes N, Gersh B, et al. Five year follow-up of the medicine, angioplasty, or surgery study (MASSII): a randomized controlled clinical trial of 3 therapeutic strategies for multivessel coronary artery disease. Circulation, 2007, 115:1082-1089.

[10] Daemen J, Boersma E, Flather M, et al. Long term safety and efficacy of percutaneous coronary intervention with stenting and coronary artery bypass surgery for multivessel coronary artery disease: a meta-analysis with 5 year patient level data from the ARTS, ERACI-Ⅱ, MASS-Ⅱ and SoS trials. Circulation, 2008, 118:1146-1154.

[11] Deb S, Wijeysundera H, Ko D, et al. Coronary artery bypass graft surgery vs. percutaneous interventions in coronary revascularization: a systematic review. JAMA, 2013, 310(19):2086-2095.

[12] Kim H, Park K, Kwak J, et al. Stent related cardiac events after non-cardiac surgery: drug eluting stent vs. bare metal stent. Int J Cardiology, 2008, 123:353-354.

[13] Yokoyama K, Nitatori T, Kanke N, et al. Efficacy of cardiac MRI in the evaluation of ischemic heart disease. Magn Reson Med Sci, 2006, 5(1):33-40.

[14] Stehning C, Boernert P, Nehkre K. Advances in coronary MRA from vessel wall to whole heart imaging. Magn Reson Med Sci, 2007, 6(3):157-170.

[15] Jones J. The question of racial bias in thoracic surgery: appearances and realities. Ann Thorac Surg, 2001, 72:6-8.

[16] Yancy C, Jessup M, Bozkurt B, et al. 2013 ACCF/AHA guideline for the management of heart failure: a report of the American College of Cardiology Foundation/American Heart Association Task Force on Practice Guidelines. J Am Coll Cardiol, 2013, 62:e147-239.

第 2 章
血流动力学与心脏麻醉

主　题

- 血流动力学计算与有创监测：为什么重要及如何确定?
- 泵动的心脏：泵如何收缩和舒张？
- 药理学与血流动力学简介
- TEE 与血流动力学不稳定：TEE 如何进一步诊断低血压?
- 避免血流动力学衰竭：一个病例展示

理解血流动力学原则有助于心脏麻醉师确定血流动力学不稳定的潜在原因并指导治疗。幸运的是，接受腹腔镜胆囊切除的健康患者和接受多瓣膜置换的射血分数降低的患者，他们的基本生理原则是相同的。不幸的是，接受心脏手术患者在面对全身麻醉诱导有时带来的血流动力学急剧波动（过山车样变化）时，更有可能发生严重的失代偿（图 2-1）。

血流动力学计算与有创监测：为什么重要及如何确定?

血　压

虽然低血压的绝对定义在文献中还比较模糊[1]，但当患者收缩压降低等于或超过基线值的 20% 时即认为发生了低血压。不同研究者对低血压患者的定义不同。虽然过去认为收缩压低于 90mmHg 为低血压，但目前认为这个值设定得太低。例如，现已将创伤患者低血压的值重新设定为收缩压低于 110mmHg[2]。平均动脉压低于 65mmHg 与围手术期不良预后相关，因此这一值应该被纠正。然而，在心脏手术某些阶段，外科医生可

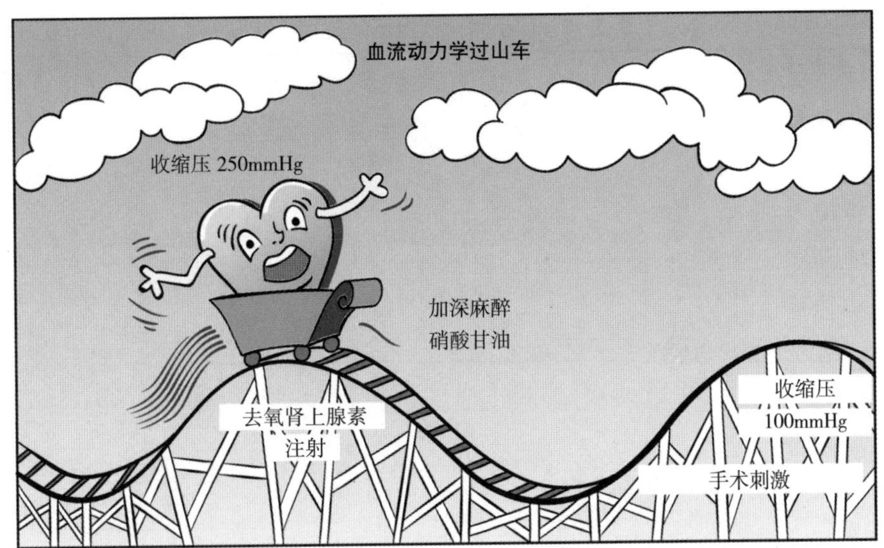

图 2-1　麻醉操作可能对患者和心脏产生应激。虽然很多健康患者可耐受血压的波动，但心脏手术患者可能会发生心肌缺血和心室功能障碍。经许可，引自 Wasnick JD. Handbook of Cardiac Anesthesia and Perioperative Care. Boston, MA: Butterworth Heinemann，1998

能要求相对低的血压以利于主动脉插管或控制出血。在其他时间，外科医生对心脏的物理操作将短暂地降低血压。外科医生和麻醉师的密切沟通对有效的血流动力学管理非常关键。

每位医生必须确定每个患者的体循环血压，或高或低，是否需要治疗。对于成年心脏手术患者，根据低血压发作的病因，任何收缩压远低于 90mmHg 的患者都可能需要某种血流动力学干预。心脏手术患者的高血压也需要积极治疗。本章将讨论如何处理低血压心脏手术患者以及如何进行适当的治疗。围手术期低血压的部分原因见表 2-1。

理解血流动力学有助于明确可能导致低血压发生的病因。血压（BP）梯度驱动血液在循环系统中输送。BP 与调节回路中电流流量的欧姆定律相似：

$$V = I \times R$$

其中：V = 电势；I = 电流强度（电子流量）；R = 阻力（电阻）。

回路中的电势（V）驱动电流（I）通过阻力（R）。降低阻力增加电流流量。

血压的基本公式非常相似：

$$BP = CO \times SVR$$

表 2–1　围手术期低血压的鉴别诊断

围手术期低血压的鉴别诊断
低血容量
心肌缺血和心肌梗死
收缩性心室衰竭
气胸
心包压塞
心律失常
动力性左室流出道梗阻
肺栓塞
右心功能衰竭
交感张力降低
过敏
脓毒症

其中：BP = 血压；CO = 心排血量（血流）；SVR = 全身血管阻力。

因此，血压只有两个基本决定因素：心排血量和全身血管阻力。所以，当患者发生低血压时，其原因只可能是心排血量或全身血管阻力降低，或两者均存在。

实际上，表 2–1 中列举的所有降低血压的疾病状态都是对患者的心排血量或全身血管阻力产生了影响。

心排血量

心排血量（CO）是每搏量（SV）和心率（HR）的乘积。正常心排血量为4~6L/min，必须参考患者的体表面积进行解读。与体格更大个体相比，老年、身材矮小的女性，体表面积（BSA）小，需要更少的心排血量来满足代谢需求。心指数（CI，CO/BSA）的范围为 2.2~4.2L/(min · m^2)。最终，当考虑到 CO 和 CI 时，临床医生真正感兴趣的是确保足够的氧气被输送到组织，以维持组织活力。一般认为，CI 低于 2.2 L/(min · m^2) 可能导致无氧代谢和代谢性酸中毒。然而，有很多因素决定特定的 CI 是否满足个体患者的代谢需求。这些因素包括患者的体温、血红蛋白含量和氧饱和度。

每搏量（SV）

SV 反映心脏每次搏动的输出量。

$$CO = SV \times HR$$

$$SV = CO/HR$$

每搏量正常值 = 50~100ml

影响 SV 的决定因素包括：

·容量：患者必须有足够的前负荷以产生正常的 SV。多种原因导致的低血容量是 SV 减少的最显著原因之一。低血容量患者因 SV 的降低，通常出现低血压和心动过速。当静脉向心脏回流减少时，SV 也降低，如实施正压通气、心包压塞或气胸时。

·后负荷：回想一下，BP = CO × SVR。SVR 和 SV 呈负相关，即阻碍心脏泵血的阻力增加，SV 降低，而 SVR 降低时，SV 增加。那些导致血管舒张的状况 [如脓毒症、全身炎症反应综合征（SIRS）和脊髓休克] 会降低 SVR。SVR 升高的情况很多，但总体而言集中于交感输出增加（如高血压、心衰和低温）。

·心肌收缩力：心肌缺血、心肌梗死、瓣膜性心脏病和心肌病都影响心脏的舒张和收缩能力。收缩力降低会使每搏量减少。

前面提到的 SV 代表心脏每次搏动射出的血液量。

因此，SV = 左心室舒张末容积 – 左心室收缩末容积。

每搏量可以通过“压力 – 容量环”来形象地描记（图 2–2）。

全身血管阻力

SVR 通过以下公式估算：

SVR = [平均动脉压（MAP）– 中心静脉压（CVP）]/CO × 80

计算出的 SVR 正常值约为 800~1200（dyne·s）/cm[5]。

低血压与血流动力学

之前讨论过，低血压是心排血量和（或）全身血管阻力降低的结果。但表 2–1 中列举围手术期低血压的鉴别诊断范围仍然很广。理解血流动力学不稳定的潜在生理原因非常重要，这样才能通过鉴别诊断做出“为什么我的患者发生低血压？”的适当诊断。

可以使用 TTE 时，可用 FATE 方案快速评估心脏功能和容量状态。当无 TTE 可用时，可通过确定 CO 来计算 SV。不同的方法和设备可用于评估 CO[3–5]，包括基于从有创动脉监测获得的动脉压力曲线进行脉搏轮廓分析（Vigileo/Flo Trac, PiCCO 和脉搏 CO）。其中很多脉搏轮廓分析系统需要使用其他方法获得的 CO 值对其测量结果进行校准，以保证测量的准确性。

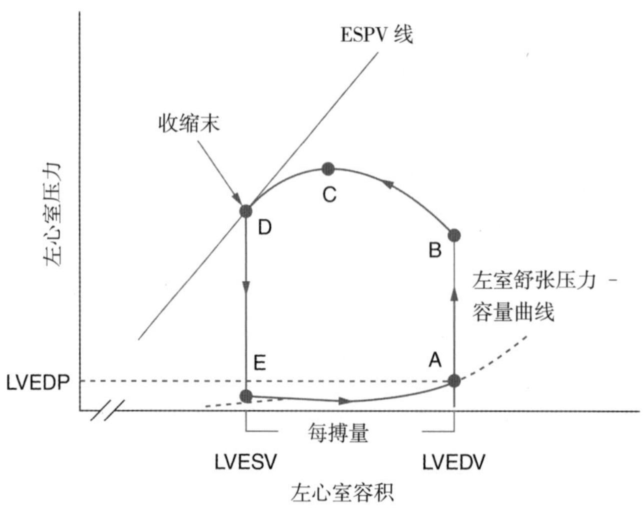

图 2-2 压力 - 容量环用图像描述左心室在心脏搏动和射出一个每搏量（SV）期间的血流动力学变化。A ~ B 段发生于收缩开始二尖瓣关闭后。（A）图像中在舒张充盈末显示左心室舒张末压。心室内压力逐渐增加直至到达 B 点，此时主动脉瓣开放（B），血液从心室射出。射血在收缩末结束，主动脉瓣关闭。曲线的 D 点代表收缩末。将曲线坡度向读者的右侧移动代表收缩力降低的状态。坡度左移反映心室收缩力增强。D ~ E 段代表等容舒张。一旦心室内压力降低，二尖瓣重新开放（E 点），舒张期充盈恢复，为心脏下一次收缩做准备。LVEDP= 左心室舒张末压力。LVEDV= 左心室舒张末容积。ESPV= 收缩末压力 - 容积。经许可，引自 Hoffman WJ, Wasnick JD. Postoperative Critical Care of the Massachusetts General Hospital, 2nd ed. Boston, MA: Wolters Kluwer, 1992

传统用 Swan-Ganz 肺动脉（PA）导管评估 CO。然而，有一些报道质疑放置肺动脉（PA）导管的风险 / 收益 [6-9]。Sandham 等 [6] 报道，对于美国麻醉师学会（ASA）生理状态 3 级或 4 级拟行择期或限期手术的患者，PA 导管指导下的治疗与没有使用的患者相比无明显获益。Harvey 等发现用 PA 导管管理重症患者，与使用创伤性更低的 CO 测量装置相比，其对总体预后而言无差异 [7]。此外，研究还质疑心脏手术患者专门测量 CO 的必要性 [8-9]。Cowie 的结论是目前没有明确证据表明 PA 导管在心脏、重症治疗或围手术期患者的使用中存在获益或风险 [10]。本章后文将会讨论，TTE 和 TEE 已经减少了放置专门设备来测定 CO 的需求，因为超声心动图本身可用于测定血流动力学参数 [11]。

虽然根据特定方案使用 CO 数据来指导危重患者治疗可能存在争议，而且获得这些数据的方法在不断变化，但在围手术期管理中血流动力学监测仍无处不在，即使 PA 导管的全盛时期早已过去。

若 SV 在低血压时升高，可能患者的血管是扩张的。相反，若低血压患者 SV 降低，则应该考虑两种可能。

·继发于心肌病、缺血、心律失常、瓣膜性心脏病等导致的泵功能异常。

· 继发于低血容量、张力性气胸或心脏压塞导致的前负荷降低。

为了区分这两种病因，需要围手术期监测的其他信息。

有创监测

心脏手术患者需要有创动脉压监测和中心静脉通路。之前提到，心脏手术患者常规使用 PA 导管存在争议，但围手术期仍被广泛使用，特别是在美国。

动脉监测

动脉管路的置入技术可能与从业医生的数量一样多。虽然可以讨论和演示动脉置管的方法，但当受训者形成他们自己的置入方法时，试验和错误是不可替代的。表 2–2 列举了动脉置管的位置。桡动脉置管时如果尺动脉血流量不足，则有手部缺血的可能性，建议将 Allen 试验作为一种排除方法。实施 Allen 试验时，桡动脉和尺动脉同时被阻闭，手掌变苍白后开始观察。放开对尺动脉的压迫，记录手掌恢复正常颜色所需要的时间。若松开尺动脉压迫后 10~15s 内手掌没有恢复至正常颜色，试验即为阳性，避免桡动脉置管。但是该试验存在争议，未被广泛采用 [12–13]。无论选择哪个部位进行动脉置管，都存在动脉出血、血肿、栓塞和血栓形成的风险。应该使用无菌技术，连接动脉管路和监测系统的测压管应排净空气。含有生理盐水冲管液的加压袋的压力应该超过动脉压，防止动脉管路回血。应注意动脉压波形随置管位置发生的变化。当动脉管路放置于更远端的动脉时，波形发生变化，重搏切迹逐渐消失，传导延迟，测量的收缩压更高。MAP 和舒张压（DAP）受置管位置影响较小。

表 2–2　**动脉置管位置的有益提示**

· 桡动脉：确定桡动脉不被用于旁路移植血管
· 股动脉：确定不存在远端血管疾病；计划放置主动脉内球囊反搏时有用；确定不计划使用或备用该部位插管
· 腋动脉：若桡动脉和股动脉不可用时该血管是一个较好的替代选择
· 肱动脉：若使用这个部位，必须考虑手臂动脉血流减少的风险

中心静脉通路

可通过颈外静脉、颈内静脉、锁骨下静脉或股静脉置管开放中心静脉。一般而言，进行右侧颈内静脉置管，因为便于操作且需要时便于漂入 PA 导管（图 2–3）。

建立中心静脉通路可能带来很多并发症。感染是最常见的并发症之一，可能导致脓毒症和多器官衰竭。必须强调一丝不苟地使用无菌技术的重要性，包括使用全身铺单[14-15]。其他并发症包括意外颈动脉置管、颈部血肿和气道受影响、气胸和空气栓塞。

在放置导管前必须确定是中心静脉，而不是动脉。一些有缺陷但可以及已经采用的确定方法包括：

· 对比动脉血样和准备置管位置血样的颜色。这个方法不能可靠地排除穿刺动脉的可能性[16]。

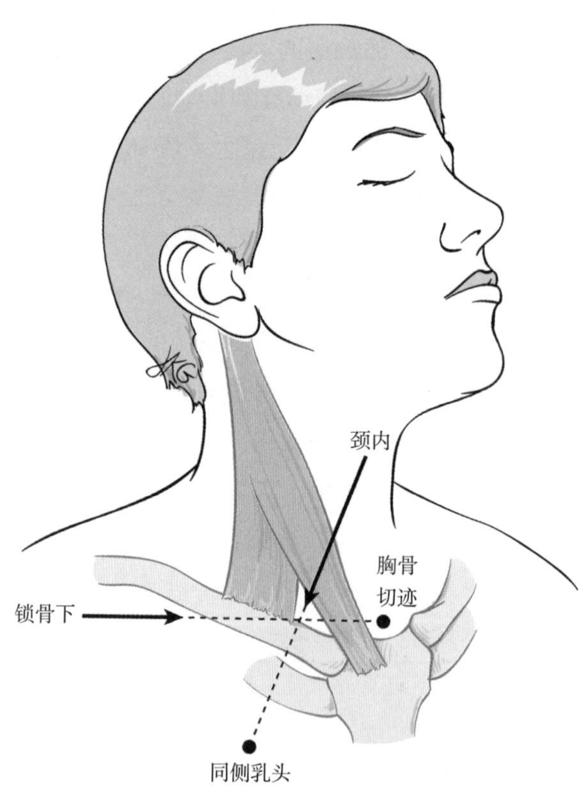

图 2–3 锁骨下静脉和颈内静脉均用于围手术期开放中心静脉通路，胸骨切迹和同侧乳头分别位于针道方向

· 置管位置没有搏动血流不能可靠地排除穿刺进入动脉的可能性。

更好的方法包括：

· 测量压力以确定插管部位是静脉波形和压力，而不是动脉波形和压力。

·TEE 上观察导丝置于右心房（视频 2–1）。

· 超声引导下的静脉置管（视频 2–2），导丝定位于静脉系统。

视频 2–1

视频 2–2

最后：

· 一旦临床条件允许，立刻用放射影像学方法确定 CVP 导管尖端的最终位置。导管尖端应该位于上腔静脉。

已经证实超声引导下置管可减少并发症的发生 [17–18]。因此，很可能在建立中心静脉通路时，超声引导下置管将越来越强制实施。然而，超声设备昂贵，可能还不能被广泛使用。一旦发生了动脉置管，在移除导管前需要外科会诊。

肺动脉导管

获得有效的中心静脉通路后，可漂入 PA（Swan-Ganz）导管以辅助诊断围手术期低血压的原因 [19–21]。尽管有其他创伤性更小的测量 CO、SVR 和 SV 的方法，但在一些医院，PA 导管仍然是心脏手术患者血流动力学监测的常规组成部分。

肺动脉置管的风险有肺动脉破裂、影响心律、完全性心脏传导阻滞和导管打结。图 2–4 显示了肺动脉导管通过中心静脉循环进入右心房、右心室、肺动脉，并最终到达阻闭或楔住位置的典型压力波形。传统上 PA 导管在很多方面有助于患者管理：

· 确定 CO、SVR 和 SV。用温度稀释技术测定 CO。利用血液的温度作为指标，温度稀释技术可测定心排血量。将冷的或室温温度的盐水注入 PA 导管近端，导管末端的热敏电阻可探测液体流过时的温度变化。温度变化与心排血量呈反比。温度变化由内置软件计算，然后估算 CO。有些 PA 导管具有光纤功能，可以测定混合静脉血氧饱和度。混合静脉血氧饱和度（SvO_2）的正常值为 65%~75%。混合静脉血氧分压正常为 40mmHg。也可采集 PA 导管远端肺动脉开口处的血样，通过血气分析测定 SvO_2。来自上腔静脉、下腔静脉和冠状窦的静脉血混合后进入肺动脉，

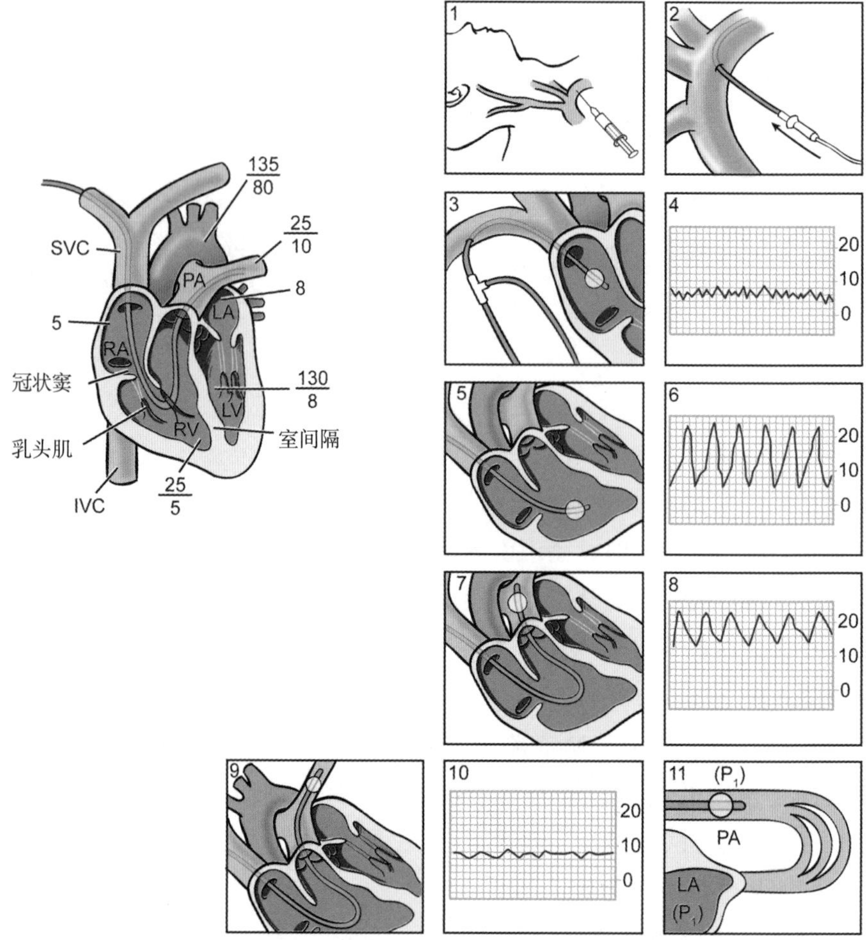

图 2-4　尽管肺动脉导管使用越来越受到质疑，但其仍是心脏手术患者围手术期管理的一部分。中心静脉内放置引导鞘后（图中框表 1~2），肺动脉导管被“漂入”。中心静脉置管应该在严格无菌技术下完成，全身铺单，并反复多次确认导管在静脉系统内的正确位置。用压力引导确定 PA 导管在静脉系统和心脏中的位置。进入右心房（图中框表 3~4）时，可见中心静脉压力波形。通过三尖瓣（图中框表 5~6）后出现右心室压力。根据患者的体型，在 35~50cm 处导管将从右心室通过肺动脉瓣进入肺动脉（图中框表 7~8）。一旦通过肺动脉瓣就可以测到舒张压。最后，需要时，导管尖端的球囊将“楔住”或“阻闭”肺动脉分支（图中框表 9~11）。此时，肺动脉压等于左心房压力，没有二尖瓣病变时，它反映的是左心室舒张末压。经许可，引自 Soni N. Practical Proceduresin Anaesthesia and Intensive Care. Boston, MA: Butterworth Heinemann, 1994

SvO_2 代表此处的静脉血红蛋白饱和度。SvO_2 通过下面源自 Fick 等式的血流动力学公式计算：

$$SvO_2 = SaO_2 - VO_2/(CO \times 1.36 \times Hb)$$

其中：SaO_2 = 动脉氧饱和度；Hb = 血红蛋白浓度；VO_2 = 氧耗

Fick 等式：

$$CO = VO_2/(CaO2_2 - CvO_2)$$

其中：CO = 心排血量；VO_2= 每分钟氧耗。

CaO_2 = 动脉血氧含量 [SaO_2 × 血红蛋白（g/dl）× 1.36（ml O_2/g Hb）]

CvO_2 = 混合静脉血氧含量 [SvO_2 × 血红蛋白（g/dl）× 1.36（ml O_2/g Hb）]

当组织氧摄取增加或者向组织中输送的氧减少时，SvO_2 降低。通常发生于 CO 下降、贫血或动脉氧饱和度降低时。当组织对氧的利用减少如氰化物中毒和低温或存在左向右分流时，SvO_2 增加。

· 第二，PA 导管测量心脏不同腔室的压力。右房压（RAP）也称中心静脉压（CVP），可评估右心室充盈情况。RAP 升高超过 20mmHg 与右心室功能不全相关 [22-30]。此外，RAP 的趋势也常用于确定容量补充是否足够。尽管传统上使用容量负荷的静态参数如 RAP，最近更常使用每搏量变异度、脉搏压变异度和收缩压变异度等动脉参数评估容量状态。

PiCCO 系统采用经肺温度稀释技术，使用股动脉导管探测将盐水通过中心静脉管路注入上腔静脉后的温度变化。肺动脉温度稀释法通过 PA 导管尖端的热敏电阻探测温度变化来估算 CO，而 PiCCO 系统采用温度稀释法，但不需要放置肺动脉导管。生理盐水经中心静脉注入上腔静脉后，配备有热敏电阻的特制股动脉导管检测温度的变化（图 2-5，图 2-6）。

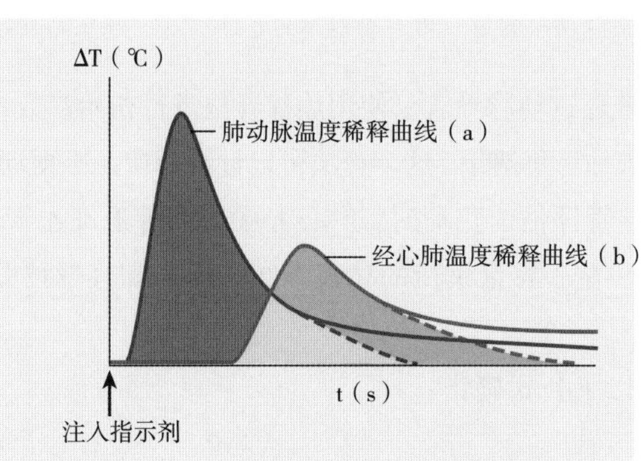

图 2-5　比较将冷生理盐水注入上腔静脉后的温度稀释曲线。经肺动脉（a）测量的温度变化峰值早于经股动脉（b）测量。此后，两个曲线都很快恢复至基线。经许可，引自 Reuter D, Huang C, Edrich T, et al. Cardiac output monitoring using indicator dilution techniques: Basics, limits and perspectives. Anesth Analg, 2010, 110(3):799–811

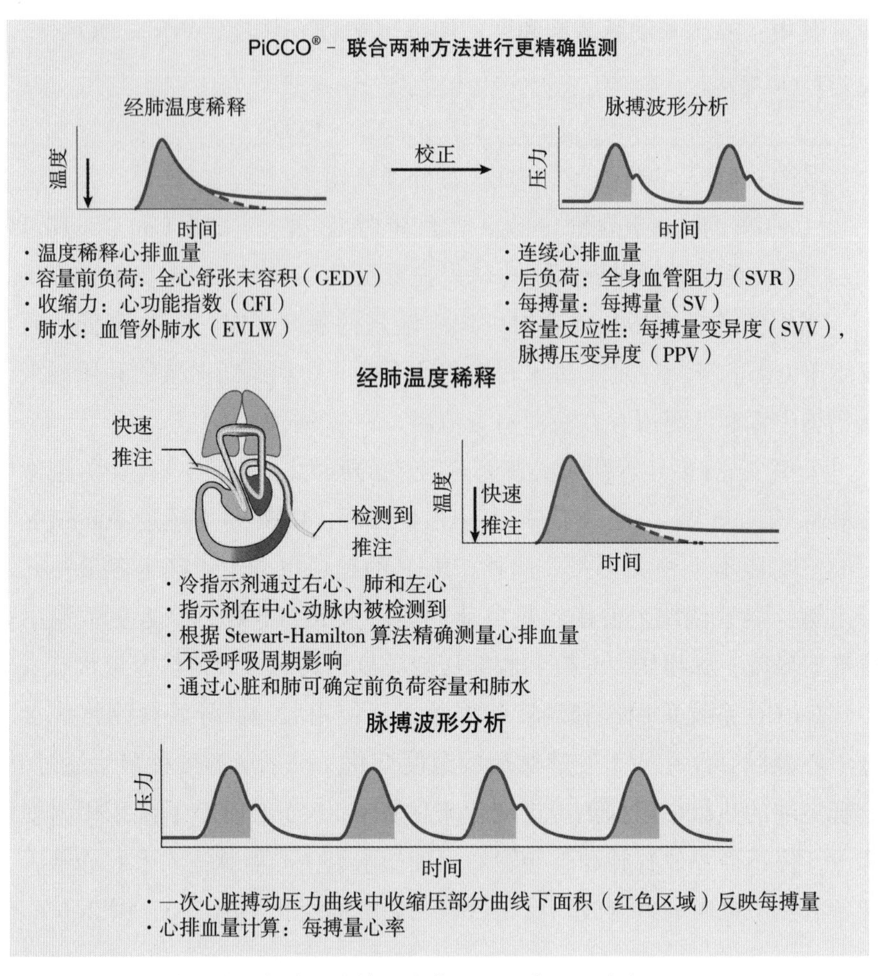

图 2-6 两种方法联合进行更精确的监测。经许可，引自 Philips Electronics

PiCCO 系统通过动脉导管，使用热稀释法进行初始参数校准之后，连续分析动脉波形来估算每搏量。这个算法可以计算每次心脏搏动产生的每搏量。

使用 PA 导管评估前负荷时，中心静脉压和肺毛细血管楔压（PCWP）分别作为右心和左心容量负荷的替代参数。压力和容量彼此相关，受心室顺应性影响。

顺应性由以下公式确定：

$$C = \Delta V/\Delta P$$

其中：C = 顺应性；ΔV = 容量变化；ΔP = 压力变化。

在高顺应性系统时，大量的容量变化仅产生很小的压力变化。在无顺应性系统时，少量的容量变化即可产生剧烈的压力变化。许多器官包括心、肺和脑都存在顺应性。例如，当肺没有顺应性时，一次正压潮气量通气将产生比肺顺应性正常患者更高的吸气压。在心脏病患者中，顺应性好的心脏对容量变化适应性强，左室舒张末压（LVEDP）的增加最小。LVEDP 是左心室舒张充盈末的压力。具有顺应性的左心室的充盈压低（如 5~10mmHg）。相反，无顺应性的左心室容纳左心室舒张末容积（LVEDV）时，LVEDP 增加。图 2–7 显示了左心室正常顺应性、高顺应性和无顺应性曲线。

PA 导管可间接确定 LVEDP。无二尖瓣狭窄时，左房压（LAP）可以代表 LVEDP，LAP 可由 PCWP 估算。那么为什么这么有用呢？使用 SV 和 LVEDP 的估算值可以辨别围手术期低血压的原因。

之前讨论过 SV 降低应考虑两个主要原因，即泵功能改变或前负荷降低。

用 CO 除以 HR（CO/HR）获得 SV。PA 导管可以估计 CVP 和 PCWP。PCWP 间接反映 LVEDP。然而，LVEDP 反映心脏容量负荷，它依赖于心室的顺应性。若心脏无顺应性（如老年患者），容量的轻度改变将产生

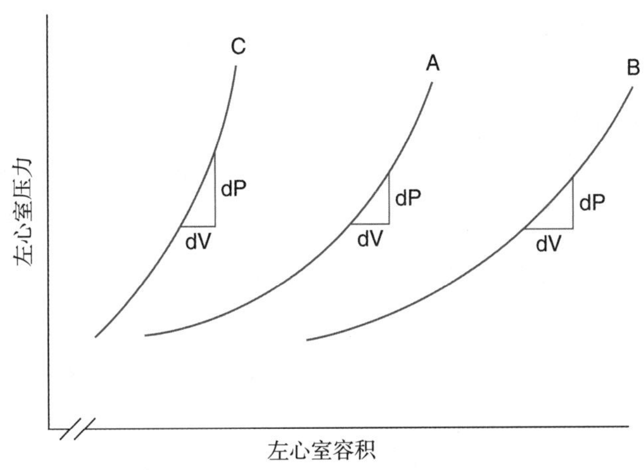

图 2–7 通过这里描述的顺应关系，心室内的压力和容积是相关的。正常顺应性曲线（A）将左心室容积变化和左心室压力变化关联起来。沿着正常的曲线移动，左心室容积的增加最初可耐受，带来的压力变化最小。然而，随着舒张末容积的增加，左室舒张末压升高。顺应性较差的曲线（C）反映了在主动脉瓣狭窄或慢性高血压患者中可以看到的左心室慢性压力超负荷时的情况。此时，容量变化导致左心室舒张末压快速升高。因此，此类患者存在因左心室舒张末容积的轻度变化而发生肺水肿的风险。相反，高顺应性曲线（B）反映了左心室能适应大量容量变化而压力变化很小。这种情况可能见于慢性代偿性主动脉瓣或二尖瓣反流患者，此时其左心室容量是超负荷的。随着时间推移，当代偿机制失败时，心室逐渐变得无顺应性。经许可，引自 Hoffman WJ, Wasnick JD. Postoperative Critical Care of the Massachusetts General Hospital, 2nd ed. Boston, MA: Wolters Kluwer, 1992

LVEDP 的剧烈升高。因此，LVEDP（由 PCWP 估计）可能不能完全反映 LVEDV。

若低血压患者的 SV 低，下一步使用 PA 导管明确血流动力学不稳定原因时可以来评估 LVEDP。若低血压患者 SV 低，LVEDP 降低，那么患者低血压最可能的原因是低血容量，除非 CVP 升高。若 LVEDP 低而 CVP 升高，左心充盈降低应该考虑是继发于右心衰、张力性气胸或心包压塞。

若低血压患者 SV 低且 PCWP 升高，在鉴别诊断时应考虑左心室功能受损。

当然，PA 导管的数据不应独立使用。必须使用其他监护仪中获得的数据。回顾心电图寻找是否存在缺血和心律失常的征象。回顾病史和体格检查，考虑心包压塞、容量丢失、心肌病或气胸的可能性。

虽然以上讨论的 PA 导管和相关方法已经在心脏手术室和重症监护病房使用了数十年来指导血流动力学管理，但缺乏支持其常规使用的证据。此外，本章之后将讨论的超声心动图的使用，可快速诊断低血压。使用已经建立的指南如 FATE 流程（参见“围手术期超声心动图导论”）可快速确定心源性、低血容量性和分布性（血管扩张）休克状态。

高血压与血流动力学

与低血压相同，高血压也是心脏手术患者出现并发症和死亡的原因。计划行心脏手术患者应接受利尿剂、β 受体阻滞剂和血管紧张素转化酶抑制剂治疗，以控制长期高血压。抗高血压药物通常在围手术期继续使用。

围手术期高血压的急性发作通常是麻醉不充分、焦虑和对手术应激的自然反应导致交感张力增加的结果。术中高血压的管理通常给予增加麻醉深度。根据需要使用硝普钠、硝酸甘油、氯维地平、尼卡地平和 β 受体阻滞剂。血压是心排血量和全身血管阻力的乘积。低血压可通过增加 SVR 和（或）CO 治疗。为了增加 SVR，可给予血管加压剂。容量和（或）正性肌力药物增加 CO。类似的降低 SVR 和 CO 的干预可降低血压。

泵动的心脏：泵如何收缩和舒张？

心脏的功能最终是将氧合的血液输送给组织。若心脏不能实现该功能，患者就会发生心源性休克和代谢性酸中毒。在围手术期麻醉师可以做很多事情来增强或减弱心泵功能。血流动力学参数可帮助麻醉师确定心脏功能是否足够，并设计合适的治疗方案以辅助衰竭的心脏。

遗憾的是，如今很多接受手术和麻醉的患者心室功能会受损[31-33]。慢性高血压、心肌缺血、瓣膜性心脏病和心肌病通常导致心脏不能有力收缩或有效舒张，从而分别表现为收缩或舒张功能障碍[34-36]。

收缩功能

当左心室无法有效收缩导致 SV 降低时，会发生收缩性心室功能障碍。患者试图通过增加交感张力来代偿射血分数（EF，正常值 50%~60%）的下降。回顾血流动力学原理对理解代偿机制非常有益。

回忆，

$$BP = CO \times SVR$$

$$SV = CO/HR$$

$$SV = LVEDV - LVESV$$

$$EF = SV/LVEDV \times 100\%$$

因此，EF 代表每次搏动射出的血量占心脏舒张末期总充盈血量的百分比。正常 EF 为 50% 或更多。存在不同程度收缩功能障碍患者的 EF 值会降低。实际上，麻醉师可能需要麻醉 EF 低于 20% 的患者。而且这些收缩功能差的患者不能代偿其功能障碍。

机体试图通过增加儿茶酚胺的释放提升血管张力和心率来代偿 SV 的下降。而且，肾素 – 血管紧张素 – 醛固酮系统被激活，用以增加心脏的容量负荷。血管紧张素是血管收缩剂；醛固酮抑制尿钠排出，导致液体潴留。

通过增加交感张力和心率，EF 低的患者可在 SV 降低时维持血压和器官灌注。虽然在基础值时可代偿，但此类患者接受全身麻醉时可能易于发生急性失代偿。麻醉药物通常会降低交感输出。由于交感张力对 EF 低的患者维持血压非常关键，所以这些患者通常在麻醉诱导时发生血流动力学衰竭。心衰患者的麻醉管理将在第 5 章进行详细讨论。

收缩功能衰竭后的肾素 – 血管紧张素 – 醛固酮反应，可以增加心脏的回心容量。增加的前负荷通过 Frank-Starling 关系发挥有益作用（图 2–8）。

Starling 曲线显示，当 LVEDV 增加时，SV 增加至某点。因此，为了增加 SV，机体的反应是增加心脏容积。所以，很多衰竭的心脏都是扩张

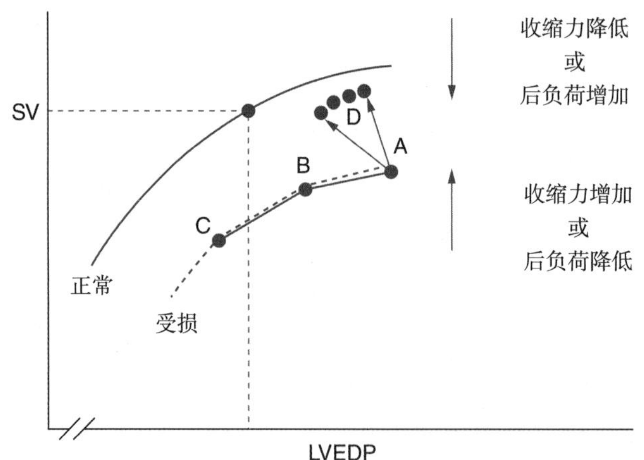

图 2-8　此处 Frank-Starling 曲线描绘了左心负荷 [前负荷，由左心室舒张末压力（LVEDP）测定] 与每搏量的关系。每搏量（SV）是每次心跳时射入主动脉的血量。后负荷（血管阻力）、前负荷（进入心室准备射出的血量）和收缩力的改变可相互作用影响每搏量。A 点代表收缩性心衰患者。与正常患者相比，该患者 LVEDP 升高，SV 降低。降低患者的前负荷，将患者从 A 点转移至 B 点和 C 点。B 点 SV 相对不变，但 LVEDP 降低。这可以发生于使用利尿剂治疗之后。LVEDP 降低可减轻容量超负荷和充血的症状。然而，继续进展至 C 点，SV 进一步降低导致组织不能获得充分的氧供。使用正性扩张剂如米力农增加收缩力和降低后负荷，可将患者的 Starling 曲线移至 D 点，此时 SV 增加、LVEDP 降低，从而缓解充血性心力衰竭的症状并改善组织氧供。要注意，相同的 LVEDP，心室功能受损患者的 SV 更低。经许可，引自 Hoffman WJ, Wasnick JD. Postoperative Critical Care of the Massachusetts General Hospital, 2nd ed. Boston, MA: Wolters Kluwer, 1992.

的。如此，即使在收缩期收缩力非常差， EF 低的心脏仍可以产生足够的 SV，满足患者至少在静息状态下的代谢需求（图 2-9）。收缩性衰竭的代偿反应效应会引起心衰患者许多常见的症状和体征，最终导致进展性心肌功能不全的“下降螺旋”（图 2-10）。

舒张功能

舒张性心室功能不全可独立于或与收缩性心室功能不全相关。独立的舒张功能不全常见于伴有肥厚左心室的高血压患者。同样地，理解血流动力学基础可解释这一病症的发生过程。

回顾，

$$BP = CO \times SVR$$

$$CO = SV \times HR$$

决定 SV 的因素有：

· 前负荷或进入左心室的容量。

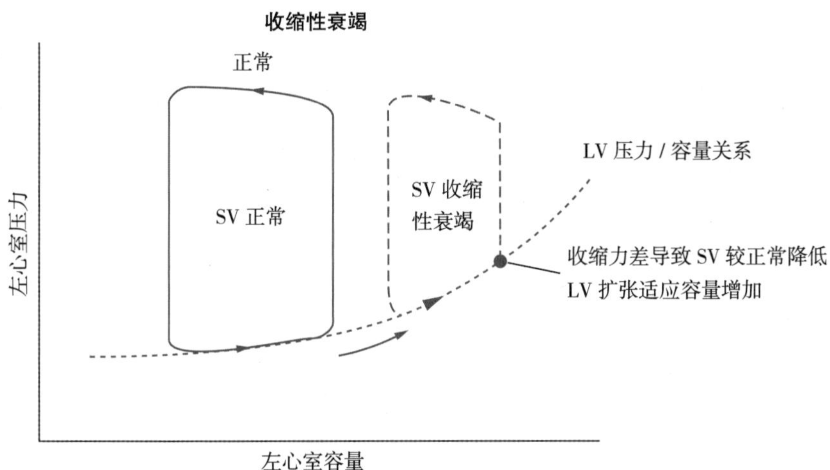

图 2-9　收缩性衰竭患者的压力 - 容量环。心脏扩张适应容量的增加，在轻度升高 LV 压力的同时维持 SV

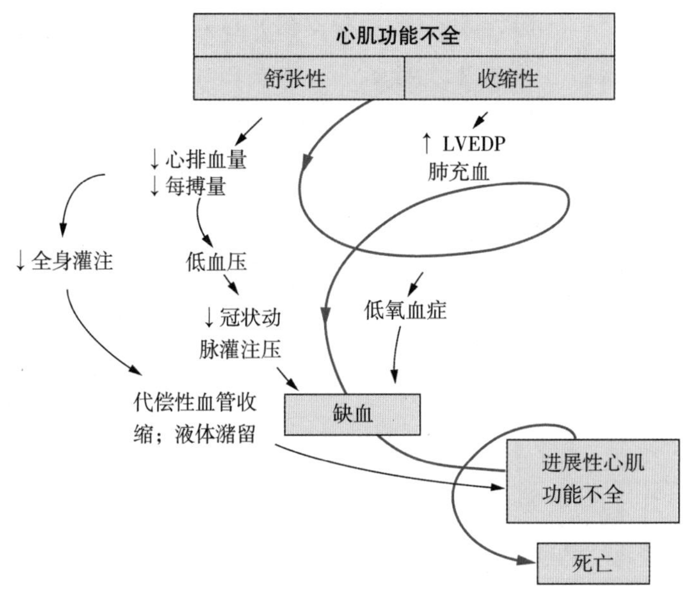

图2-10　心源性休克的"下降螺旋"。左心室(LV)功能不全时，每搏量和心排血量降低，产生低血压和心动过速，降低冠状动脉血流。心室舒张末压力增加导致冠状动脉血流量降低，室壁张力升高增加心肌需氧量。这些因素共同作用进一步加剧缺血。心排血量降低也可影响全身灌注。代偿机制包括交感激活和液体潴留以增加前负荷。这些机制实际上通过增加心脏需氧量和后负荷使心源性休克进一步恶化。因此形成恶性循环。LEVDP= 左心室舒张末压力。经许可，引自 Hollenberg SM, Kavinsky CJ, Parrillo JE. Cardiogenic shock, Ann Intern Med, 1999,131(1):47-59

· 心肌收缩力。

· 后负荷或心脏泵血的阻力。

后负荷增加维持 SVR，但降低 CO 和 SV。为应对后负荷增加，心脏通过肥厚进行代偿。然而，如前述，代偿机制本身存在问题。在发生肥厚的心肌中，这些问题包括舒张功能不全和缺血风险增加。

心脏不仅在收缩期需要能量，在舒张早期将钙从心肌细胞转移至肌浆网也需要能量。在舒张期舒张的心室很容易被较低的压力充盈。舒张功能不全患者的心室舒张不良导致 LVEDP 升高（图 2-11）。升高的 LVEDP 传导至肺血管床，最终导致肺充血和右心衰竭。心脏手术患者舒张功能不全将在第 5 章进行讨论。

冠状动脉循环

心脏的血供由右冠状动脉和左冠状动脉供应（图 2-12）。

冠状动脉灌注压（CPP）决定心肌的血流。

CPP = 舒张压 - 左（右）心室舒张末压

左心室的灌注主要发生于舒张期，而室内压相对低的正常右心室的灌注发生于整个心脏周期。舒张压降低（如患者有大量主动脉瓣反流，导致舒张压降低）或当左或右心室舒张末压增加（如患者心室无顺应性、舒

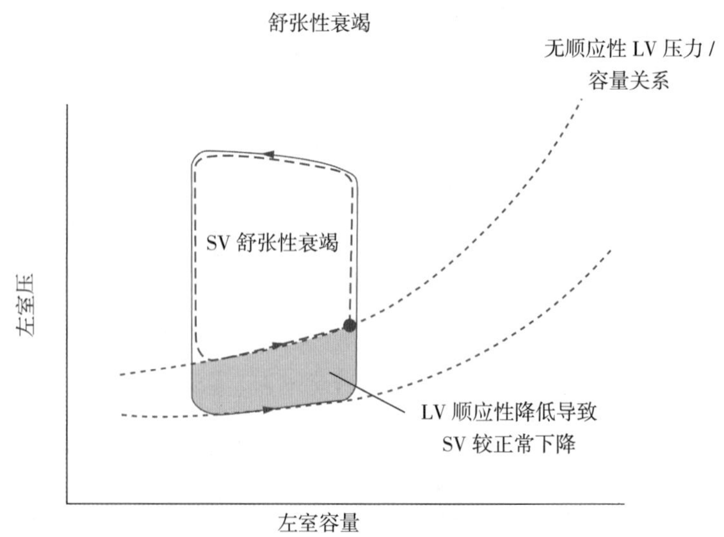

图 2-11　舒张性功能不全患者，心室充盈受损导致 SV 降低。与顺应性正常心室相比，相同的 LV 容量产生更高的 LV 压

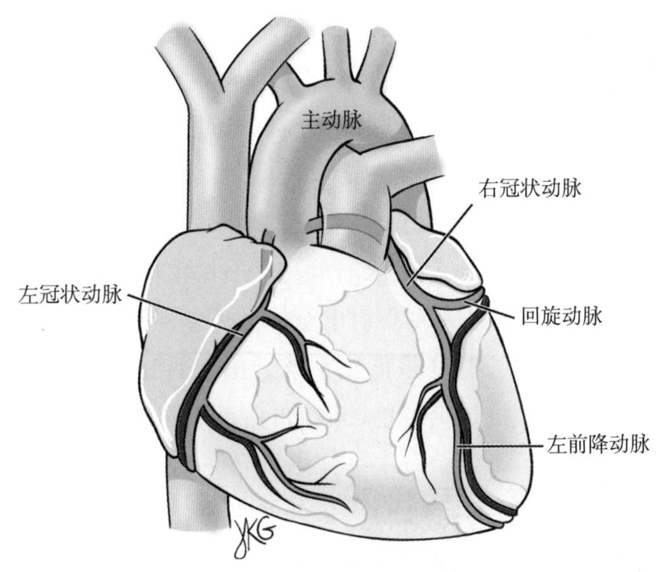

图 2–12　冠状动脉

张功能不全）时，CPP 降低 。

心动过速减少舒张时间，因此使心脏存在缺血的风险。最后，血液内的氧含量决定输送入心脏和其他组织的氧。贫血、氧饱和度降低和血红蛋白病都降低心脏和组织中的氧输送。

心肌需氧量在心动过速、心脏收缩力增加和心肌室壁张力增加时升高。

心肌室壁张力可用 LaPlace 定律表示。

LaPlace 定律：

心肌室壁张力 =（心室半径 × 心室压力）/2（心室壁厚度）

心肌室壁张力增加时心肌需氧量也增加，心室壁增厚可降低室壁张力。因此，后负荷增加时，心肌肥厚减少心肌室壁张力。最终，代偿性心肌肥厚导致心肌质量增加，逐渐加剧心衰和心肌死亡。脑钠尿肽（BNP）在心衰的心肌被拉伸时产生，是心衰患者有用的生物标志物，因为其反映的是对心脏有害的代偿性重构。

心肌收缩的机制

心肌收缩始于传导组织自动去极化。产生的动作电位在全心传播。当心肌肌纤维膜去极化时，细胞外钙进入细胞，同时肌浆网释放钙，因此细胞内钙浓度增加。当钙离子与肌钙蛋白 C 结合并导致构象改变，最终引起肌动蛋白与肌球蛋白的交叉桥接时，心肌开始收缩。在收缩末，钙离子被主动泵至细胞外和泵入肌浆网，舒张开始。

节律和传导将在第 3 章进行详细讨论。

收缩导致心肌变厚、心内膜向内运动、心脏的扭曲和扭转（视频 2–3）。

右心功能

右心功能对全心的功能状态非常关键[37]。当血液回流入上腔静脉（SVC）和下腔静脉（IVC），进入右心房。右心室收缩将静脉血泵入肺循环进行气体交换，然后进入左心射出至体循环（视频 2–4）。左心产生体循环血压，但右心和肺循环是低压系统。正常的肺动脉收缩压通常低于 20mmHg。左心衰竭、肺部疾病或鱼精蛋白反应导致肺动脉压升高时，右心（低压系统）可能超负荷。此时右心扩张，功能不良（视频 2–5）。由于右心和左心串联泵血，右心衰最终导致 CO 和器官灌注降低。

视频 2–3

视频 2–4

视频 2–5

右心衰与 CVP 升高相关，常导致外周水肿和肝脏淤血。

药理学与血流动力学简介

有许多药物和机械装置可用于改善血流动力学表现。衰竭心脏的机械辅助将在第 11 章讨论。

使用管理血流动力学的药物和设备时，必须考虑血流动力学不稳定的原因。

高血压

一般而言，围手术期高血压发作是麻醉不充分、手术应激，或之前存在高血压导致交感输出增加所致。一旦发现患者血压升高，可通过降低心排血量或交感张力进行治疗。有许多可用的药物可产生这些效果。

降低心率和心肌收缩力的药物主要作用于 CO。此类药物有 β 阻滞剂（艾司洛尔、普萘洛尔、美托洛尔）和某些钙离子拮抗剂。其他药物主要是血管扩张剂（硝酸甘油、硝普钠、肼屈嗪、非诺多泮、尼卡地平、氯维地平）（表 2–3）。很多时候，患者需要在术中补充麻醉药物（如芬太尼、吸入性麻醉剂、丙泊酚或咪达唑仑）。在 ICU 恢复时，由于麻醉效应消

表 2-3　血管扩张剂

药物	剂量
氯维地平	1~16mg/h
非诺多泮	0.03~0.6μg/(kg・min)
尼卡地平	2.5~10mg/h
一氧化氮	10~60ppm(吸入)
硝酸甘油	0.5~10μg/(kg・min)
硝普钠	0.5~10μg/(kg・min)
前列腺素 E_1	0.01~0.2μg/(kg・min)

经许可，引自 Butterworth JF, Mackey DC, Wasnick JD. Morgan & Mikhail's Clinical Anesthesiology, 6th ed. New York, NY: McGraw-Hill Education, 2018

失或镇痛不足，患者常发生高血压。术后常泵注丙泊酚、非诺多泮、右美托咪定和钙离子拮抗剂。一氧化氮和前列腺素类似物（如伊洛前列素）有助于治疗肺高压。

心脏手术患者的麻醉管理将在第 4 章讨论。

低血压

心脏手术患者围手术期低血压的药物管理是亟待关注的问题。对于心脏手术患者，低血压常导致心肌缺血，诱发心室功能不全，随后发生更严重的低血压，最终导致血流动力学衰竭和循环停止。

再次强调，

$$BP = CO \times SVR$$

因此，药物治疗应针对引起低血压发生的原因。

若患者的低血压源于 SVR 下降，给予血管收缩剂。临床中常给予小剂量去氧肾上腺素治疗诱导期低血压，这是在麻醉诱导后使用血管收缩药物提升血压的实例。间接作用的药物麻黄碱通过释放内源性去甲肾上腺素产生相似的血管收缩效应。常通过泵注去氧肾上腺素或去甲肾上腺素提升血管张力。类似地，可通过静脉推注 1U 或泵注（达到 0.08~0.1U/min）血管升压素恢复血管张力。

某种程度而言，CO 下降更复杂。若 CO 因低血容量而降低，给予容量治疗是适当的。若心律失常导致 CO 下降（如房颤时无心房收缩，或室性心律失常），应立刻纠正心律失常。相似地，若因心包压塞或张力性气胸导致心脏受压使 CO 降低，则应该针对这些问题选择适当的方法。伴有收缩性左心室衰竭的患者，可使用正性肌力药物改善心脏收缩力。

通过增加心室容量、增加心肌收缩力，或降低后负荷可恢复降低的 SV。

虽然给予额外的容量可能增加左室功能受损患者的 SV，但是取决于左室功能在 Starling 曲线的位置，这可能带来 LVEDP 增加和肺充血的代价。LVEDP 增加体现在 PCWP 增加，且更有可能导致肺动脉舒张压增加。肺血管床压力增加可能导致肺水肿和低氧血症。左心衰竭患者肾素－血管紧张素－醛固酮系统的代偿性激活，可导致围手术期呼吸困难和急性充血性心力衰竭（CHF）。相反，许多心脏手术患者因激进的利尿治疗，术前处于低血容量状态，因此在麻醉诱导时需要给予容量纠正低血压。本章后面部分将阐述，超声心动图回答有关患者心室功能和容量状态的很多问题。

多种正性肌力药物可用于增加左室收缩力。肾上腺素、多巴酚丁胺、和多巴胺等作用于心脏 β_1 交感受体，通过增加心肌细胞内 Ca^{2+} 提升收缩力。

使用这些药物有潜在并发症风险。常规使用正性肌力药物可使患者并发症发生率和死亡率升高[38-39]。

儿茶酚胺样药物，如肾上腺素和多巴胺可产生心律失常、心动过速和血管收缩。除外其正性肌力效应，多巴酚丁胺还能产生血管扩张效应。我们常需要这一效应，因为血管扩张减少了衰竭心脏工作时的做功。然而，低血压可能使 CPP 降低。

回顾，

$$CPP = DBP - LVEDP$$

幸运的是，血管扩张和 SV 增加偶联，也可降低平均 LVEDP，因此维持 CPP。

强心扩血管药物如米力农，常用于增加 SV 和降低 SVR。米力农是磷酸二酯酶抑制剂，可增强心肌收缩力[40]。和儿茶酚胺类似，米力农可导致低血压和心律失常。通常需要血管加压剂支持血压，为组织灌注提供足够的血压（图 2-13）。

最近，出现了新型正性肌力药物钙离子增敏剂，如左西孟旦 0.05~0.2μg/(kg · min)。不同于增加细胞内钙离子浓度，它使肌钙蛋白 C 对细胞内的钙敏感，从而增强心肌收缩力。研究中的药物 Omecamtiv

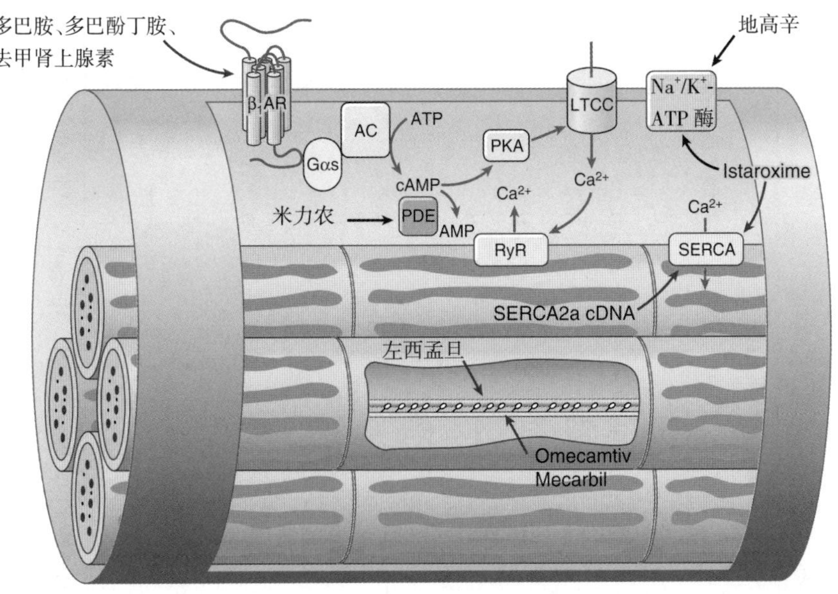

图 2-13 正性肌力药物改变心肌细胞内信号通路示意图。多巴胺、多巴酚丁胺和去甲肾上腺素激活 β_1 肾上腺素能受体，活化 G 蛋白 Gαs 后激活腺苷酸环化酶。活化的腺苷酸环化酶将 ATP 转化成 cAMP。cAMP 激活 PKA，PKA 将 L 型钙通道磷酸化。PDE 将 cAMP 转化成 AMP。米力农抑制 PDE-3，因此可增加 cAMP 的有效浓度。通过 L 型钙通道内流的钙激活雷诺丁受体，产生钙介导的钙释放。游离的细胞内钙与肌钙蛋白 C 作用，改变原肌球蛋白的结合特性，允许肌动蛋白与肌球蛋白相互作用。左西孟旦促进肌钙蛋白和钙的相互作用，可能还具备 PDE-3 抑制剂活性。Omecamtiv mecarbil 增加 ATP 转化率，减慢 ADP 释放率，从而增加特定时间内与肌动蛋白结合的肌球蛋白分子数量。SERCA 负责将钙摄取到肌浆网，而 Na^+/K^+-ATP 酶参与重置细胞的膜电位。Istaroxime 可以抑制 Na^+/K^+-ATP 酶，同时增强 SERCA。地高辛抑制 Na^+/K^+-ATP 酶。红色箭头表示激动剂，而黑色箭头表示拮抗剂。AC= 腺苷酸环化酶。ADP= 二磷酸腺苷。ATP= 三磷酸腺苷。β_1AR= β_1 肾上腺素能受体。cAMP= 环磷酸腺苷。LTCC=L 型钙通道。PDE= 磷酸二酯酶。PKA= 蛋白激酶 A。RyR= 雷诺丁受体。SERCA= 肌浆/内质网 Ca^{2+}-ATP 酶。经许可，引自 Francis GS, Bartos JA, Adatya S. Inotropes. J Am Coll Cardiol, 2014, 63(20):2069-2078

mecarbil 作为心脏肌球蛋白激活剂，可增加心肌收缩的效率。

收缩性和舒张性心力衰竭患者的正性肌力治疗策略将在第 5 章进行更详细的讨论。常用的血管加压剂和正性肌力药物总结参见表 2-4。

右心衰竭

右心和左心串联泵动。因此，右心衰竭可影响左心功能，导致心源性休克、器官灌注减少和酸中毒 [35]。

右心衰竭的体征有外周水肿和肝大。肝功能不全可导致凝血功能障碍。正如 PCWP 升高可能提示左心无顺应性、扩张、衰竭，CVP 升高可

表 2-4　血管加压剂与正性肌力药物

	推注	泵注	肾上腺素能活性			磷酸二酯酶抑制
			α	β	间接	
肾上腺素	2~10μg	0.01~0.03μg/(kg · min)	+	+++	0	0
		0.04~0.1μg/(kg · min)	++	+++	0	0
		>0.1μg/(kg · min)	+++	+++	0	0
去甲肾上腺素		0.01~0.1μg/(kg · min)	+++	++	0	0
异丙肾上腺素	1~4μg	0.01~0.1μg/(kg · min)	0	+++	0	0
多巴酚丁胺		2~20μg/(kg · min)	0	++	0	0
多巴胺		2~10μg/(kg · min)	+	++	+	0
		10~20μg/(kg · min)	++	++	+	0
麻黄素	5~25mg		+	++	+	0
去氧肾上腺素	5~200μg	10~50μg/min	+++	0	0	0
氨力农	0.5~1.5mg/kg	5~10μg/(kg · min)	0	0	0	+++
米力农	50μg/kg	0.375~0.75μg/(kg · min)	0	0	0	+++
血管升压素	1~2U	2~8U/h	0	0	0	0

注：+ 轻度活性；++ 中度活性；+++ 显著活性。经许可，引自 Butterworth JF, Mackey DC, Wasnick JD. Morgan & Mikhail's Clinical Anesthesiology. 6th ed. New York: McGraw-Hill Education，2018

能预示右心衰竭。

通常右心衰竭和左心衰竭不单独发生，常同时发生。左心衰竭导致 LVEDP 升高，然后肺动脉压升高，导致右心室扩张和功能不全。右心室扩张时可见重度三尖瓣反流。

没有特定的药物治疗右心衰竭。努力的方向通常是降低肺动脉压和增加右心室收缩力。围手术期常用米力农治疗右心衰竭，因为其具有强心扩血管作用。

吸入性一氧化氮（NO）是肺血管扩张剂，可直接降低肺动脉压。NO 的优势在于其效应仅限于肺循环，能够维持全身血压。

右心衰竭和肺动脉高压的治疗将在第 8 章详细讨论。

TEE 与血流动力学不稳定：TEE 如何进一步诊断低血压？

经胸超声心动图（TTE）和经食管超声心动图（TEE）均可在围手术期使用，辅助诊断血流动力学不稳定[41-42]。

聚焦于血流动力学的超声心动图的优势是不需要获得计算出的参数来诊断低血压原因。而“为什么患者发生低血压？”的答案是下列一种或多种情况：容量耗竭，血管扩张，泵衰竭或心脏外压迫(如心包压塞、张力性气胸)。超声心动图通过图像而不是压力估计和 SV 温度稀释计算来确定血流动力学不稳定的原因。

“围手术期超声心动图导论”一章对 TEE 获得的基本视图和图像进行了综述。通常经胃乳头肌中部短轴平面对快速评估心功能非常有益。即使对于超声心动图经验欠缺的医生而言，收缩正常且容量充足的心室也是显而易见的。

低血容量患者，经胃乳头肌中部短轴平面显示一个高动力左室，由于 LVEDV 极低，心脏每一次收缩时心室腔消失，右心室同样也是空的(视频 0-14)。低血容量患者也可能存在 SV、PCWP 和 CVP 降低。SVR 降低(如 SIRS 患者）也能产生收缩期左室腔显著减小的 TEE 图像，但可能达不到严重低血容量时的程度。一如既往，超声心动图诊断应结合患者的病史、体格检查和实验室检查结果。所有这些信息均有助于对可能的病因鉴别诊断。

TEE 检查很容易发现心脏的机械性压迫 (如心包压塞) 是左心室容量负荷不足和低血压的原因 (视频 2–6)。

TEE 同样可以确定心脏的泵功能不足，是否因为全部左室功能障碍 (视频 0–6)、右室功能障碍，或由于心肌缺血导致局限性左室功能障碍 (视频 2–7)。严重心室功能障碍时，血液在心脏内静止，表现为左心房自发的回声显影或“烟雾”，偶然也可在左心室看到 (视频 2–8)。此类患者可能对麻醉诱导时发生的 SVR 降低的反应能力非常有限。

视频 2–6

视频 2–7

视频 2–8

右室衰竭可能与左室衰竭相关或继发于肺动脉高压。在经胃乳头肌中部平面，健康右室典型的新月形影像变得更圆，室间隔向左室移位。

TEE 也能发现心脏发生功能不全的区域。心肌梗死时，冠状动脉血栓阻闭了血管分布区心肌的血流。当这种情况发生时，在每一个收缩期心肌不能增厚并向内移动而出现功能障碍 (视频 2–9)。此外，确定发生功能障碍的心

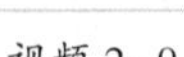

视频 2–9

视频 2–10

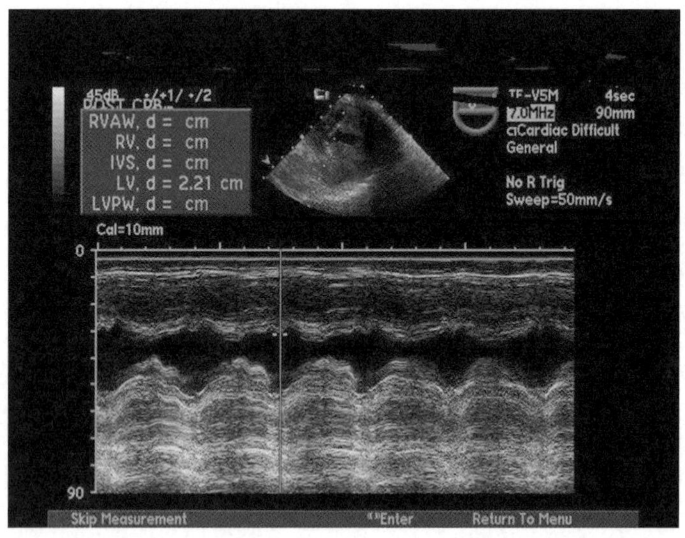

图 2–14A　M 模式超声心动图用于评估左心室舒张和收缩时的大小。M 模式提供了心脏沿着取样线的一维图像。在此可测量舒张期大小。可测量收缩末和舒张末心腔内直径，计算缩短率。在没有室壁运动障碍的情况下，缩短率是对左室心肌功能的粗略评估

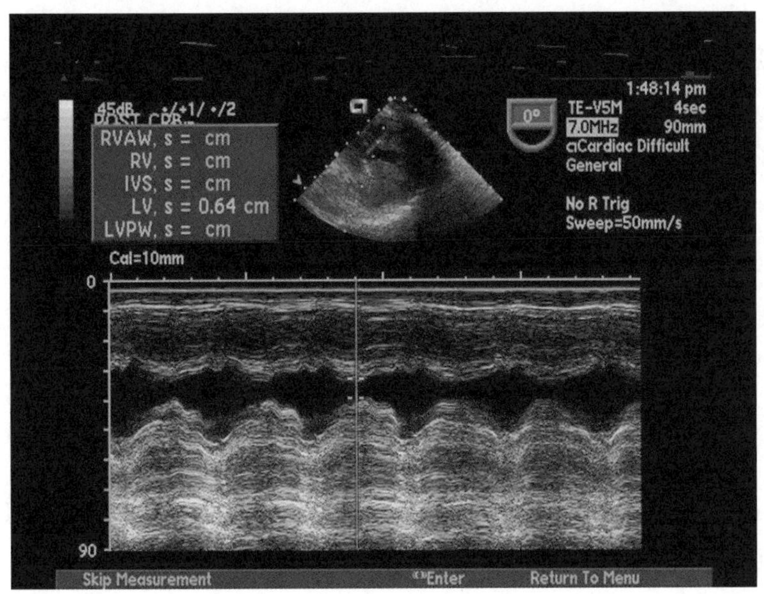

图 2-14B　此时通过收缩期心室收缩测定缩短率

肌区域，明确受累的冠状动脉是可能的（视频 2-10）。

因此，通过简单的目视检查，可以快速评估围手术期血流动力学不稳定的原因。当然超声心动图也能对左室功能进行定量检测。

心室功能的评估方法包括测量缩短率（图 2-14）和面积改变分数（视频 2-11）。面积改变分数的测量通过观察收缩期和舒张期心室面积的变化来评估心室功能，而不是像缩短率那样沿单线变化来评估心室功能。

缩短率 =［（左室舒张末直径 – 左室收缩末直径）/ 左室舒张末直径］× 100

正常值 = 25%~45%

面积改变分数［（FAC）=（左室舒张末面积 – 左室收缩末面积）/ 左室舒张末面积］× 100

正常范围 55%~65%。

尝试通过改良辛普森法的“圆盘法”估计左室在收缩期和舒张期的容积（视频 2-12）。利用内置软件，将左室腔看作一系列叠加的圆盘，从而估算出左室容积。在收缩期末（完全收缩）和舒张期末（完全充盈）描记左室腔。然后机器生成一堆圆盘。就像把一堆硬币摞起来形成圆柱体一样，机器生成一系列不同大小的圆盘。

视频 2-11

视频 2-12

视频 2-13

机器利用在舒张期和收缩期已知的圆盘面积和厚度来计算圆盘堆的体积。三维超声心动图也可用于评估心室功能（视频 2-13）。实际上，手术室内有经验的超声心动图检查者通常使用视觉印象而不是这种正式计算 EF 的方法评估心功能。

如“围手术期超声心动图引言”一章所述，超声心动图也可用于评估 SV、CO，以及心腔内压力。

通过测量一次心跳中血液流经的面积和距离，用超声心动图就可以计算 SV。

左心室流出道是用 TEE 测量 SV 的有利位置（图 2-15）。

$$SV = 面积_{LVOT} \times TVI_{LVOT}$$

认为 LVOT 的形状近似于圆柱体，通过测量 LVOT 的直径就可以计算 LVOT 的面积。通过对流经 LVOT 的血液流速进行积分，就得到了血液流动的距离 [时间速度积分（TVI）]：

$$LVOT_{面积} = \pi \times (d/2)^2$$

因此，

$$SV（cm^3 或 ml）=（0.785 \times d^2）\times TVI$$

此时，可用以下公式计算 CO：

$$SV \times HR = CO$$

左房压（LAP）也可用超声心动图计算。Bernoulli 公式之前已经介绍过。

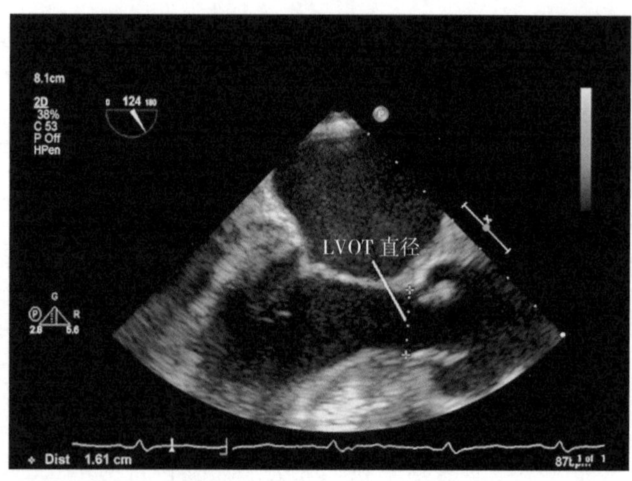

图 2-15 利用食管中段主动脉瓣长轴平面确定左心室流出道（LVOT）直径，此处为 1.61cm

$$两个心腔之前的压力梯度 = 4V^2$$

此处 V 是从高压腔到低压腔用多普勒测定的最大血流速度。

用该方法计算左房压，患者必须存在二尖瓣反流。有二尖瓣反流时，收缩期左室收缩时部分血液不能射入主动脉，而是通过关闭的二尖瓣回流入左心房。通过关闭的二尖瓣，血液可能从高压左室向低压左房高速流动。利用连续波多普勒可以测量反流射流的峰值速度。一旦获知速度，用 Bernoulli 公式根据收缩期左室与左房的压力梯度即可确定左房压。

由于这种血流发生在收缩期，所以收缩期左室压力（假设没有主动脉瓣狭窄或心室流出道梗阻）与从其他监测仪测得的动脉收缩压相同。

所以

$$压力梯度 = 4V^2$$

同时

$$左室收缩压 - 左房压 = 4V^2$$

$$(-)\ LA 压 = 4V^2 - 左室收缩压$$

此处，V 是二尖瓣反流射流的最大流速。

因此

$$左房压 = 左室收缩压 - 4V^2$$

在超声心动图检查室常规进行压力测算，但在手术室这些测算较少实施。超声心动图是判断患者血流动力学不稳定非常有用的工具。超声心动图不仅在手术室的使用增加，也越来越多地应用于重症监护病房。因此，更少选用肺动脉导管用于心脏手术患者辅助围手术期血流动力学管理。

避免血流动力学衰竭：一个病例展示

一名 53 岁男性患者因肠缺血拟行开腹探查术。其生命体征 BP 70/40mmHg，HR 110 次 / 分，呼吸频率（RR）29 次 / 分，体温 102°F（约 38.9℃）。术前 ECG 显示左束支传导阻滞（LBBB）。患者否认有其他医学问题，除外爬楼梯时偶发胸闷，需垫高三个枕头端坐呼吸。患者之前没有进行过医学评估。

显然，该患者存在一些紧迫问题和导致其低血压的可能原因。由于肠穿孔，容量丢失，他可能有低血容量，或可能因腹膜炎出现脓毒症。另一方面，其 LBBB 和间歇性胸痛可能提示其低血压为心源性的。

因此，基本上患者可能存在低血容量休克、心源性休克和（或）血管扩张（分布性）休克。患者准备接受全身麻醉。

需要考虑的问题

· 哪些监测手段有助于该病例的管理？必要的监测手段有哪些？哪些监测是备选？存在哪些风险和潜在并发症？

· 如何对患者进行麻醉诱导？

· 患者为什么发生低血压，如何治疗？

坦白地讲，以上问题没有一个易于回答，正如在麻醉中的诸多问题一样，并没有确切的答案。

可能的答案

该重症患者在麻醉诱导时发生严重血流动力学波动的风险非常高。应进行动脉压监测和开放中心静脉通路，便于给予容量和（或）血管活性物质。LBBB 可能影响 PA 导管的放置。当 PA 导管通过右心时，可能产生短暂的右束支传导阻滞，从而导致全心阻滞。LBBB 也会影响 ECG 对心肌缺血的诊断，因此 TEE 非常有用，假如患者没有放置 TEE 的禁忌证（参见“围手术期超声心动图导论”）。

假如已经放置了动脉和中心静脉管路，麻醉师将从更多信息中获益，可以判断该患者低血压的原因，并指导如何更好地实施麻醉诱导。动脉波形的脉搏轮廓分析可用于估计 CO。同样，对正压通气患者测量每搏量变异度（SVV）可评估容量反应性。SVV 大于 10% 至 15% 表明患者可能受益于容量治疗。然而，许多关于正压通气患者容量反应性的研究，是在常规使用围手术期保护性通气策略（潮气量 <6ml/kg）之前进行的。CVP 可能有用，但是不反映左室功能。该患者右房压为 8mmHg，给予静脉容量治疗。当患者血压上升至 95/60mmHg 时，用依托咪酯和琥珀酰胆碱进行全麻诱导。成功插管和实施正压通气后，血压降至 60/40mmHg。给予去氧肾上腺素和更多液体治疗，但收效甚微。放置 TEE 探头。超声图像显示什么（视频 2-14）？如图像所见，患者表现为高动力性心脏。实际上，收缩期乳头肌贴合在一起使心室腔闭合。这种情况提示患者可能是低血容量和脓毒血症。因此，给予血管收缩剂和更多容量治疗。

视频 2-14

若放置探头时观察到视频 2–15 中的改变，应如何处理？可见左心室功能严重障碍。应该用正性肌力药物如肾上腺素改善心室功能，也可通过机械支持辅助心室功能。

视频 2–15

假设患者无 LBBB，放置了 PA 导管，若患者发生低血容量休克、血管扩张性休克或心源性休克，SV 和 PCWP 是多少？若患者是低血容量，预测患者出现 SV 降低，PCWP 降低；若患者血管扩张，SV 升高，PCWP 为中低范围；相反，若患者为心源性休克，预测 SV 降低，而 PCWP 升高。

当然，患者可能有低血容量、脓毒血症和心力衰竭。此时，情况变得较为复杂。然而，可以同时使用 PiCCO、PA 导管和超声图像获得血流动力学参数来指导围手术期治疗。是否有确凿的科学依据表明这些监测设备中的任何一种实际上会影响总体结果，目前仍不确定。本质上，当处理血流动力学不稳定时，诊断工具被用来指导治疗，我们要认识到有时多种病因同时作用导致患者低血压，因此需要联合治疗。使用所有的这些诊断方法，你就可以回答这个问题——该患者为什么发生低血压？

（雷　翀　译，侯丽宏　审）

参考文献

[1] Bijker J, van Klei W, Kappen T, et al. Incidence of intraoperative hypotension as a function of the chosen definition: literature definitions applied to a retrospective cohort using automated data collection. Anesthesiology, 2007, 107(2):213-220.

[2] Eastridge B, Salinas J, McManus J, et al. Hypotension begins at 110mmHg: redefining “hypotension” with data. J Trauma, 2007, 63(2):291-299.

[3] Gueret G, Rossignol B, Kiss E, et al. Cardiac output measurements in off-pump coronary surgery: comparison between NICO and the Swan-Ganz catheter. Eur J Anaesthesiol, 2006, 23:848-854.

[4] Missant C, Rex S, Wouters P. Accuracy of cardiac output measurements with pulse contour analysis (Pulse CO) and Doppler echocardiography during off pump coronary artery bypass grafting. Eur J Anaesthesiol, 2008, 25:243-248.

[5] Manecke G, Auger W. Cardiac output determination from the arterial pressure wave: clinical testing of a novel algorithm that does not require calibration. J Cardiothorac Vasc Anesth, 2007, 21(1):3-7.

[6] Sandham J, Hull R, Brant R, et al. A randomized controlled trial of the uses of pulmonary artery catheters in high-risk surgical patients. NEJM, 2003, 348(1):5-14.

[7] Harvey S, Welch C, Harrison D, et al. Post hoc insights from PAC-MAN—the UK pulmonary

artery catheter trial. Crit Care Med, 2008, 36(6):1714-1721.

[8] Resano F, Kapetanakis E, Hill P, et al. Clinical outcomes of low risk patients undergoing beating heart surgery with or without pulmonary artery catheterization. J Cardiothorac Vasc Anesth, 2006, 20(3):300-306.

[9] Djaiani G, Karski J, Yudin M, et al. Clinical outcomes in patients undergoing elective coronary artery bypass graft surgery with and without utilization of pulmonary artery catheter generated data. J Cardiothorac Vasc Anesth, 2006, 20(3):307-310.

[10] Cowie B. Does the pulmonary artery catheter still have a role in the perioperative period? Anaesth Intensive Care, 2011, 39:345-355.

[11] Darmon P, Hillel Z, Mogtader A, et al. Cardiac output by transesophageal echocardiography using continuous Doppler across the aortic valve. Anesthesiology, 1994, 80(4):796-805.

[12] Kohonen M, Teerenhovi O, Terho T, et al. Is the Allen test reliable enough? Eur J Cardiothorac Surg, 2007, 37:902-905.

[13] Jarvis M, Jarvis C, Jones P, et al. Reliability of Allen's test in selection of patients for radial artery harvest. Ann Thorac Surg, 2000, 70:1362-1365.

[14] Krein S, Hofer T, Kowalski C, et al. Use of central venous catheter related bloodstream prevention practices by US Hospitals. Mayo Clin Proc, 2007, 82(6):672-678.

[15] Pawar M, Mehta Y, Kapoor P, et al. Central venous catheter related blood stream infections: incidence, risk factors, outcome and associated pathogens. J Cardiothorac Vasc Anesth, 2004, 18(3):304-308.

[16] American Society of Anesthesiologists Task Force on Central Venous Access. Practice guidelines for central venous access. Anesthesiology, 2012, 116(3):539-573.

[17] Riopelle J, Ruiz D, Hunt J, et al. Circumferential adjustment of ultrasound probe position to determine the optimal approach to the internal jugular vein: a noninvasive geometric study in adults. Anesth Analg,2005, 100:512-519.

[18] Calvert N, Hind D, McWilliams R, et al. Ultrasound for central venous cannulation: economic evaluation of cost effectiveness. Anaesthesia, 2004, 59:1116-1120.

[19] Ramsay J. Pro: is the pulmonary artery catheter dead? J Cardiothorac Vasc Anesth, 2007, 21(1):144-146.

[20] Murphy G, Vender J. Con: is the pulmonary artery catheter dead? J Cardiothorac Vasc Anesth, 2007, 21(1):147-149.

[21] Bossert T, Gummert J, Bittner H, et al. Swan Ganz catheter-induced severe complications in cardiac surgery: right ventricular perforation, knotting and rupture of a pulmonary artery. J Card Surg, 2006, 21:292-295.

[22] Muller L, Louart G, Bengler C, et al. The intrathoracic blood volume index as an indicator of fluid responsiveness in critically ill patients with acute circulatory failure: a comparison with central venous pressure. Anesth Analg, 2008, 107(2):607-613.

[23] Buettner M, Schummer W, Huettemann E, et al. Influence of systolic pressure variation guided intraoperative fluid management on organ function and oxygen transport. Br J Anaesth, 2008, 101(2):194-199.

[24] Goepfert M, Reuter D, Akyol D, et al. Goal directed fluid management reduces vasopressor and catecholamine use in cardiac surgery patients. Intensive Care Med, 2007, 33:96-103.

[25] Della Rocca G, Costa M, Pietropaoli P. How to measure and interpret volumetric measures of preload. Curr Opin Crit Care, 2007, 13(3):297-302.

[26] Uchino S, Bellomo R, Morimatsu H, et al. Pulmonary artery catheter versus pulse contour analysis: a prospective epidemiological study. Critical Care, 2006, 10(6):R174.

[27] Hofer C, Ganter M, Zollinger A. What technique should I use to measure cardiac output? Curr Opin Crit Care, 2007, 13(3):308-317.

[28] Michard F. Volume management using dynamic parameters. Chest, 2005, 128:1902-1903.

[29] Michard F, Descorps-Declere A. The times are a-changin: Should we bury the yellow catheter? Crit Care Med, 2007, 35(5):1427-1428.

[30] Auler J, Galas F, Hajjar L. Online monitoring of pulse pressure variation to guide fluid therapy after cardiac surgery. Anesth Analg, 2008, 106(4):1201-1206.

[31] Talmor D. Risk stratification in the changing field of cardiac surgery. Crit Care Med, 2004, 32(9):1970-1971.

[32] Guyton R. Coronary artery bypass is superior to drug eluting stents in multivessel coronary artery disease. Ann Thorac Surg, 2006, 81:1949-1957.

[33] Hannan E, Racz M, Walford G, et al. Long-term outcomes of coronary artery bypass grafting versus stent implantation. NEJM, 2005, 352:2174-2183.

[34] Bursi F, Weston S, Redfield M, et al. Systolic and diastolic heart failure in the community. JAMA, 2006, 296(18):2209-2216.

[35] Ammar K, Makwana R, Redfield M, et al. Unrecognized myocardial infarction: the association with cardiopulmonary symptoms and mortality is mediated via echocardiographic abnormalities of global dysfunction instead of regional dysfunctional: the Olmstead County heart function study. Am Heart J, 2006, 151(4):799-805.

[36] Groban L, Butterworth J. Perioperative management of chronic heart failure. Anesth Analg. 2006, 103(3):557-575.

[37] Woods J, Monteiro P, Rhodes A. Right ventricular dysfunction. Curr Opin Crit Care, 2007, 13(5):532-540.

[38] Fellahi J, Parienti J, Hanouz J, et al. Perioperative use of dobutamine in cardiac surgery and adverse cardiac outcome: propensity adjusted analyses. Anesthesiology, 2008, 108(6):979-987.

[39] Elkayam U, Tasissa G, Binanay C, et al. Use and impact of inotropes and vasodilator therapy in hospitalized patients with severe heart failure. Am Heart J, 2007, 153(1):98-104.

[40] Stevenson L. Clinical use of inotropic therapy for heart failure: looking backward or forward? Part 1: Inotropic infusions during hospitalization. Circulation, 2003, 108:367-372.

[41] Subramaniam B, Talmor D. Echocardiography for management of hypotension in the intensive care unit. Crit Care Med, 2007, 35(8):S401-S407.

[42] Poelaert J, Schupfer G. Hemodynamic monitoring utilizing transesophageal echocardiography. Chest, 2005, 127:379-390.

第 3 章 围手术期心律失常

主 题

- 心电图
- 心电图异常
- 缓慢型心律失常
- 临时起搏器
- 室上性心动过速
- 室性心动过速和室颤
- TEE 和 ECG
- 病例场景

心律和心率的改变在围手术期可引起影响广泛的、有时甚至是致命的血流动力学后果。因此，对心律失常的快速解读和纠正在心脏麻醉实践中至关重要。

心电图

目前，心电图（ECG）仍是麻醉师使用的主要监护项目之一。它在麻醉实践中主要用于监测心率和心律的变化及发现围手术期的心肌缺血。ECG 可检测由心脏电活动产生的电流。将 ECG 的电极放置于不同部位，根据电流的矢量方向是指向还是远离检查电极可提供多个视角（取决于电极放置的位置）的心脏电活动。通过分析多个导联的 ECG 改变可以帮助麻醉师明确已出现的心电变化是否为普遍现象（多个导联均有改变）抑或无显著临床意义（运动干扰）。在舒张期末，心房除极形成 P 波，之后心房开始收缩。心房收缩后，心室充盈准备收缩。收缩期从 QRS 起始处的等容收缩期开始，随后在房室结处有 120~200ms 的传导延迟。然后，心腔内压力升高，房室瓣（如二尖瓣和三尖瓣）关闭，动脉 – 心室瓣（如主动脉瓣和肺动脉瓣）开放，心室射血，产生每搏量（SV）。QRS 波表示左心室和右心室除极引发的电活动。除极从房室结开始，经室间隔通过希氏 – 浦肯野纤维（His-Purkinje fibers）下传。QRS 部分持续约 120ms。心室的复极形成 ST 段和 T 波，电解质异常（如低钙血症）和药物作用（如氟哌利多）可以延迟复极导致 QT 间期延长，这可能导致潜在的危及生命的室性心律失常（图 3–1，图 3–2）。

当静息膜电位的负值因钠离子逐渐内流减小时，窦房结起搏细胞自动去极化。当达到阈电位时，钙离子进入细胞产生一次动作电位。接着动作电位会扩布至整个心脏产生可以被 ECG 记录的电活动。然后复极化过程使静息电位恢复至基线水平，重复以上周期。

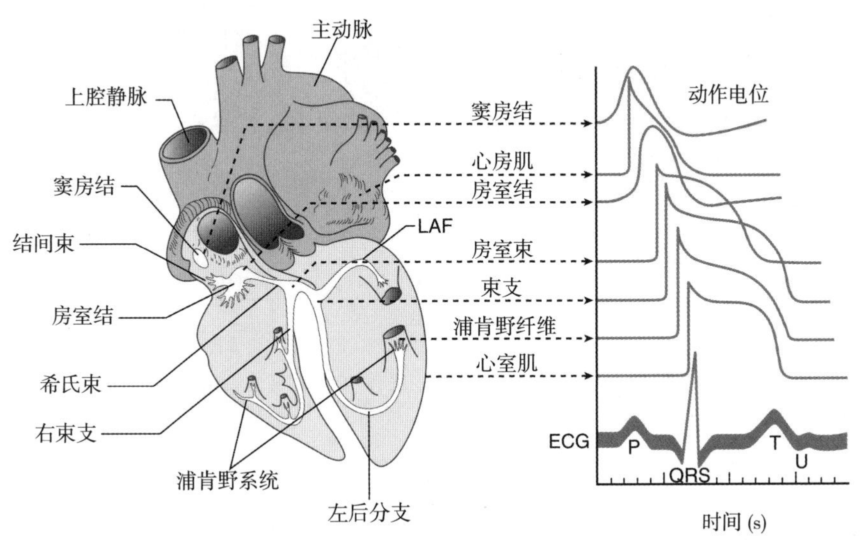

图 3–1　心脏的传导系统。左图：重点显示人类心脏传导系统的解剖。右图：显示窦房结和房室结、传导系统其他部分、心房和心室肌的典型跨膜动作电位，同时显示在细胞外记录到的电活动，即心电图（ECG）的相关性。动作电位和 ECG 描记在同一时间轴，但为了对比，零点位于纵轴的不同位置。LAF= 左前分支。数据源自 Donahue JG, Choo PW, Manson JE, et al. The incidence of herpes zoster. Arch Intern Med, 1995, 155:1605–1609; Choo PW, Galil K, Donahue JG, et al. Risk factors for postherpetic neuralgia. Arch Intern Med, 1997, 157:1217–1224

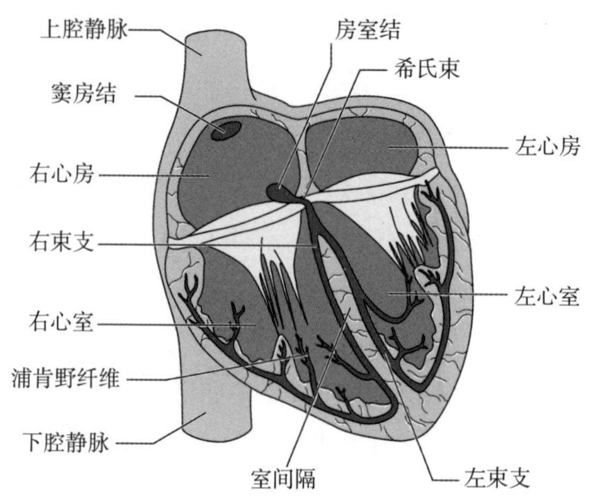

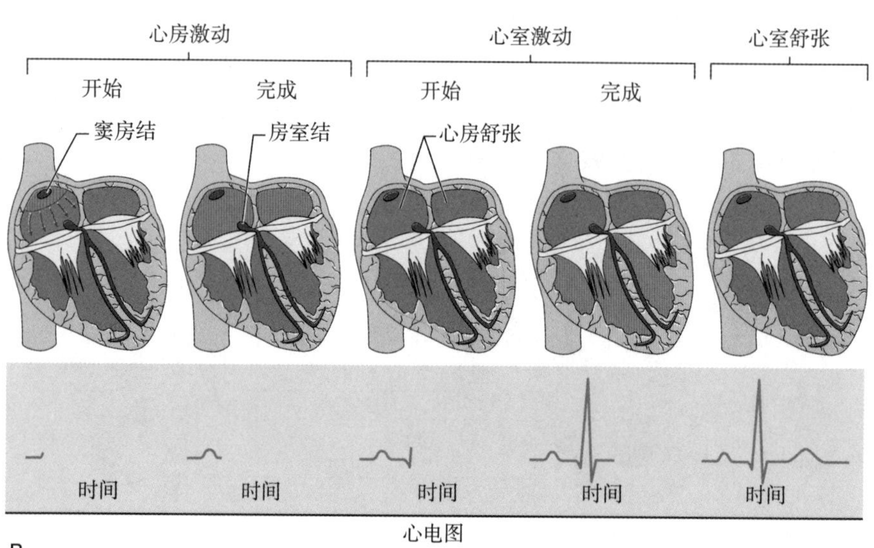

图 3-2　一个心动周期中心脏传导的进程。经许可，引自 Rushmer RF. Cardiovascular Dynamics. 2nd ed. Philadelphia, PA: Saunders, 1961

心电图异常

电解质异常、心脏结构异常和心肌缺血均可导致患者出现 ECG 基线水平的异常改变，但以上原因本身并不会导致心律失常（图 3-3）。围手术期经常出现电解质异常。高钾血症可发生于体外循环（CPB）期间给予心脏停搏液之后，继发于医源性给予的钾制剂，或与代谢性酸中毒有关。

当钾离子浓度增加时，T 波逐渐变得高尖。高钾血症最终可引起广泛的、复杂的心室活动和心脏停搏。可立即给予氯化钙治疗。使用葡萄糖和普通胰岛素可以降低钾离子浓度。

低钾血症使QT间期延长,使患者有发生尖端扭转型室颤(VF)的风险。

低钙血症和低镁血症同样可引起 QT 间期延长使患者有发生室颤的风险。高镁血症与多种传导异常有关，常见于因先兆子痫接受治疗的产科患者。高钙血症也可引起 T 波异常。

心室肥厚、心肌病和遗传性传导异常均可改变 ECG 的基线。左侧胸

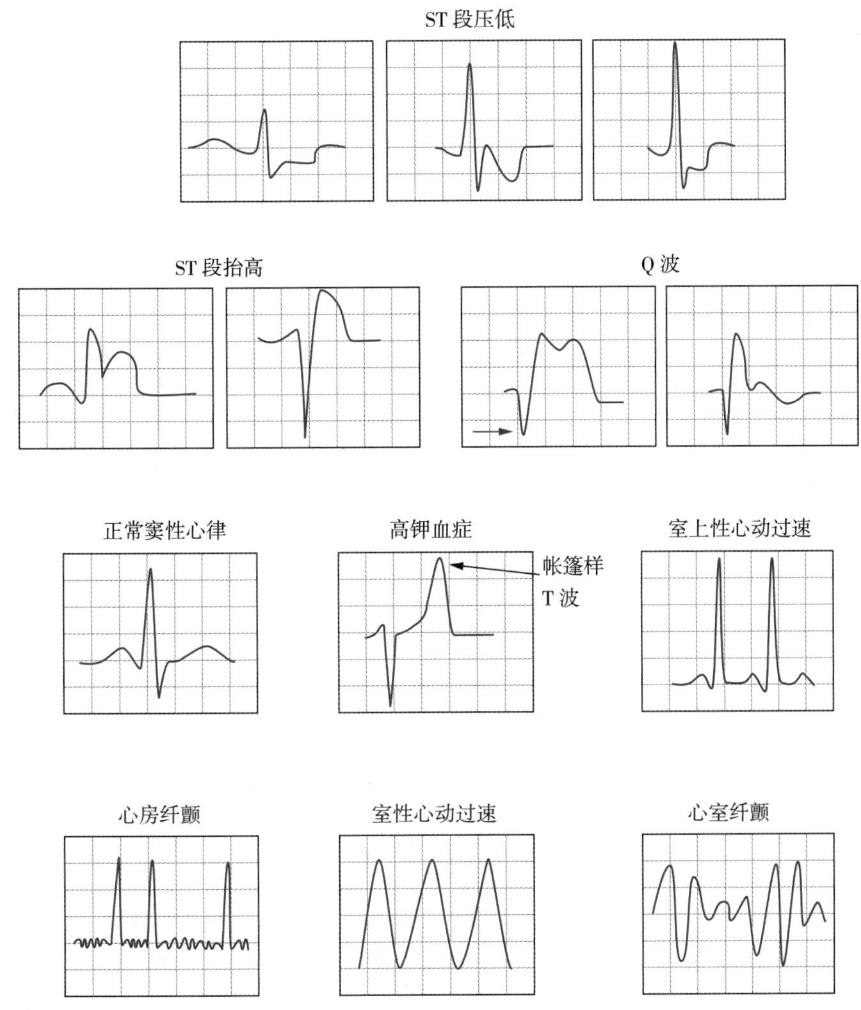

图 3-3A 心脏手术中常见的心电图类型

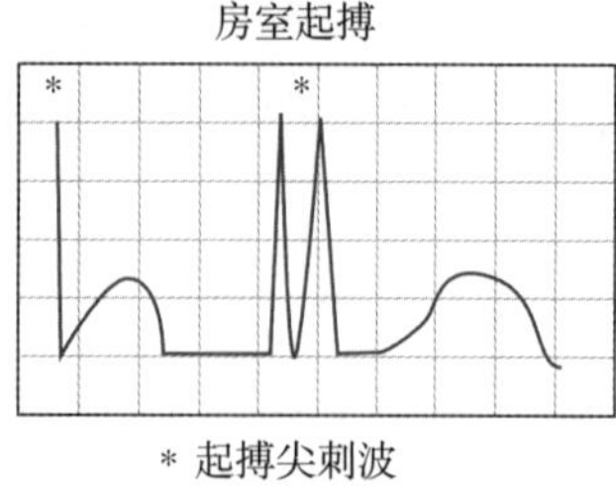

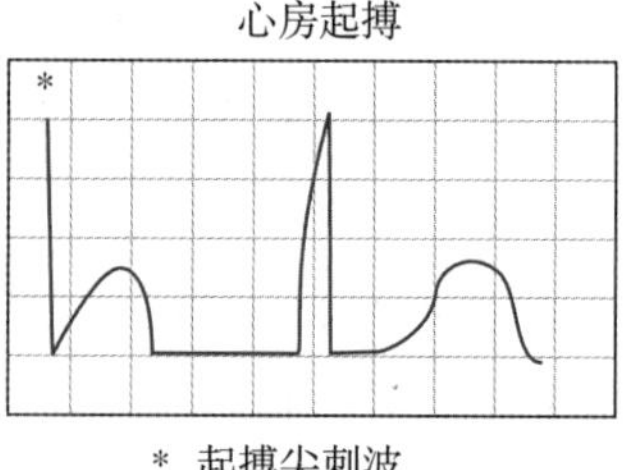

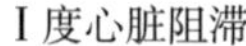

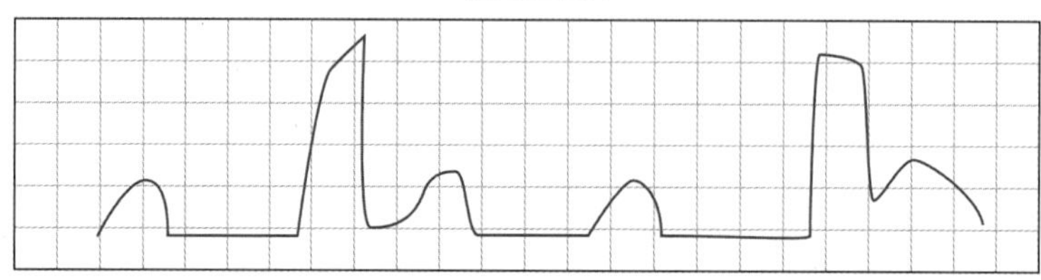

Ⅱ度心脏阻滞

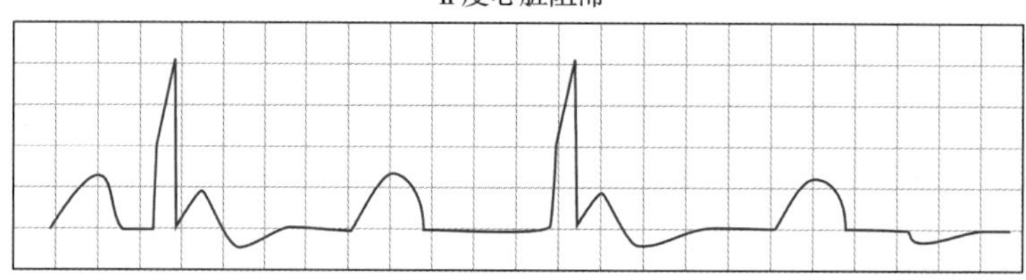

Ⅲ度心脏阻滞

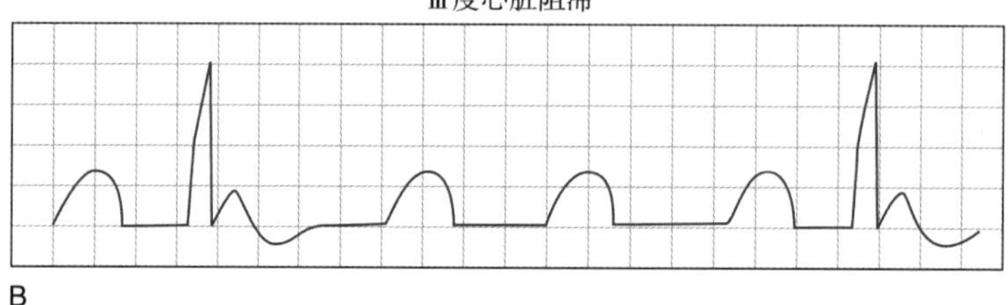

B

图 3-3B　由于围手术期经常发生不同程度的心脏阻滞，因此在心脏手术中常使用房室顺序和心房起搏。Ⅰ度心脏阻滞时 PR 间期延长，此处伴有 QRS 复合波的延长，常见于束支传导阻滞。Ⅱ度心脏阻滞时，PR 间期逐渐延长直至发生冲动，不传入心室。Ⅲ度心脏阻滞时，心房和心室的搏动无相关性。心房和心室的收缩不协调

前区导联（如 V5、V6）QRS 波幅的增加可能提示与后负荷增加和（或）左室流出道（LVOT）梗阻有关的左心室肥厚。相反，右胸导联（如 V1、V2）的高 QRS 波群可能提示继发于肺动脉高压的右心室肥厚。

不同形式的 QRS 时间延长（>0.12s ）伴发右束支阻滞和左束支阻滞是心脏传导受损的证据，常预示着患者存在心脏疾病。

ST 段的抬高和压低分别与透壁型缺血或心内膜下缺血有关。病理性（宽且深）Q 波提示心肌梗死。显示心肌收缩不良的 TEE 图像可以与 ECG 描记线相比较来识别和确定心肌缺血的发生。心肌细胞的变化可以改变 ECG 所记录到的电特性（图 3–4）。心电向量远离（心内膜下缺血）或指向（透壁型缺血）胸前区导联（如 V5）时，将分别产生 ST 段的压低或抬高的特征性改变。

在心脏手术中，监测 ECG 时所能使用的胸壁位置有限。由于对 ECG 的解读在整个手术过程中都至关重要，因此将 ECG 的导联确切地固定在胸壁上以避免在手术过程中更换就显得尤为重要。在手术开始时 ECG 的描记线应清晰，以便术中解读心脏节律。

缓慢型心律失常

心动过缓和缓慢型心律失常通常使心脏手术患者围手术期的管理更为复杂。高钾血症、心肌缺血、迷走神经反应、心脏疾病本身、低氧血症和交感张力缺失等原因均可导致心脏手术中的任何时间出现不同程度的心脏阻滞和（或）窦性心动过缓。

窦性心动过缓（窦性心率 <60/min）通常与麻醉诱导、麻醉药物使用、全身高血压的反射性反应和 β 受体阻滞剂的使用有关。假定心排血量得以维持，保证血压和组织灌注在可接受范围，窦性心动过缓就不引发严重后果。

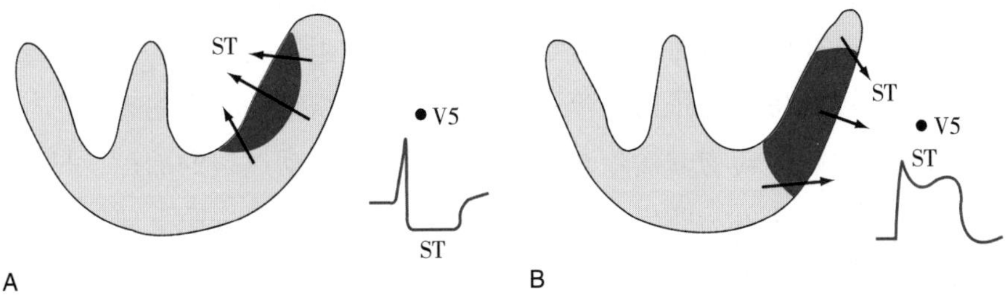

图 3–4　急性缺血引起损伤性电流。A. 当以心内膜下缺血为主时，导致 ST 向量指向受累心室的内表面和心腔。相对应体表位置的导联将记录到 ST 段的压低。B. 当缺血累及心室外层时（透壁型或心外膜损伤），ST 向量指向外，相对应的导联会记录到 ST 段的抬高。经许可，引自 Jameson JL, Fauci AS, Kasper DL, et al. Harrison's Principles of Internal Medicine, 20th ed. New York, NY: McGraw-Hill Education, 2018

回顾，

$$血压 = 心排血量 \times 外周血管阻力$$

$$心排血量 = 每搏量 \times 心率$$

因此，如果心率下降，即使还维持着窦性心律，患者的血流动力学也可能不平稳。窦性的心率过慢时，使得心脏的其他起搏细胞有机会产生冲动，从而导致各种结性或室性心律失常。

窦性心动过缓的治疗必须根据患者的血流动力学表现进行个体化治疗。由高血压引起的反射性心动过缓可采用降血压治疗。麻醉诱导引起的窦性心动过缓当引起低血压和低心排血量时可能需要治疗。给予阿托品（静脉推注）提高心率。寻找引起窦性心动过缓的原因并予以纠正。低氧血症时心率减慢应立即引起警惕，可能预示循环停止。心脏手术患者麻醉诱导后出现低血压和窦性心动过缓时，可审慎地使用麻黄碱。然而，麻黄碱的作用依赖于内源性儿茶酚胺的释放，因而对于儿茶酚胺缺乏的患者不是一个好的选择。同样，给予多种正性肌力药物的输注[如肾上腺素（2μg/min）输注和上调，多巴酚丁胺2~10μg/(kg·min)等]均可升高患者的心率。当然，给予儿茶酚胺和阿托品也可能加速结性心律或室性心律。条件允许的情况下，在有指征时可使用临时起搏器以提供心房、心室或心房－心室起搏。

有时患者会表现出多处心房起搏细胞群竞争起搏，每处起搏细胞群均可引起一个房性节律，但频率和P波的形态不同。结性心律起自房室结，由于缺少协调的心房收缩而导致左室充盈不足。心房收缩对于左室舒张期末心室充盈的贡献根据患者的年龄和左室顺应性的不同有显著的个体差异。左室顺应性越差，对心房收缩产生左室充盈贡献的依赖性就越强。当出现结性心律时，对血流动力学或无影响或产生巨大影响，取决于患者个体基础情况和患者舒张功能障碍的程度。缓慢型结性心律的患者可能对阿托品和正性肌力药物的治疗有反应，类似窦性心动过缓的治疗。另一方面，部分结性心律可发展成房室交界性心动过速，需要按照下述室上性心动过速的治疗方法进行治疗。

不同程度的心脏阻滞常见于心脏手术患者。围手术期发生的传导系统受损常继发于缺血、电解质紊乱、室间隔部位外科手术操作导致心脏传导系统的医源性损伤。房室间期延长可发生Ⅰ度心脏阻滞。若不是所有的心房搏动都能通过房室结下传至心室可发生Ⅱ度心脏阻滞。莫氏1型（或文氏型）阻滞为房室间期逐渐延长直至一个心室搏动缺失。莫氏 1 型阻滞不需要直接治疗。相反，莫氏 2 型阻滞有恶化为Ⅲ度心脏阻滞的倾向。此种形式的Ⅱ度房室传导阻滞，心房搏动不能全部传导至心室。偶尔，在没有心室搏动时有心房收缩。Ⅲ度心脏阻滞时，所有心房的搏动均不能被传导至心室。出现缓慢的心室起搏，这导致心房和心室的不协调收缩。ECG 波形表现为紧随 P 波之后不出现相关的 QRS 波。通常表现为血流动力学不稳定，围手术期需要放置临时起搏器。

左束支和右束支传导阻滞在心脏手术患者中很常见，因为这预示存在内在心脏疾病。对有左束支传导阻滞的患者，置入肺动脉导管可机械性诱发右束支传导阻滞，从而导致完全的心脏阻滞和血流动力学不稳定。因此，当计划对左束支传导阻滞患者置入右心导管时应具备临时起搏的能力（如体外经皮起搏）。

临时起搏器

心脏麻醉实践中，提供临时起搏能力非常关键。前述缓慢型心律失常可能发生于围手术期的任何时间。许多患者在需要某种形式的起搏帮助下脱离 CPB，甚至仅需要几分钟的支持直至心脏重新得到灌注和（或）钾离子浓度下降。短暂的围手术期缺血也会导致不同程度的心脏阻滞而需要某种形式的紧急起搏。临时起搏需要和永久起搏进行区别。永久起搏器被越来越多地用于心衰患者的治疗[1]。永久双腔起搏器用于心脏再同步化治疗（CRT），可为心衰患者提供更有效的心肌收缩，它通过减少 QRS 波的宽度，使室间隔和心室侧壁的收缩同步。而且，许多永久起搏器具有感应呼吸频率增快的功能，在运动时可增加起搏频率。最后，随着心脏猝死（SCD）风险患者数量持续增加，这些有除颤或抗心动过速功能的设备也能够提供恶性心律失常的电转复 [植入式心脏复律除颤器（ICD）]。永久起搏器 / 除颤器将在第 15 章进行讨论。

临时起搏器一般由与其功能相关的三个字母代码表示：第一个字母表示起搏的心腔 [A 表示心房，V 表示心室，D 表示双腔（心房和心室），O 表示没有]。第二个字母表示哪个心腔具有感应功能（如果有的话）。第三个字母表示设备对于所感应到的搏动的反应（I 表示抑制，D 表示抑制和触发）。因此，一个 VVI 临时起搏器将起搏心室、感应心室，并当感应心室有自主搏动时发挥抑制作用。同样，一个 DDD 临时起搏器将从同时起搏心房和心室、感应两个心腔,并根据设备感应到的信息发挥抑制或触发作用。

临时起搏器有多种模式可供麻醉师在围手术期使用。经皮起搏通常是最现代的心脏复律 / 除颤设备的一部分。起搏 / 除颤贴片贴于胸壁，心室起搏始于起搏频率和设备输出的设定，直至心脏夺获并产生一次搏动。经皮起搏是心室起搏，因此心房收缩对心排血量的贡献消失。通常在心脏手术患者中预防性地放置起搏贴片提供快速起搏能力，防止在暴露心脏和植入心外膜起搏导线前发生心脏节律消失。 再次心脏手术患者，心脏的暴露过程可能很困难，因此不能快速地打开胸骨并放置心外膜的起搏导线。特别推荐此类病例在围手术期放置经皮起搏贴片，以提供临时心室起搏和紧急的除颤。

临时食管起搏系统可用于心房起搏。由于这种心房起搏方式（AOO）不能提供心室夺获而在心脏手术患者中使用受限。此外，心脏手术期间常有 TEE 探头占据食管。

临时心外膜起搏自 20 世纪 60 年代即开始用于心脏手术[2]。外科医生常规放置心外膜起搏导线以提供心房和心室起搏。这些导线从术野至麻醉师处与脉冲发动器相连。然后由麻醉师选择起搏器模式并进行设置。通常会选择 DDD 模式进行临时起搏。设定起搏器时，麻醉师选择：

· 心率：心率可设置为低于患者自主心率，以提供紧急的备份起搏功能，也可以设置为任何所需要的频率。通常心率设定为 80~100/min。

· 输出：设置心房和心室起搏组成的电流输出（至 20mA），建立心脏夺获信号产生一次搏动。植入起搏器后检测起搏阈值，即能使心肌产生一次动作电位所需的最小输出电流，起搏器的输出设为比此起搏阈值略高几毫安。输出电流过高会使导线 / 心肌交界处发生纤维化。

· 敏感度：设置设备的敏感度确定抑制起搏器功能的信号，例如，心房的敏感度为 0.5mV，心室的敏感度为 2.0mV。

· 脉搏宽度持续时间：通常持续时间很短（1ms）。

· 房室间期：150~200ms。

起搏器的设定根据实现最佳的血流动力学进行调整。通常发生在调整心房和心室收缩的时间为左心室在舒张期提供充足的负荷时。与所有的起搏功能一样，在心脏复极时不适当的起搏可能引发室颤。因此，最好避免选用非同步的心室起搏模式（如 VOO、DOO）。最近认为在脱离 CPB 时通过双心室心外膜起搏进行心脏再同步化治疗（CRT）可改善围手术期心室的功能 [3]。双腔起搏器可以降低 QRS 波宽度，使左室的收缩更加协调并可改善血流动力学。

有时麻醉师可能放置临时经静脉起搏导管或具有起搏功能的肺动脉导管。尖端带球囊的起搏导线可通过中心静脉通路放置于右心。调整脉冲发生器的输出，直到成功夺获产生一次心室搏动。

多种肺动脉导管都设计有内置电极或可放置经静脉起搏导线的附加通道。这些导线连接到一个临时脉冲发生器，可以根据需要进行起搏。然而，在绝大多数情况下，麻醉师在脱离 CPB 时会使用临时心外膜起搏或在复苏过程中选择紧急经皮起搏。有时，心脏传导阻滞患者在术前由心脏科医生放置临时起搏器导线。放置肺动脉漂浮导管很容易使临时经静脉起搏器或近期放置的永久性经静脉导线移位。

室上性心动过速

窦性心动过速和各种室上性心律失常在心脏手术患者围手术期均很常见。快速心率在围手术期可导致严重的血流动力学后果，其原因是继发于房室同步性丧失和（或）舒张充盈时间缩短引起的心室充盈不足。围手术期窦性心动过速的病因有发热、低血容量、贫血、浅麻醉、血管活性药物输注和交感神经刺激等。窦性心动过速潜在的触发机制通常可解决此问题。在心脏手术患者中，锯开胸骨时强烈的手术刺激可同时导致高血压和心动过速反应，需要通过增加麻醉性镇痛药物的用量和吸入性麻醉药物的浓度。

室上性心动过速（SVT）在围手术期也很常见。特别快的窦性心动过速很难同 SVT 鉴别。当然，SVT 缺乏 P 波，而窦性心动过速有 P 波。SVT 通常由折返机制形成。当心脏的传导组织（房室结内或通过辅助传导通路）以不同的速率除极和复极即可产生折返性心律失常 [4]。通过这种机制，房室结内形成了永不休止的复极和除极环路，从而产生 SVT（图 3–5）。

SVT 在心脏手术和非心脏手术中都经常发生。心脏手术患者 SVT 引起缺血或循环衰竭时，通常使用同步心脏复律治疗。静脉注射 6~12mg 腺

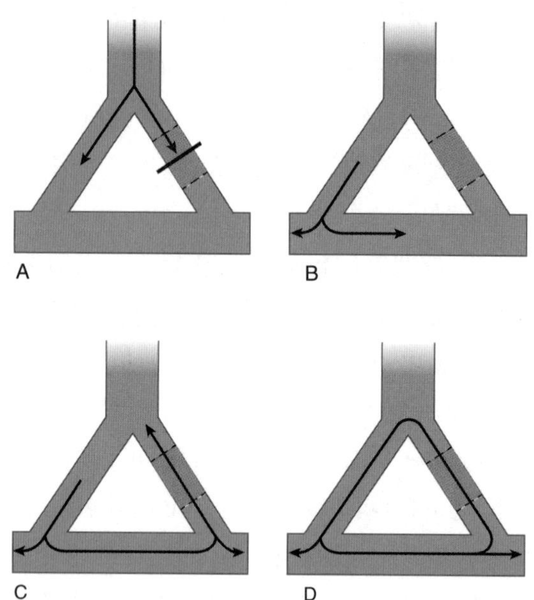

图 3–5　当心肌各区域的电传导性或不应性不同时，可能形成折返环。A. 发生单向阻滞。B~C. 传导回已经复极的原来的通路。 D. 形成折返环导致室上性心动过速发生。经许可，引自 Butterworth JF, Mackey DC, Wasnick JD. Morgan & Mikhail's Clinical Anesthesiology. 6th ed. New York, NY: McGraw-Hill Education, 2018

苷可减慢房室结的传导、潜在破坏折返环。但应注意心脏移植患者腺苷可导致Ⅲ度房室传导阻滞。多种 β 受体阻滞剂和钙拮抗剂也可用于 SVT 的治疗，但 Wolff-Parkinson-White（WPW）综合征（预激综合征）患者引起的 SVT 表现除外。对于 WPW 综合征患者，应避免使用胺碘酮、腺苷、地高辛和非二氢吡啶类钙拮抗剂，因为这些药物会增加心室率反应。对于高心室率反应且血流动力学稳定的患者可以使用普鲁卡因或伊布利特恢复窦性心律。如果患者血流动力学不稳定，则应进行心脏电复律。偶尔有 SVT 伴发室内传导阻滞时表现为宽大 QRS 波群的心动过速，类似于室性心动过速（VT）的表现，应按 VT 处理，除非有证据证明不是 VT[5]。

心房颤动 / 心房扑动（AF）同样会使心脏手术患者围手术期管理复杂化。房颤分为阵发性、持续性、长期性或永久性。阵发性房颤的定义为至少两次房颤发作，7d 内自动终止。持续性房颤为发生房颤持续时间超过 7d，或无论持续多长时间但需进行药物复律或电复律治疗。长期房颤的持续时间超过 1 年。永久性房颤应做出不再尝试恢复窦性心律的决定，但应实现心率控制和抗凝治疗。许多有心室功能受损和（或）瓣膜疾病寻求心脏手术治疗的患者在基线时（手术前）就已存在房颤。此类患者通常心房扩张非常严重（视频 3–1），若存在房颤而没有进行抗凝治疗，则必须筛查心房内是否有血栓（视频 3–2，视频 3–3）。心脏手术后新发房颤的发生率为 17% ～ 35%[5]。此类患者无禁忌证，通常在围手术期可使用 β 受体阻滞剂预防术后房颤。联合胺碘酮（静脉输注和口服）和 β 受体阻滞剂可进一步减少术后新发房颤。索他洛尔同样可用于降低围手术期房颤的发生率。

视频 3–1

视频 3–2

视频 3–3

瓣膜性心脏病（如二尖瓣狭窄）合并长期房颤的患者手术时可同时进行 Cox-Maze 手术。手术包括右心房和左心房病变的处理以及左心耳的结扎，从而在心房水平破坏传导通路。启用静脉注射胺碘酮（负荷剂量 150mg，静脉推注，随后以 1mg/min 的速度静脉注射 6h，之后改为 0.5mg/min 静脉注射 18h），然后改为口服。

在心脏手术过程中，也可能继发于心脏操作、炎症反应和自主神经张力的改变而意外出现 AF。不规则的心室率可能很快（>150/min）从而导致血流动力学衰竭，需要进行心脏同步电复律。外科医生可将内置电极板置于心脏，用 10~20J 相对低的能量有效地恢复窦性心律。体外电复律依据患者因素（如体型大小）通常需要 50~200J；然而，新型双相除颤装置需要更少的能量即可有效进行电复律。

美国心脏协会 / 美国心脏病学会（AHA/ACC）已经制定了大量关于房颤各方面管理的指南[6]。这些指南包括术后房颤管理建议。Ⅰ类（受益远远大于风险）指南建议无禁忌证时应使用 β 受体阻滞剂治疗心脏手术患者的房颤。再则，若 β 受体阻滞剂治疗无效则推荐使用非二氢吡啶类钙拮抗剂。此外，围手术期有发生房颤风险的心脏手术患者推荐使用胺碘酮（Ⅱa 类，受益大于风险）。此外，指南建议对复发性或难治性房颤患者使用抗心律失常药物维持窦性心律是合理的。最后，对于不存在禁忌证的非手术患者应进行抗凝治疗并尝试电复律。AHA 推荐使用以下方法控制房颤患者的心室率（图 3–6）。

AHA 对心脏手术后房颤管理的Ⅰ级和Ⅱ级建议列于图 3–7 中。

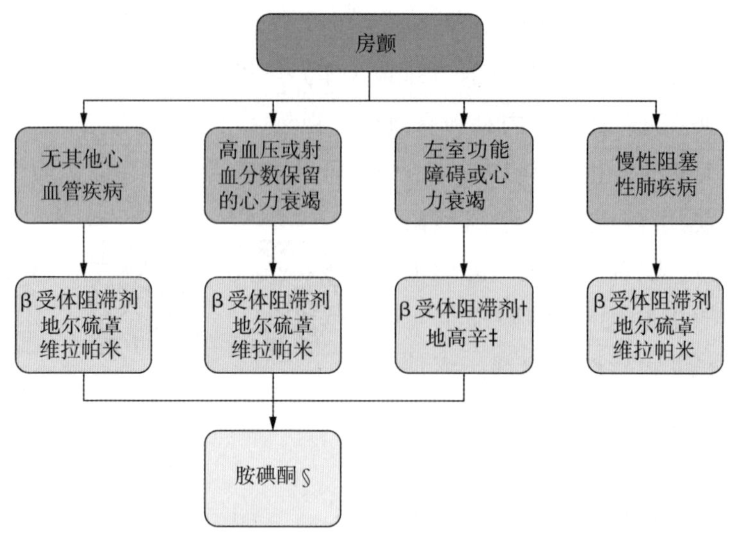

图 3-6 控制心室率的药物选择方法 *。* 药品按字母顺序排列。† 在失代偿性心力衰竭患者稳定后应开始使用 β 受体阻滞剂。β 受体阻滞剂（如心脏选择性 β 受体阻滞剂）的选择取决于患者的临床情况。‡ 地高辛通常不是一线用药。当心室率控制不良时，可与 β 受体阻滞剂和（或）非二氢吡啶类钙拮抗剂联合使用，且可能对心力衰竭患者有益。§ 部分基于对胺碘酮副作用的考虑，选择胺碘酮抑制心室率主要用于对 β 受体阻滞剂或非二氢吡啶钙拮抗剂无反应或不耐受的患者。经许可，引自 January CT, Wann LS, Alpert JS, et al. 2014 AHA/ACC/HRS guideline for the management of patients with atrial fibrillation: a report of the American College of Cardiology/American Heart Association Task Force on Practice Guidelines and the Heart Rhythm Society, J Am Coll Cardiol, 2014, 64(21):e1−76

室性心动过速和室颤

围手术期室颤对患者生命有直接威胁，需要同时进行鉴别诊断、除颤及治疗以防止室颤复发。室性心律失常与心肌缺血、心力衰竭、低氧血症、各种心肌病、电解质异常、QT 间期延长综合征、正性肌力药物的使用及对心脏的机械操作有关。AHA/ACC 已经为室性心律失常的治疗制定了大量的指南 [7]。心室颤动和无脉搏性室性心动过速（VT）都需要立即进行复苏，因为这些心律失常发生时循环血流是停止状态。室颤时应立即除颤，室速时应立即进行心脏电复律。在手术过程中，胸骨开放后可以使用心内除颤电极板释放除颤电流。另外，如果心律不能恢复，可以开始胸内心脏按摩。此外，在努力恢复心脏功能的同时，应立即建立体外循环（CPB）以维持组织灌注。体外除颤电极片尤其适用于再次开胸手术患者，因为心脏的显

建议	分级
心脏和胸科手术后	
除非有禁忌，推荐使用 β 受体阻滞剂治疗术后房颤	Ⅰ
当使用 β 受体阻滞剂不足以控制术后房颤的心室率时，推荐使用非二氢吡啶类钙通道阻滞剂	Ⅰ
术前使用胺碘酮降低心脏手术患者的房颤发生率，作为预防性治疗高风险患者术后房颤也是合理的	Ⅱa
对于发生术后房颤的患者使用伊布利特进行药物复律或使用直流电复律恢复窦性心律是合理的	Ⅱa
对于复发性或难治性术后房颤使用抗心律失常药物维持窦性心律是合理的	Ⅱa
术后房颤使用抗血栓药物是合理的	Ⅱa
在随访期间，如果术后新发房颤不能自动恢复为窦性心律，可以通过控制心率和抗凝及电复律进行治疗	Ⅱa
对于有发生房颤风险的心脏手术患者可考虑预防性使用索他洛尔	Ⅱb
考虑使用秋水仙碱以减少心脏术后房颤	Ⅱb

图 3–7　针对特异性患者类型和房颤的治疗建议摘要。数据引自 January CT, Wann LS, Alpert JS, et al. 2014 AHA/ACC/HRS guideline for the management of patients with atrial fibrillation: a report of the American College of Cardiology/American Heart Association Task Force on Practice Guidelines and the Heart Rhythm Society. J Am Coll Cardiol, 2014, 64(21):e1–76

露过程会因为前次手术后形成的瘢痕组织变得复杂并延迟。如果存在难治性室颤，并且不能及时显露心脏，则可通过股动脉插管开始体外循环。

任何宽 QRS 波群的心动过速均应假定为发生了室性心动过速，即使脉搏仍存在。发生室性心动过速但血压尚可接受时，可采用药物治疗（如普鲁卡因胺、胺碘酮）。在围手术期发生此类心律失常时外科医生在多数情况下会尝试电复律。静脉注射利多卡因对于因缺血而导致的心律失常患者可能有效。室性心动过速伴有 QT 间期延长会发展为尖端扭转性室性心动过速。心电图出现正弦波合并多种形态的室性心动过速提示存在扭转性室性心动过速。必须纠正所有的电解质异常并停用所有可促进 QT 间期延长的药物。

围手术期导致室颤的其他原因包括冠状动脉或旁路移植的血管发生空气栓塞、心肌缺血、心力衰竭、肺动脉导管移位进入右室或右室流出道，以及起搏器异常起搏（R on T 现象）。室颤可发生于围手术期的任何时间。

在脱离体外循环前纠正代谢紊乱有助于减少围手术期室颤的发生。转移患者时保持对患者的实时监测并保证除颤器随时可用对治疗可能发生的严重心律失常至关重要。当动脉血压波形消失伴心电图消失合并呼气末二氧化碳测量值下降时，应立即考虑可能发生了致死性心律失常。如果室颤对除颤治疗无效时，应开始并持续进行 CPR 直至 CPB 建立成功。有时可能需要注射肾上腺素才能除颤成功。通常只有对患者潜在的心脏病理改变进行外科修复并紧急建立体外循环时患者才能存活。

常用的抗心律失常药物根据其作用采用 Vaughan-Williams 分类法（表 3–1）。

这些药物对心脏周期有不同的影响（表 3–2）。

表 3–1　抗心律失常药物的 Vaughan-Williams 分类

分类	作用	代表药物
Ⅰ	钠离子通道阻滞剂	
Ⅰa	在开放状态阻滞钠离子通道，恢复速度中等；同时，在相对较低的浓度时可抑制 I_{Kr}；适度的 0 相抑制并减慢传导，延长动作电位持续时间	奎尼丁、普鲁卡因胺、丙吡胺
Ⅰb	在非活化状态阻滞钠离子通道，阻滞恢复的时间较快；对 0 相除极影响很小；动作电位持续时间无变化或轻度缩短	利多卡因、美西律
Ⅰc	在开放状态阻滞钠离子通道，阻滞后恢复慢；显著的 0 相除极抑制并使传导减慢；对复极化影响小或无影响	氟卡尼、普罗帕酮
Ⅱ	β 受体阻滞剂	普萘洛尔、美托洛尔、阿替洛尔、艾司洛尔、阿替洛尔、平多洛尔、那多洛尔、卡维地洛、拉贝洛尔、比索洛尔
Ⅲ	钾离子通道阻滞和（或）向内电流增强剂	d, l– 索他洛尔、多非利特、胺碘酮、布雷替林、伊布利特、决奈达隆
Ⅳ	钙离子通道阻滞剂	维拉帕米、地尔硫䓬

经许可，引自 Fuster V, Harrington RA, Narula N, et al. Hurst's The Heart. 14th ed. New York, NY: McGraw-Hill Education, 2017.

表 3-2　抗心律失常药物的临床药理特性

药物	对窦房结速率的影响	对房室结不应期的影响	PR 间期	QRS 时间	心律失常中的作用			半衰期
					QT 间期	室上性	室性	
腺苷	小	↑↑↑	↑↑↑	0	0	++++	?	<10s
胺碘酮	↓↓[1]	↑↑	↑↑	↑	↑↑↑↑	+++	+++	（几周）
溴苄胺	↑↓[2]	↑↓[2]	0	0	0	0	+	4h
地尔硫䓬	↑↓	↑↑	↑	0	0	+++	–	4~8h
丙吡胺	↑↓[1,3]	↑↓[3]	↑↓[3]	↑↑	↑↑	+	+++	6~8h
多非利特	↓?	0	0	0	↑↑	++	无	7h
艾司洛尔	↓↓	↑↑	↑↑	0	0	+	+	10min
氟卡尼	无	↑	↑	↑↑↑	0	+[4]	++++	20h
伊布利特	↓（？）	0	0	0	↑↑	++	?	6h
利多卡因	无	无	0	0	0	无[5]	+++	1~2h
美托洛尔	↓↓	↑↑	↑↑	0	0	+	+	8h
美西律	无[1]	无	0	0	0	无[6]	+++	12h
莫雷西嗪	无	无	↑	↑↑	0	无	+++	2~6h[6]
普鲁卡因胺	↓[1]	↑↓[3]	↑↓[3]	↑↑	↑↑	+	+++	3~4h
普罗帕酮	0	↑	↑	↑↑↑	0	+	+++	5~7h
奎尼丁	↑↓[1,3]	↑↓[3]	↑↓[3]	↑↑	↑↑	+	+++	6h
索他洛尔	↓↓	↑↑	↑↑	0	↑↑↑	+++	+++	7h
妥卡尼	无[1]	无	0	0	0	无[5]	+++	12h
维拉帕米	↓↓	↑↑	↑↑	0	0	+++	–	7h

[1] 可抑制病变窦房结；[2] 初期通过释放内源性去甲肾上腺素发挥刺激作用而后发挥抑制作用；[3] 抗胆碱能作用和直接抑制作用；[4] 尤其在 Wolff-Parkinson-White 综合征时；[5] 可能对洋地黄引起的房性心律失常有效；[6] 活性代谢物的半衰期要长得多。经许可，引自 Butterworth JF, Mackey DC, Wasnick JD. Morgan & Mikhail's Clinical Anesthesiology. 6th ed. New York, NY: McGraw-Hill Education, 2018

TEE 和 ECG

ECG 是所有 TEE 检查的一个重要组成部分，应在计划进行超声检查时着手 ECG 监测。ECG 关联 TEE 图像可确定患者是处于舒张期还是收缩期。牢记心脏的机械收缩稍微滞后于心电图上相应电信号的出现非常重要。

视频 3-4

房颤患者常有心房扩张，这在 TEE 上很明显。心房收缩不良引起血液流动性差，在超声图像中可表现为左心房内自发的回声增强"烟雾"漩涡。脉冲多普勒可用于测定左心耳（LAA）血流速度。TEE 检查中左心耳呈喙状结构。左心耳中血流速度低于 45cm/s 会增加左心耳中血栓形成的风险（图 3-8；视频 3-4）。

拟行心脏电复律的患者如果超过 24h 没有接受抗凝治疗，在复律前需行 TEE 检查，以减少恢复窦性心律后因左房血栓导致的栓塞风险。

虽然组织多普勒和散斑跟踪技术不属于 TEE 基础检查的范围，但仍可以用来确定在每一次心跳时心肌不同节段的不同速度。组织多普勒通过滤除红细胞的速度来检测心肌的速度。因此，可以比较心室不同节段在收缩期的运动速度和时机是否不同。散斑跟踪是利用超声图像散斑，追踪其在心动周期内的速度和运动以确定心肌的应力及变形长度。当患者发生心力衰竭时，其心室内传导系统效率受损。心室的间隔壁常先于侧壁收缩，从而使心室的整体收缩效率下降。心脏再同步化治疗通过两个独立的心室起搏电极对左、右心室同时起搏试图恢复心室收缩的效率。组织多普勒和散斑跟踪可能有助于筛选能从 CRT 中获益的患者，但这些技术的应用尚在研究中。

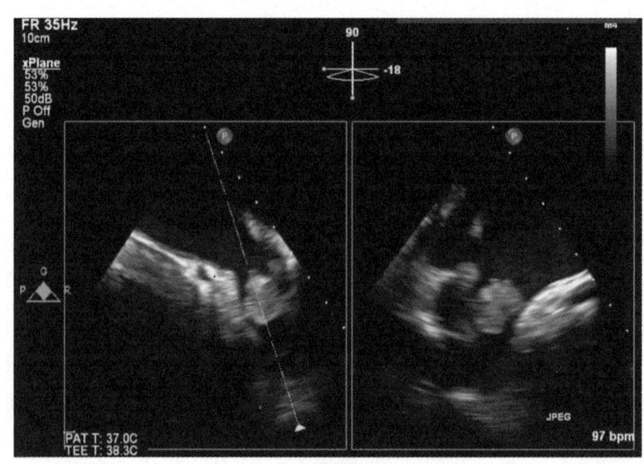

图 3-8　左心耳处可见血栓

病例场景

一 65 岁患者因房颤拟行择期心脏电复律。

▸ 麻醉术前检查包括哪些?

尽管择期心脏电复律是一个快速短小的操作，但也应获得完整的麻醉史。应特别注意患者是否存在瓣膜性心脏病、收缩性和舒张性心力衰竭，以及患者的抗凝状态。

▸ 什么情况下应在心脏电复律前完成 TEE 检查?

房颤持续时间超过 24h 且没有开始接受抗凝治疗的患者，应在心脏电复律前即刻进行 TEE 检查。

▸ 假设心脏功能相对正常，TEE 和电复律应该使用什么麻醉方法?

假设没有禁忌证，可以使用丙泊酚深度镇静，同时进行口咽部表面麻醉。患者应保持足够清醒，以便在表面麻醉后可以吞咽探头以辅助 TEE 检查。

▸ 观看视频 3-3，可以进行心脏电复律吗?

左心耳没有发现血栓。可以进行电复律。

（赵 静 译，雷 翀 审）

参考文献

[1] Trohman R, Kim M, Pinski S. Cardiac pacing: the state of the art. Lancet, 2004, 364:1701-1719.

[2] Hasan S, Lewis C. A new method of temporary epicardial atrioventricular pacing utilizing bipolar pacing leads. Ann Thorac Surg, 2005, 79:1384-1387.

[3] Berberian G, Quinn T, Kanter J, et al. Optimized biventricular pacing in atrioventricular block after cardiac surgery. Ann Thorac Surg, 2005, 80:870-875.

[4] Delacretaz E. Supraventricular tachycardia. NEJM, 2006, 354(10):1039-1051.

[5] DiDomenico R, Massad M. Pharmacologic strategies for prevention of atrial fibrillation after open heart surgery. Ann Thorac Surg, 2005, 79:738-740.

[6] January CT, Wann LS, Alpert JS, et al. 2014 AHA/ACC/HRS guideline for the management of patients with atrial fibrillation: a report of the American College of Cardiology/American Heart Association Task Force on Practice Guidelines and the Heart Rhythm Society. J Am Coll Cardiol, 2014, 64:e1-76.

[7] Zipes D, Camm A, Borggrefe M, et al. ACC/AHA/ESC 2006 Guidelines for management of patients with ventricular arrhythmias and the prevention of sudden cardiac death—executive summary. Circulation, 2006, 114:1088-1132.

第4章 常规心脏手术和麻醉*

主　题

- 术前即刻评估与抗生素预防性使用
- 监测与血管通路
- 麻醉诱导与维持
- 建立体外循环
- CPB 撤离
- 胸骨闭合与患者转运
- 心脏手术患者常用的血管活性药物
- 病例场景
- 总　结

在过去的几十年里，其他方面健康的冠状动脉旁路移植（CABG）手术患者是心脏手术 / 麻醉团队的“理想”患者。这类患者常表现为一支或两支冠状动脉病变，需要外科血管重建。也许患者发生心肌梗死，但绝大多数情况下，心室功能能够得以保持。此类患者不存在收缩和舒张性心室功能障碍，能够耐受麻醉诱导、维持和苏醒。患者通常都比较年轻，年龄在 40~60 岁，无其他器官系统疾病。由于患者往往只需要一支或两支血管重建，体外循环支持的时间往往很短。

目前，接受冠状动脉手术的患者根本不是“常规的”。通常他们在转诊接受外科手术前已经接受了多次经皮冠状动脉介入治疗（PCI）。许多患者都有再次发作小面积心肌梗死、心绞痛发作和导管介入治疗的病

* 警惕：没有常规的心脏麻醉。

史。随着时间的推移，心肌损伤累积使一些患者出现收缩性和舒张性心室功能障碍。其他一些患者被转诊进行冠状动脉旁路移植手术，由于复杂的冠状动脉病变，不适于接受 PCI（例如，SYNTAX 评分高的患者，参见第 1 章）或合并有瓣膜性心脏病。

尽管目前接受冠状动脉血管重建术患者“容易”管理的很少，但回顾这一特定手术的麻醉管理，可大致了解几乎所有成人心脏手术的麻醉操作。换言之，管理“常规”冠状动脉旁路移植手术中应用的技能和技术也适用于其他更复杂手术操作的麻醉管理。

术前即刻评估与抗生素预防性使用

越来越多的拟行择期冠状动脉旁路移植（CABG）手术患者在手术当天入院。在这种情况下，麻醉师会见和评估心脏手术患者的时间可能非常少。大多数运行当日入院心脏手术的机构安排患者手术日之前在术前麻醉门诊接受评估。如果这样的话，麻醉师的回顾和评估工作就在门诊完成。但麻醉师在对患者做手术手术准备前完成即刻评估仍非常重要。

应询问患者自术前评估后整体健康状况的任何变化。询问患者目前是否正经历呼吸困难或心绞痛。此时应使用心电图、脉搏血氧饱和度和自动血压袖带对患者进行监测。应给患者吸氧。

大多数患者在术晨会按照指示继续服药，包括 β 受体阻滞剂。血管紧张素转换酶抑制剂可导致围手术期低血压，许多患者将被指示停用这些药物。然而，在围手术期继续血管紧张素转换酶治疗可能有益于患者转归。麻醉师应该意识到患者围手术期继续使用血管紧张素转换酶抑制剂和血管紧张素受体阻滞剂（ARB）至手术当日有潜在围手术期低血压的风险。术前必须对患者目前的抗高血压治疗方案进行全面回顾，外科医生、心脏病医生和麻醉师应就治疗方法达成共识。糖尿病治疗方案也必须在围手术期进行调整。糖尿病心脏手术患者可发生高血糖和低血糖。在整个围手术期密切监测血糖至关重要。

简要的神经系统检查有助于建立即时的术前基线。应检查眼睛以记录瞳孔反应和瞳孔大小。听诊患者肺部以发现是否存在提示心力衰竭的喘息或啰音。

假定没有可能导致心脏衰竭的情况（如狭窄性瓣膜病、严重的心室功能受损），若患者报告有焦虑，可在准备区静脉注射 0.5~2mg 咪达唑仑。急救设备和麻醉师应随时准备好。住院患者偶尔给予口服劳拉西泮作为术前用药。尽管笔者倾向于避免所有的术前用药，除外在即时麻醉监督下静脉注射给药，但各个机构可能有各自接受的术前镇静方案。

在给予任何镇静剂或抗焦虑药之前，根据医院的政策正确识别患者，并确保所有同意书已签署。

在手术切皮 1h 内预防性使用抗生素。这是一个常规性的麻醉质量保证指标，必须认真履行和记录。没有耐甲氧西林金黄色葡萄球菌感染的患者，适合使用第一代头孢菌素[1]。后一代头孢菌素具有较好的革兰氏阴性菌和较差的革兰氏阳性菌覆盖率。由于革兰氏阳性金黄色葡萄球菌是最常见的心脏外科感染，因此早期的头孢菌素，如头孢唑林或头孢呋辛是最好的预防性抗生素。如果假定、已知或预计患者定植有耐甲氧西林金黄色葡萄球菌，建议使用头孢菌素（头孢唑啉）和糖肽类（万古霉素）扩大预防[1]。如果患者 β 内酰胺过敏，可使用万古霉素用于抗生素预防。然而，由于万古霉素的抗菌谱未覆盖革兰氏阴性菌，建议给药一至两个剂量氨基糖甙类[1]。莫匹罗星局部应用可消除鼻腔菌落中所有类型的金黄色葡萄球菌。由于鼻腔被认为是导致心脏手术后感染细菌的聚集处，推荐在手术前一天开始使用莫匹罗星治疗持续至术后 2~5d[1]。

有指征时，在手术切皮 1h 内给予头孢唑啉 2g（患者体重 >60kg）。假设肾功能正常，开胸后每 4h 给予 1g 重复剂量。

万古霉素（15mg/kg）应缓慢静脉滴注给药，持续时间应超过 1h。当 β 内酰胺类抗生素因过敏而被禁用时，手术开始 1h 内应联合使用庆大霉素和万古霉素。

监测与血管通路

第 2 章详细讨论了有创监测的放置及其在处理围手术期血流动力学不稳定中的应用。

根据各机构的方案，使用的监测类型和监测放置的位置也有所不同。所有患者都应配备大口径静脉导管。住院患者通常在到达准备区时已经放置 #22 或 #20 号导管。通常倾向于使用这种小导管进行麻醉诱导。尽管这样做是可以接受的，但如果有足够粗大的静脉可用，放置大口径导管在需要时和诱导后中心静脉尚未建立时将有助于快速输液和给药。

在全身麻醉诱导前或之后，开放中心静脉同时可以使用或不使用肺动脉（PA）漂浮导管。在作者的临床实践中，麻醉诱导后即可完成中心静脉开放。在其他医疗机构，开放中心静脉是在患者镇静的情况下完成的。第 2 章详细讨论了 PA 导管在围手术期的应用。放置 PA 导管仍然是相关医生的个人选择。再者，各机构的标准可能会决定是否所有、部分或没有患者使用 PA 导管进行监测。

动脉管路监测当然是必要的，通常在麻醉诱导前放置。麻醉师应确认桡动脉不会作为旁路移植血管。此外，需要时麻醉师应该考虑股动脉插管。与主动脉脉压波形相比，外周脉压波形较窄，收缩压更高，舒张压更低。从中心动脉压描记或从外周动脉管理中获得的平均血压通常非常相似。

在所有无禁忌证患者中，常规使用经食管超声心动图（TEE）和主动脉超声。术中使用 TEE 极大地降低了 PA 导管在术中管理患者的应用。尽管如此，PA 导管经常用于 ICU，其有助于管理术后血流动力学不稳定。双频谱指数（BIS）虽然存有争议，但由于心脏手术患者术中知晓发生率高，可能是有用的。脑近红外光谱也被用来评估足够的脑组织氧输送。近红外光谱（NIRS）可检测大脑组织反射的光。脑血氧饱和度在很大程度上反映了静脉血红蛋白吸收的光。饱和度较基线下降 20% 或总体低于 40% 可能提示脑组织氧合不足。脑供氧减少可继发于许多因素，包括脑血管阻力增加（如继发于 $PaCO_2$ 降低）、血红蛋白降低、心排血量减少和脑代谢率增加。

应立即获得术前实验室检查结果，包括血气分析、活化凝血时间、血栓弹力图、电解质、血糖浓度和离子钙水平。此外，还应回顾肾功能和肝功能检查结果。

麻醉诱导与维持

心脏手术患者在麻醉诱导时，应有灌注师和能够进行胸骨切开术的外科团队成员在场，以防因难以控制的血流动力学不稳定而需要紧急实施心肺转流（CPB）。

所有的患者都是预充氧的。诱导药物的选择可根据个体医生和特定的麻醉相关问题而不同。

没有普遍适用的神奇的公式，能够确保在麻醉诱导期间血流动力学稳定。各种可能联合使用的麻醉性镇痛药、吸入麻醉药和静脉麻醉药物都可以用于管理心脏手术患者。

确定使用哪些药物组合当然是麻醉主治医生的任务。在做出这一选择时，必须考虑以下因素：

· 诱导对心肌氧供需平衡有何影响？

· 患者心室功能不全的程度是否导致诱导时患者不能耐受静脉回流减少、心肌抑制或血管扩张？

· 影响药物选择的其他麻醉考量是什么？

心肌氧供需失衡很容易导致诱导后缺血。麻醉和镇痛不充分可引发心动过速和高血压，导致心室壁张力增加，心肌耗氧量增加，心肌供氧减少。因此，过去许多麻醉师使用大剂量合成麻醉性镇痛药物（如芬太尼 50~100μg/kg）来减弱刺激引起的高血压和心动过速反应。麻醉诱导中还使用不同剂量的静脉注射咪达唑仑（2~10mg）和非去极化肌肉松弛剂。

目前，假设患者的心室功能相对正常，大多数麻醉师使用较低剂量的麻醉性镇痛药，通过吸入麻醉药（如七氟醚）和短效 β 受体阻滞剂（如艾司洛尔）来控制围诱导期高血压和心动过速。异丙酚和（或）氯胺酮常规用于心脏手术患者的诱导方案。如果在诱导时出现低血压，应使用去氧肾上腺素、血管升压素或其他血管收缩剂、容量治疗和直视喉镜和插管刺激治疗。

最终，麻醉师同时通过积极主动和快速应对的方式来试图预防围诱导期心肌缺血。积极主动管理意味着麻醉师准备好并意识到任何心脏病患者诱导时可能发生的血流动力学变化。这样，麻醉师就可以防止出现血流动力学不稳定。预测患者血流动力学过程是技术精湛的心脏麻醉师的标志。同时，麻醉师快速应对，准备通过对所使用的血流动力学监测手段持续应对诱导期发生的变化。

如果诱导后发生心肌缺血，它会在 TEE（视频 4–1，视频 4–2）上产生新的室壁运动异常，心电图上出现 ST 段抬高或压低，和（或）PA 压力升高。麻醉师将通过治疗引发缺血的触发事件做出相应的反应。输注正性肌力药物（如肾上腺素、米力农）可改善心室功能。手术和灌注团队应注意发生急性心肌缺血患者需要紧急建立体外循环。幸运的是，大多数诱导是在心肌氧供需平衡的方式下进行的。然而，继发于冠状动脉血栓与心肌氧供需短暂失衡无关的急性冠状动脉综合征，也可在围手术期表现出来，导致 ST 段抬高。

视频 4–1

视频 4–2

视频 4–3

同时存在舒张和收缩功能障碍的心脏手术患者和心脏麻醉师诱导存在心肌缺血和围手术期血流动力学衰竭风险患者比以往增加 [2]。收缩功能障碍患者通过以下代偿机制维持其每搏量（SV）：扩张循环血容量，增加交感张力和心室扩张。尽管心脏收缩不良（视频 4–3），但上述代偿性反应可维持足够的心排血量以保证重要器官灌注。麻醉诱导可降低交感神经张力，降低血压，减少静脉回流。正压通气同样会减少静脉回流入心脏。因此，诱导后由于麻醉师干扰患者的代偿机制，心排血量显著降低。冠状动脉灌注压可能降低，患者可能发生心肌缺血，进一步发生低血压和循环衰竭。

有时，担心出现严重血流动力学不稳定可能会促使在诱导前放置主动脉内球囊反搏（参见第 11 章）。其他患者也可能有经皮左心室辅助装置支持（参见第 11 章）。

计划诱导心脏手术患者的麻醉师必须考虑麻醉所有患者相同的常规麻醉问题。对于所有麻醉，ABC（气道、呼吸和循环）的基本原理都适用。有气道问题的患者接受心脏手术时需要特别考虑。美国麻醉师协会的困难气道管理流程 [3] 适用于心脏手术和非心脏手术人群。必要时对心脏手术患者行清醒插管，并理解血流动力学监测是防止应激性心动过速和心肌缺血所必需的。在确保气道顺畅的同时，麻醉团队的一名成员应持续关注患者的血流动力学，以应对任何插管相关的波动。可能的话避免经鼻插管，因为许多患者接受各种抗凝治疗，且如果计划体外循环所有患者都将全身肝素化。

麻醉维持包括联合使用麻醉性镇痛药、非去极化肌肉松弛剂、吸入性麻醉药以及可能使用的丙泊酚。根据合适的血压和心率还有手术团队的需求滴定麻醉药物。主动脉插管时收缩压一般会降到 100mmHg 以下。在手术中，心脏经常被抬高、挤压或操作，导致短暂的低血压。在心脏操作期间应与外科团队沟通，并小心地滴定麻醉药物使患者的血流动力学能够更好地耐受操作。平均动脉压低于 65mmHg 或自基线水平降低 20% 是不可取的，这可能导致围手术期肾损伤或其他不良后果。

多年来一直认为只要维持患者血流动力学稳定，没有哪一种麻醉用药方案优于其他麻醉用药方案。然而，吸入性麻醉药除外用于维持心肌氧供需平衡外尚能独立提供心肌保护效应 [4-8]。认为麻醉药物预处理机制类似于缺血预处理，通过使用挥发性麻醉药物可使心脏更好地耐受手术期间缺血性损伤。

当心肌缺血发生时，若血流不恢复，心肌细胞死亡。但即使血流量恢复，心肌细胞仍可能因再灌注损伤而受损或死亡。缺血预处理是反复短暂缺血发作保护心肌免受随后缺血打击的过程。细胞适应的机制是多因素的，超出了本章的范围。然而，通过激活线粒体 K-ATP 通道维持细胞线粒体功能可能是预处理效应的核心 [8]。麻醉预处理被认为提供了一种与缺血预处理等效的药理学方法，最终在缺血性应激期间维持细胞线粒体功能。各种临床研究试图显示围手术期心肌损伤时能保留更多心肌或降低生物标记物；然而，使用吸入性麻醉药物对死亡率和并发症发生率等临床预后的总体影响尚不清楚 [7]。将吸入性麻醉药纳入有心肌缺血风险患者的管理可能有保护作用。

检查患者的体位，确保手臂垫好，面部没有任何压力。

在手术切皮之前，要进行一次“暂停（time-out）”，以便手术室内的所有医护人员再次确认患者身份信息和手术操作。外科医生完成胸骨切开的同时助手们取大隐静脉移植血管或桡动脉。在胸骨切开时，麻醉团队使肺塌陷，降低胸骨锯造成肺损伤的可能性。外科医生然后从胸骨分离出左乳内动脉（LIMA）。该血管通常与冠状动脉左前降支吻合，证明其对冠状动脉疾病患者很有益，与静脉移植血管相比可显著降低狭窄率。也可取右内乳动脉（RIMA）作为移植血管。

建立体外循环

在分离动脉和静脉移植血管后，外科医生接下来准备开始进行体外循环 [如果手术不是在非体外循环下进行（参见第 13 章）]。麻醉师经中心静脉导管注射 300~400U/kg 的肝素。测量患者的活化凝血时间（ACT），并获得动脉血气分析结果。外科医生接下来将检查升主动脉以确定主动脉灌注套管的放置位置。常用主动脉超声来识别没有动脉粥样硬化斑块形成的区域，在此放置主动脉灌注套管。此时麻醉师将患者的收缩压降低到 100mmHg 以下。这可以通过逐渐增加吸入性麻醉药物、静脉麻醉药物或抗高血压药物（如硝酸甘油）实现。接下来外科医生将进行静脉插管。在右心耳放置一个圈套缝合线。通常，心脏的操作会导致各种心房和（或）心室心律失常。一般来说，当心脏操作停止时，这些异常的节律就会停止。然而，有时患者会因快速心房颤动或心室颤动而变得不稳定。如果出现这种情况，若患者 ACT 超过 400~480s 可紧急启动体外循环（CPB），或者实施电转复。外科医生可以使用心内电极对患者实施心脏转复或除颤。有时，给予肝素后需要使用血管加压剂维持血压。在低血压的情况下，麻醉师也可以要求灌注师通过主动脉灌注套管给予容量。这应该与外科医生讨论，他们应确认已经移除所有管道上的夹闭钳，套管正确地放置于主动脉且没有气泡。放置心脏停搏液套管后，外科医生通过松开静脉套管上的夹闭钳启动体外循环。此时，静脉回流被引导至体外循环机上的静脉贮血罐。肺动脉血流减少，表现为 PA 压下降。心脏在胸腔内塌陷。当灌注师示意已经处于“全流量”，心脏不再向肺循环和体循环射血时，可以停止对患者的通气；然而，一些人主张体外循环时进行低潮气量通气以防止肺不张和减少肺缺血再灌注损伤，因为体外循环时只有支气管循环持续向塌陷的肺部供血。然而，体外循环期间通气策略的长期效应尚未确定[9]。在“全流量”时，患者的静脉回流被引入体外循环机器而非右心和肺动脉；因此，肺不再氧合静脉血。检查患者面部是否肿胀，排除上腔静脉引流不充分。外科医生然后阻闭升主动脉，将冠状动脉与全身主动脉血流隔离。然后给予富含钾的停搏液使心脏停搏，以便进行手术修复。体外循环管理将在第17章详细讨论。

CPB 撤离

完成冠状动脉血运重建和（或）其他外科干预后，患者必须脱离体外循环机器。脱机过程从外科医生松开主动脉阻闭钳开始。来自主动脉的血液现在流经冠状动脉和静脉旁路移植血管。患者逐渐复温直到核心温度超过36℃，外周温度至少为35.5℃。在此期间，随着心外膜起搏或心脏固有节律的恢复心脏将开始跳动。主动脉阻闭钳取下后，动脉血流入心脏冲洗出心脏停搏液，心脏节律恢复，心脏收缩。检查动脉血气确定心脏的代谢环境已充分正常化，因而预期心脏功能正常。在体外循环过程中采集血液样本进行分析的频率和实验室测量值因机构而异。通常包括：

· 钾浓度：因给予心脏停搏液通常会发生高钾血症。自发性利尿常常导致钾浓度低于6mmol/L。如果钾浓度升高，不太可能恢复有效的心脏节律。给予10U的普通胰岛素和1安瓿50%的葡萄糖可以暂使钾离子向细胞内转移。纠正任何代谢性酸中毒也会降低血清钾浓度。给予呋塞米利尿也能降低血钾浓度。肾衰竭患者心脏手术后有时需要紧急透析，因为他们缺乏通过肾脏清除钾的能力。

· 葡萄糖浓度：围手术期通过注射普通胰岛素来维持血糖浓度。避免过度严格的血糖控制，防止可能出现的低血糖。各个机构有自己的心脏手术围手术期血糖管理方案（参见第5章。）。

· 钠浓度：心脏手术期间通常不会出现低钠血症和高钠血症。与生理盐水相比，优选平衡晶体溶液，因为生理盐水可能导致高氯代谢性酸中毒。

· 离子钙浓度：给予300~1000mg氯化钙静脉注射可纠正症状性低钙血症。由于钙在细胞损伤中的作用，在没有低钙血症的情况下，不建议在撤离体外循环时常规使用氯化钙。

· pH：若体外循环顺利进行，患者不应有任何代谢酸堆积。然而，如果发生代谢性酸中毒，鉴别诊断应包括肠缺血（如继发于肠灌注不足）、肾功能衰竭伴酸积聚和糖尿病酮症酸中毒。继发于全身灌注不足的乳酸性酸中毒也可能发生；然而，在体外循环运行期间，灌注师通常应密切监测静脉血氧饱和度，以确保足够的组织氧供。

· 血细胞比容：关于心脏手术围手术期输注浓缩红细胞的触发点，文献中存在很大争议。红细胞输注必须在麻醉师、外科医生和灌注师讨论后个体化确定。一般来说，血细胞比容低于 18% 的患者给予红细胞输注治疗。体外循环期间的血液浓度允许灌注师减少患者的血浆容量，从而增加血细胞比容。第 16 章将详细讨论心脏手术患者的血液成分治疗。

在患者脱离体外循环机器之前，心脏必须恢复正常活动——有节奏地收缩和放松有效地将血液泵入组织。

在去除阻闭钳和冲出心脏停搏液后，心脏常恢复正常窦性心律。然而，有时在移除主动脉阻闭钳时，心脏可能发生室颤，因此必须除颤。给予利多卡因、镁和胺碘酮辅助除颤。还有一些患者会出现不同程度的心脏传导阻滞（参见第 3 章），需要心脏起搏。外科医生通常放置心外膜起搏导线，这样可建立双腔（DDD）起搏，从而有助于体外循环撤机。在撤离体外循环时通常需要 80~100/min 的心率，以维持足够的心排血量。

然后膨肺开始通气。膨肺时观察不要过度膨胀和扩张肺部，可能损伤左乳内动脉到左前降支的旁路移植血管。麻醉师和外科医生观察肺部在胸部复张。如果在围手术期打开了胸膜，外科医生应排除胸腔内可能的积血。

随着患者通气、心律恢复，心肌代谢环境正常化后，可以开始从体外循环机器撤离的过程。

回想一下，血流动力学的基础：

$$血压 = 心排血量 \times 全身血管阻力$$

在脱离 CPB 时，麻醉师必须确定如何影响患者的血管张力和心排血量，创造条件脱离 CPB。患者脱离体外循环时麻醉师能够影响一些参数。使用血管收缩剂（去甲肾上腺素、血管升压素）或血管扩张剂（硝酸甘油、吸入性麻醉药）可以增加或减少血管张力。通过给予额外的容量调节患者的前负荷。最后，使用正性肌力药物如米力农、肾上腺素和左西孟旦可以增强心脏的收缩力。如何调节这些参数取决于患者的个体化因素。

麻醉师可使用 TEE 和（或）PA 导管获取额外的必要信息，使患者脱离体外循环。

外科医生将逐渐减少流入静脉导管的流量；此后，先前没有容量的心脏开始充盈。许多外科医生会将泵的流量减少到大约 2L/min。这样，患者可从泵中获得 2L 的心排血量，同时由其自身跳动的心脏产生额外的心排血量。当泵血流量降低到 2L/min 时，麻醉师和外科医生评估患者新修复的心脏在完成所有泵血工作的情况下维持适当血压的可能性。

大多数患者可清楚地看见心脏在胸腔中跳动。虽然麻醉师通常只能看到右心的跳动，但有力的心脏收缩是一个很好的第一指标，提示患者将很容易从体外循环撤离。

接下来，麻醉师可用 TEE 检查心脏的功能和完整性。收缩有力的心脏是明确的。同样，即使是对超声心动图检查新手而言，一颗收缩无力心脏也相当明显。

如果患者心脏收缩有力，平均血压超过 70mmHg，泵流量可以从 2L/min 进一步降低，患者脱离体外循环支持。另一方面，如果心脏收缩强有力，平均血压低于 50mmHg，患者可能存在血管扩张。许多患者在体外循环后出现血管麻痹[10-11]。体外循环后的血管扩张被认为是继发于手术和体外循环相关的炎症反应。即使这些患者的心脏收缩有力，但其血管扩张到无法维持适当的血压，这些患者可应用血管收缩剂治疗。

根据效果滴定输注 1~6U/h 的血管升压素。也可使用去甲肾上腺素。亚甲蓝也被推荐用于难治性血管麻痹综合征。亚甲蓝是鸟苷酸环化酶介导的血管扩张的抑制剂。随着血管张力的恢复，患者可以成功脱离体外循环支持。

左心室、右心室或双心室功能衰竭的患者需要改善收缩力才能脱离体外循环。收缩功能正常的心脏在胸腔内剧烈跳动时，功能不良的心脏在脱离体外循环时随着充盈扩张。当外科医生阻碍血流流向体外循环机时，衰竭的心脏逐渐扩张。随着容量负荷增加，顺应性差会导致左室舒张末压和肺动脉压升高。TEE 上可见心脏扩张和收缩不良。平均血压和混合静脉血氧饱和度迅速下降。在这种情况下，心脏脱离体外循环失败，必须恢复体外循环机的流量。

衰竭的心脏是用正性肌力药物治疗的。可使用多巴酚丁胺、米力农、左西孟旦和肾上腺素。通常给予多种药物同时增加收缩力和血管张力。如果药理学方法不能使患者脱离体外循环，可使用机械辅助（如主动脉内球囊反搏、心室辅助装置）（参见第 11 章）。

一旦患者脱离体外循环机器，应根据所需的负荷条件小心地输入所需要的额外容量。TEE 和 PA 压力测量可以评估容量负荷是否足够。心室容量负荷不足在 TEE 上表现为心室腔在每一次心跳的收缩期末消失。假设顺应性相对正常，PA 压力和中心静脉压下降则提示需要给予更多的容量。也可以测量心排血量来帮助指导正性肌力药物、血管收缩药物和容量的治疗。在高 PA 压力和 TEE 上显示收缩性差时每搏量（SV）低，表明患者可受益于正性肌力药物治疗。低血压时 SV 升高提示患者血管扩张需要血管收缩药物。最后，低血压患者同时伴有低 SV、低 PA 压力和 TEE 显示收缩性良好可能受益于容量治疗。

当然许多患者会同时存在低血容量、血管扩张和心脏收缩力低，此时脱离体外循环则需要麻醉团队根据患者的进展迅速调整反应。

若认为患者稳定且 TEE 评估对瓣膜的修复或置换充分，可通过注射鱼精蛋白来逆转肝素抗凝。缓慢给予鱼精蛋白根据末次肝素剂量和 CPB 时最后一次测定的 ACT 以 1mg∶100U 肝素或低于此比例进行中和。若围手术期进行肝素浓度分析，可确定给予鱼精蛋白的剂量。鱼精蛋白与肝素相互作用可消除其抗凝血酶效应。

鱼精蛋白应缓慢给药是因为它与一些不良反应有关。快速给药可引起组胺释放并导致血管张力降低和低血压。也可能出现暴发性过敏反应，导致循环衰竭、水肿和支气管收缩。肺动脉高压和右心室衰竭也与鱼精蛋白的使用有关。与鱼精蛋白过敏或组胺介导的鱼精蛋白反应不同，这种情况下的循环衰竭是由于肝素 - 鱼精蛋白复合物产生血栓素导致肺血管阻力（PVR）增加并伴有右心室衰竭。如果出现肺高压，应暂停鱼精蛋白注射，并使用正性肌力药物来支持右心功能。此时可能需要完全肝素化并重新开始 CPB。随后给予鱼精蛋白可能导致类似的血流动力学不稳定。若没能逆转肝素，预期会发生持续出血，直到肝素被代谢。可能需要输注血液制品。然而，大多数患者在缓慢给药时对鱼精蛋白的耐受性良好。

体外循环时若意外给予鱼精蛋白，有可能导致患者立即死亡。

体外循环支持的患者若抗凝被逆转，体外循环回路就有可能出现血凝块。如果发生此错误，结果将是灾难性的。心脏麻醉期间鱼精蛋白应与其他药物分开放置，并且只有在心脏外科主治医生和麻醉主治医生讨论后才能使用。

给予鱼精蛋白后，活化凝血时间正常化。尽管如此，许多患者仍需要持续血液制品输注。凝血障碍、血液稀释和血小板功能障碍都会导致出血。此时应进行凝血功能检查，并根据需要使用血液制品。通常治疗是经验性的，因为实验室检查结果太慢无法成功指导血液制品的输注，而且许多手术室缺乏凝血功能即时检测能力（关于凝血即时管理讨论，参见第16章）。脱离体外循环后应避免低温导致血管收缩、低心排血量和凝血障碍。

胸骨闭合与患者转运

纵隔充分“干燥”，胸骨放置钢丝并闭合胸腔。胸骨闭合前后应进行TEE检查。患者在胸部闭合后可能出现低血压，尤其是存在右心功能障碍和扩张时。胸骨压迫心脏会导致负荷不足和低血压。有时心脏周围积聚血凝块，可导致手术室内出现心脏压塞。重新打开胸骨并清除血凝块将缓解压塞并恢复血流动力学稳定。部分患者有严重的心脏功能异常和心脏水肿从而无法闭合胸骨。在这种情况下应保持胸骨开放，覆盖贴膜，转运患者至重症监护室继续治疗直到胸腔可以闭合。

全面监测到位、急救药物和急救气道设备准备就绪时，可将稳定的患者转运至重症监护病房。

心脏手术患者常用的血管活性药物

正性肌力药物用于改善心肌收缩性[12]，这些药物通过增加细胞内钙或影响肌纤维蛋白之间的相互作用而发挥作用。儿茶酚胺、多巴酚丁胺[2~10μg/(kg · min)]、肾上腺素[0.01~0.15μg/(kg · min)]和磷酸二酯酶抑制剂米力农[50μg/kg负荷，0.375~0.75μg/(kg · min)]可增加细胞内钙离子浓度，作为其作用机制的最后一步增加收缩力。遗憾的是，使用这些药物可能增加心律失常的发生率、恶化舒张功能、增加心肌耗氧量。此外，它们还与药物治疗心力衰竭患者死亡率增加有关。尽管如此，这些药物仍然是麻醉管理的重要组成部分，因为它们能暂时改善心室功能。围手术期为了撤离体外循环往往需要进行暂时支持。绝不应按照强制性方案在围手术期常规给予正性肌力药物，只有在特定需要的情况下才给予正性肌力药物支持[13]。

左西孟旦 [0.05~0.2μg/(kg · min)] 可使肌原纤维蛋白对细胞内已经存在的钙离子更敏感，从而可延长收缩期的横桥时间。它避免了与儿茶酚胺和 PDE 抑制剂相关的钙离子超载。左西孟旦通过其对 K^+ 通道的作用导致平滑肌膜超极化而产生血管舒张作用[14]。据报道，左西孟旦还可以开放线粒体 K-ATP 通道，提供对缺血损伤的药物性预处理作用[15]。左西孟旦有轻度的松弛作用，可改善舒张期松弛功能。术中使用左西孟旦可能因其产生血管扩张的作用而变得复杂，因此需要血管收缩剂维持血压。此外，近期的研究对左室功能不全的心脏手术患者使用左西孟旦改善结局终点（如 30d 死亡率）的作用提出了质疑[16-17]。

体外循环术后血管麻痹综合征可采用血管收缩剂治疗。去甲肾上腺素主要激动 α 受体，从而产生血管收缩。从 0.02μg/(kg · min) 剂量开始并根据效果进行滴定。撤离体外循环后还可使用血管升压素（1~6 U/h）恢复血管张力。血管升压素通过血管平滑肌内 V_1 受体增加细胞内钙发挥作用[18]。血管升压素和去甲肾上腺素协同作用可用于恢复血管麻痹患者的张力，如术前使用血管紧张素转换酶抑制剂治疗的患者。

病例场景

一名 72 岁的男性患者计划进行冠状动脉血管重建术。

▸ 管理患者需要哪些术前信息？

常规麻醉前检查已经完成。通过造影片和报告了解冠状动脉解剖。了解患者的射血分数及是否存在其他心脏问题（如瓣膜病或舒张功能障碍）。了解患者的用药方案。术前停药，如抗血小板药、抗凝剂或抗高血压药，必须经患者的心脏病医生和外科医生会诊后决定。

▸ 患者冠状动脉左主干狭窄超过 60%。EF 正常；劳累后呼吸困难。麻醉诱导应如何进行？

放置有创监测后，使用咪达唑仑、芬太尼、肌肉松弛剂和丙泊酚诱导。

诱导后，收缩压降至60mmHg，V4~V6导联ST段升高。

▸ 麻醉团队应该如何应对?

诱导低血压时心电图显示缺血征象。使用血管收缩剂，如去氧肾上腺素，血压恢复至120mmHg。但心电图仍然显示缺血征象。PA压力已经上升至75/40mmHg。

▸ TEE显示前壁运动减弱并出现急性二尖瓣反流。PA和体循环压力均为60/40mmHg。外科医生进行了紧急开胸。还有什么方法可以帮助该患者?

患者出现急性缺血，对血管收缩剂产生的血压恢复无反应。可放置主动脉内球囊反搏。在急性缺血的情况下，可以紧急启动CPB。麻醉师给予足量（300~4007U/kg）肝素。肝素化后，患者紧急开始体外循环，并完成旁路移植。

视频 4-4

▸ 在尝试撤离体外循环时，泵流量降至1L/min。平均动脉血压为40mmHg。PA压力为60/40mmHg。TEE视频剪辑显示什么（视频4-4）?

患者心脏功能明显失调。启用肾上腺素进行正性肌力治疗。血管升压素用于恢复血管张力。平均血压升高至70mmHg，PA压力下降至40/20mmHg。TEE显示心室功能改善。

▸ 缓慢给予鱼精蛋白逆转肝素抗凝，比例为1mg : 100U肝素。然而，在给予鱼精蛋白剂量的2/3后，PA压力增至75/60mmHg，体循环血压为90/60mmHg。TEE显示在鱼精蛋白反应的背景下右心功能失调。麻醉师该怎么办?

立即终止给予鱼精蛋白。同时准备用于再次体外循环的全剂量肝素。调整正性肌力药物和血管收缩药物。患者好转。不给予剩余的鱼精蛋白，闭合胸骨。

总　结

心脏手术患者的常规管理绝不可能是常规的。麻醉团队必须不断地对患者原发性心脏病引起的和由心脏外科操作和体外循环的血流动力学后果引起的血流动力学挑战做出反应。麻醉师应整合直视心脏、超声心动图和有创监测获得的信息以确定维持血流动力学稳定的最佳方案。在随后的章节中，我们将介绍各种病理情况，并讨论具体的麻醉管理。然而，所有使用体外循环的病例基本都涉及相同的四个处理阶段，即诱导和转流前、转流中、脱机、胸骨闭合和转运。

（张 慧 译，雷 翀 审）

参考文献

[1] Engelman R, Shahian D, Shemin D, et al. The Society of Thoracic Surgeons practice guideline series: antibiotic prophylaxis in cardiac surgery, part Ⅱ: antibiotic choice. Ann Thorac Surg, 2007, 83:1569-1576.

[2] Couture P, Denault A, Shi Y, et al. Effects of anesthetic induction in patients with diastolic dysfunction. Can J Anesth, 2009, 56(5):357-365.

[3] ASA taskforce on management of the difficult airway. Practice guidelines for management of the difficult airway. Anesthesiology, 2003, 98:1269-1277.

[4] Landoni G, Gignami E, Oliviero F, et al. Halogenated anaesthetics and cardiac protection in cardiac and non-cardiac anaesthesia. Ann Card Anesth, 2009, 12(1):4-9.

[5] Tritapepe L, Landoni G, Guarracino F, et al. Cardiac protection by volatile anaesthetics: a multicentre randomized controlled study in patients undergoing coronary artery bypass grafting with cardiopulmonary bypass. EJA, 2007, 24:323-331.

[6] DeHert SG. Anesthetic preconditioning: how important is it in today's cardiac anesthesia? J Cardiothorac Vasc Anesth, 2006, 20:473-476.

[7] DeHert SG, Van der Linden P, Cromheecke S, et al. Choice of primary anesthetic regimen can influence intensive care unit length of stay after coronary surgery with cardiopulmonary bypass. Anesthesiology, 2004, 101:9-20.

[8] DeHert SG. Cardioprotection with volatile anesthetics: clinical relevance. Curr Opin. Anaesth, 2004, 17(1):57-62.

[9] Schreiber J, Lance M, de Korte M, et al. The effect of different lung protective strategies in patients during cardiopulmonary bypass: a meta-analysis and semiquantitative review of randomized trials. J Cardiothorac Vasc Anesth, 2012, 26(3):448-454.

[10] Mekontso-Dessap A, Houel R, Soustelle C, et al. Risk factors for post-cardiopulmonary bypass vasoplegia in patients with preserved left ventricular function. Ann Thorac Surg, 2001, 71:1428-1432.

[11] Leyh R, Kofidis T, Struber M, et al. Methylene blue: the drug of choice for catecholamine-refractory vasoplegia after cardiopulmonary bypass? J Thorac Cardiovasc Surg, 2003, 125:1426-1431.

[12] Hannon J, Housmans P. Inotropic therapy. In: Housmans P, Nuttall G (eds). Advances in Cardiovascular Pharmacology. Baltimore, MD: Lippincott Williams & Wilkins, 2008:1-15.

[13] Fellahi J, Parienti J, Hanouz J, et al. Perioperative use of dobutamine in cardiac surgery and adverse cardiac outcome: propensity adjusted analyses. Anesthesiology, 2008, 108(6):979-987.

[14] Pierrakos C, Velissaris D, Franchi F, et al. Levosimendan in critical illness: a literature review. J Clin Med Res, 2014, 6(2):75-85.

[15] Toller W, Archan S. Levosimendan. In: Housmans P, Nuttall G (eds). Advances in Cardiovascular Pharmacology. Baltimore, MD: Lippincott Williams & Wilkins, 2008:17-42.

[16] Landoni G, Lomivorotov V, Alvaro G, et al. Levosimendan for hemodynamic support after cardiac surgery. NEJM, 2017, 376:2021-2031.

[17] Mehta R, Leimberger J, van Diepen, et al. Levosimendan in patients with left ventricular dysfunction undergoing cardiac surgery. NEJM, 2017, 376:2032-2042.

[18] Kan R, Berkowitz D. In: Housmans P, Nuttall G (eds). Advances in Cardiovascular Pharmacology. Baltimore, MD: Lippincott Williams & Wilkins, 2008:67-90.

第 5 章 接受心脏麻醉和手术的伴有合并症患者

主 题

- 心室收缩和舒张功能受损的患者
- 再次手术患者
- 糖尿病患者围手术期血糖控制
- 接受心脏手术的血管疾病患者
- 肾功能衰竭与心脏手术

择期行心脏麻醉和手术的患者中不存在合并疾病的患者越来越少。在经皮介入治疗取得长足发展之前，常规心脏手术的患者可能是一名无其他合并疾病的中年男性，需要进行一到两支血管的冠状动脉旁路移植。时过境迁，目前的心脏手术患者很可能是高龄、合并多种医学问题，需同时进行血管重建和瓣膜置换手术。此外，许多患者在其生命中还经历过其他心脏手术，包括以前的手术和（或）经皮介入治疗。更为复杂的是，这些患者中许多还同时患有心脏收缩和舒张功能障碍。

心室收缩和舒张功能受损的患者

收缩功能障碍

在过去的几十年中，需要行一到两支冠状动脉血管旁路移植的心脏手术患者，通常的主要问题是心绞痛，没有心肌损伤或损伤很小。射血分数（EF）>60% 是惯例而不是例外。

这些患者往往能够很好地耐受围诱导期，并且很容易脱离体外循环

（CPB），很少需要药物或机械支持。假设心肌保护和手术技术不出问题，则心室功能在整个手术和恢复过程中能得以保持。

当前的心脏手术患者非常具有挑战性。患者往往年龄更大，并伴有不同程度的心室收缩和舒张功能障碍，常表现为充血性心力衰竭。

充血性心力衰竭在美国影响了超过500万人，冠心病（CAD）是主要病因[1]。既往有充血性心力衰竭发作、慢性阻塞性肺疾病、高龄和外周血管疾病的患者心脏手术的预后更差（图5–1）。

然而，左心室功能严重受损（EF < 25%）时，维持右心室功能可以改善围手术期预后[2]（图5–2）。左室舒张功能受损导致左室舒张末压（LVEDP）升高，并传导至肺循环。右心室功能良好且能耐受左室舒张功能障碍在围手术期进一步恶化的患者，手术预后可能较双心室功能衰竭患者更好。

可以肯定的是，心力衰竭（HF）患者人群的长期存活率低于心室功能保留的患者[3]（图5–3）。据报道，EF < 30%的患者接受手术冠状动脉血运重建术后死亡率（术后30d内）高达4.6%，而心室功能保留患者的术后死亡率为1.9%[3]。但是，接受手术冠状动脉血运重建的低EF患者术后的长期存活率高于药物治疗患者[3]。因此，尽管与心室功能正常的患者相比，低EF患者在接受冠状动脉血运重建手术后短期并发症发生率和死亡率较高，但与接受内科治疗的低EF患者相比，手术冠状动脉血运重建可改善患者的长期存活率。因此，接受外科冠状动脉血运重建的伴有左室收缩功能受损患者的数量持续增加。

心脏手术患者的心力衰竭可能继发于缺血、瓣膜性心脏病、感染或各种心肌病[4]。常规测定脑钠肽（BNP）来确定心衰患者。BNP浓度>500pg/ml提示心力衰竭。BNP会引起动脉和静脉血管扩张和利尿作用。重组BNP（奈西立肽）已被用于治疗充血性心力衰竭的急性发作。与正性肌力药物不同，它不影响心率或心肌收缩性，而是通过松弛血管平滑肌来降低衰竭心脏的负荷。

机体通过兴奋交感神经和肾素–血管紧张素–醛固酮系统来代偿衰竭心室的左室收缩功能降低。因此，心衰患者经历盐潴留、容量扩张、交感神经兴奋和血管收缩[4]。尽管收缩力下降，但心室扩张和重塑维持了每搏量（SV）。交感神经张力增加维持血压。然而，这些代偿机制最终都会失代偿并导致许多心力衰竭相关的症状，包括液体超负荷、外周组织水肿和肺水肿、心动过速和器官灌注减少。衰竭心脏的心室重塑是多种因素共同作用的结果，导致左心室扩张和功能障碍。血管紧张素转换酶抑制剂（ACE-I）对于心衰患者的益处是基于其血管舒张特性和对心室重塑的抑制作用。然而，ACE-I 会加重麻醉诱导时的低血压。血管紧

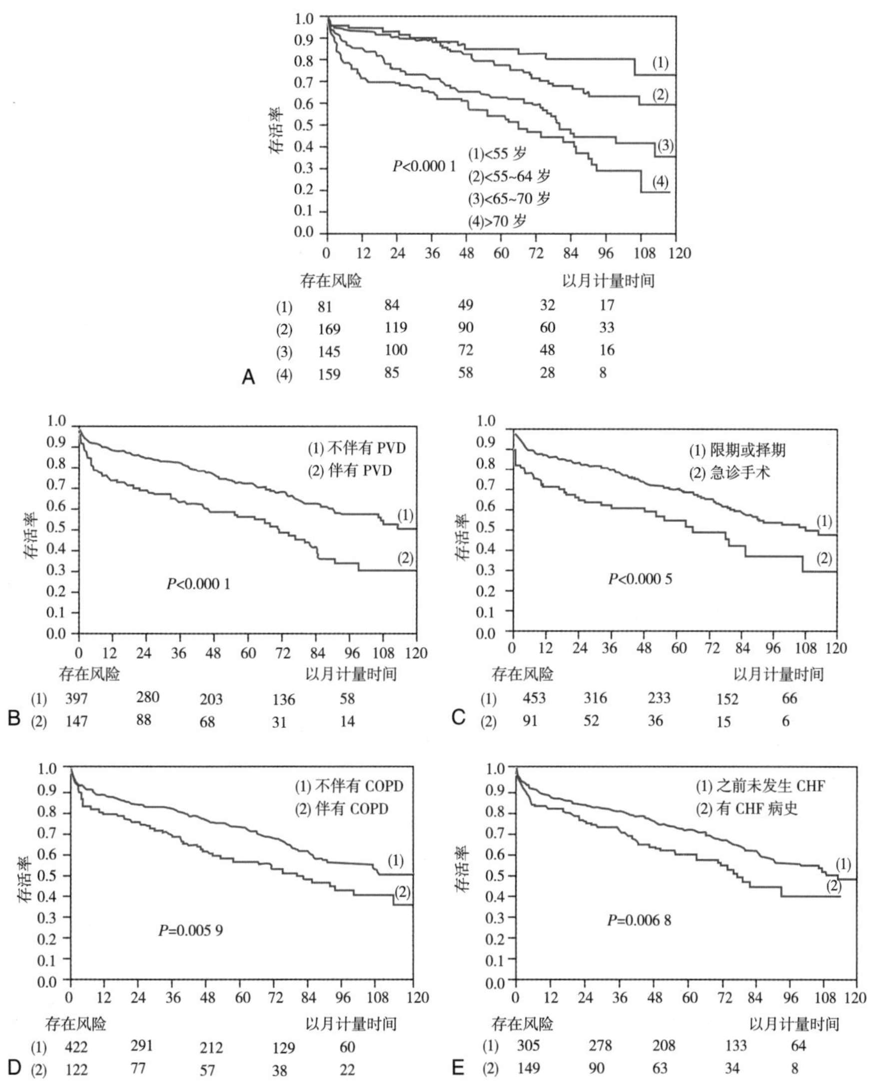

图 5-1　一项对 525 例射血分数 <25% 患者的回顾性分析，远期预后以 Kaplan-Meier 存活曲线表示。年龄增长（A）、发生外周血管疾病（B）、急诊手术（C）、发生慢性阻塞性肺疾病（D）和肺淤血发作病史（E）都预示着冠状动脉旁路移植术后的远期预后较差。经许可，引自 DeRose JJ Jr, Toumpoulis IK, Balaram SK, et al. Preoperative prediction of long-term survival after coronary artery bypass grafting in patients with low left ventricular ejection fraction, J Thorac Cardiovasc Surg, 2005, 129(2):314–21

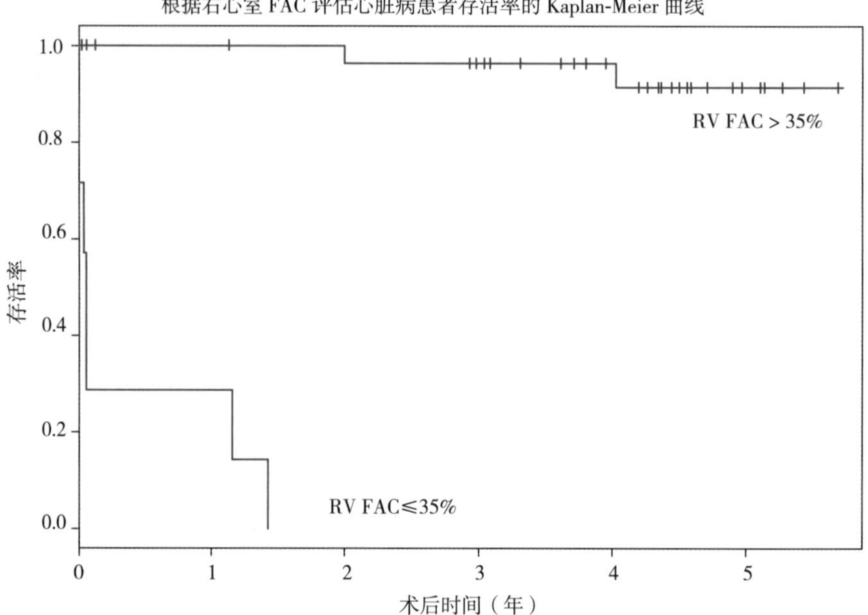

图 5-2　左室收缩功能差（EF<25%）患者的存活率受右心室功能影响，通过 TEE 测量右心室面积收缩率（RV FAC）以评估右心室功能。右心功能正常（RV FAC 35%）的患者冠状动脉旁路移植术后短期和长期存活率更优。经许可，引自 Maslow AD, Regan MM, Panzica P, et al. Precardiopulmonary bypass right ventricular function is associated with poor outcome after coronary artery bypass grafting in patients with severe left ventricular systolic dysfunction, Anesth Analg, 2002, 95(6):1507−1518

张素受体阻滞剂（ARB）也可作为 ACE-I 的替代，同样有引起诱导期低血压的风险。使用醛固酮抑制剂可能引起高钾血症。美国心脏协会为射血分数正常（HFpEF）和射血分数降低（HFrEF）心力衰竭患者的管理均制定了大量的指南（图 5-4）。

有左室收缩功能障碍和 EF 降低的患者在手术时可能会出现急性加重或表现为慢性代偿性心力衰竭。急性心力衰竭患者可能表现为近期心肌梗死后 EF 显著下降。其他患者可能是因为长期存在缺血性心肌病而需要进行冠状动脉血运重建手术。慢性心衰患者通常经历过多次 PCI 或既往心脏手术操作。术前评估应重点回顾心导管检查和超声心动图报告。了解左、右心功能的基础水平非常重要。肺动脉压通常会提示左室功能障碍的程度，并有助于了解右心室将每搏量（SV）输入左心室的压力负荷。有 EF 降低和（或）活动性心肌缺血的患者可能在手术前已放置主动脉内球囊反搏（IABP）[5] 以增加手术期间冠状动脉的灌注压和心排血量。

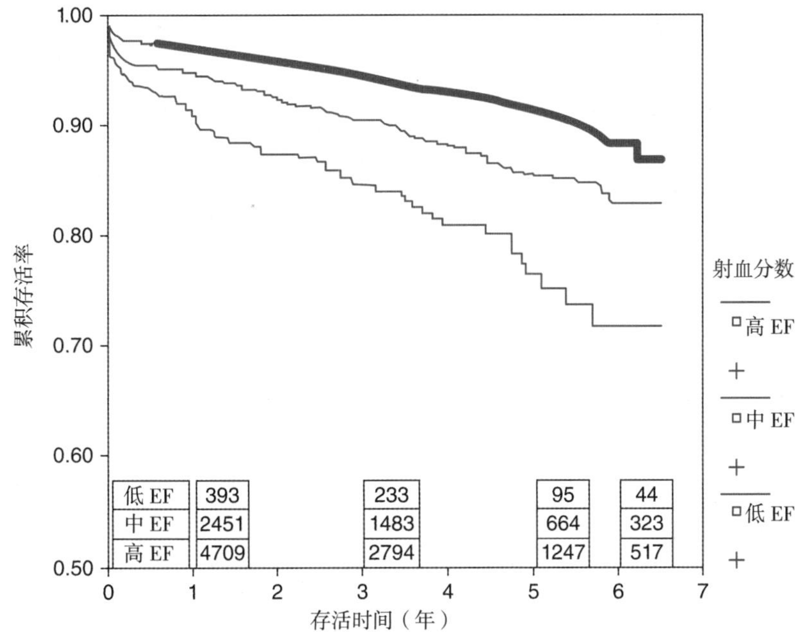

图 5–3　研究纳入加拿大 1996—2001 年 7841 例接受冠状动脉旁路移植手术的患者。患者被分为三组：低 EF（<30%）组、中 EF（30%~50%）组和高 EF（>50%）组。低 EF 组患者旁路移植术后长期存活率显著低于心室功能保留患者。经许可，引自 Appoo J, Norris C, Merali S, et al. Long-term outcome of isolated coronary artery bypass surgery in patients with severe left ventricular dysfunction. Circulation, 2004, 110(11 Suppl 1): Ⅱ 13–17

IABP 的放置是通过股动脉进入降主动脉，其尖端刚好位于左锁骨下动脉起始处的下方（图 5–5；视频 5–1）。IABP 提供反搏以支持心脏的泵血功能。IABP 要求心脏能够产生有效的心排血量，这一点不应与其他心室功能的机械性支持混淆，这些支持或多或少地承担了心室的泵血功能。IABP 工作与心脏的跳动相反。收缩期心脏收缩时，IABP 放气驱动血液从左室进入主动脉。舒张期心脏舒张时主动脉瓣关闭，IABP 充气提升舒张压，改善冠状动脉灌注压（CPP）。IABP 充气和放气的时机通过使用 ECG 或动脉压力波形与心动周期同步的触发机制完成。低 EF 和心肌缺血患者可从 IABP 治疗中获益，因为提升舒张压可改善冠状动脉的灌注、增加心肌氧供。此外，还可降低收缩期心脏的后负荷、减低左室壁张力、降低心肌耗氧。放置 IABP 的禁忌证包括中重度主动脉瓣关闭不全（舒张期充气会增加通过主动脉瓣的反流量）、主动脉瘤、主动脉夹层和严重外

视频 5–1

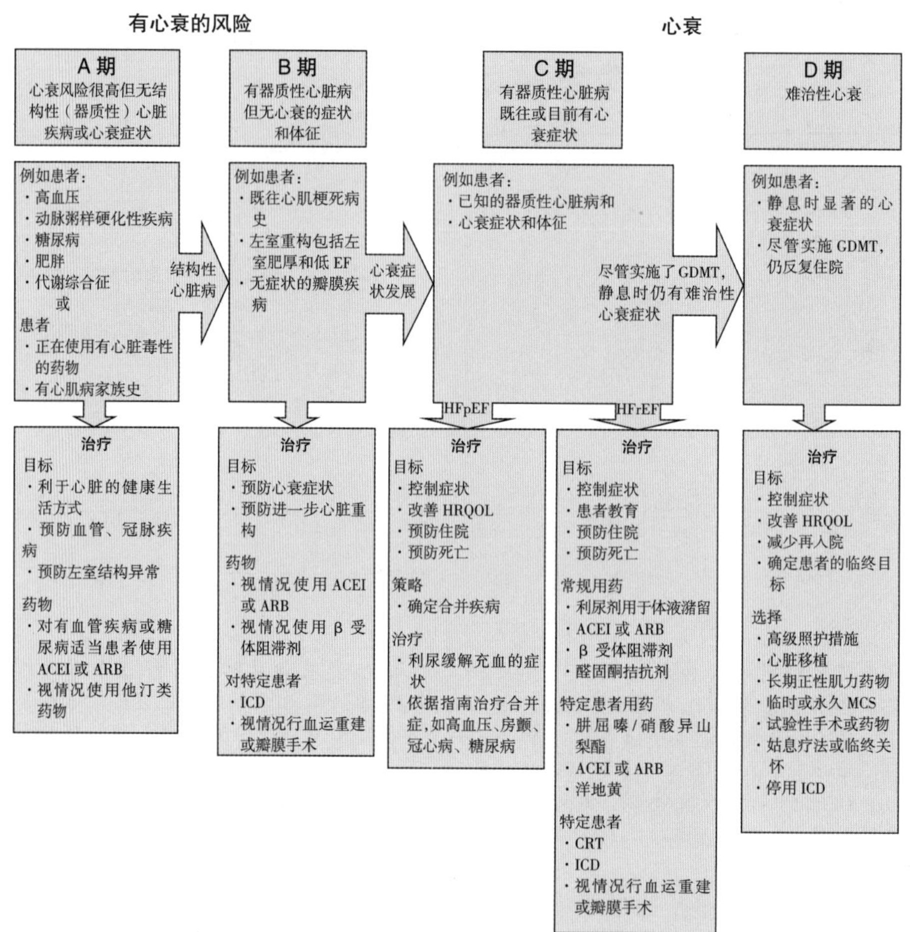

图 5–4　心力衰竭发展的分期及根据不同分期的治疗方法推荐。ACEI= 血管紧张素转换酶抑制剂。ARB= 血管紧张素受体阻滞剂。CRT= 心脏再同步化治疗。EF= 射血分数。GDMT= 指南导向药物治疗。HFpEF= 射血分数保留的心力衰竭。HFrEF= 射血分数降低的心力衰竭。HRQOL= 健康相关生活质量。ICD= 植入式心律转复除颤器。MCS= 机械性循环支持。经许可，引自 Hunt SA, Abraham WT, Chin MH, et al. 2009 Focused update incorporated into the ACC/AHA 2005 Guidelines for the Diagnosis and Management of Heart Failure in Adults A Report of the American College of Cardiology Foundation/American Heart Association Task Force on Practice Guidelines Developed in Collaboration With the International Society for Heart and Lung Transplantation. J Am Coll Cardiol, 2009, 53(15):e1−e90

周血管疾病。在大多数心脏手术团队中由灌注师管理 IABP。可调整 IABP 以提供不同水平的心脏辅助，可以每次心跳都触发或与心跳按 1∶2 或 1∶4 的比例触发。同样，球囊充气的程度也可在控制面板上调节。IABP 工作时舒张压升高，使动脉压力波形非常容易辨认。球囊正确的充气和放气时

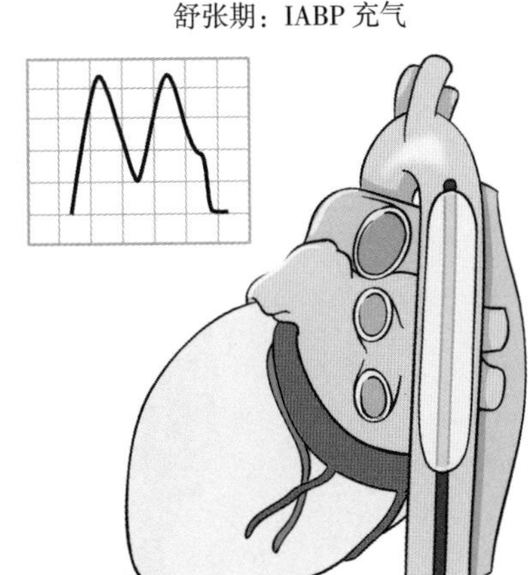

图 5-5　主动脉球囊反搏（IABP）放置于锁骨下动脉远端的胸段降主动脉内。舒张期球囊充气。调整 IABP 的充气时机最大限度地增加舒张压。插图显示 1∶1 充气时，球囊放气时正常的动脉压力波形。舒张期球囊充气，产生了如图所示典型的“M”形动脉压力波形

机是患者植入 IABP 产生最大获益所必需。IABP 有风险，可导致血管损伤、血栓形成和腿部缺血。关于 IABP 的更多细节参见第 11 章。

其他因左室功能下降而发生心源性休克的患者可使用经皮左心室辅助装置（如 Impella）进行支持。这些经皮装置将经氧合的血液从左心室泵入升主动脉，并可将几升血液经过主动脉瓣输送到体循环（图 5-6）（参见第 11 章）。

慢性低 EF 患者也常使用植入式心律转复除颤器（ICD）和心脏再同步治疗（CRT）以改善其心室功能，并能够降低任何危及生命的心律失常的影响。在大部分手术操作包括心脏手术在内，ICD 应置于治疗模式关闭的状态以免手术时异常触发。当关闭 ICD 的除颤功能时，应放置体外除颤电极板。此类患者需要在整个围手术期内持续监测直至 ICD 功能恢复和设备重置（参见第 15 章）。

没有麻醉药物在诱导和维持左心收缩功能衰竭的患者中可提供明确获益。可以有效地使用不同麻醉药物组合，从而最大限度减少心脏储备功能受限的患者血流动力学波动。无论使用何种药物，都可能影响决定每搏量（SV）的三个因素：可供左心室射血的容量（前负荷）、左心室的收缩能力，以及左心室工作将每搏量射入体循环所克服的阻力（后负荷）。

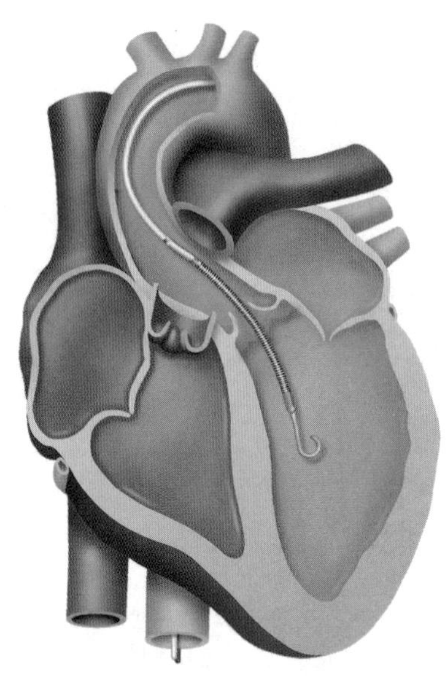

图 5–6　Impella 2.5® 经皮微轴血泵。经许可，引自 Abiomed® 2019

心脏功能保留的患者具有对麻醉诱导时常发生的心脏负荷（前负荷和后负荷）下降的反应。对于心室功能保留的冠心病患者，麻醉师围诱导期的主要任务是避免其心肌缺血。冠心病患者心动过速和冠状动脉灌注压（CPP）的下降可导致心肌缺血，表现为心电图 ST 段的改变和 TEE 上节段性室壁运动异常。然而，如果麻醉师能够维持冠状动脉的灌注，并维持良好的心肌氧供和氧耗平衡，麻醉的诱导和维持就会变得很容易。相反，收缩性心力衰竭患者在负荷条件改变的情况下，心肌收缩力反应性增强的能力受限。交感神经张力的丧失、正压通气和血管扩张均可导致血流动力学衰竭。在慢性代偿性心衰患者中，增大的心脏收缩时可排出足够的 SV，产生可满足患者代谢需要的血压和心排血量。

回忆一下，

$$BP = CO \times SVR$$

其中，

$$CO = SV \times HR$$

然而，当心脏的负荷下降时，代偿机制受损，麻醉诱导时会引起血压急剧下降。血压的下降可降低 CPP，引起心肌缺血，使心脏功能障碍进一步恶化。心衰患者的麻醉诱导可能引起血流动力学衰竭，从而导致室颤并需要立即开始体外循环。

因此，心衰患者的麻醉诱导对患者和麻醉师都是很有压力的。应提前制定紧急实施 CPB 的预案。麻醉诱导期间，外科医生和灌注师均应在场准备，并提前完成 CPB 管路的预充。对有严重心衰和（或）心肌缺血患者在麻醉诱导前放置 IABP 或临时心室辅助装置可能有所帮助。

只要控制好麻醉药物对心脏负荷的影响，就可使用任何麻醉药物。应开放大口径的静脉通路辅助容量治疗。由于放置 IABP 存在肢体缺血和栓塞等风险，所以一般不用于心室功能处于临界水平的患者。此类患者可在诱导前放置股动脉导管进行血压监测。如果患者的病情恶化，可以经股动脉的导管重新置入导丝，放置 IABP。此外，与桡动脉置管相比，股动脉导管监测可提供更重要的有创血压测量。

麻醉诱导后，使用 TEE 可有效地指导麻醉管理。使用 TEE 可确定诱导后出现低血压的病因。左室收缩功能障碍的患者通常表现为左心室扩张和收缩不良。麻醉诱导时，患者因左室收缩功能差而不能增加每搏量。体循环血压随全身血管阻力的下降而降低，这很容易引起血流动力学衰竭。当然，左心室功能保留的患者低血容量和（或）血管扩张时也可能发生围诱导期低血压。通过简单的 TEE 培训，麻醉师可通过经胃中段乳头肌短轴切面快速判断心脏的收缩功能和（或）容量状态。

如果患者血流动力学不稳定，应努力恢复血管张力并改善心脏收缩力。可单次推注 1~2U 血管升压素或持续输注（可用至 6U/h）来增加血管张力，尤其适用于接受 ACE-I 类药物治疗的患者。也可给予正性肌力药物改善心肌收缩性。使用 TEE 可指导心脏的容量负荷并判断心室的功能，如第 2 章所述。

舒张功能障碍

TEE 也被用于舒张功能障碍的诊断。回顾许多出现心衰症状的患者，其 EF 值是相对正常的。有临床表现的心衰患者中，约 50% 的患者射血分数正常（HFpEF）[6]。舒张期心脏舒张功能衰竭可导致左室舒张末压（LVEDP）升高，传递至肺血管导致淤血和心衰症状。肌浆内质网膜上钙 ATP 酶（SERCA）泵活性的降低减缓了心肌细胞胞浆中钙离子的清除，阻碍了心肌的松弛[7]。可通过脉冲（PW）多普勒使用超声心动图发现左室舒张功能障碍的存在。回想一下，PW 多普勒测量的是采样门位置的特定点的血液流速。使用经胸超声心动图（TTE），在左室充盈期间将 PW 普勒采样门置于二尖瓣瓣尖将产生特征性的跨二尖瓣舒张期血流模式图（图 5–7）。

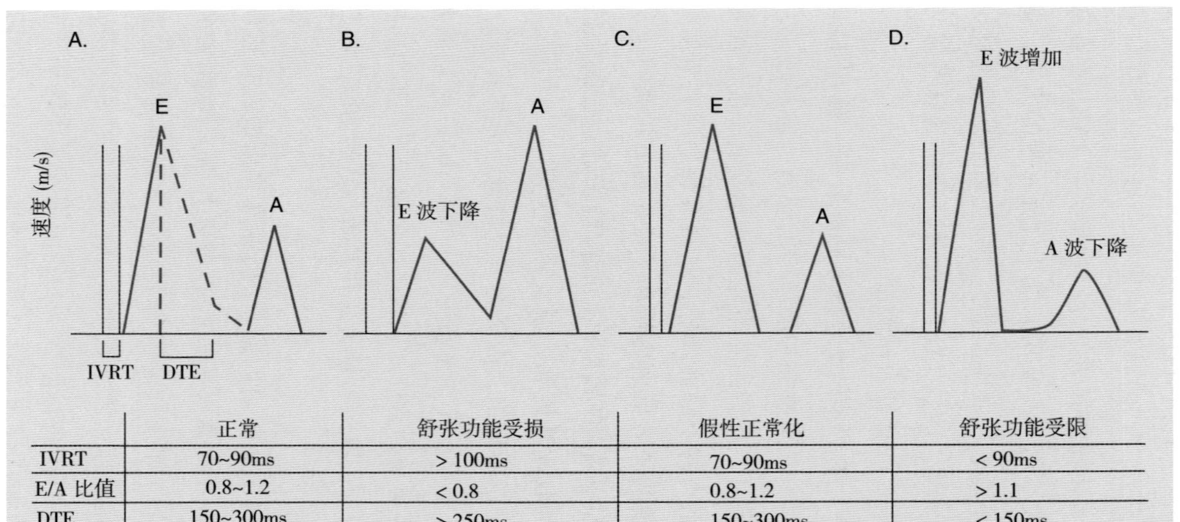

	正常	舒张功能受损	假性正常化	舒张功能受限
IVRT	70~90ms	> 100ms	70~90ms	< 90ms
E/A 比值	0.8~1.2	< 0.8	0.8~1.2	> 1.1
DTE	150~300ms	> 250ms	150~300ms	< 150ms

图 5-7　舒张期跨二尖瓣血流的多普勒超声心动图。A~D（从左到右）表示舒张功能障碍严重程度逐渐增加。A= 心房收缩峰值血流。DTE=E 波减速时间。E= 舒张早期血流。IVRT= 等容舒张期。经许可，引自 Butterworth JF, Mackey DC, Wasnick JD. Morgan & Mikhail's Clinical Anesthesiology. 6th ed. New York, NY: McGraw-Hill Education, 2018

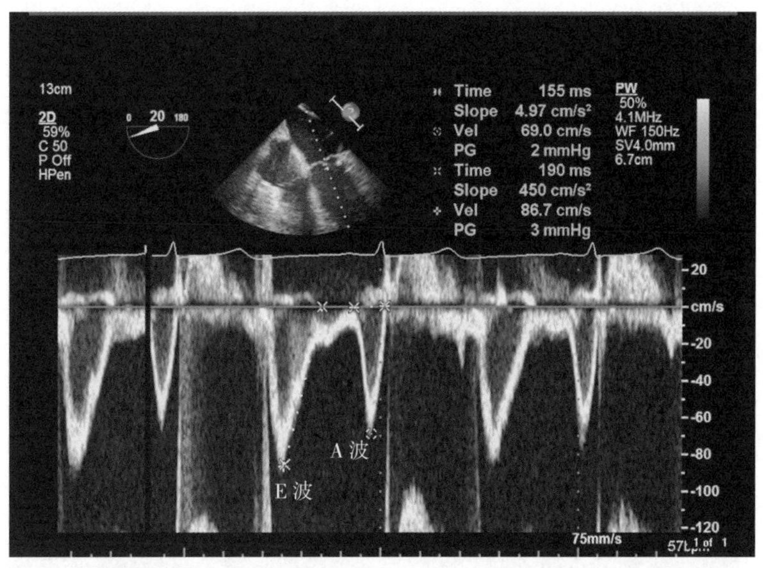

图 5-8　正常的二尖瓣流入模式。E 波大于 A 波。心房收缩时出现 A 波。食管中段四腔心切面图像顶部显示了脉冲多普勒采样门的位置，在该点行血流速度取样

窦性心律患者舒张期血液流入左室时血流速度有两个峰。使用经食管超声心动图（TEE），一个峰出现在充盈期早期二尖瓣（MV）开放后（E 波），另一个峰出现在心房收缩期（A 波）（图 5-8）。E 波和 A 波在基线上方或下方取决于舒张期血流的流向是朝向还是远离超声探头。因此，当使用 TTE 和 TEE 时，波形向上或向下偏离基线的方向是不同的。

舒张功能正常的个体 E 波和 A 波流速比例为 0.8~2。等容舒张期（IVRT）是心室舒张第一阶段，是指从收缩期射血结束至二尖瓣开放的时间。正常 IVRT 在 70~90ms，E 波的减速时间（DT）是指左心房（LA）和左心室之间的压力梯度达到平衡所需的时间，是左心室顺应性的替代指标。DT 正常在 150~300ms。舒张功能受限和左室顺应性非常差的患者 DT 非常短（<150ms），因为心室顺应性差导致了心房和心室之间的压力快速达到平衡。

舒张功能障碍的严重程度有不同的等级。舒张功能障碍早期，主要异常是舒张功能受损。当左室舒张延迟时，舒张期开始的跨二尖瓣压力梯度低于正常值。跨二尖瓣压力梯度降低导致早期左室充盈减少，心房收缩相关的左室充盈所占比例增加，E 波血流速度下降，A 波血流速度增加，E/A 比值降低，IVRT 和 DT 延长（图 5-9）。这种充盈模式代表 I 级舒张

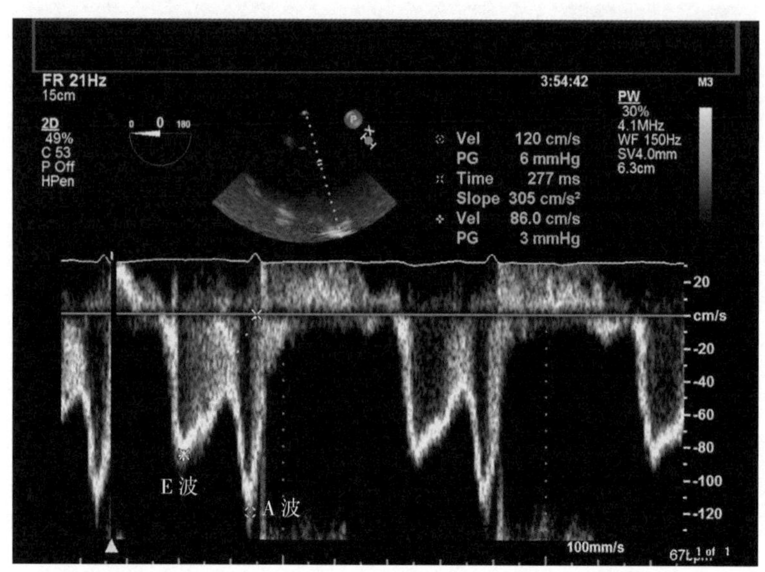

图 5-9 舒张功能受损患者二尖瓣血流的脉冲多普勒检查。注意，此时 A 波高于 E 波。右侧刻度显示左心室血液流入速度 。检测到最大的 A 波速度为 120cm/s。E 波速度为 86cm/s。E/A 比值 <1

功能障碍或舒张功能受损。这种受损舒张充盈模式也可见于老年人，原因是其左室舒张较为缓和。因此，老年房颤患者心房收缩功能的丧失可显著降低每搏量，从而导致血流动力学衰竭。在健康人或年轻患者中，心房收缩在舒张充盈中的作用不那么重要。因此，此类患者心电图上的“P”波和心房收缩缺失反映血流动力学耐受性更好。

随着时间的推移，舒张功能障碍进展会导致左房压力升高。增加的压力恢复跨二尖瓣压力梯度至正常值，形成假性正常化二尖瓣跨瓣血流模式，这是Ⅱ级舒张功能障碍的特点。在假性正常化模式中，E/A 比基本上与正常健康患者相同。因此，仅检查跨二尖瓣血流，脉冲多普勒血流模式提示舒张功能正常，实际上舒张功能受损。幸运的是，假性正常模式可以通过脉冲多普勒的其他应用与正常模式进行鉴别。将脉冲多普勒采样门置于一个肺静脉的左房开口处（图 5-10；视频 5-2）。从肺静脉进入左房的血流速度的频谱图像显示三个波形：两个高于基线的正向波形，收缩期波形（S）和舒张期波形（D）。一种为低于基线的负向波形，发生在心房收缩（AR）期间。在健康个体，收缩期峰流速等于或略大于舒张期峰流速（图

视频 5-2

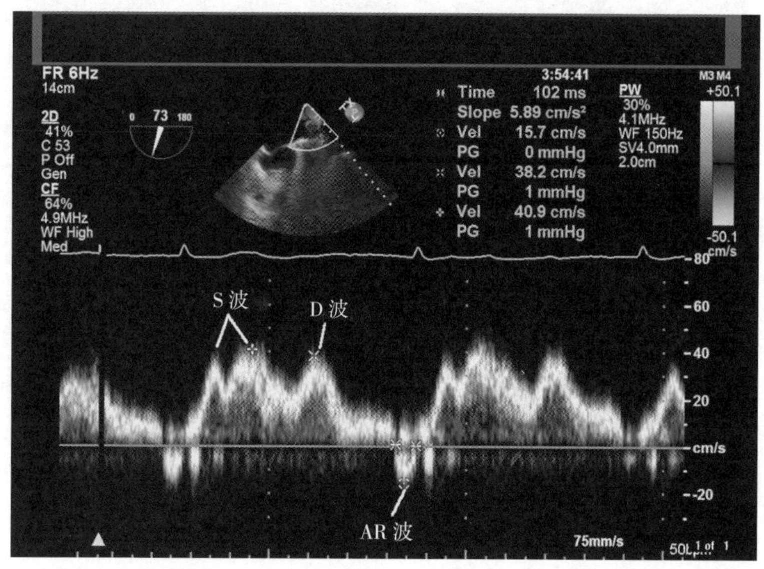

图 5-10　脉冲多普勒现放置于左上肺静脉。从肺静脉流入左心房的脉冲多普勒血流在基线之上，因为血流方向是朝向位于食管内的超声探头的。注意到在这一正常血液流速曲线中，记录到的收缩期和舒张期最大血流速度分别为 40.9cm/s 和 38.2cm/s。在心房收缩（AR）期血流反向，表现为血流背向超声探头（血流速度在基线之下）

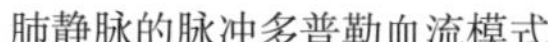
肺静脉的脉冲多普勒血流模式

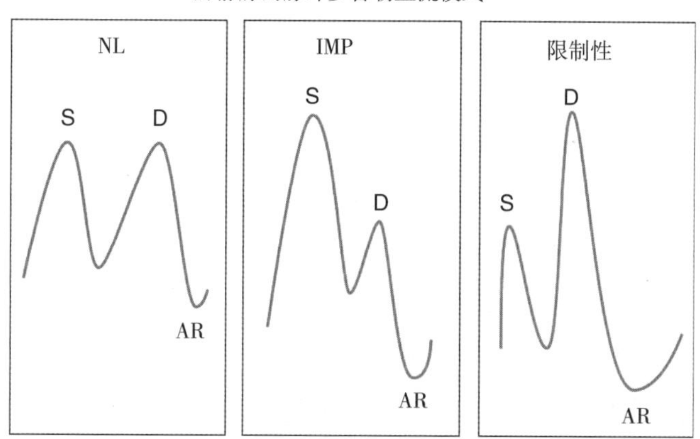

图 5-11　肺静脉多普勒血流模式图可用于辅助舒张功能衰竭分类。健康成年人（NL）的肺静脉血流速度在收缩期（S）和舒张期（D）相似。但当患者出现舒张功能受损（IMP）时，左心房充盈的收缩成分增加。随着舒张功能障碍进展为假性正常化或限制性模式，舒张期以肺静脉血流为主。此外，心房收缩流速和持续时间增加

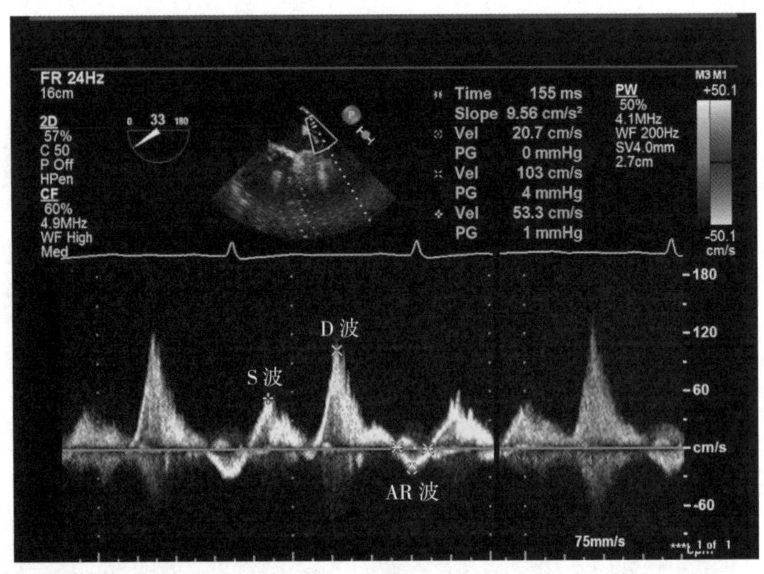

图 5-12　肺静脉的脉冲多普勒检查中，与舒张期血流相比收缩期的血流比例显著降低，反映了左室充盈压增加

5-11）。在更严重舒张功能障碍患者（如，假性正常化或限制性二尖瓣血流模式），左房压力升高将导致收缩期肺静脉的血流相较于舒张期的血流减少（图 5-12）。

严重限制性舒张功能障碍患者心室舒张太差，而且非常僵硬，以至于左房压大幅升高，导致舒张期开始时跨二尖瓣压力梯度高。二尖瓣开放时，血液高速冲入左室导致 E 波速度增加。然而，由于左室的顺应性非常差，血液流速快速下降产生了一个高而窄的 E 波，其峰值可超过 A 波速度峰值的两倍（图 5-13）。无顺应性的左心室在心房收缩开始时已经被充满，心房收缩对左心室最终的容积贡献很小。因此，A 波的流速和时程非常短小。IVRT 和 DT 的持续时间都很短。

组织多普勒是另一种确定舒张功能障碍的方法。虽然目前多普勒多用于确定心脏内血液的流速和方向，但这并非其唯一用途。心肌本身在心动周期中运动，尽管它的速度远低于血流的速度。组织多普勒测量心肌运动的速度，可用二维彩色图像或频谱多普勒信号显示。心肌运动速度通常小于 15cm/s。收缩期心脏收缩时，二尖瓣瓣环向心尖部移动，远离 TEE 探头（图 5-14）。舒张期心脏充盈时，二尖瓣瓣环朝向 TEE 探头移动，产生两个正向多普勒信号，即早期充盈时的 e′ 波和心房收缩的 a′ 波。e′

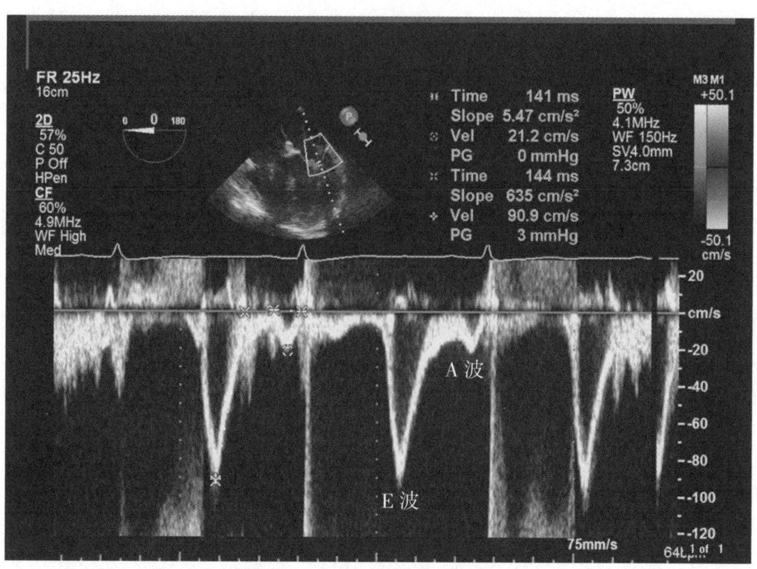

图 5–13　随着舒张功能障碍进展，出现限制性模式。此处最大 E 波流速（90.9cm/s）远远大于 A 波流速（21.2cm/s）。E/A 比值大于 2∶1

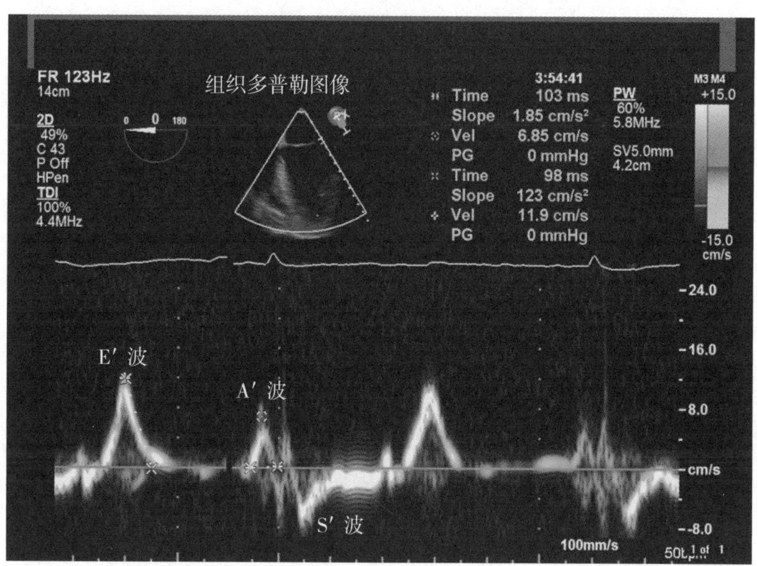

图 5–14　二尖瓣瓣环侧方的组织多普勒图像。舒张期瓣环朝向 TEE 探头移动。因此，E′ 波和 A′ 波高于基线水平，并对应于舒张期心室的血液流入。收缩期二尖瓣瓣环远离探头移动产生心室收缩的 S′ 波。注意组织运动速度（8~15cm/s）比血流速度（100cm/s）慢得多

和 a′ 波对应舒张期跨二尖瓣充盈波形中的 E 波和 A 波。舒张功能障碍时 e′ 小于 8cm/s（图 5-15）。与多普勒跨二尖瓣血流模式相同，组织多普勒也用于区分正常和受损的舒张功能。不同于 E 波，e′ 波在有Ⅱ级（假正常化）舒张功能障碍患者中仍减弱，因此有助于鉴别正常和假正常化的舒张功能障碍。除了使用跨二尖瓣血流和二尖瓣瓣环速率，美国超声心动图学会和欧洲心血管影像协会发布的指南建议考虑其他因素，如左房容积指数（超过 34ml/m^2 时为异常）和三尖瓣反流速率（三尖瓣反流速率 >2.8m/s）[8]。

美国超声心动图学会和欧洲心血管影像协会为舒张功能障碍的诊断提供了大量的指南。图 5-16 总结了使用组织多普勒和测量跨二尖瓣血流诊断舒张功能障碍的方法。

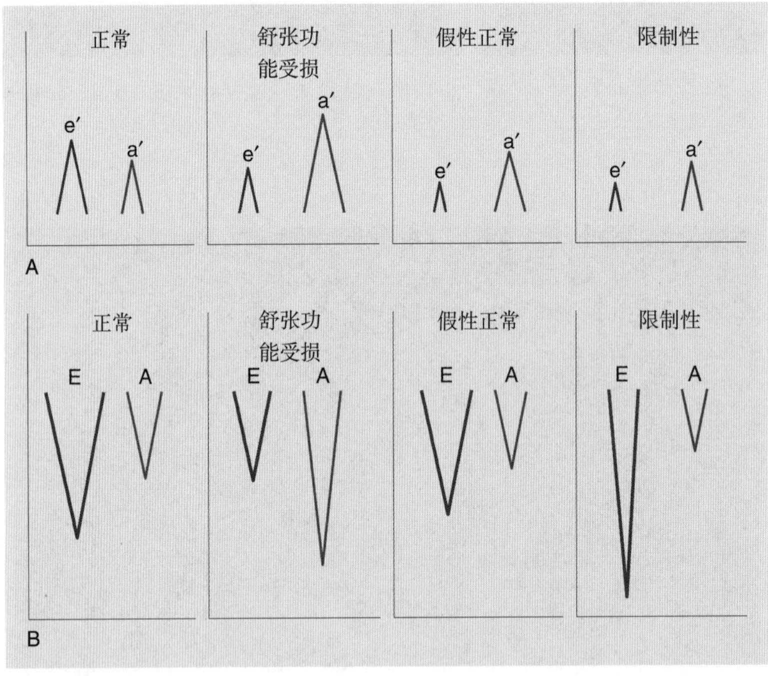

图 5-15　A. 二尖瓣瓣环侧方组织多普勒。舒张期瓣环朝向置于食管中的 TEE 探头移动。因此舒张期充盈时 e' 波和 a' 波均在基线之上为正向波。B. 当经食管检查用于测量舒张期跨二尖瓣血流时，由于血流方向背离食管内的多普勒探头，代表早期和晚期充盈的 E 波和 A 波均在基线之下。注意图 5-7 所示的经胸多普勒检查，此时血流方向朝向探头，所以血流波形在基线之上。组织多普勒可用于鉴别正常的和假正常化的舒张期血流模式，因为当舒张功能障碍进展时 e' 波持续压低。C. 与二尖瓣流入速度模式中 E/A 比值变化不同，二尖瓣环组织多普勒的 E′ 波在假性正常化和限制性舒张功能障碍时仍降低

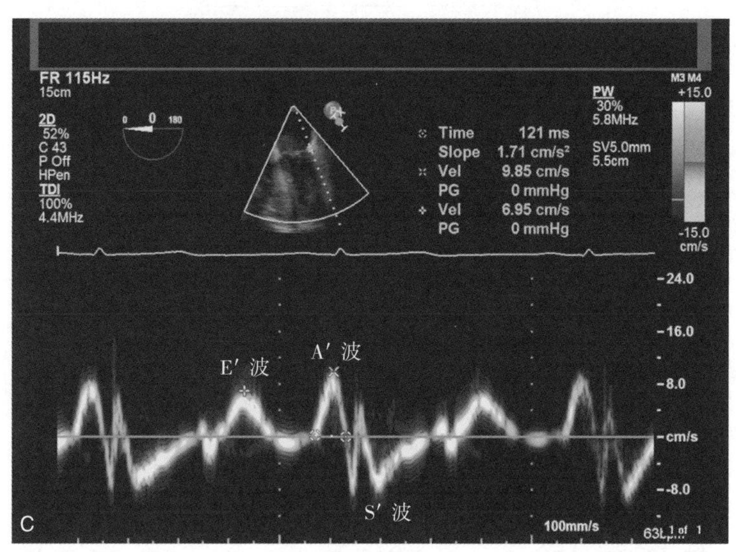

图 5-15（续）

值得注意的是，许多心脏手术患者同时表现为收缩和舒张功能障碍，其临床症状和血流动力学特征往往反映了围手术期同时存在这两种情况。HFpEF 患者对容量负荷耐受性差，围手术期继发于舒张性心脏功能衰竭易发生肺淤血。因此舒张性心力衰竭患者的液体管理避免容量超负荷至关重要。

低血压、心律失常和肺动脉压升高是心衰失代偿的表现。当胸腔被打开时，从麻醉师的位置可以很容易地看到右心。如果右室膨胀得像一个肌性圆球，是事情进展不顺利的可靠提示。中心静脉压（CVP）升高也是右室功能衰竭的前兆。然而，TEE 可以对左、右心功能做出即时评估。右心扩张（视频 5-3）并右房扩大提示右心室功能障碍。三尖瓣反流见于右心室衰竭、左心疾病合并肺动脉压升高，或原发性肺高压。TEE 不会误诊和漏诊左室收缩不良。右心功能障碍的管理将在第 8 章讨论。

视频 5-3

心功能受损可以使用多种正性肌力药物来恢复左室的功能。儿茶酚胺[例如，多巴酚丁胺 2~15μg/(kg·min)、肾上腺素 0.03~0.15μg/(kg·min)]和磷酸二酯酶抑制剂[如米力农 0.3~0.5μg/(kg·min)]可通过不同机制（β 肾上腺素能受体激活或磷酸二酯酶抑制）增加心肌细胞的 cAMP 水平，从

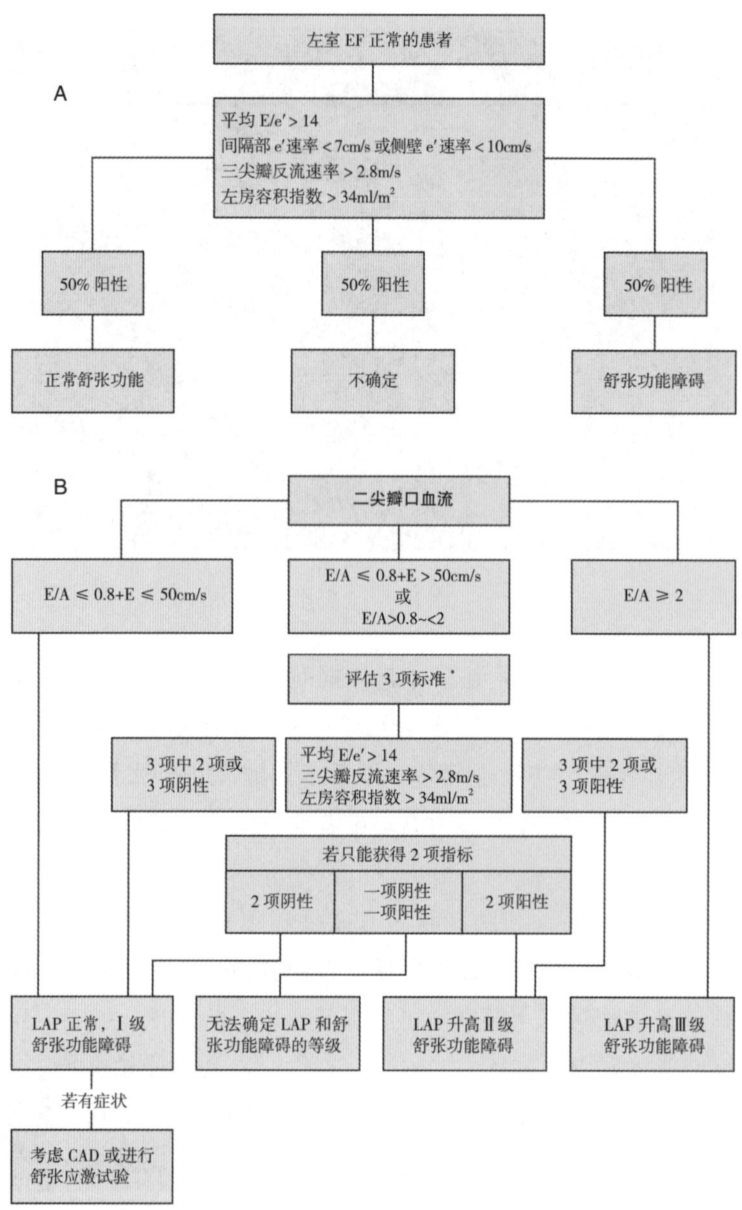

（*：如果 3 个参数中只有 1 个可用时不能确定 LAP。肺静脉 S/D 比值 <1 可用于确定左室 EF 降低患者 LAP 升高）

图 5-16　A. LVEF 正常者左室舒张功能障碍的诊断流程。B. LVEF 降低患者和考虑临床及其他二维资料 LVEF 正常的心肌病患者，评估左室充盈压和左室舒张功能障碍分级的流程。经许可，引自 Nagueh SF, Smiseth OA, Appleton CP, et al. Recommendations for the Evaluation of Left Ventricular Diastolic Function by Echocardiography: An Update from the American Society of Echocardiography and the European Association of Cardiovascular Imaging. J Am Soc Echocardiogr, 2016, 29(4):277–314

而增加细胞内钙离子水平和增强心肌收缩力。左西孟旦是一种新型的作用于细肌丝的钙增敏剂，通过与肌钙蛋白 C 结合和延长横桥与细肌丝的作用时间来增强心肌收缩力，它不增加心肌细胞内的钙离子浓度[9]。左西孟旦具有良好的舒张作用，可促进舒张期心肌舒张。在无确切指征时使用正性肌力药物的做法受到质疑[10–11]。正性肌力药物不应在脱离 CPB 时常规使用，而应在需要改善心室功能时使用。

TEE 观察到心脏呈进行性扩张，肺动脉压力升高，体循环血压下降，右室膨胀提示脱离 CPB 支持失败。一旦发生应立即重新开始 CPB，使心脏休息和再灌注，调整正性肌力药物支持。通常需要缩血管药物如去甲肾上腺素（2~10μg/min）或血管升压素（1~6U/h）维持血压并对抗米力农等强心扩血管药物的血管舒张效应。低 EF 患者脱离 CPB 是一个动态的过程，根据患者的病情变化滴定治疗药物。这种情况下药物的剂量没什么意义，因为随着 SV 三个决定因素的不断变化，各种药物的输注速率也在不断变化。为使心室功能差的患者成功脱离 CPB 的支持，应联合应用 PA 压力、心脏指数测定、心脏直视检查和最重要的 TEE 图像来确定适当的容量、血管收缩药物和正性肌力药物，从而使心室功能差的患者可成功脱离 CPB 支持。肺动脉高压和右室功能障碍患者，除使用米力农等正性肌力药物治疗外，还可能通过吸入一氧化氮获益。若联合使用强心扩血管药物和血管收缩药物支持仍不能完成 CPB 脱机，有时会置入 IABP。如果所有这些干预措施都失败，可以使用临时机械性心室辅助装置来救治患者（参见第 11 章）。

再次手术患者

再次手术在心脏手术患者人群中非常常见[12–14]，既往手术患者常需要进行冠状动脉血运重建或瓣膜修复或置换手术。再次手术对麻醉师和外科医生而言有两方面的挑战。从外科的角度来看，初次手术后发生的粘连使手术暴露困难。以前冠状动脉旁路移植术移植的血管被纤维组织包裹，可能被意外切断导致出血和缺血。右心室可粘连在胸骨上，在切开胸骨时被撕裂，造成出血和血流动力学衰竭。曾接受胸部放射治疗和有心包疾病病史患者也会发生不同程度的粘连，使胸骨切开更具有挑战性。

有手术指征时，可采用经胸入路为二尖瓣或主动脉瓣置换手术暴露心脏并避免粘连。有时外科医生会改变插管策略，通过外周入路建立中心插管，股静脉引流，股动脉或腋动脉回输经体外循环氧合的血液。可在切开胸骨前进行插管，以便需要时快速开始体外循环。应在患者身上放置体外经皮除颤电极，在外科医生充分暴露心脏进行直接电击之前发生心律失常时，可以进行电复律或除颤。在细致外的科管理条件下，二次手术本身并不是手术死亡的特定风险因素。

然而，再次手术的患者通常会表现出严重的心脏症状。只有在药物治疗失败后患者才会考虑外科治疗[15]。因此，在用尽各种药物治疗方法之后患者往往会表现为心力衰竭。在某些情况下（如瓣中瓣主动脉瓣置入术），基于导管的介入治疗越来越多地为再次手术提供备选方案（参见第6章）。

再次手术患者应注意：

· 胸骨切开时挫伤心脏或先前旁路移植的血管的风险。

· 体外循环后潜在出血增加的风险。

· 再次手术患者人群心室功能差和其他合并症。

糖尿病患者围手术期血糖控制

伴或不伴有糖尿病（DM）的患者均有发生围手术期高血糖的风险。显然，由于有发生血管疾病的倾向，糖尿病患者在心脏手术人群中非常具有代表性；但任何患者在围手术期都可能出现高血糖。糖尿病和非糖尿病患者围手术期血糖控制已经成为麻醉管理质量绩效指标之一而被广泛关注，并受到医院监管机构和医院管理者的严密监管。尽管如此，究竟什么是“可接受的”围手术期血糖水平仍不够明确，实现这一“可接受的”标准的管理策略也不统一。

心脏手术患者围手术期高血糖并不少见。低温、手术应激的激素反应、体外循环的影响均会促进糖异生或相对的胰岛素抵抗，导致高血糖[16]。部分外科医生使用含葡萄糖的心脏停搏液，在体外循环期间向患者输送葡萄糖。血糖控制不良与心脏手术后院内不良预后有关[17]。

Van den Berghe 等建议应严格控制围手术期的血糖浓度，以降低危重患者的并发症发生率和死亡率[18]。高血糖与伤口愈合不良、感染和免疫功能受损有关；此外，高血糖还与神经系统预后和肾功能的不良影响有关。

Gandhi 等将接受体外循环心脏手术患者随机分配至胰岛素强化治疗组，并将血糖维持在 80~100mg/dl，常规治疗组在血糖超过 200mg/dl 时给予胰岛素 [19]。有趣的是，尽管进行了更严格的术中血糖浓度控制，与传统常规治疗相比，更严格控制血糖后脑卒中和死亡等结局更差。在一项比较开放性（121~180mg/dl）和严格（90~120mg/dl）血糖管理方案的研究中，长期随访两种方法管理的 CABG 患者未表现出存活优势或生活质量改善 [20]。

此外，若术中严格控制血糖有发生意外低血糖的风险。

对于如何输注胰岛素实现不同的“理想”血糖浓度目标已有许多建议方案。折中围手术期高血糖的不良效应和意外的医源性低血糖之后，推荐心脏手术患者的目标血糖浓度控制于 120~150mg/dl。有多种常规胰岛素的输注方案可供选择，但每个医疗机构很可能都有或都应该有自己的围手术期胰岛素输注方案达到设定的目标，并进行适当监测确定治疗效果。在管理心脏手术患者时，每个医疗从业者了解本机构的胰岛素使用方案至关重要。在任何时候，胰岛素的输注速度和最开始的负荷量均应根据每小时血糖浓度监测结果进行个体化管理和调整。

接受心脏手术的血管疾病患者

心脏手术患者常伴有血管疾病引起的其他大血管病变。主动脉、颈动脉和股动脉疾病会导致心脏手术和麻醉管理复杂化。血管疾病使血管顺应性差引起血压大幅度波动，进而增加围手术期并发症的发生率和死亡率。

闭塞性血管疾病会使中心主动脉和外周动脉测量血压之间存在压差。这种压力梯度会使患者的管理更为复杂，特别是在脱离体外循环时，“主动脉根部 – 桡动脉”压力梯度可能很大。若外周动脉血压波形降低且测量数值低得不正常时，通常测量中心主动脉的压力。

主动脉粥样硬化是心脏手术时引起栓塞性损伤的高危因素 [21]。TEE 和经主动脉表面的超声心动图可用于手术操作前检查主动脉减少栓塞性卒中的发生率 [22]。可对主动脉内粥样硬化斑块的严重程度进行分级且与卒中的发生率相关。在有动脉粥样硬化病变的主动脉区域放置手术阻闭钳，

视频 5-4

可造成非常严重的栓塞或主动脉撕裂和夹层（视频 5-4）。尽力避免在主动脉斑块区域操作可降低栓塞性不良反应的发生率。

由于气管和主支气管妨碍了 TEE 对大部分升主动脉远端和主动脉弓近端的检查，因此，可以使用经主动脉表面超声（EAU）详细检查主动脉，以使手术团队避开有严重动脉粥样硬化的区域。

血管疾病患者的血管系统顺应性相对较差[23]。顺应性差血管的脉压增加。脉压是指收缩压和舒张压之间的差值。脉压升高会增加心脏后负荷，降低脑、肾和冠状动脉的灌注。此外，脉压升高可产生对血管壁的切应力，导致斑块破裂、血栓形成和管壁损伤。心脏疾病患者脉压的增加与肾功能障碍及神经功能损伤有关[24-25]。因此，血管疾病患者在围手术期需要严格的血压控制。尤其血管顺应性差的患者可能经历大幅度的脉压波动，因为麻醉师在体外循环前后会试图确定对心脏而言合适的负荷条件。

血管疾病患者也可能有不同程度的颈动脉疾病表现。有并存疾病患者可同时行颈动脉内膜切除术和冠状动脉旁路移植术[26]。相反对于稳定型心绞痛患者，应在冠状动脉血运重建之前先行颈动脉内膜切除术。归根结底，应由患者的心脏内科医生和外科医生共同制定个体化治疗方案。

显然，如果计划在心脏手术的同时进行颈动脉手术，麻醉师应避免在颈动脉手术区放置任何中心静脉导管。如果患者有严重的单侧颈动脉狭窄，对侧颈内静脉置入中心静脉导管时应在超声引导下谨慎地进行穿刺，以避免损伤颈动脉。如果在心脏手术前进行颈动脉修复，可采用脑电图进行神经生理监测。麻醉师应和血管外科医生共同会诊，以确定在颈动脉内膜切除术中是否需要使用神经生理功能监测手段，因为需要调整术中麻醉药物的使用以避免对监测的干扰。拟接受联合手术的患者应同时按照颈动脉手术和心脏手术进行手术区域准备和铺单。这种情况下，若患者出现循环衰竭可以迅速开始体外循环。

接受心脏手术的患者有时需要修复心脏手术插管导致的股动脉瘤。此外，许多心脏手术患者可能接受过各种不同的血管手术操作，可能有主动脉或下肢动脉的血管旁路移植或植入过支架。如果考虑经股动脉进行血压监测或有放置 IABP 的指征时，了解既往已行血管手术的方案和局部解剖非常重要，可以避免损伤植入的支架和旁路血管或导致下肢血管的损伤。

肾功能衰竭与心脏手术

考虑到有许多糖尿病和血管疾病患者需要进行心脏手术，那么许多心脏手术患者合并肾功能衰竭也就不足为奇了。正在接受透析治疗的终末期肾病患者在心脏手术室相对常见[27]。其他患者接受心导管检查和心脏手术的患者可能有不同程度的肾功能损害，并存在术后肾损伤加重的风险。

肾功能衰竭患者可能表现为围手术期容量超负荷、容量不足（如果透析期间排出液体过多）、高钾血症、代谢性酸中毒、高血压和血流动力学不稳定。体外循环期间使用的心脏停搏液含有钾，可能导致透析患者术后钾超载。可给予葡萄糖和胰岛素促进钾离子向细胞内转移，纠正酸中毒可暂时降低细胞外钾的浓度。若患者心电图表现出高钾血症的特征，则应给予氯化钙。大多数肾功能衰竭患者可以耐受高达 6mEq/L 的轻度高钾血症。透析或持续肾脏替代治疗可以纠正围手术期高钾血症且应确保术后随时可用以降低升高的钾离子浓度和（或）去除过多的容量负荷。

肾功能衰竭患者通常有贫血，故在心脏手术期间可能需要输血。然而，输血时应了解输血可能使将来肾移植的组织配型变得更加困难。此外由于血小板功能受损，此类患者围手术期有一定程度的出血倾向。DDAVP（精氨酸血管升压素）常用于肾功能衰竭心脏手术患者（0.3μg/kg）刺激内皮细胞释放 von Willebrand 因子。尽管如此，肾功能衰竭患者通常需要多种血液制品（包括血小板）来控制出血。心脏手术前摆放体位时应非常小心，以避免压迫和损伤用于透析的动静脉瘘。

肾脏疾病患者的麻醉管理通常经历着血流动力学剧烈变化。刚结束透析的患者可能因容量不足使中心静脉置管困难和出现低血压。体外循环过程中容量负荷和使用心脏停搏液可能会导致患者出现高钾和容量超负荷，从而引起心脏扩张和心力衰竭。当患者接受体外循环支持时可通过血液滤过纠正其容量状态（参见第 17 章）。

多种药物包括钠尿肽（奈西立肽）和非诺多泮被推荐用于改善或预防心脏手术患者术后的急性肾损伤。然而，在一项心脏手术后早期急性肾损伤的研究中纳入 667 例患者，随机分配至非诺多泮组和安慰剂组，死亡率和肾脏替代治疗率两组无差异；但非诺多泮组低血压的发生率增加[28]。围手术期维持足够的肾脏灌注是预防围手术期肾损伤的最佳方法；然而，导致围手术期肾损伤的原因有多个方面，包括缺血、再灌注损伤和炎症反应。关于术后新发肾功能障碍的管理及可能的预防措施更详细的讨论参见第 14 章。

（赵 静 译，雷 翀 审）

参考文献

[1] DeRose J, Toumpoulis I, Balaram S, et al. Preoperative prediction of long-term survival after coronary artery bypass grafting in patients with low left ventricular ejection fraction. J Thorac Cardiovasc Surg, 2005, 129:314-321.

[2] Maslow A, Regan M, Panzica P, et al. Precardiopulmonary bypass right ventricular function is associated with poor outcome after coronary artery bypass grafting in patients with severe left ventricular systolic dysfunction. Anesth Analg, 2002, 95:1507-1518.

[3] Appoo J, Norris C, Merali S, et al. Long term outcome of isolated coronary artery bypass surgery in patients with severe left ventricular dysfunction. Circulation, 2004, 110(suppl II):II-13-II-17.

[4] Groban L, Butterworth J. Perioperative management of chronic heart failure. Anesth Analg, 2006, 103:557-575.

[5] Christenson JT, Simonet F, Badel P, et al. Evaluation of preoperative intra-aortic balloon pump support in high risk coronary patients. Eur J Cardiothorac Surg, 1997, 11:1097-1103.

[6] Yancy CW, Jessup M, Bozkurt B. et al. 2013 ACCF/AHA guideline for the management of heart failure: a report of the American College of Cardiology Foundation/American Heart Association Task Force on Practice Guidelines. J Am Coll Cardiol, 2013, 62:e147-239.

[7] Apostolakes E, Baikoussis N, Parissis H, et al. Left ventricular diastolic dysfunction of the cardiac surgery patient: a point of view for the cardiac surgeon and cardio-anesthesiologist. J Cardiothorac Surg, 2009, 4:67.

[8] Nagueh SF, Smiseth OA, Appleton CA, et al. Recommendations for the evaluation of left ventricular diastolic function by echocardiography: an update from the American Society of Echocardiography and European Association of Cardiovascular Imaging. J Am Soc Echocardiogr, 2016, 29:277-314.

[9] Eriksson H, Jalonen J, Heikkinen L. Levosimendan facilitates weaning from cardiopulmonary bypass in patients undergoing coronary artery bypass grafting with impaired left ventricular function. Ann Thorac Surg, 2009, 87:448-454.

[10] Butterworth J. Dobutamine: too dangerous for “routine” administration? Anesthesiology, 2008, 108(6):973-974.

[11] Fellahi J, Parienti J, Hanouz J, et al. Perioperative use of dobutamine in cardiac surgery and adverse cardiac outcome: propensity-adjusted analyses. Anesthesiology, 2008, 108(6):979-987.

[12] Christenson J, Schmuziger M, Simonet F. Reoperative coronary artery bypass procedures: risk factors for early mortality and late survival. Eur J Cardiothorac Surg, 1997, 11:129-133.

[13] Sabik J, Blackstone E, Houghtaling P, et al. Is reoperation still a risk factor in coronary artery

bypass surgery. Ann Thorac Surg, 2005, 80:1719-1727.

[14] McNeil M, Buth K, Brydie A, et al. The impact of diffuseness of coronary artery disease on the outcomes of patients undergoing primary and reoperative coronary artery bypass grafting. Eur J Cardiothorac Surg, 2007, 31:827-833.

[15] Ngaage D, Cowen M, Griffin S, et al. The impact of symptom severity on cardiac reoperative risk: early referral and reoperation is warranted. Eur J Cardiothorac Surg, 2007, 32:623-628.

[16] Carvalho G, Moore A, Qizilbash B, et al. Maintenance of normoglycemia during cardiac surgery. Anesth Analg, 2004, 99:319-324.

[17] Ouattara A, Lecomte P, Le Manach Y, et al. Poor intraoperative blood glucose control is associated with a worsened hospital outcome after cardiac surgery in diabetic patients. Anesthesiology, 2005, 103(4):687-694.

[18] Van den Berghe G, Wouters P, Weekers F, et al. Intensive insulin therapy in critically ill patients. NEJM, 2001, 345:1359-1367.

[19] Gandhi G, Nuttall G, Abel M, et al. Intensive intraoperative insulin therapy versus conventional glucose management during cardiac surgery. Ann Internal Med, 2007, 146:223-243.

[20] Pezzella A, Holmes S, Pritchard G, et al. Impact of perioperative glycemic control strategy on patient survival after coronary bypass surgery. Ann Thorac Surg, 2014, 98:1281-1285.

[21] Hartman G, Yao F, Bruefach M, et al. Severity of aortic atheromatous disease diagnosed by transesophageal echocardiography predicts stroke and other outcomes associated with coronary artery surgery: a prospective study. Anesth Analg, 1996, 83:701-708.

[22] Gold J, Torres K, Maldarelli W, et al. Improving outcomes in coronary surgery: the impact of echo directed aortic cannulation and perioperative hemodynamic management in 500 patients. Ann Thorac Surg, 2004, 78:1579-1585.

[23] Aronson S. Management of blood pressure in the patient requiring cardiothoracic surgery: what and perioperativrioperativation and pered). Medically Challenging Patients Undergoing Cardiothoracic Surgery. Baltimore, MD: Lippincott Williams & Wilkins, 2009:29.

[24] Aronson S, Fontes M, Miao Y, et al. Risk index for perioperative renal dysfunction/failure: critical dependence on pulse pressure hypertension. Circulation, 2007, 115:733-742.

[25] Fontes M, Aronson S, Mathew J, et al. Pulse pressure and risk of adverse outcome in coronary artery bypass surgery. Anesth Analg, 2008, 107:1122-1129.

[26] Ochroch E, Oware A, Ellis J. Carotid stenosis and coronary disease: understanding the disease processes and defining how to approach them. In: Cohen NH (ed). Medically Challenging Patients Undergoing Cardiothoracic Surgery. Baltimore, MD: Lippincott Williams & Wilkins, 2009:69.

[27] Fatehi P, Liu K, Cohen NH. Perioperative management of the patient with dialysis dependent renal failure requiring cardiac surgery. In: Cohen NH (ed). Medically Challenging Patients Undergoing Cardiothoracic Surgery. Baltimore, MD: Lippincott, Williams & Wilkins, 2009:129.

[28] Bove T, Zangrillo A, Guarracino F, et al. Effect of fenoldopam on use of renal replacement therapy among patients with acute kidney injury after cardiac surgery: a randomized clinical trial. JAMA, 2014, 312(21):2244-2253.

第 6 章

主动脉瓣疾病

主　题

- 概　述
- 主动脉瓣疾病的临床症状和体征
- 主动脉瓣疾病的生理代偿机制
- 超声心动图与主动脉瓣疾病
- 外科手术与导管介导的主动脉瓣置换术
- 主动脉瓣疾病对麻醉的影响
- 病例场景：主动脉瓣狭窄 / 反流患者紧急建立 CPB

主动脉瓣（AV）是每搏量从左心室（LV）射入体循环的通道。如通道变窄见于主动脉瓣狭窄（AS），左室肥厚呈向心性，并通过缩小的主动脉瓣口排出每搏量。心肌增厚和心室射血做功增加了心室的需氧量，如果不能满足则会导致心肌缺血。另一方面，如果瓣膜功能不全导致主动脉瓣关闭不全或反流（AR），左心室扩张并发生偏心性肥厚以适应舒张期左心室充盈量的增加。当主动脉瓣功能不全时，舒张压下降，冠状动脉灌注压（CPP）降低，缺血风险增加。为接受主动脉瓣手术或非心脏手术的主动脉瓣疾病患者提供麻醉极具挑战性。

概　述

美国心脏协会实践指南特别工作组报告了目前对主动脉瓣疾病患者管理的建议[1]。过去瓣膜病最有可能是风湿性心脏病的后果。目前，随着人口老龄化加剧，瓣膜退行性疾病已经是最常见的诊断[2]。有超过 1/8 的 75 岁以上老年人患有某种中度或重度瓣膜性心脏病[2]。严重瓣膜病患者的预期寿命缩短（图 6–1 和图 6–2）。另外，老年女性的瓣膜性心脏病诊断不足[2]。因此，随着人群老龄化，主动脉瓣疾病可能在心脏手术和非心脏手术患者人群中变得越来越普遍。有时，麻醉师在术前评估中首先诊断出心脏杂音[3]。Van Klei 等在荷兰的一项研究中发现，在常规的术前检查中，60 岁以上计划进行非心脏手术患者中主动脉瓣狭窄的患病率为 2.4%[3]。

主动脉瓣疾病的临床症状和体征

主动脉瓣通常为三叶瓣，瓣叶呈半月形，主动脉瓣面积（AVA）为 2.5~3.5cm^2。主动脉瓣狭窄最常见的原因是正常三叶瓣退行性变（图 6–3）

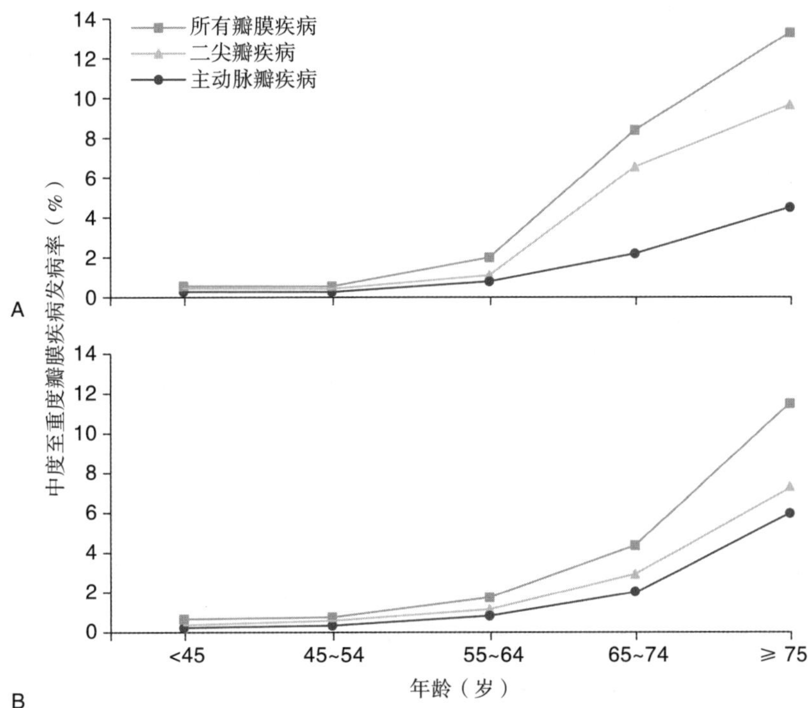

图 6–1　以人口为基础的研究（A）和美国的一个县（B），与年龄相关的瓣膜性心脏病的患病率增加。随着人口老龄化加剧，麻醉师遇到瓣膜病患者的可能性增加。经许可，引自 Nkomo VT, Gardin JM, Skelton TN, et al. Burden of valvular heart diseases: a population-based study. Lancet, 2006, 368(9540):1005−1011

或先天性二叶瓣（图 6-4；视频 6-1，视频 6-2）[4]。其他先天性主动脉瓣畸形，如单叶瓣和四叶瓣，虽然不常见，但也可能导致主动脉瓣狭窄甚至发生于青少年人群。然而，大多数发生主动脉瓣狭窄的患者是因为年龄增长相关的炎症、脂质沉积和正常三叶瓣膜钙化[5]。退行性变过程也可能参与主动脉瓣反流。

视频 6-1

视频 6-2

主动脉瓣狭窄

严重主动脉瓣狭窄指主动脉瓣面积小于 1.0cm^2。主动脉瓣钙化随着时间的推移而发展出现临床症状，包括心绞痛、晕厥和呼吸困难。随着狭窄进展，出现通过瓣膜的压力梯度，以及射血通过狭窄的瓣口形成湍流产生收缩期杂音。随着时间的推移，即使狭窄本身保持不变或进展，心室功能也会受损，降低左室射血力量，反常地降低杂音强度。症状出现后的患者存活期相当有限（2~5 年）[6]。

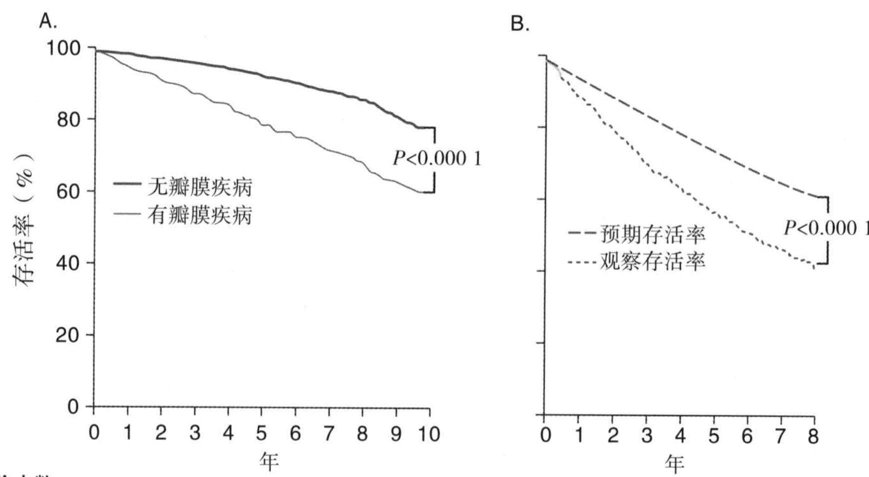

风险人数

瓣膜疾病	615	591	566	541	503	456	438	413	376	331
无瓣膜疾病	11296	11207	11050	11785	9507	8215	8001	7735	5054	3233

风险人数	971	863	765	667	589	518	449	392	73
预期存活率	100%	94%	88%	83%	78%	73%	69%	65%	61%

图 6-2 发现中度或重度瓣膜性心脏病后的存活曲线显示在基于人群（A）和社区（B）研究中，瓣膜性心脏病患者存活率降低。A. 基于人群研究的存活率。B. 1990—1995 年间美国 1 个县内 971 例诊断为瓣膜病的居民与年龄和性别匹配人群的预期存活率相比，其预期存活率与观察存活率。经许可，引自 Nkomo VT, Gardin JM, Skelton TN, et al. Burden of valvular heart diseases: a population-based study. Lancet, 2006, 368(9540):1005-1011

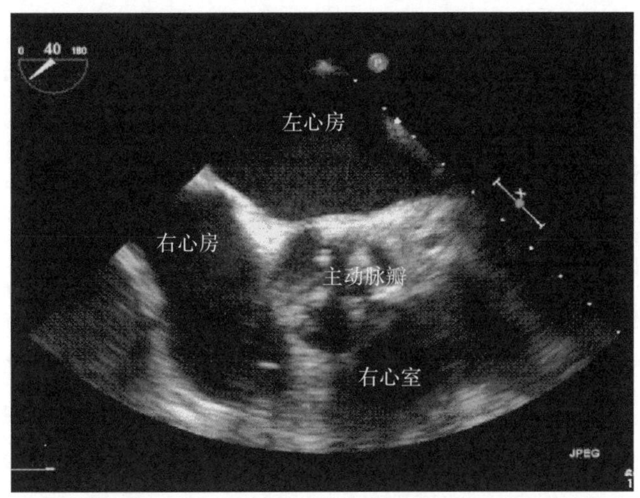

图 6–3　食管中段主动脉瓣短轴平面可见钙化和狭窄的主动脉瓣。主动脉瓣钙化通常与老年退行性变有关。然而，先天性异常（二叶瓣）和风湿也可能发生

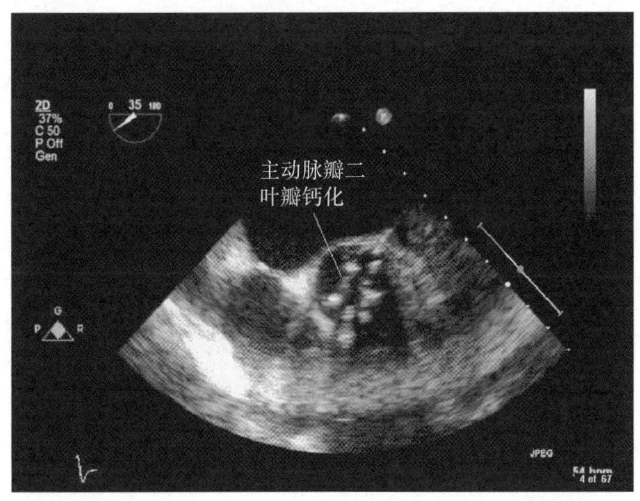

图 6–4　食管中段主动脉瓣短轴切面可见先天性二叶瓣

慢性主动脉瓣反流

产生主动脉瓣反流（视频 6–3）有多重病因，包括感染性心内膜炎、风湿性心脏病、结缔组织病形成主动脉根部扩张、马方综合征、血管炎和梅毒[1]。无论主动脉瓣反流的病因为何，最终结果都相同，那就是主动脉瓣瓣叶不能对合，使血液在舒张期间从主动脉逆行流入左室流出道（LVOT）。

视频 6–3

心脏因瓣膜功能不全而使容量过负荷，出现偏心性肥厚和舒张末压升高[7]。患者常出现舒张性低压和脉压增宽，这是由于舒张时血液经主动脉瓣流入心脏和心室收缩时射血量增加引起的。临床上，慢性主动脉瓣反流患者常出现呼吸困难。随着时间的推移，容量过负荷的左室衰竭和心力衰竭接踵而至。

急性主动脉瓣反流

与慢性主动脉瓣反流患者不同，急性主动脉瓣反流患者在急性充血性心力衰竭时常发生肺水肿。慢性主动脉瓣反流患者的心脏通常会随着时间的推移适应容量过负荷。急性主动脉瓣反流患者的心脏在发病时受到大量的反流血量，没有机会进行代偿。此类患者常出现心源性休克。导致急性主动脉瓣反流的情况包括主动脉夹层、创伤性主动脉损伤和心内膜炎。

越来越多的外科医生修复主动脉瓣关闭不全患者的主动脉瓣。已经建立了一个分类系统来确定导致主动脉瓣反流的原因。近端主动脉扩张导致中央型主动脉瓣反流。相反，超声心动图检查中，主动脉瓣叶的受限或脱垂可产生偏心性主动脉瓣反流。实施修复的性质取决于主动脉瓣关闭不全的易患因素。例如，对于瓣尖运动完整但主动脉扩张（1a 型）的患者，放置主动脉人工血管可能会恢复渗漏的主动脉瓣的功能（图 6–5）。

主动脉瓣狭窄和反流共存

有时患者会同时出现主动脉瓣狭窄和主动脉瓣反流。超声心动图常常有助于识别主要的生理紊乱。

主动脉瓣疾病的生理代偿机制

主动脉瓣疾病患者的心脏试图代偿因主动脉瓣狭窄或功能不全给心脏带来的额外压力和（或）容量挑战[8]。

主动脉瓣狭窄恶化患者的左心室会产生不断增加的心室收缩压，驱动血液通过狭窄的主动脉瓣。心室壁张力增加导致心肌耗氧量增加。回忆一下，LaPlace 定律：

室壁张力 =（心室压力 × 心室半径）/2 × 室壁厚度

通过增加左室壁厚度，心脏代偿压力增加的需求以克服收缩期射血障碍。室壁厚度增加可降低室壁张力。虽然随着时间的推移，左室肥厚可

AI 分类	Ⅰ型 瓣叶运动正常伴 FAA 扩张或瓣叶穿孔				Ⅱ型 瓣叶脱垂	Ⅲ型 瓣叶受限
	Ⅰa	Ⅰb	Ⅰc	Ⅰd		
机制	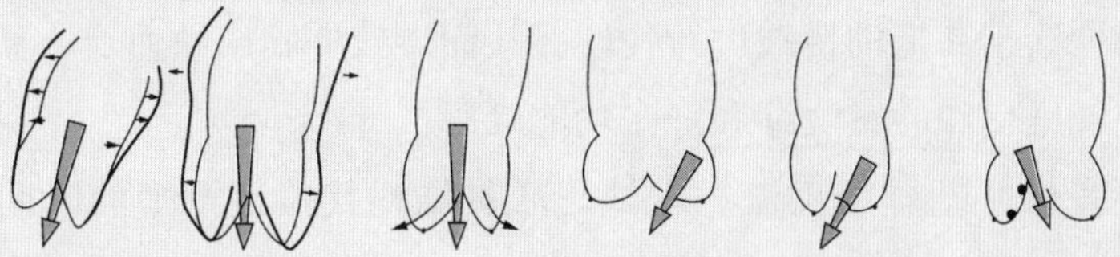					
修复技术 （首选）	**STJ 重塑** 升主动脉 移植物	**主动脉瓣** **保留：** 重新植入 或用 SCA 重塑	SCA	**补片修补** 自体或牛 心包	**脱垂修复** 折叠 三角切除术 边缘游离 悬吊 补片	**瓣叶修复** 刮除钙化灶 补片
（次选）	SCA		STJ 瓣环成形	SCA	SCA	SCA

图 6–5　主动脉瓣关闭不全（AI）以修复为导向的功能分类，描述疾病机制和可能的修复技术。FAA= 功能性主动脉瓣环。SCA= 主动脉瓣对合缘下瓣环成形术。STJ= 窦管交界。经许可，引自 Boodhwani M, de Kerchove L, Glineur D, et al. Repair-oriented classification of aortic insufficiency: impact on surgical techniques and clinical outcomes. J Thorac Cardiovasc Surg, 2009, 137(2):286–294

代偿主动脉瓣狭窄不断恶化，但代偿适应是有限度的。继发于增厚心肌血供不足可能发生心肌缺血。主动脉瓣狭窄患者也可能并发冠状动脉疾病。此外，随着室壁张力的增加，心脏无法通过增加室壁厚度代偿，心肌耗氧量进一步增加。增厚的心室也有舒张功能障碍的风险，因为肥厚的左心室顺应性相对较差[9]。通常顺应性差的心室对容量的耐受性差，极度依赖心房收缩从而在舒张期有效地充盈左心室。尤其是房颤时“心房收缩”丧失极大地降低了心排血量。

主动脉瓣反流主要通过容量来给心脏带来挑战。代偿机制增加了心脏适应舒张血容量增加的能力[10]。心脏扩张以适应更多的舒张期容量。随着时间的推移，心室扩张增加了其舒张功能，但左室舒张末压（LVEDP）仅发生微小变化。主动脉瓣狭窄的心室顺从性差，而主动脉瓣反流的心室顺应性增加[1]。左心室发生离心性肥厚以应对容量和压力做功的挑战。左室容量负荷的增加可引起每搏量（SV）的增加，从而导致收缩压升高。

随着时间的推移，左心室不能再充分扩张以适应反流量。当左心室顺应性受损时，心脏再也不能以很小的舒张压增加来增加舒张容量。左室舒张末压升高，从而降低了 CPP。接着发生心力衰竭。随着时间的推移，心脏不能对加诸于其上的挑战进行代偿，从而导致亚临床缺血、心肌细胞死亡、左室纤维化和心室收缩和舒张功能障碍[8]。

急性主动脉瓣反流患者缺乏心脏结构代偿性重塑的时间。在这种情况下，左室舒张末期容积的增加使左室舒张末压（LVEDP）显著升高。发生心源性休克伴全身低灌注和肺水肿。这些患者的麻醉管理是非常有挑战性的，因为肺水肿患者手术时常出现低血压和低氧血症。

超声心动图与主动脉瓣疾病

在继续本节之前应简要回顾本书开头“围手术期超声心动图导论”中介绍的主动脉瓣疾病的基本切面和诊断方法。超声心动图在管理此类患者中的作用不容低估[1]。

主动脉瓣狭窄

在食管中段主动脉瓣短轴（ME AVSAX）和长轴（ME AVLAX）切面检查主动脉瓣。ME AVSAX 为检查瓣膜的三个瓣叶提供了一个理想的切面。利用彩色血流多普勒，可以看到通过主动脉瓣的湍流。狭窄瓣膜的平面测量（图 6-6）可以粗略估计瓣膜面积。主动脉瓣的平面测量在 ME AVSAX 视图中进行。获取瓣叶图像后，按下“冻结”按钮。使用“描记”功能，在收缩期中期描记瓣膜口。由于钙化时存在声学伪影，同一平面上很难看到瓣叶边缘、射血时主动脉瓣区域的血流变异性和时间变异性，因此平面测量评估瓣口面积并不可靠[11]。

狭窄的瓣口面积可以用遵循流量或质量守恒的“连续方程”来计算。当水随河流流动时，其速度在河流较宽的地方缓慢，在河流较窄的地方快速。通过左心室流出道（LVOT）和主动脉瓣的血流遵循同样的守恒定律。

由于流经 LVOT 和主动脉瓣的血流时程相同，LVOT V_{max} 和 AV V_{max} 近似于各自的时间速度积分（TVI）：

$$\text{LVOT 流量} = \text{AV 流量}$$

$$\text{LVOT 流量} = \text{LVOT CSA} \times \text{LVOT } V_{max}$$

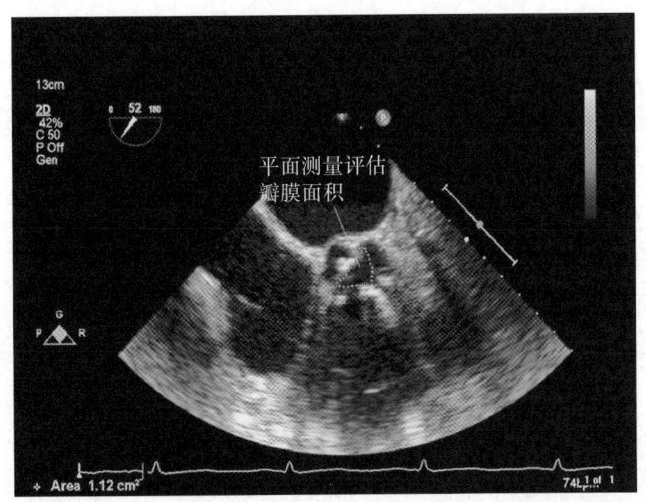

图 6-6　此处的主动脉瓣短轴切面可进行主动脉瓣的平面测量。通过“冻结”图像，可描记主动脉瓣口，估算瓣口面积。由于瓣膜内的钙化很难描记真实轮廓，所以平面测量通常并不准确

$$\text{AV 流量} = \text{AV CSA} \times \text{AV } V_{max}$$

因此，

$$\text{AV CSA} = (\text{LVOT CSA} \times \text{LVOT } V_{max}) / \text{AV } V_{max}$$

$$\text{CSA} = \text{横截面积}$$

$$V_{max} = \text{最大速度}$$

因此，如果已知 LVOT 的血流速度和 LVOT 的横截面积，就可以计算出流过 LVOT 的血流量。获得通过狭窄主动脉瓣的血流速度可计算出狭窄的瓣膜面积。

根据质量守恒定律，通过LVOT的血流量等于通过主动脉瓣的血流量：

$$\text{LVOT 流量} = \text{AV 流量}$$

$$\text{LVOT 流量} = \text{LVOT CSA} \times \text{LVOT VTI}$$

回想一下，VTI（速度 – 时间积分）表示血流在收缩期通过的距离，这是机器整合速度与收缩期射血时间的结果。在深部经胃长轴切面中测量 LVOT VTI，将脉冲多普勒取样容积置于 LVOT 中并描记获得的光谱包络（图 6–7）。VTI 用厘米表示。

CSA 是将 LVOT 看成近似圆柱体来估计的。这种情况下，将 CSA 估计为圆或 πr^2，其中 r 为圆的半径。通过测量 LVOT 的直径（d）（图 6–8），可以计算 LVOT 的 CSA：

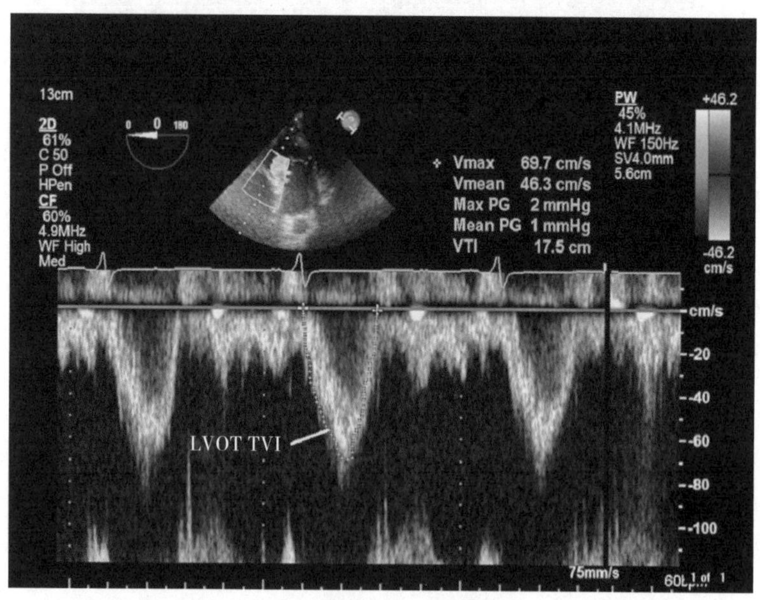

图 6-7　用脉冲多普勒测定 LVOT 的时间 - 速度积分（TVI）。经胃底切面可使多普勒波束与血流方向最佳对齐，使两者之间的入射角最小化。由于最大速度慢——低于 60cm/s，所以使用脉冲多普勒。通过描记速度流包络，机器可以计算时间 - 速度积分。注意这张图中 LVOT 内没有预期出现的压力梯度

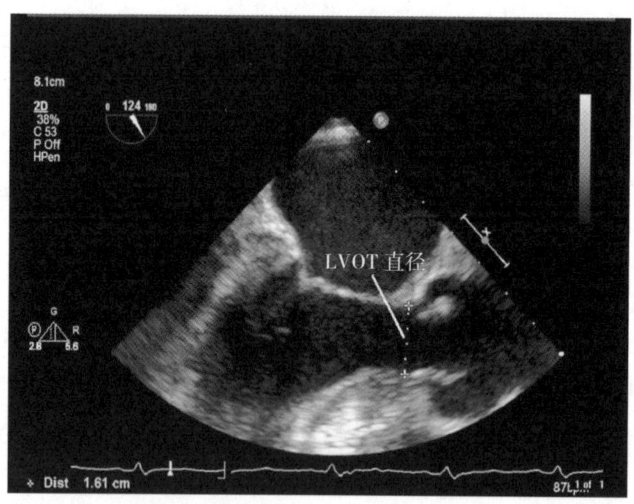

图 6-8　在食管中段主动脉瓣长轴切面中可见二尖瓣的前叶、主动脉瓣、LVOT 和二尖瓣。“冻结”图像可测量 LVOT 的直径。这一测量对于使用连续方程确定主动脉瓣面积是必要的

$$\text{LVOT CSA} = 0.785 \times d^2\ (\text{cm}^2)$$

获知 LVOT 的 CSA 和 VTI 可以计算收缩期通过 LVOT 的血流量。

接下来，使用经胃底长轴切面，将多普勒波束通过狭窄主动脉瓣的血流平行对齐，使用连续波多普勒获得通过主动脉瓣的最大流速和 VTI（图 6–9）。使用连续性方程计算主动脉瓣面积的局限性包括：不能将多普勒波束与血流方向对齐；假定 LVOT 的形状为圆形，测量 LVOT 直径时引入的误差。三维超声心动图可测量 LVOT，从而减少了假设 LVOT 为圆形而不是椭圆形时计算主动脉瓣面积的任何误差。

有了这三者，就可以计算出主动脉瓣的瓣口面积。

$$\text{LVOT 流量} = \text{AV 流量}$$

$$\text{LVOT 流量} = \text{LVOT CSA} \times \text{LVOT VTI}$$

$$\text{AV 流量} = \text{AV CSA} \times \text{AV VTI}$$

因此，

$$\text{AV CSA} = \text{LVOT CSA} \times \text{LVOT VTI/AV VTI}$$

通过狭窄主动脉瓣的压力梯度也被用来评估主动脉瓣狭窄的严重程度。在此，超声心动图在确定通过狭窄瓣口的压力梯度峰值和平均压力梯

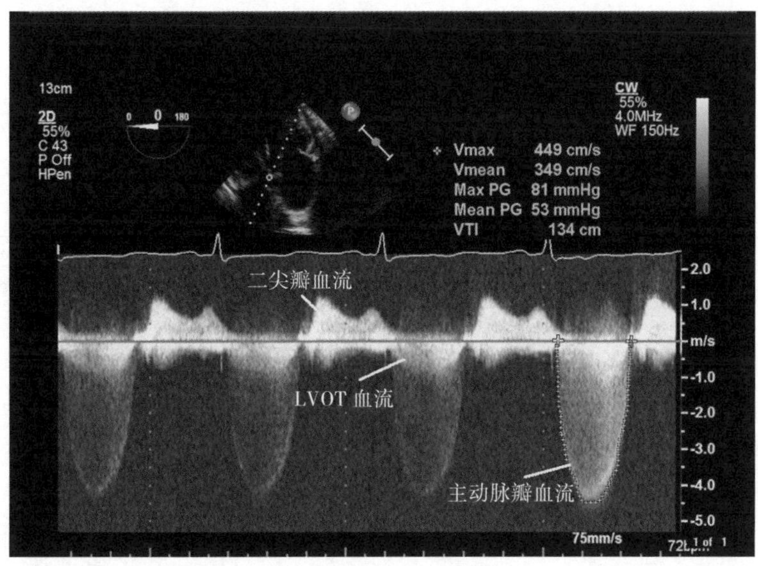

图 6–9　用连续波多普勒计算主动脉瓣的 TVI。回想一下，脉冲多普勒对于测量较低的血流速度是有用的。在这里使用经胃底长轴切面，连续波多普勒平行对齐主动脉瓣血流。注意，主动脉瓣的血流速度超过 4m/s

度方面也很重要。峰值压力梯度可以用伯努利方程计算，但平均压力梯度是由机器的自动计算功能实现，通过将追踪速度曲线整个射血期瞬时梯度取平均值获得。

回想一下“围手术期超声心动图导论”一章中的伯努利方程：

$$压力梯度 = 4V^2$$

其中 V 是最大速度。

一般来说，心脏内的血流速度 <1.2m/s。在狭窄区域，流速可上升至 5~6m/s。根据伯努利方程，很明显 5m/s 的流速与 100mmHg 的峰值压力梯度有关。LVOT 中的流速超过 1.5m/s 时，不能使用上述简单的伯努利方程。在这种情况下

$$压力梯度 = 4（V_2^2 - V_1^2）$$

其中，V_2 是主动脉瓣的流速，V_1 反映 LVOT 的流速。

必须谨记，低压梯度不能排除主动脉瓣狭窄。心室必须有足够压力做功才能产生这种程度的压力。随着心力衰竭的发生，仅仅是因为左心室不能再产生如此大的腔内压力梯度才下降。LVOT VTI/AV VTI 比值或速度比值（V_{LVOT}/V_{AV}）也可用于确定主动脉瓣狭窄。比值小于 0.25 意味着严重的主动脉瓣狭窄。Baumgartner 等总结了主动脉瓣狭窄严重程度分级（表 6–1）。

主动脉瓣反流

超声心动图对主动脉瓣反流的评价同样重要[12–13]。有许多方法可用

表 6–1　主动脉瓣狭窄严重程度分级建议

	主动脉硬化	轻	中	重
峰值流速（m/s）	≤2.5	2.6~2.9	3.0~4.0	≥4.0
平均压力梯度（mmHg）	–	<20	20~40	≥40
AVA（cm^2）	–	>1.5	1.0~1.5	<1.0
AVA 指数（cm^2/m^2）	–	>0.85	0.60~0.85	<0.6
速度比值	–	>0.5	0.25~0.5	<0.25

经许可，引自 Baumgartner H, Hung J, Bermejo J, et al. Recommendations on the Echocardiographic Assessment of Aortic Valve Stenosis: A Focused Update from the European Association of Cardiovascular Imaging and the American Society of Echocardiography. J Am Soc Echocardiogr, 2017, 30(4):372–392.

于确定主动脉瓣反流严重程度。麻醉师使用从视觉估计到更为量化的评估反流束的所有方法。

主动脉瓣反流可在主动脉瓣 ME AVSAX 和 ME AVLAX 切面评估。在两个切面应用彩色血流多普勒可提供舒张期反流的图像。采用定性和定量的方法可评价慢性主动脉瓣反流的严重程度。

其中一个参数是主动脉瓣下反流束相对于 LVOT 的宽度。严重的主动脉瓣反流束的宽度超过 LVOT 宽度 65% 以上[11]。遗憾的是，主动脉瓣反流束受到很多因素的影响且与主动脉反流的严重程度无关，如主动脉舒张压、LVEDP 和偏心性射流，从而使得对主动脉反流严重程度的估计不太可靠（图 6-10）。

另一个半定量参数是“缩流颈”宽度。图 6-11 显示了反流束的缩流颈。缩流颈是在主动脉瓣水平测量的反流束的最小直径。缩流颈与有效反流口面积（EROA）相对应。简单地说，测量缩流颈可估计通过主动脉瓣反流量的大小。缩流颈宽度大于 6mm 则考虑严重主动脉瓣反流。EROA 超过 0.30cm^2 被认为反流严重。

计算 EROA 需要测定主动脉瓣反流容积（AVRV）：

$$AVRV = LVOT\ SV - RVOT\ SV$$

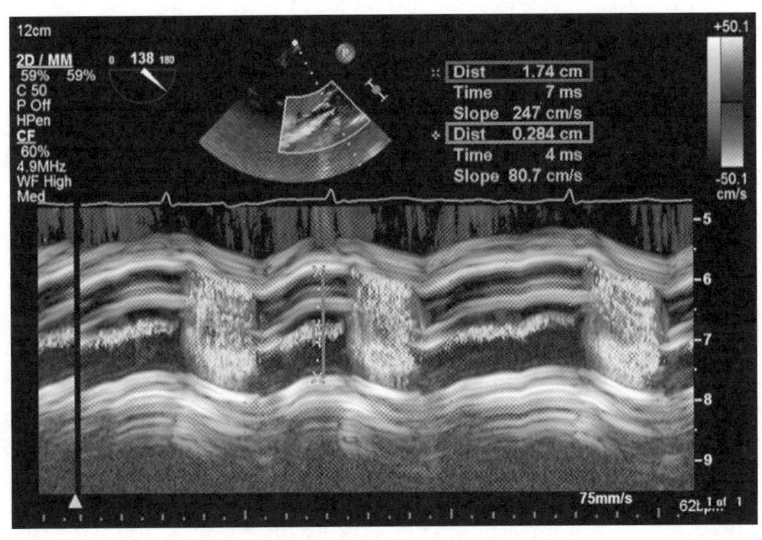

图 6-10　食管中段主动脉瓣长轴切面彩色 M 模式测量主动脉反流射流宽度（0.28cm）和左室流出道宽度（1.74cm）。在这种情况下，主动脉反流射流的宽度占左室流出道宽度的 16%

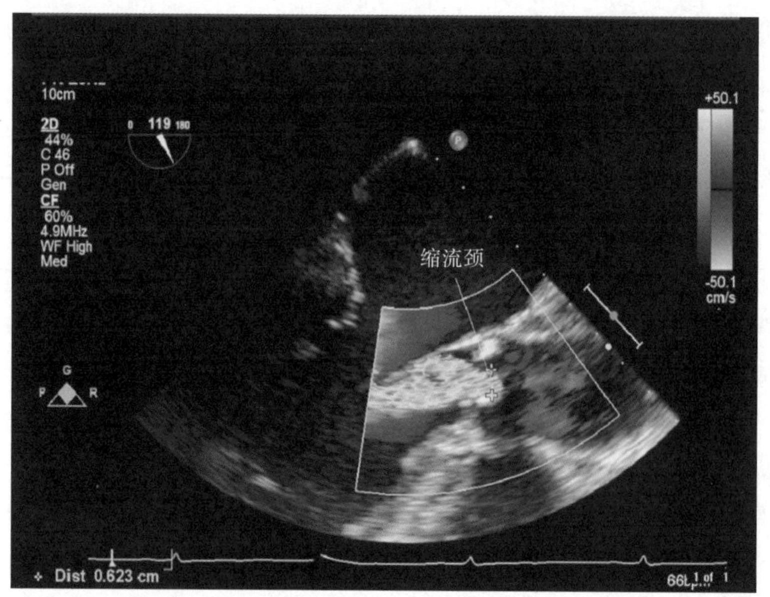

图 6-11　此食管中段主动脉瓣长轴切面彩色血流多普勒图像显示了主动脉瓣反流缩流颈的测量情况。缩流颈代表主动脉瓣水平处反流射流的最小直径。此病例缩流颈为 6.2mm，为严重主动脉瓣反流

其中，

LVOT SV = 左室流出道的每搏量，包括主动脉瓣反流量

RVOT SV = RVOT 的系统每搏量（假设没有其他分流或反流性病变）

$$AVRV=[0.785\times(\text{LVOT 直径})^2\times(\text{LVOT VTI})-0.785\times(\text{RVOT 直径})^2\times(\text{RVOT VTI})]$$

$$AVRV=(EROA)(AVR\ VTI)$$

$$EROA=AVRV/AVR\ VTI$$

其中，

AVRV = 主动脉瓣反流容积

EROA = 有效反流口面积

AVR VTI = 主动脉瓣反流的速度 - 时间积分

VTI= 速度 - 时间积分或搏出距离（血液在心跳过程中移动的距离）

面积（cm^2）× 距离（cm）= 体积（cm^3）

血流辐合或 PISA（近端等速表面积）法也可用于估计 EROA 和 AV RV。当血液在舒张期加速通过有效反流口时，其加速会产生一个血流辐合区（图 6-12）。

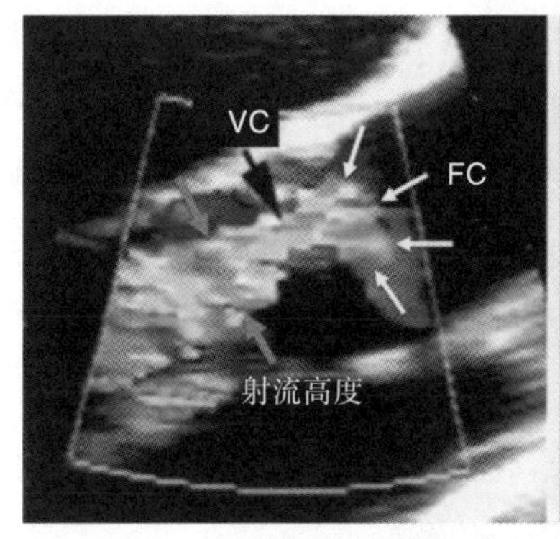

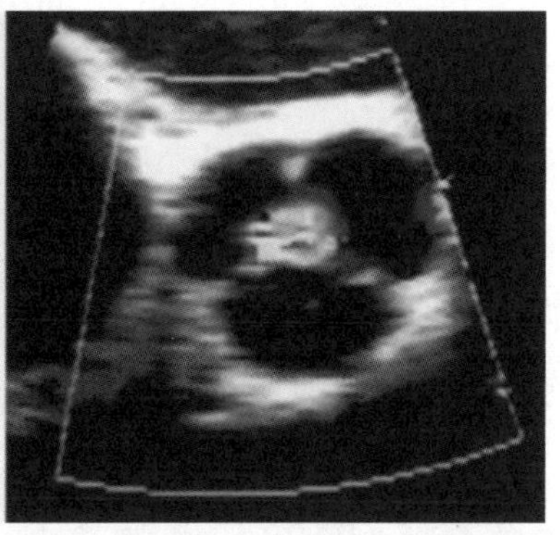

图 6–12　胸骨旁长轴和短轴切面的主动脉瓣反流彩色血流多普勒。射流的三个组成部分用箭头表示：血流辐合（FC）、VC 和左室流出道的射流高度（或宽度）。经许可，引自 Zoghbi WA, Adams D, Bonow RO, et al. Recommendations for Noninvasive Evaluation of Native Valvular Regurgitation: A Report from the American Society of Echocardiography Developed in Collaboration with the Society for Cardiovascular Magnetic Resonance. J Am Soc Echocardiogr, 2017, 30(4):303–371.

彩色多普勒显示血流辐合呈半球状。通过测量 PISA 半球的半径，可计算半球的面积，然后从奈奎斯特（Nyquist）极限（图 6–13）获得混叠速度，可确定有效反流口近端的血流。用 EROA 乘以反流的时间 – 速度积分（VTI）可计算反流容积。

另一个衡量主动脉瓣反流严重程度的方法是压力降半时间（PHT），它表示升主动脉和左心室之间的压力梯度下降 50% 所需的时间。经胃底长轴切面使用连续多普勒测量多普勒包络斜率可获得 PHT。陡峭的斜率提示更严重的反流和更短的 PHT，因为严重反流时 LVEDP 上升更快。压力降半时间期 <200ms 被认为是严重的主动脉瓣反流。增加左室舒张末压的条件下缩短压力降半时间，会导致主动脉瓣反流严重程度的高估。相反，扩张的顺应性高的左心室可能增加 PHT，从而低估反流的严重程度。在实践中，多种方法被用于鉴别主动脉瓣关闭不全的严重程度（图 6–14）。

Zoghbi 等总结了超声心动图对慢性主动脉瓣反流的分级（表 6–2）。

心脏麻醉师遇到的大多数患者在手术前已经有了诊断和手术计划。接受瓣膜置换术后严重主动脉瓣狭窄患者的存活率已经提高（图 6–15）。偶尔在冠状动脉旁路移植手术中发现中度主动脉瓣狭窄。美国心脏协会最近的指南提供了轻、中、重度主动脉瓣疾病的定义[1]。还为主动脉瓣置换（AVR）的适应证提供了指南。尽管被偶然发现，但外科医生通常会处理严重的主动脉瓣狭窄。偶然发现中度主动脉瓣疾病的情况下，手术干预的风险和益处应由外科医生与患者的心脏病专家协商考虑。中度主动脉瓣狭窄患者可能进展迅速，因此支持替换在冠状动脉旁路移植手术时偶然发现的中度狭窄的主动脉瓣[14]。然而，如果决定不替换冠状动脉旁路移植术时偶然发现的中度狭窄的瓣膜，那么经导管主动脉瓣置换术的增加可使患者不再面临再次开胸手术的风险。

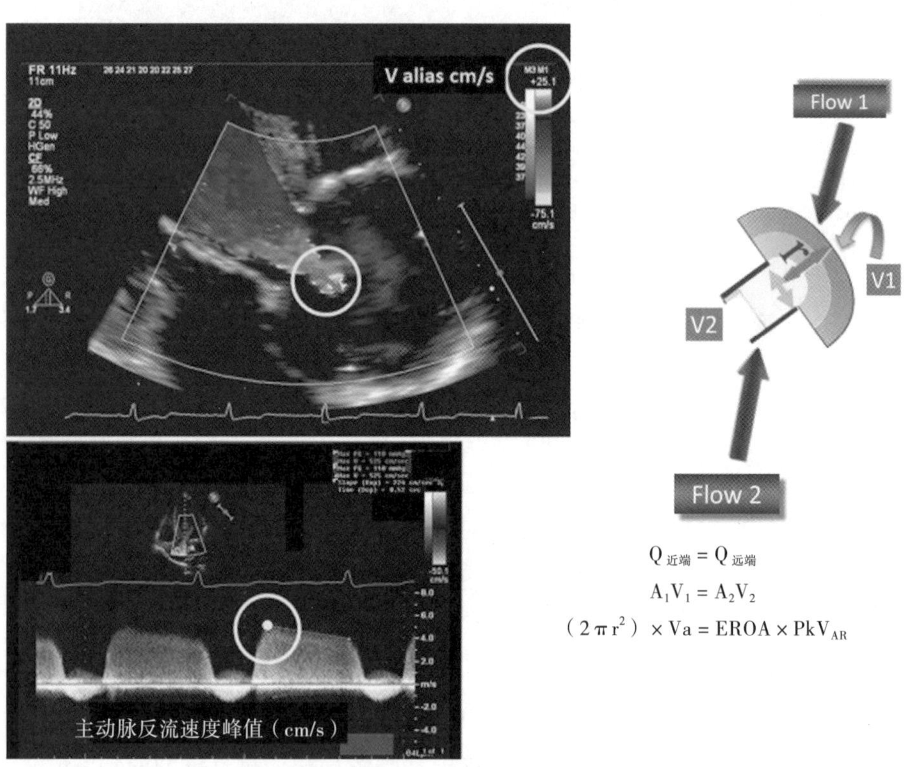

图 6-13　可通过血流辐合或 PISA 获得主动脉瓣反流患者的 EROA。在胸骨旁或心尖长轴上切面上放大 LVOT 是记录近端血流辐合区域的最佳方法。使用基线位移控制调整奈奎斯特极限，获得并测量血流辐合半径（箭头）。反流率计算为 $2\pi r^2 V_{alias}$[r= 舒张早期血流辐合半径（箭头），V_{alias} 为 Va，单位为 cm/s]。计算 EROA 和 R_{vol}，EROA= 反流率 / 舒张早期主动脉反流峰值流速，单位为 cm/s。R_{vol}=EROA×VTI。主动脉瓣严重反流的 EROA 超过 0.30cm²，R_{vol} 超过 60ml。经许可，引自 Zoghbi WA, Adams D, Bonow RO, et al. Recommendations for Noninvasive Evaluation of Native Valvular Regurgitation: A Report from the American Society of Echocardiography Developed in Collaboration with the Society for Cardiovascular Magnetic Resonance. J Am Soc Echocardiogr, 2017, 30(4):303−371.

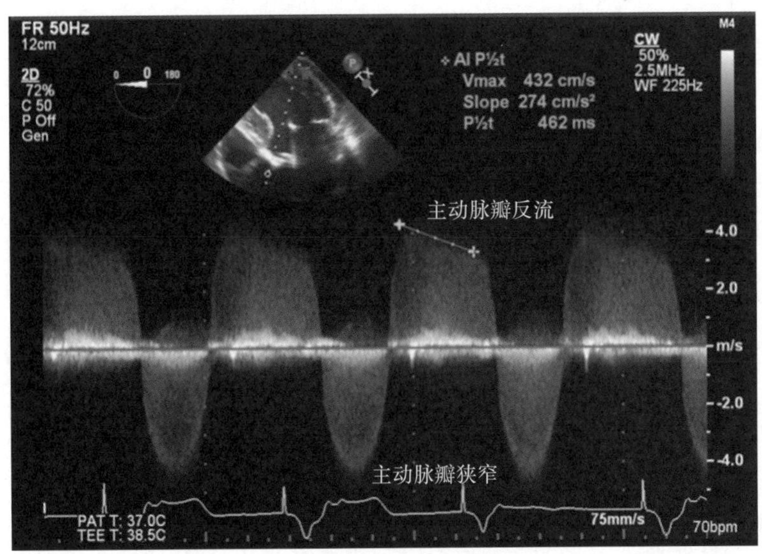

图 6–14 PHT 主动脉瓣反流：在深部胃底五腔心切面应用连续多普勒获得频谱多普勒波形。在基线以上，主动脉瓣反流的压力降半时间为 462ms（中度主动脉瓣反流），在基线以下，主动脉瓣狭窄血流的最大速度为 4m/s（重度主动脉瓣狭窄）

外科手术与导管介导的主动脉瓣置换术

一旦确定主动脉瓣需要更换，就必须确定干预的类型。生物瓣和机械瓣均可用于主动脉瓣置换。放置瓣膜的类型是由手术 / 患者决定的。患者对抗凝的耐受性会影响机械瓣或生物瓣的选择。有证据表明，50~70 岁的患者，机械瓣可能具有优势 [15]。即使左室射血分数显著降低的患者也越来越被视为瓣膜置换的候选者 [16]。同样，对于严重无症状主动脉瓣狭窄的患者，主动脉瓣置管换也具有长期优势 [17]。老年患者也越来越被视为可接受的主动脉瓣置换的候选者 [18]。因此，心脏麻醉师可能会遇到高龄和心室功能降低而接受主动脉瓣置换的患者。

各种经导管主动脉瓣置换最近也被用于严重主动脉瓣疾病和伴有严重合并症患者的管理 [19]（图 6–16）。经皮主动脉瓣植入技术有很多不同的形式。根据患者的血管解剖和动脉粥样硬化疾病的严重程度，经导管主动脉瓣置换术（TAVR）可通过不同的途径实施，如股动脉、主动脉、腋动脉、经心尖，以及比较罕见的经颈动脉 [20]。在释放瓣膜之前，在经导管输送系统通过患者自身瓣膜和释放人工瓣膜之前可行球囊瓣膜成形，增

表 6-2 用超声心动图对慢性主动脉瓣反流严重程度分级

	主动脉瓣反流严重程度			
	轻	中		重
结构参数				
主动脉瓣瓣叶	正常或异常	正常或异常		**异常 / 连枷，或较宽的对合缺损**
左室大小	**正常** *	正常或扩张		通常扩张 †
定性多普勒				
LVOT 反流束宽度，彩色血流	**小的中心性反流**	中等		**大的中心性反流;** 也有偏心性反流
血流辐合，彩色血流	**无或非常小**	中等		**大**
反流束密度，CW	**不完全或弱**	致密		致密
反流束减速率，CW（PHT，ms）‡	不完全或弱慢，>500	中等，500~200		**快，<200**
降主动脉舒张期血流逆流，PW	**短，舒张早期逆流**	中等		**显著的全舒张期逆流**
半定量参数 §				
VCW（cm）	<0.3	0.3~0.6		>0.6
反流束宽度 /LVOT 宽度，中心反流束（%）	<25	25~45	46~64	≥ 65
反流束 CSA/LVOT CSA，中心性反流束（%）	<5	5~20	21~59	≥ 60
定量参数 §				
R_{Vol}（mL/beat）	<30	30~44	45~59	≥60
RF（%）	<30	30~39	40~49	≥50
EROA（cm^2）	<0.10	0.10~0.19	0.20~0.29	≥0.30

PHT= 压力降半时间。PW= 脉冲多普勒。定性和半定量征象中加粗部分是主动脉瓣反流分级特异的。彩色多普勒通常采用 50~70cm/s 的奈奎斯特极限。* 除非有其他导致左室扩张的原因。† 特定用于左室功能正常，无容量超负荷的原因时；例外情况包括急性主动脉瓣反流、心腔没有时间扩张。‡ PHT 随着左室舒张压的升高而缩短，在对严重主动脉反流慢性适应时可能延长。§ 定量参数可将中度反流分为亚类。经许可，引自 Zoghbi WA, Adams D, Bonow RO, et al. Recommendations for Noninvasive Evaluation of Native Valvular Regurgitation: A Report from the American Society of Echocardiography Developed in Collaboration with the Society for Cardiovascular Magnetic Resonance. J Am Soc Echocardiogr, 2017, 30(4):303-371.

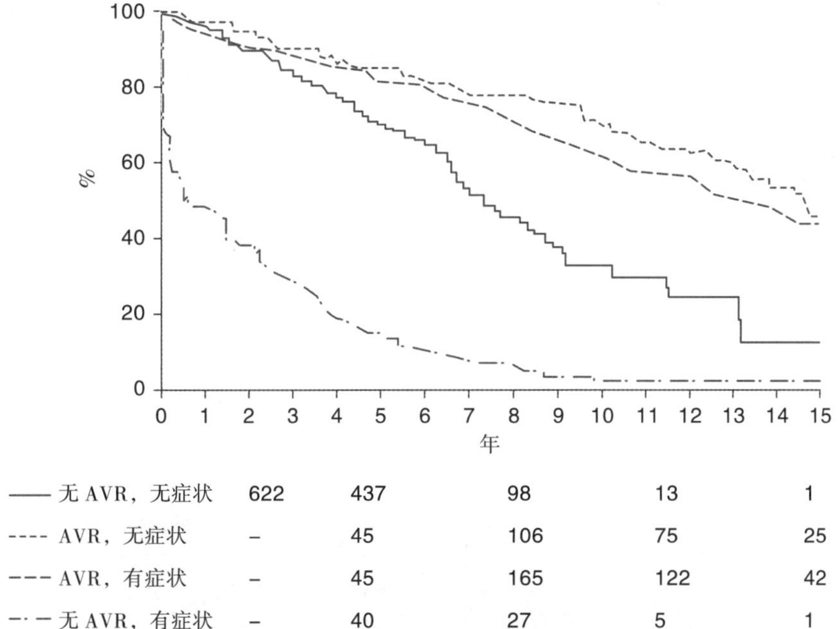

图 6–15　严重主动脉瓣狭窄患者接受和不接受主动脉瓣置换术后的存活率。超声心动图检查有症状或无症状的严重主动脉瓣狭窄患者接受主动脉瓣置换后的存活曲线。瓣膜置换显然有利于存活。AVR= 主动脉反流。经许可，引自 Brown ML, Pellikka PA, Schaff HV, et al. The benefits of early valve replacement in asymptomatic patients with severe aortic stenosis. J Thorac Cardiovasc Surg, 2008, 135(2):308–315.

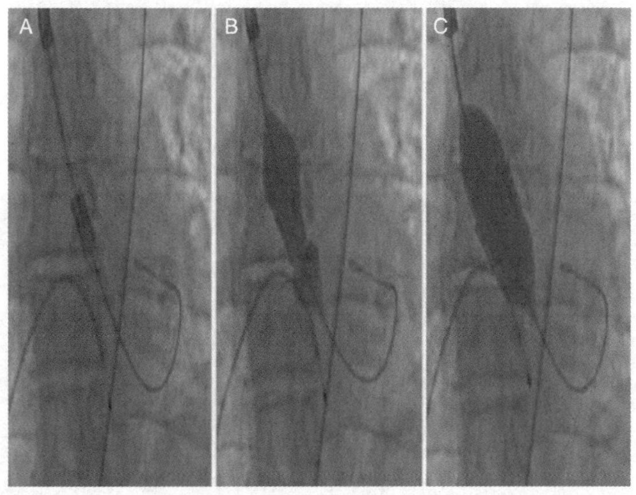

图 6–16　安装球囊的主动脉瓣正在被释放。经许可，引自 Webb JG, Chandavimol M, Thompson CR, et al. Percutaneous aortic valve implantation retrograde from the femoral artery. Circulation, 2006, 113(6):842–850

加自身瓣膜瓣尖的移动幅度并确保足够的心排血量（图 6–17）。球囊瓣膜成形采用快速心室起搏，同时暂停通气。

球囊瓣膜成形后，在快速心室起搏（球囊可扩张的瓣膜）或多次心跳过程中（自膨胀瓣膜），释放经导管的瓣膜（图 6–18）。

导管介导的瓣膜置入的风险包括瓣周漏和栓塞材料引起的脑卒中，因为扩张导管释放的人工瓣膜会将自身原来的瓣膜尖端压向主动脉壁根部。瓣膜移位、阻塞冠状动脉口和主动脉瓣环破裂也会使手术复杂化。在中等手术风险的患者中，经导管介导瓣膜的使用可能会增加风险。另外建议将经导管瓣膜置入作为之前放置的主动脉瓣生物瓣狭窄的治疗方法。Osnabrugge 等估计，目前仅在欧洲和北美就有 29 万名高龄高危患者可能

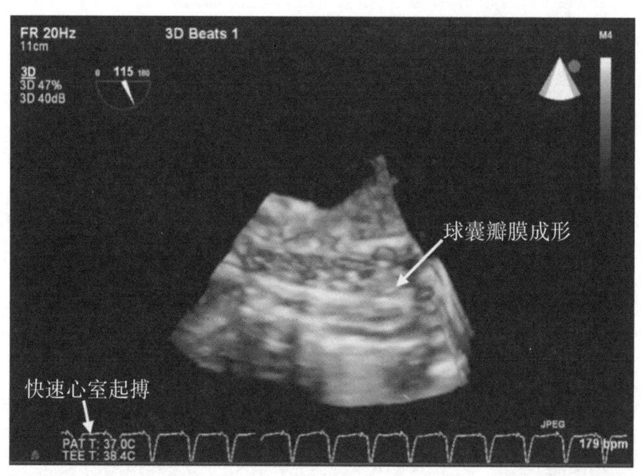

图 6–17　球囊瓣膜成形术和快速心室起搏（心率 180/min）时，在长轴观察到通过主动脉瓣扩张的球囊三维数据

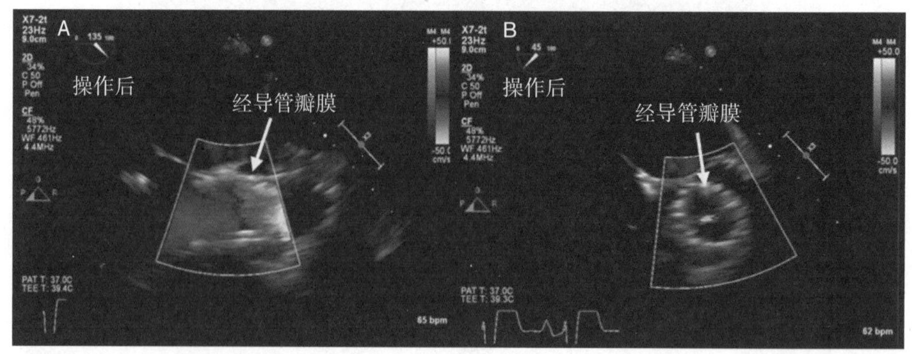

图 6–18　经导管主动脉瓣膜置换术：长轴（A）和短轴（B）中的自膨胀式经导管瓣膜。短轴可见少量的瓣膜内反流

受益于经导管主动脉瓣置换术[21]。在体外循环（CPB）下放置无须缝合的主动脉瓣人工瓣膜被认为是经导管主动脉瓣置换的备选，可减少“微创”主动脉瓣置换的操作时间并简化瓣膜植入[22]。

传统的主动脉瓣膜手术是由外科医生正确地确定瓣膜大小并将其缝合到主动脉环的位置完成[23]。即使人工瓣膜运行良好，放置太小的瓣膜也会导致跨瓣压力梯度升高。人工瓣膜的有效口面积（EOA）除以体表面积（BSA）提示是否存在人工瓣膜不匹配。若 EOA/BSA 小于 $0.65cm^2/m^2$，应怀疑严重不匹配。在这种情况下尽管进行了手术，但心室功能障碍仍可能进展。有时外科医生会扩大主动脉根部，以便放置更大的瓣膜。主动脉瓣膜置换术可以通过胸骨完全切开、部分切开或小切口完成。

心脏麻醉师必须熟悉手术，以及放置的瓣膜和最重要的超声表现。视频 6–4 展示了一个二叶机械主动脉瓣。视频 6–5 展示了主动脉瓣位置上的生物人工瓣膜。瓣周漏、主动脉 – 心房瘘、主动脉撕裂和夹层都可能发生，并使主动脉瓣置换复杂化。TEE 有助于发现围手术期的这些并发症。过度缝合冠状动脉或冠状动脉口是一种罕见的并发症，在主动脉瓣置换术中可能导致心肌缺血和梗死。TEE 常被用来显示主动脉瓣置换术后左冠状动脉主干（有时为右冠状动脉）血流的连续性（视频 6–6）。主动脉瓣置换后出现新的、非预期的室壁运动异常应怀疑冠状动脉阻塞。尽管其他病因也同样可能损害心室功能，但尝试通过 TEE 显示冠状动脉的血流是有益的。

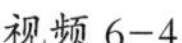
视频 6–4

视频 6–5

视频 6–6

主动脉瓣疾病对麻醉的影响

主动脉瓣手术患者的麻醉管理是根据以下问题的答案制定的：

· 主要的瓣膜病变是什么：是主动脉瓣狭窄还是主动脉瓣反流？

· 还有哪些心脏病变表现？

· 患者代偿机制如何？

· 麻醉诱导后这些代偿机制受到什么影响？

危重主动脉瓣狭窄患者在麻醉诱导时有很高的风险。肥厚的左心室需要足够的冠状动脉血流量来预防心肌缺血。此外，主动脉瓣狭窄患者的左室顺应性通常很差，导致左室舒张末压增加。麻醉诱导可降低冠状动脉灌注压（CPP），从而导致心肌缺血。诱导时用血管收缩剂维持血管张力可降低麻醉诱导相关性低血压的严重程度。狭窄瓣膜的固定性梗阻使主动脉瓣狭窄患者在诱导时不能充分增加心排血量来抵消血管张力的降低。因此，患者容易快速恶化并发生严重低血压。维持窦性心律是必要的，因为在左室肥厚和舒张功能障碍的情况下，心房收缩对左室充盈的贡献高达40%。如果患者合并有冠状动脉疾病（大多数患者可能有），围诱导期血流动力学衰竭的可能性就会增加。

为主动脉瓣狭窄患者选择特定的麻醉药物不如管理血管张力或窦性心律丧失的后果重要。如果患者出现血流动力学衰竭，可以使用各种血管收缩剂，包括去氧肾上腺素、去甲肾上腺素和血管升压素。血管升压素可恢复血管张力直到体外循环开始。严重主动脉瓣狭窄患者有时在麻醉诱导期间可出现发生心脏骤停，因为心脏储备不足，血管张力丧失后血压过低无法产生有效的 CPP。在这种情况下，采取复苏措施，但应致力于迅速建立 CPB。因此，对于心脏储备受限和严重主动脉瓣狭窄的患者，在麻醉诱导时外科医生和灌注医生应随时待命。

主动脉瓣反流患者的麻醉管理通常取决于代偿程度和患者的疾病进程。慢性主动脉瓣反流患者通常有足够的时间建立代偿机制，维持足够的心排血量。主动脉瓣反流患者扩张的心脏可以产生足够的每搏量，但常因为左心室腔的大小使射血分数相对较低。此外，伴随麻醉诱导和维持时产生的血管扩张和轻度心动过速，可促进前向血流并缩短舒张时间，从而可降低主动脉瓣反流的程度。

另一方面，对于长期主动脉瓣反流和左室顺应性差的患者，诱导麻醉会产生与主动脉瓣狭窄患者相似的问题。心室顺应性差的主动脉瓣反流患者 LVEDP 升高。麻醉诱导降低了本已较低的舒张压，使 CPP 显著降低，从而导致缺血和血流动力学衰竭。

急性主动脉瓣反流患者可能处于或接近心源性休克。这些患者可出现酸中毒、组织缺血、低心排血量和肺水肿。通常此类患者需要多种血管活性药物支持，并需要送达手术室紧急抢救。麻醉管理的核心是努力复苏和成功实施体外循环。

瓣膜置换后，主动脉瓣患者脱离体外循环可能具有挑战性。主动脉瓣狭窄患者心肌增厚，在体外循环期间给予了心脏停搏液不能实现心肌的最佳保护，导致功能障碍和脱机困难。同样，在长期主动脉瓣反流患者中，虽然新的主动脉瓣功能正常但可能仍存在严重的左心室功能障碍。冠状动脉内空气也会使脱机复杂化，导致体外循环后或术后即刻出现缺血和纤颤。患者同时经历收缩和舒张功能障碍。第 5 章探讨了左室功能减退患者脱离体外循环机的策略。

越来越多的经导管主动脉瓣置换术（TAVR）患者采用镇静处理，而其他患者实施全身麻醉。在计划为 TAVR 患者实施镇静或全身麻醉时，应考虑患者的合作能力和平躺能力 [24]。

病例场景：主动脉瓣狭窄 / 反流患者紧急建立 CPB

一位 55 岁男性患者晕厥发作后被送往医院。患者主动脉瓣狭窄，瓣口面积 0.7cm^2，左冠状动脉主干闭塞 50%。此外，患者报告 3 年前阑尾手术后，由于创伤性插管进入 ICU。患者被告知在没有警示工作人员对他进行气管插管的非常情况下，千万不要接受麻醉！！

▸ 这里有什么麻醉问题？还有哪些信息会有帮助？

该病例患有严重的主动脉瓣狭窄，在麻醉诱导过程中发生心肌缺血风险很高。在麻醉诱导时，主动脉瓣狭窄和 50% 左主干闭塞使麻醉诱导时患者很有可能发生血流动力学衰竭。然而，气道问题必须是首要考虑的问题。心脏衰竭风险患者可实施清醒的光纤或视频辅助插管。通常，指定一名麻醉师监测和管理患者的血流动力学而另一名麻醉师则专注于保护呼吸道是有益的。由于清醒插管引发的心动过速可加重心肌缺血，因此可考虑一定程度的镇静和镇痛。了解在实施清醒插管过程中患者可能会出现心搏骤停和血流动力学衰竭非常重要。因此，血流动力学管理的方向是避免心动过速和维持全身血压。若认为患者气道存在气道或血流动力学衰竭的风险，可在局部麻醉和镇静后经股动脉插管建立体外循环。

▸ 麻醉师还获知患者射血分数降低，为 25%。在清醒插管成功后，进行麻醉诱导。接下来该怎么做？

再次强调，麻醉药物的选择是次要的，维持主动脉瓣狭窄患者的血管张力，并提供足够长的舒张时间使顺应性差的心脏充盈才是最重要的。

▸ 体外循环进展顺利，外科医生置入瓣膜，参见 TEE 视频 6-6。这是什么类型的瓣膜?

置入了生物人工瓣膜。

▸ TEE 检查可见气泡，患者出现心室纤颤停搏。该做什么?

如果患者仍与体外循环机相连，未给予鱼精蛋白，患者可重新开始体外循环。此外，外科医生可以尝试用心内除颤电极板来除颤。如果已经给予鱼精蛋白，对多次电极不能纠正的心室颤动，在再次体外循环前需要再次给予全剂量肝素。外科医生在尝试再次放置 CPB 插管前开始行开胸心脏按摩。一旦重新开始体外循环，给予血管收缩剂增加平均动脉压以排除冠状动脉血管内滞留的空气。另外，外科医生也应尝试进一步清除心脏内的空气。放置主动脉内球囊反搏，患者成功脱离体外循环，顺利恢复。

（张　慧　译，雷　翀　审）

参考文献

[1] Nishimura RA, Otto CM, Bonow RO, et al. 2014 AHA/ACC guideline for the management of patients with valvular heart disease: executive summary: a report of the American College of Cardiology/American Heart Association Task Force on Practice Guidelines. Circulation, 2014,129:2440-2492.

[2] Nkomo VT, Gardin JM, Skelton TN, et al. Burden of valvular heart diseases: a population based study. Lancet, 2006, 368:1005-1011.

[3] Van Klei WA, Kalkman CJ, Tolsma M. Pre-operative detection of valvular heart disease by anaesthetists. Anaesthesia, 2006, 61:127-132.

[4] Lester SJ, Heilbron B, Dodek A, et al. The natural history and rate of progression of aortic stenosis. Chest, 1998, 113:1109-1114.

[5] Mohler ER, Gannon F, Reynolds C, et al. Bone formation and inflammation in cardiac valves. Circulation, 2001,103:1522-1528.

[6] Iivanainen AM, Lindroos M, Tilvis R, et al. Natural history of aortic valve stenosis in the elderly. Am J Cardiol, 1996, 78:97-101.

[7] Enriquez-Sarano M, Tajik AJ. Aortic regurgitation. NEJM, 2004, 351(15):1539-1546.

[8] Paul S, Mihaljevic T, Rawn JD, et al. Aortic valve replacement in patients with severely reduced left ventricular function. Cardiology, 2004, 101:7-14.

[9] Aurigemma GP, Zile MR, Gaasch WH. Contractile behavior of the left ventricle in diastolic heart failure: with emphasis on regional systolic function. Circulation, 2006, 113:296-304.

[10] Carabello BA, Crawford FA. Valvular heart disease. NEJM, 1997, 337(1):32-40.

[11] Friedrich AD, Shekar PS. Interrogation of the aortic valve. CCM, 2007, 35(8):s365-s371.

[12] Tribouilloy CM, Enriquez-Sarano M, Bailey KR, et al. Assessment of severity of aortic regurgitation using the width of the vena contracta: a clinical color Doppler imaging study. Circulation, 2000, 102:558-564.

[13] Detaint D, Maalouf J, Tribouilloy C, et al. Congestive heart failure complicating aortic regurgitation with medical and surgical management: a prospective study of traditional and quantitative echocardiographic markers. J Thorac Cardiovasc Surg, 2008, 136(6):1549-1557.

[14] Du X, Soon J. Mild to moderate aortic stenosis and coronary bypass surgery. J Cardiology, 2011, 57(1):31-35.

[15] Brown ML, Schaff HV, Lahr BD, et al. Aortic valve replacement in patients aged 50 to 70 years: improved outcome with mechanical valves versus biologic prostheses. J Thorac Cardiovasc Surg, 2008, 135(4):878-884.

[16] Chukuemeka A, Rao V, Armstrong S, et al. Aortic valve replacement: a safe and durable operation in patients with impaired left ventricular systolic function. Eur J Cardiothorac Surg, 2006, 29:133-138.

[17] Brown ML, Pellikka PA, Schaff HV, et al. The benefits of early valve replacement in asymptomatic patients with severe aortic stenosis. J Thorac Cardiovasc Surg, 2008, 135(2):308-315.

[18] Filsoufi F, Rahmanian PB, Castillo JG, et al. Excellent early and late outcomes of aortic valve replacement in people aged 80 and older. JAGS, 2008, 56:255-261.

[19] Lichtenstein SV, Cheung A, Ye J, et al. Transapical transcatheter aortic valve implantation in humans: initial clinical experience. Circulation, 2006, 113:591-596.

[20] Webb JG, Chandavimol M, Thompson C, et al. Percutaneous aortic valve implantation retrograde from the femoral artery. Circulation, 2006, 113:842-850.

[21] Osnabrugge R, Mylotte D, Head S, et al. Aortic stenosis in the elderly. J Am Coll Cardiol, 2013, 62:1002-1012.

[22] Santapino G, Pfeiffer S, Jessl J, et al. Sutureless replacement versus transcatheter valve implantation in aortic valve stenosis: a propensity-matched analysis of 2 strategies in high risk patients. J Thorac Cardiovasc Surg, 2014, 147:561-567.

[23] Mohty-Echahidi D, Malouf JF, Girard SE, et al. Impact of prosthesis-patient mismatch on long-term survival in patients with small St. Jude medical mechanical prostheses in the aortic position. Circulation, 2006, 113:420-426.

[24] Neuburger PJ, Patel PA. Anesthetic techniques in transcatheter aortic valve replacement and the evolving role of the anesthesiologist. J Cardiothorac Vasc Anesth, 2017, 31(6):2175-2182.

REVIEWS

Baumgartner H, Hung J, Bermejo J, et al. Recommendations on the echocardiographic assessment of aortic valve stenosis: a focused update from the European Association of Cardiovascular Imaging and the American Society of Echocardiography. J Am Soc Echocardiogr, 2017, 30:372-392.

Nishimura RA, Otto CM, Bonow RO, et al. 2017 AHA/ACC Focused Update of the 2014 AHA/ACC Guideline for the Management of Patients with Valvular Heart Disease. Circulation, 2017, 135:e1159-e1195.

Zoghbi W, Adams D, Bonow RO, et al. Recommendations for noninvasive evaluation of native valvular regurgitation: a report of the American Society of Echocardiography developed in collaboration with the Society for Cardiovascular Magnetic Resonance. J Am Soc Echocardiogr, 2017, 30(4):303-371.

第7章 二尖瓣疾病

主 题

- 二尖瓣疾病的临床症状与体征
- 二尖瓣疾病的生理代偿机制
- 超声心动图与二尖瓣疾病
- 外科手术与导管介入的二尖瓣修复及置换
- 心房颤动的外科治疗
- 二尖瓣疾病对麻醉的影响
- 病例场景

主动脉瓣是通向全身循环的门户，而二尖瓣（MV）是通向左心室的入口。如果二尖瓣狭窄（MS）时瓣膜开口太小，左室充盈不足，每搏量（SV）减少（视频 7–1A~C）。此外，狭窄的二尖瓣阻碍左心房（LA）的充分排空并影响肺循环。随着时间的推移，左房扩张、肺动脉（PA）压力升高，导致心房颤动、肺水肿和右心室衰竭。因此，这些情况使得接受二尖瓣置换手术的二尖瓣狭窄患者的麻醉管理极具挑战。

视频 7–1A

视频 7–1B

视频 7–1C

二尖瓣关闭不全时，不能保证每个心动周期内血液都是单向向前流动的。收缩期左室收缩时，血液可以通过主动脉瓣（AV）向前射入全身循环，也可以通过关闭不全的二尖瓣向后回流入左房。二尖瓣反流（MR）与主动脉瓣反流（AR）一样，既可以急性发作，也可以慢性存在。慢性二尖瓣反流患者会建立代偿机制，向全身循环中射入足够的每搏量以维持循环功能。相反，急性二尖瓣反流患者却缺乏足够的代偿机制。急性二尖瓣反流常继发于心肌梗死后乳头肌功能障碍或断裂，或由于机械性损伤或感染导致瓣膜破坏。因此，急性二尖瓣反流患者通常表现为心源性休克，因为射入全身血液循环的每搏量不足以满足患者的代谢需求。此外，二尖瓣反流患者肺动脉压力的急性增加可能导致肺水肿的发生。

二尖瓣疾病的临床症状与体征

二尖瓣狭窄

二尖瓣瓣口的正常面积为 4~6cm^2。单纯的二尖瓣狭窄常与风湿性心脏病和二尖瓣的退行性钙化有关[1]。风湿性二尖瓣狭窄的特征是交界融合、腱索缩短、瓣叶增厚和瓣叶活动性降低。它可发生在年龄 >5 岁后的任何年龄。二尖瓣的退行性钙化在高龄时更常见，其特征是二尖瓣瓣环钙化并逐渐延伸到瓣叶基底部，逐渐使舒张期二尖瓣瓣叶运动幅度减少。二尖瓣钙化导致二尖瓣狭窄也可发生在肾功能衰竭、钙代谢紊乱、胸部放疗后。随着疾病的进展，瓣膜面积减小，导致舒张期左房和左室压力梯度增加。压力梯度增加会驱动左室通过狭窄的二尖瓣瓣口的舒张期充盈。

随着压力梯度的逐渐增加，二尖瓣瓣口面积降至 1.5cm^2 以下，患者的症状会越来越明显。因增高的左房压力会传导至肺血管系统导致肺水肿，此类患者常出现呼吸困难。二尖瓣狭窄的患者在静息时可能无症状，但当舒张期缩短（如在运动、应激或怀孕期间），左房可能没有足够的时间排空血液入左室，从而导致每搏量减少和左房压力升高。左房压力升高会传导至肺血管，患者会出现呼吸困难。同样，继发于二尖瓣狭窄的左房扩张，患者可能发生房颤。心房颤动，尤其是伴随快速心室率时，舒张充盈时间缩短，同时舒张末期心房收缩缺失，进一步使左室充盈降低和左室压力增加，从而导致患者出现临床症状。

慢性二尖瓣反流

许多疾病过程可以以急性或慢性的方式破坏二尖瓣结构的完整性。为了使瓣膜不渗漏，瓣环、瓣叶、腱索和乳头肌必须功能正常（视频 7-2）。继发于心肌病的心脏扩张，瓣环扩大妨碍了收缩期前后瓣叶闭合，从而导致反流（图 7–1；视频 7–3）。如果乳头肌或腱索功能失调、断裂或拉长，瓣叶在收缩期可能会脱垂或连枷到左房，也可导致反流发生（图 7–2；视频 7–4A~B）。同样，如果瓣叶被牵拉受限，在收缩期也无法有效闭合（图 7–3；视频 7–5）。最后，破坏或损伤瓣叶的疾病进程，如心内膜炎，也可导致心室收缩期血液反流到左房。

视频 7–2

视频 7–3

视频 7–4A

视频 7–4B

视频 7–5

多种疾病包括冠状动脉疾病、心肌病和风湿性心脏病都可能导致慢性二尖瓣反流。患者可以长期耐受轻度至中度的慢性二尖瓣反流，直到运动后呼吸困难且进行性加重。由于慢性二尖瓣反流常继发于其他心脏病，如冠状动脉疾病，因此很难区分慢性二尖瓣反流和潜在心脏疾病的症状。

美国心脏协会 / 美国心脏病学会（AHA/ACC）心脏瓣膜疾病患者管理指南指出，注意区分慢性原发性二尖瓣反流和慢性继发性二尖瓣反流很重要（表 7–1）。原发性二尖瓣反流，瓣膜组成结构异常导致二尖瓣关闭不全。例如，脱垂的二尖瓣瓣叶导致二尖瓣反流。修复瓣膜本身可以纠正

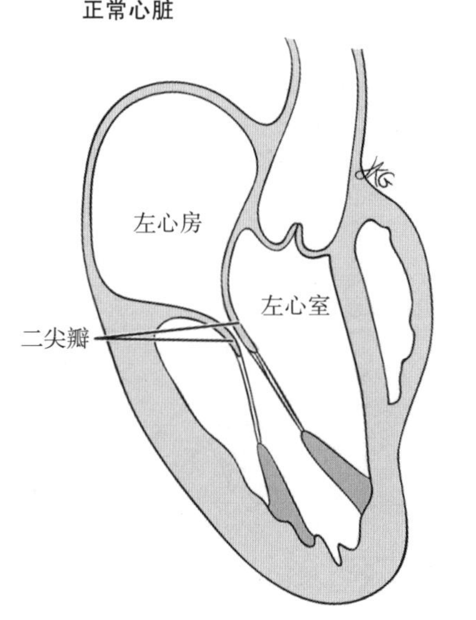

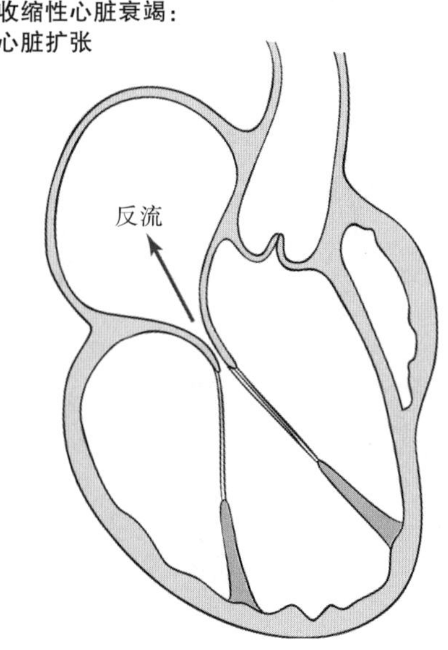

图 7–1　心脏扩张导致二尖瓣叶不能闭合产生中心性二尖瓣反流

病变并治愈疾病。相反，慢性继发性二尖瓣反流患者的瓣膜组成结构本身是正常的；然而，继发于其他疾病过程（如缺血性心力衰竭）发生心脏扩张。AHA/ACC 指南指出，由于二尖瓣反流只是疾病的一个组成部分，因此重建二尖瓣功能不一定能治愈疾病。所以，原发性和继发性二尖瓣反流的治疗推荐是有区别的。此外，Carpentier 分类用于识别正常或异常的瓣叶运动的反流机制（图 7–4）。

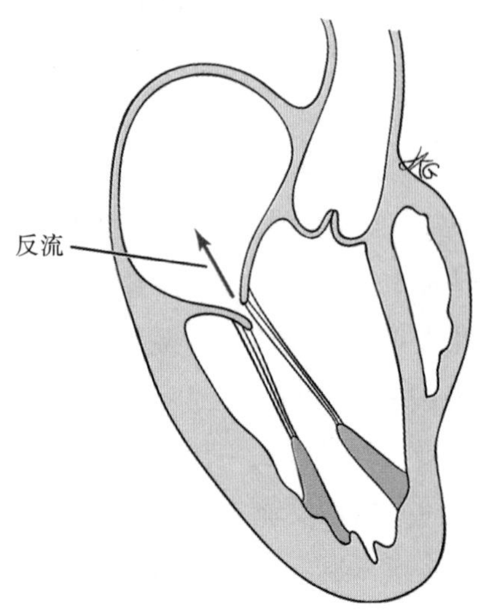

图 7–2　如图所示，二尖瓣叶过度运动时也可能出现反流。二尖瓣前叶与后叶相比有过多的移动，导致瓣叶不能闭合和二尖瓣反流

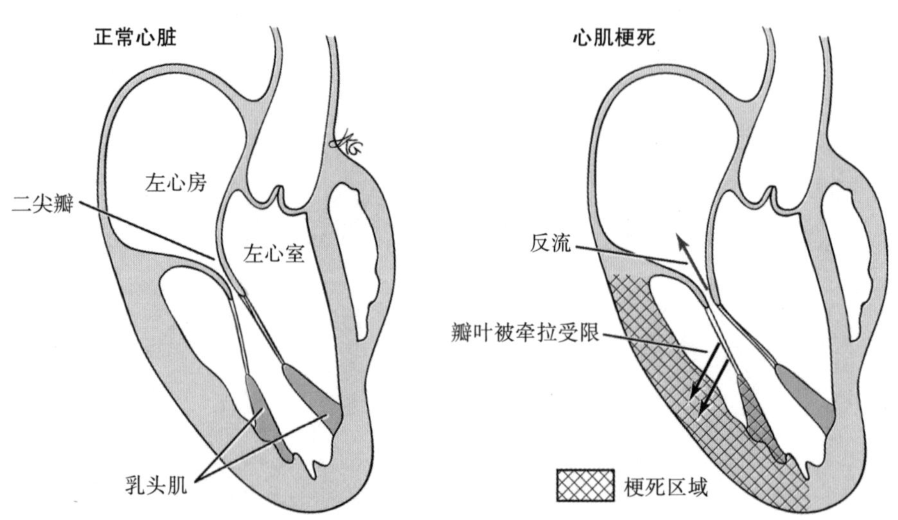

图 7–3　二尖瓣反流也可能发生在二尖瓣运动受限处，如继发于心肌梗死后。

表 7-1 原发性和继发性二尖瓣反流的病因

原发性二尖瓣反流（瓣叶异常）	
二尖瓣瓣叶黏液瘤样改变	脱垂、连枷、腱索断裂或拉长
退行性变	钙化、增厚
感染	心内膜炎赘生物、穿孔、动脉瘤
炎性病变	风湿病、胶原血管病、辐射、药物
先天性病变	瓣叶裂隙、降落伞式二尖瓣
继发性二尖瓣反流（心室重塑）	
继发于冠状动脉疾病缺血性病变	
非缺血性心肌病	
瓣环扩张	心房颤动、限制性心肌病

经许可，引自 Zoghbi WA, Adams D, Bonow RO, et al. Recommendations for Noninvasive Evaluation of Native Valvular Regurgitation: A Report from the American Society of Echocardiography Developed in Collaboration with the Society for Cardiovascular Magnetic Resonance. J Am Soc Echocardiogr, 2017, 30(4):303–371.

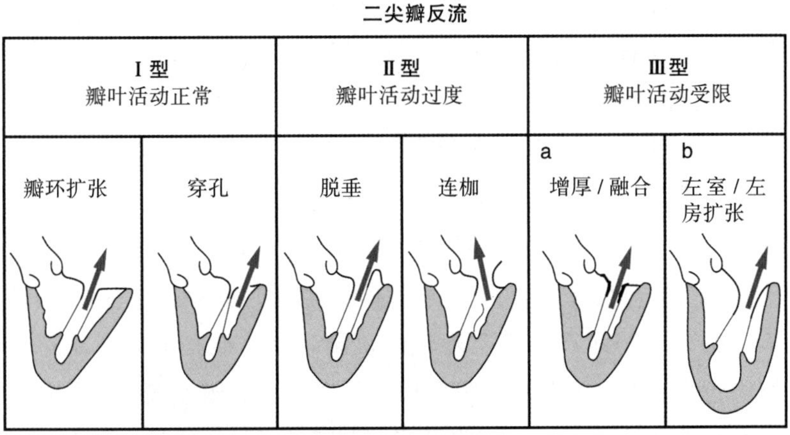

图 7-4 二尖瓣反流机制的 Carpentier 分类。经许可，引自 Zoghbi WA, Adams D, Bonow RO, et al. Recommendations for Noninvasive Evaluation of Native Valvular Regurgitation: A Report from the American Society of Echocardiography Developed in Collaboration with the Society for Cardiovascular Magnetic Ⅻ Resonance. J Am Soc Echocardiogr, 2017, 30(4):303–371

急性二尖瓣反流

急性二尖瓣反流发生时，二尖瓣急性功能障碍。急性心肌梗死合并乳头肌缺血时患者可能出现休克。类似地，心内膜炎也可导致二尖瓣完整性丧失引起急性二尖瓣反流和心源性休克（视频 7–6）。患者通常表现为呼吸困难和充血性心力衰竭。这些病例如果要抢救通常需要急诊手术。放置主动脉内球囊反搏（IABP）可暂时减少左室后负荷从而减少反流。患者也可以使用经皮置入的心室辅助装置进行支持治疗（参见第 11 章）。

视频 7–6

二尖瓣疾病的生理代偿机制

二尖瓣疾病患者试图代偿功能障碍的二尖瓣以确保有效的左室充盈并向全身循环排出足够的每搏量。二尖瓣狭窄患者的左室长期负荷不足，而二尖瓣反流患者无论急性还是慢性其左室容量均为超负荷。

二尖瓣反流既可发生于原发二尖瓣结构缺陷也可继发于左室的结构和形态异常。由于继发于心肌病或缺血的左室扩张，瓣叶被向心尖部移位的乳头肌所束缚不能有效闭合，瓣环扩张导致二尖瓣疾病。

二尖瓣反流患者的左室必然代偿二尖瓣功能不全[2–5]。二尖瓣功能不全患者，心室收缩期每搏量不能通过主动脉瓣完全排出到全身循环中。相反，不同占比的每搏量进入左房。为了代偿，左室偏心性肥厚和扩张允许更大的左室舒张末期容积（LVEDV）增加每搏量的前向血流。这种扩张会进一步加重二尖瓣反流。同时，左房扩张以容纳反流容积。LVEDV 的升高通常不伴有左室舒张末期压力（LVEDP）升高。因此，患者可以长期耐受慢性二尖瓣反流，因为其通过增加左室的大小来保持前向每搏量。

不幸的是，与所有心室重塑代偿机制一样，结构异常时维持接近正常生理功能的能力是有限的。随着病情的发展，心脏逐渐扩张且收缩功能恶化。左室顺应性降低，从而降低了心脏适应 LVEDV 升高只引起最小的 LVEDP 变化的能力。此外，心室重塑增加了心室半径与心室壁厚度的比值[4]。根据拉普拉斯（LaPlace）定律，比值增加和 LVEDP 的增加将导致壁应力增加：

$$左室壁应力 = (左室压 \times 左室半径)/2(左室厚度)$$

室壁应力的增加最终导致心肌耗氧量的增加。

LVEDP 升高传导至左房使左房压（LAP）升高。由于心脏不能再将接近正常的每搏量射入全身循环，患者呼吸困难和疲劳呈进行性加重。

急性二尖瓣反流患者没有时间建立代偿机制来补偿每搏量前向血流减少。当二尖瓣功能不全呈急性时，部分每搏量在收缩期逆向射入左房。

总每搏量 = 前向每搏量 + 逆流每搏量

在慢性二尖瓣反流患者中，继发于左心室扩张的总每搏量增加，部分代偿总每搏量中反流部分。因此，前向每搏量维持相对不受影响，直至超出心脏代偿机制患者出现症状。

急性二尖瓣反流患者总每搏量不能增加，因为没有时间建立这种代偿机制。因此，前向每搏量血流减小。患者常因前向心排血量减少而出现心源性休克。同时，左房不能适应反流容积而导致肺动脉压升高和肺充血。

二尖瓣狭窄患者的心脏必须代偿左室的慢性负荷不足和每搏量的降低。此外，肺血管系统必须缓解左房压力增加的影响以防止肺充血。

在二尖瓣狭窄患者中，舒张期间左房和左室之间出现压力梯度。回想一下，舒张期每搏量被充盈到左室。狭窄的二尖瓣阻碍了血液输送到左室。随着二尖瓣瓣口面积减小，当血液被迫流过狭窄的二尖瓣瓣口时，左房压力增加。增加的左房压力传导至肺静脉。如果发生房颤或患者因任何原因变得心动过速，患者舒张期缩短，从而进一步缩短了血液通过狭窄的二尖瓣瓣口进入左室的时间。左房压进一步升高从而导致肺充血。同时，随着左室充盈不足，每搏量逐渐减小。因每搏量不能满足患者进行正常生活活动的需要，患者活力进行性下降。

肺血管系统试图减轻左房压的增加以防止肺水肿的发生。高肺静脉压时，肺小动脉的改变可减少渗漏保护肺毛细血管床[1]。尽管这些代偿机制可能会延缓肺水肿的发展，但随着时间的推移，可发生严重的肺动脉高压（参见第 8 章）。肺动脉阻力的增加要求右心室（RV）增加压力做功将每搏量泵入肺血管。尽管右心室对这种压力挑战有代偿机制，但随着时间的推移，患者会发生右心衰竭，导致周围水肿、腹水和肝衰竭。结果是，心脏和肺部血管对二尖瓣狭窄的代偿反应可导致严重的肺高压和右心衰竭。此外，长期左心室充盈不足本身也使收缩力受损。

超声心动图与二尖瓣疾病

经胸超声心动图（TTE）是心脏医生诊断二尖瓣疾病的第一步。在围手术期，TEE 最有可能用于协助外科医生或心脏医生进行二尖瓣的修复或置换[6]。三维 TEE 越来越普遍，并越来越多地用于二尖瓣围手术期检查（视频 7–7）。在"围手术期超声心动图导论"中讨论了正常二尖瓣的基本 TEE 切面，在继续本节之前进行简要回顾（图 7–5）。

视频 7–7

二尖瓣狭窄

二尖瓣狭窄患者二尖瓣前后瓣叶增厚，活动性差。风湿性二尖瓣狭窄表现为交界融合、腱索缩短、瓣叶增厚和瓣叶活动性降低，主要累及瓣尖，二尖瓣环和瓣叶基部受影响相对减少。在退行性二尖瓣狭窄中，二尖

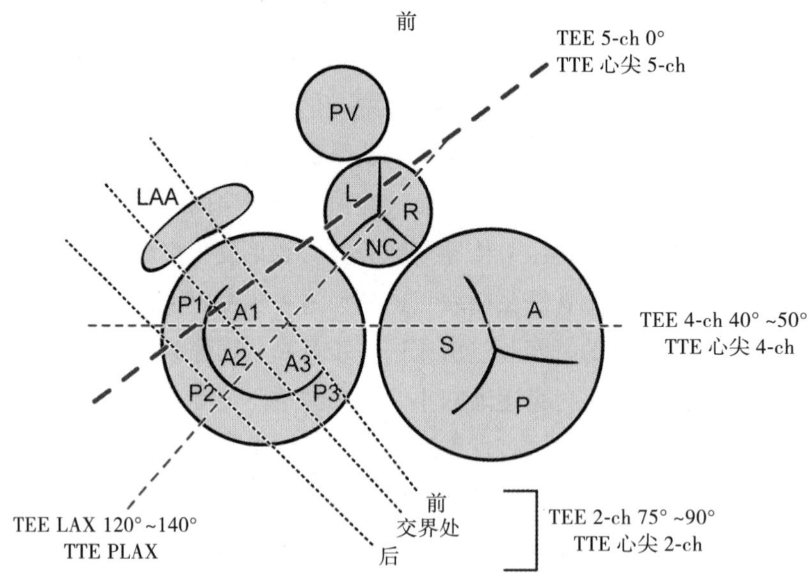

图 7–5A　图示为经食管（TEE）和经胸超声心动图（TTE）的超声扇形扫描。二尖瓣是心脏纤维结构的一部分。前叶紧邻主动脉瓣结构。利用 Carpentier 系统将后叶扇形区域命名为 P1、P2 和 P3。二尖瓣前叶与相应的后叶直接相关的区域被命名为 A1、A2 和 A3。相对于主动脉瓣的左（L）、右（R）和无冠（NC）瓣区分前叶和后叶方向。左心耳（LAA）位于 P1 区附近。描绘了三尖瓣的隔叶（S）、前叶（A）和后叶（P）和肺动脉瓣（PV）。肺动脉瓣位于最前面，离 TEE 探头最远。经许可，引自 Condado JA, Vélez-Gimón M. Catheter-based approach to mitral regurgitation. J Interv Cardiol, 2003, 16(6):523–534

瓣瓣环的钙化逐渐延伸到瓣叶，导致舒张期位移减少。当患者瓣膜狭窄时，瓣口变窄阻碍左室舒张期充盈。

在对二尖瓣狭窄患者进行围手术期 TEE 检查时，寻找与二尖瓣狭窄相关的其他超声发现也很重要，如左房扩张伴有血液瘀滞（视频 7-8）。烟雾状外观或自发回声增强提示左房血流速度降低。双腔切面同时显示二尖瓣和喙状左心耳（LAA）。LAA 通常是血栓形成的部位；手术时可清除血栓，随后结扎 LAA。继发于左室充盈不足、肺高压和右室衰竭，二尖瓣狭窄

视频 7-8

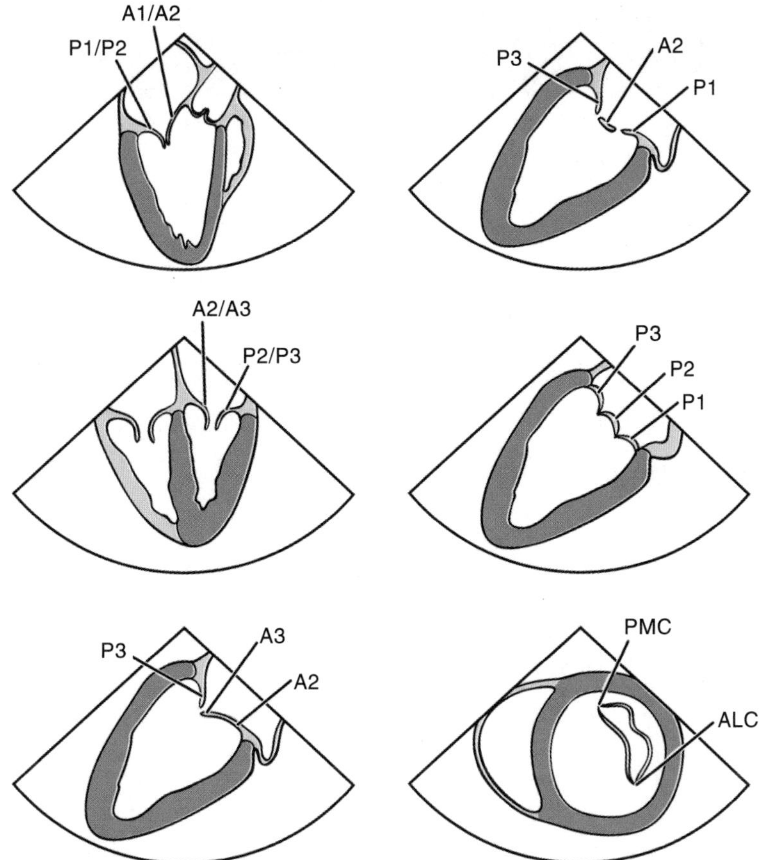

图 7-5B　利用二维超声心动图识别瓣叶不同分区可能很困难，这取决于超声心动图扫描如何穿透瓣膜结构。有时，根据获得的视图来区分 A1 和 A2 可能会有问题。上图绘制的基底短轴视图也显示了二尖瓣后内侧和前外侧连合。经许可，引自 Lambert AS, Miller JP, Merrick SH, et al. Improved evaluation of the location and mechanism of mitral valve regurgitation with a systematic transesophageal echocardiography examination. Anesth Analg, 1999, 88(6):1205-1212.

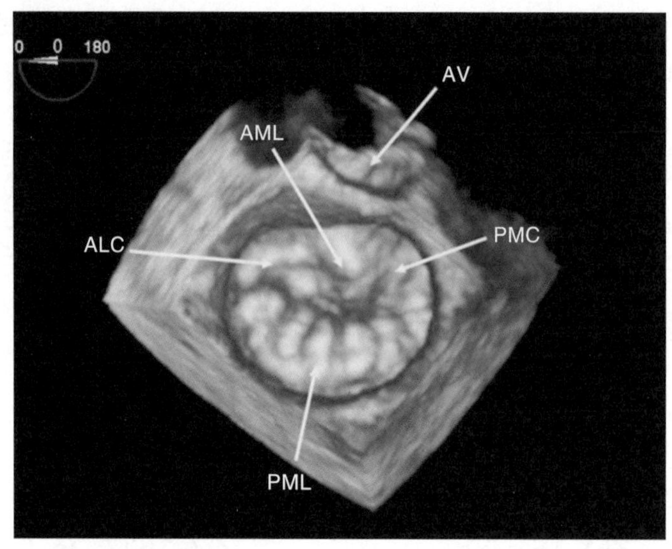

图 7-5C 二尖瓣三维超声心动图显示：前叶（AML）、后叶（PML）、前外侧连合（ALC）和后内侧连合（PMC）。主动脉瓣（AV）也可见

患者左右心室功能常受损。继发于肺动脉高压，患者右室压力常超负荷。

超声心动图检查者同时使用 TTE 和 TEE 检查并对二尖瓣进行量化[7-8]。围手术期，患者转诊接受手术前已经确定了瓣膜面积和通过二尖瓣的压力梯度。然而，在手术室评估压力梯度和测量瓣膜面积仍然是非常重要的。多普勒测量和伯努利公式被用来确定左房和左室之间的跨二尖瓣压力梯度。

$$峰值压力梯度 = 4V^2$$

其中 V 是通过狭窄二尖瓣左房和左室之间的峰值流速。回想一下，在狭窄的区域，血液流动更快（急流！！）表明两个心腔之间有更大的压力梯度。平均压力梯度超过 10mmHg 与严重二尖瓣狭窄和瓣膜面积小于 $1.0cm^2$ 有关。

有几种技术可以评估狭窄二尖瓣的瓣膜面积。尽管心脏医生在手术前已经完成了这些检查，但理解这些概念是很有用的，尤其是在围手术期 TEE 检查中意外发现二尖瓣狭窄。

压力半衰期（PHT）法可以估计二尖瓣狭窄的程度（图 7-6）。如“围手术期超声心动图导论”中所述，使用连续波多普勒测量通过狭窄的二尖瓣的血流速度，并使用伯努利公式计算房室压力梯度。PHT 是房室压力梯度峰值从最初的最大值降低到该值一半所需的时间，或是通过二尖瓣的峰流速降低到该值的大约 2/3（0.7 × 峰流速）所需的时间。PHT 是从通过二尖瓣血流的频谱多普勒显示中获得的，追踪多普勒包络中从最大速度到最小速度的斜率。

在二尖瓣狭窄程度较大的患者中，左房和左室之间的压力需要更长时间才能达到平衡，从而使压力半衰期延长。根据 PHT 计算狭窄瓣膜面积如下：

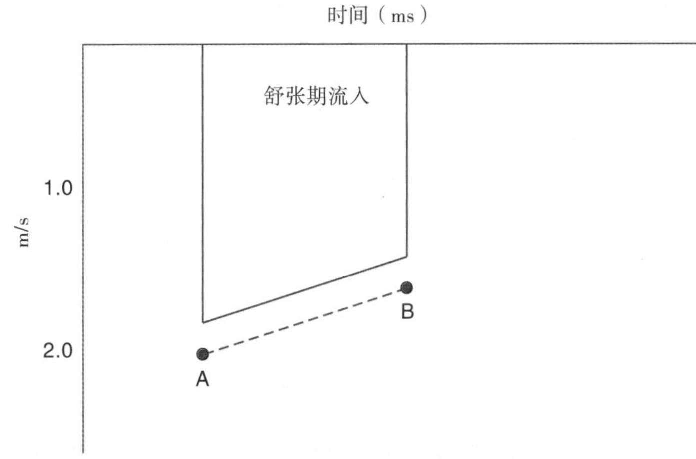

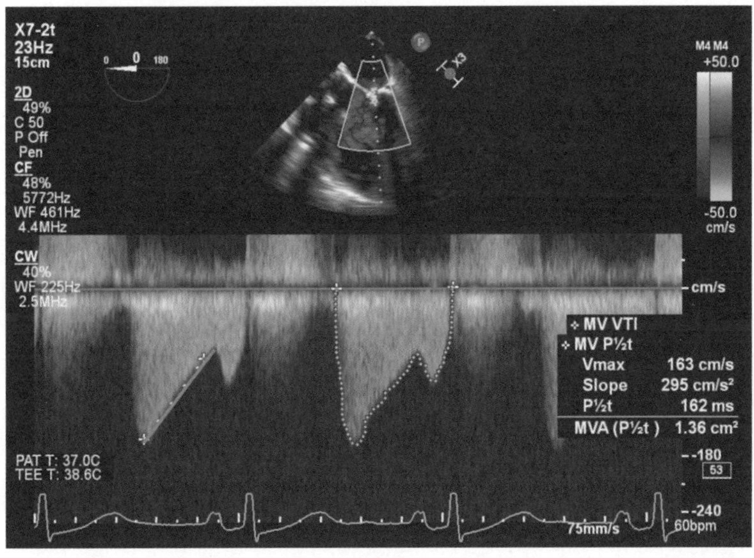

图 7-6　二尖瓣狭窄患者的压力半衰期（PHT）法测量。用 PHT 测量计算该患者二尖瓣面积（MVA）（MVA=220/PHT），MVA 为 1.36cm^2

MV 瓣口面积 = 220/ 压力半衰期

因此，任何大于 220ms 的 PHT 说明二尖瓣面积小于 $1cm^2$ 为严重二尖瓣狭窄。PHT 法仅用于评估天然瓣膜面积而非人工瓣膜面积。

近端等速表面积（PISA）法同样可用于估计二尖瓣狭窄的瓣膜面积（图 7–7）。

彩色多普勒可以显示通过二尖瓣的血流。当血液冲向狭窄的二尖瓣瓣口时血流加速，彩色多普勒显示多个半球形的血流速度增加。流动辐合半球的面积为近端等速表面积，假设该半球表面各点的速度相同。根据质量守恒原理，半球壳表面的血流与通过狭窄的二尖瓣血流相同。通常，奈奎斯特（Nyquist）极限决定了彩色血流图上的速度，此处血流方向改变被称为“混叠”。通过彩色血流多普勒图的奈奎斯特极限，可知半球表面血流“混叠”处的流速。测量血流“混叠”处的半球半径，同时测量狭窄瓣膜水平最大血流速度。因此，可以通过狭窄处的血流速度、PISA 半球的面积和 PISA 半球的流速来估计瓣膜面积。

$$\text{PISA 面积} = 2\pi R^2$$

其中 R 是 PISA 的半径（cm）。

PISA 速度 = 奈奎斯特极限（cm/s）

舒张期在二尖瓣水平可用连续波多普勒测量狭窄瓣膜的血流速度。

因此，

二尖瓣面积 =（PISA 面积 × 奈奎斯特极限 / 二尖瓣最大流速）× α/180

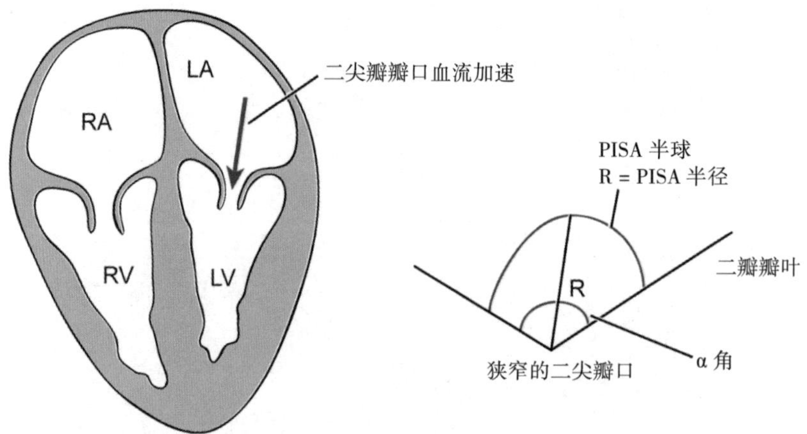

图 7–7　近端等速表面积法（PISA）法也可用于估计狭窄的二尖瓣面积。当血液通过狭窄的二尖瓣口时，会加速产生一个血流辐合半球，彩色血流多普勒可见

在计算中加入角度校正 α/180，以调整 PISA 不是完整半球的事实。α 角反映二尖瓣瓣叶不是一条直线而是与基线成一定角度。

假设二尖瓣 / 主动脉瓣反流不存在，同样可用连续性方程估计狭窄二尖瓣的面积。

因此，左室流出道（LVOT）处的每搏量（SV）必须等于二尖瓣处的每搏量（SV）：

SV LVOT =（LVOT 面积）（LVOT 处 VTI）

SV MV=（MV 面积）（MV 处 VTI）

因此，

MV 面积 =（LVOT 面积）（LVOT 处 VTI）/（MV 处 VTI）

其中，

VTI= 速度 – 时间积分

三维超声心动图也可用于评估狭窄二尖瓣的面积（图 7–8）。

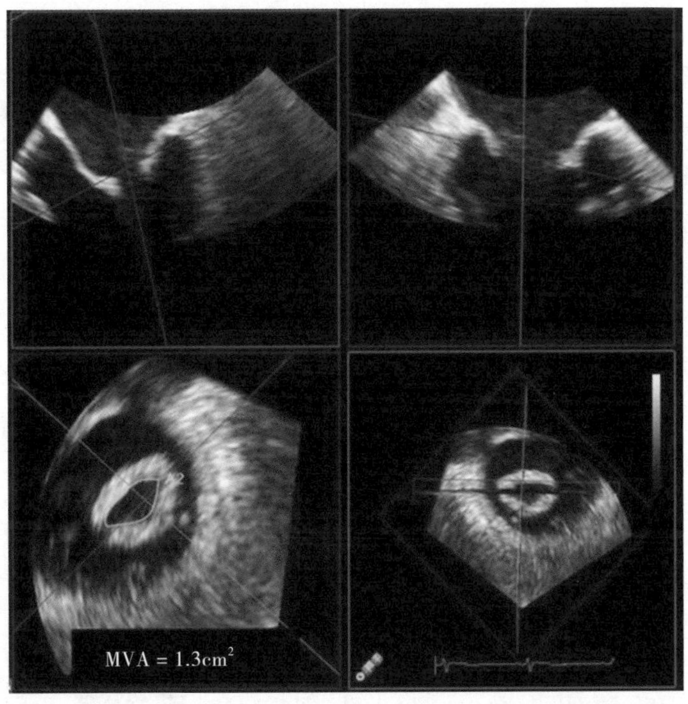

图 7–8　三维数据集的多平面重建用于短轴平面测量二尖瓣的面积。经许可，引自 Lang RM, Badano LP, Tsang W, et al. EAE/ASE recommendations for image acquisition and display using three-dimensional echocardiography. Eur Heart J Cardiovasc Imaging, 2012, 13(1):1–46

二尖瓣反流

急性和慢性二尖瓣反流均可借助 TTE 或 TEE 诊断。掌握二尖瓣的解剖学知识是确定围手术期二尖瓣反流机制和程度的必要条件。

二尖瓣前叶和后叶在前外侧和后内侧结合处连接。后叶由三个扇形区域组成，即前外侧（P1）、内侧（P2）和后内侧（P3）。后叶三个扇形区域与二尖瓣前叶的相应区域（A1、A2 和 A3）结合。不同的二尖瓣 TEE 切面可显示这些扇形区域。因此，可以确定瓣膜脱垂或受限区域，从而使用 TEE 来确定反流的机制。二尖瓣在收缩期未能闭合，这可能是继发于以下机制之一：

· 二尖瓣瓣环扩张到瓣叶不能充分对接使瓣膜完全闭合的程度。在这种情况下，二尖瓣反流的彩色血流多普勒射流通常位于中心。

· 二尖瓣瓣叶位移过多在接合点脱垂或连枷。这可能产生彩色多普勒超声的偏心射流远离脱垂 / 连枷瓣叶。

· 二尖瓣瓣叶在收缩期关闭受限。一个或多个瓣叶的运动受限影响瓣膜接合，导致类似的偏心反流射流指向受限瓣叶。

通常，乳头肌和腱索的疾病进程可导致继发于腱索破裂和（或）乳头肌缺血的急性二尖瓣反流发生，形成“连枷状”二尖瓣瓣叶（视频 7-9）。

视频 7-9

TEE 能够确定二尖瓣反流的位置和原因，并估计其严重程度。利用前述二尖瓣反流机制的 Carpentier 分类法，可能确定瓣叶病变的来源。掌握这点需要花费时间，只有接受过适当培训和认证的围手术期 TEE 检查者才能进行该操作，通过确定二尖瓣病变来指导手术。然而，瓣叶是否受限、连枷、脱垂、完整，或继发于瓣环扩张无法闭合很容易辨别。

有许多 TEE 技术可用于评估二尖瓣反流的严重性，包括[9]：

· 射流面积：反流彩色血流射流面积与左房面积进行比较。如果面积超过 40%，则认为二尖瓣反流严重。用这种方法确定二尖瓣反流的严重程度有许多潜在的错误[10]。同时，如果射流紧贴左房壁，该方法将会低估二尖瓣反流的严重性（视频 7-10）。

· 缩流颈宽度（VCW）：缩流颈是通过瓣膜反流射流最窄的部分。VCW 大于 0.7cm 被认为与显著的二尖瓣反流相关（视频 7-11）。

视频 7-10　　视频 7-11

VCW 小于 0.3cm 则与轻度二尖瓣反流相关。三维 TEE 测量缩流颈特别是当存在多个小缩流颈射流时非常有用。但是，不能将多个射流宽度叠加计入总缩流颈宽度 [11-12]。

· 缩流颈面积（VCA）：可通过三维超声心动图测定 VCA。一旦确定，即可描记 VCA 并测量面积。面积大于 0.4cm^2 与严重二尖瓣反流有关。当存在多个反流束时，应分别描记然后相加。图 7-9 展示了 VCA 的测量。

· 有效反流口面积（EROA）：在前面部分描述了 PISA 的概念，这里用它来计算 EROA。收缩期左室收缩，左室血流加速朝向关闭不全的二尖瓣，形成多个半球形的表面，如彩色多普勒所示（图 7-10）。使用前述 PISA 公式，可以通过奈奎斯特极限或反流回流混叠出的速度、回流混叠处半球半径和反流孔水平反流的最大速度来计算 EROA。

EROA = 有效反流口面积

PISA=2πR^2，其中 R 是彩色血流多普勒测量 PISA 球体半径

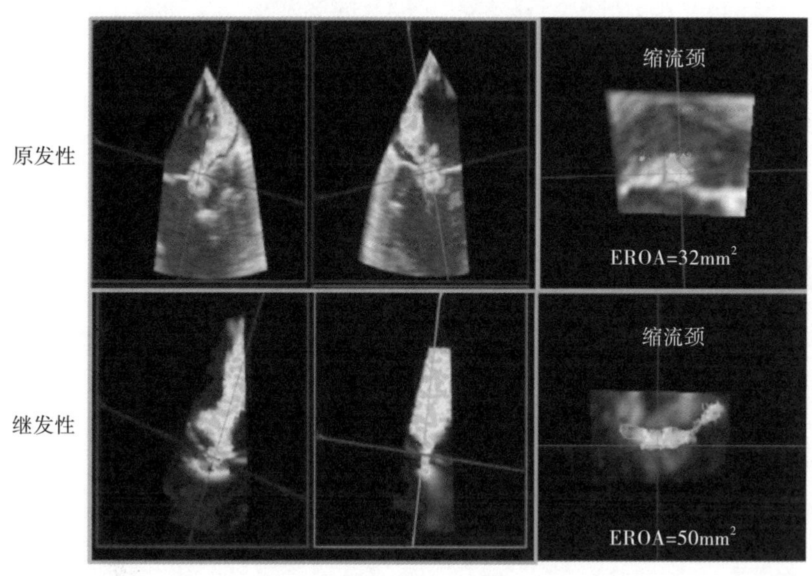

图 7-9　2 个病例显示用三维超声心动图和多平面重建评估和定量 VCA。一例原发性二尖瓣反流（上图）有圆形 VCA 和半球型 PISA，另一例继发性二尖瓣反流（下图）有椭圆形 VCA 和非半球型 PISA。经许可，引自 Zoghbi WA, Adams D, Bonow RO, et al. Recommendations for Noninvasive Evaluation of Native Valvular Regurgitation: A Report from the American Society of Echocardiography Developed in Collaboration with the Society for Cardiovascular Magnetic Resonance. J Am Soc Echocardiogr, 2017, 30(4):303-371

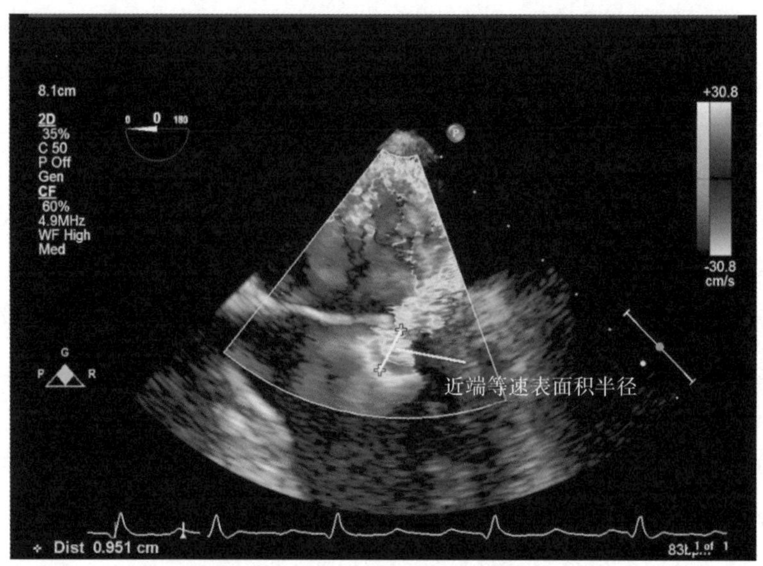

图 7–10 PISA 见于该二尖瓣反流患者。二尖瓣狭窄患者，血流加速通过狭窄的二尖瓣口进入左室，舒张期左房可见 PISA 球。然而，二尖瓣反流时收缩期血流加速通过渗漏的二尖瓣，二尖瓣心室侧可看到半径为 0.951cm 的 PISA

奈奎斯特极限 = 半球表面水平的混叠速度

最大流速 = 通过 EROA 时的反流血流速度

PISA 法仍采用了连续性原则。因此，

PISA × 奈奎斯特极限 = EROA × 最大流速

EROA=（PISA × 奈奎斯特极限）/（最大流速）

EROA 大于 0.4cm^2 被认为严重反流。

如前所述，知晓血液通过的面积（cm^2）和血液通过的距离（cm），就可以计算出每搏输送量（cm^3）。

可描记二尖瓣反流射流速度 – 时间积分（MR VTI）以确定射血距离。

因此，

反流容积（RV）= EROA × MR VTI

RV 超过 60cm^3（ml）被认为严重反流。

如果出现 5m/s 的反流射流且混叠速度设置为 40cm/s（通过调整奈奎斯特极限或彩色血流多普勒的基线偏移），则可以简化计算 EROA：

$$EROA = R^2/2$$

Zogbhi 等在反流性病变的无创性评估指南中，提醒注意当使用依赖于单帧测量的 PISA EROA、VCW 和 VCA 等技术时，非全收缩期二尖瓣反流患者，反流的严重程度可能被高估。

·肺静脉血流多普勒：血液在收缩期和舒张期从肺静脉流入左房。肺静脉的收缩流量通常大于舒张期血流量（图 7–11A）。当出现严重的二尖瓣反流时，由于左房压显著增加，收缩期肺静脉血流通常减弱或逆转（图 7–11B）。

表 7–2 总结了二尖瓣反流的超声心动图评估。

外科手术与导管介入的二尖瓣修复及置换

关于二尖瓣修复还是置换的决定取决于患者、外科医生和心脏医生之间的讨论。心脏麻醉师不仅密切参与围手术期管理，也参与指导和评估外科手术的即时效果。围手术期超声心动图广泛用于外科手术和基于导管的操作。

具有合适瓣膜形态的二尖瓣狭窄患者是经皮二尖瓣球囊扩张术的候选者[1]。其他患者可能要转诊进行二尖瓣置换手术。若同时存在二尖瓣反流或左房血栓或瓣膜形态不利于该技术时，则不适于进行球囊扩张术。房间隔穿刺后，引入球囊导管并扩张、打开狭窄的瓣膜。操作后超声心动图评估可发现引起二尖瓣反流的程度，评估术后瓣膜面积和压力梯度。

二尖瓣狭窄行二尖瓣置换术后患者的存活率取决于患者年龄、心室功能、是否存在肺高压和冠状动脉疾病。已经证明二尖瓣置换术中保留二尖瓣结构可以改善左室功能和患者存活率[13]。患者二尖瓣位置的人工瓣膜（EOA/BSA<1.2cm^2/m^2）也可能不相匹配。

二尖瓣反流患者经常进行二尖瓣修复手术。二尖瓣修复的优点是不需要长期全身抗凝治疗，另外还保留二尖瓣装置，从而改善心室功能（视频 7–12，视频 7–13）。手术完成后，修复或置换的二尖瓣应无残余反流（视频 7–14，视频 7–15，视频 7–16）。残余反流必须报告给外科团队方便其确定是否存在修

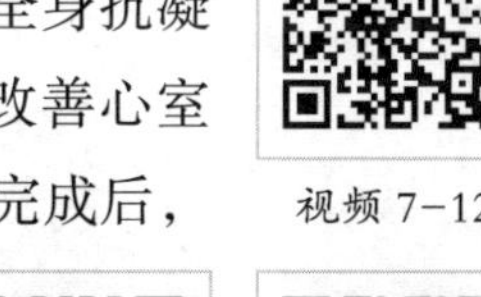

视频 7–12　视频 7–13

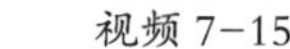

视频 7–14　视频 7–15　视频 7–16

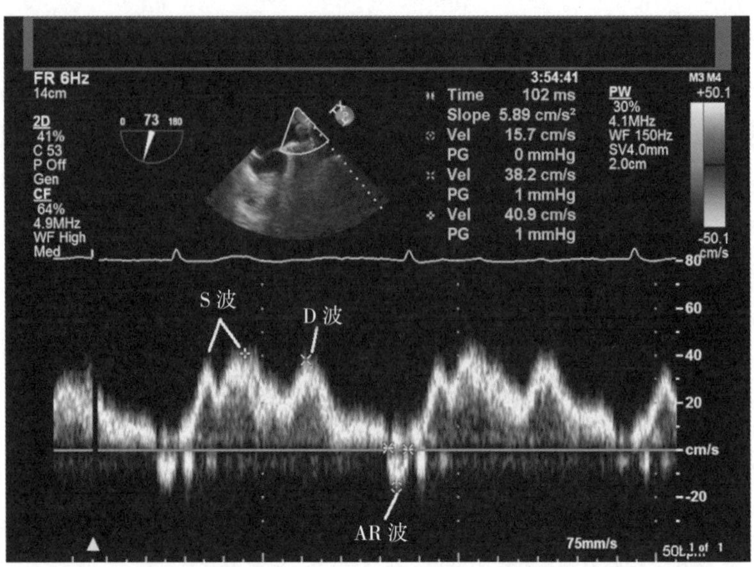

图 7-11A　上图为正常肺静脉模式。左上肺静脉采用脉冲多普勒（PWD）。在整个收缩期（S）和舒张期（D）血流正常朝向左心房。舒张末期心房收缩时有血流逆转（AR）。

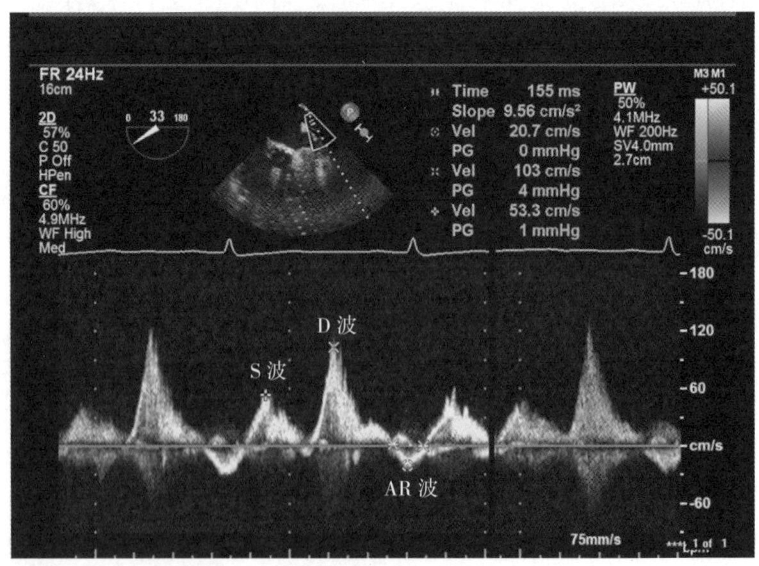

图 7-11B　严重二尖瓣反流患者，肺静脉脉冲波多普勒检查，与 D 波相比 S 波常减弱或逆转

表 7-2　超声心动图评估慢性二尖瓣反流严重程度分级

	二尖瓣反流严重程度 *		
	轻度	中度	重度
结构			
二尖瓣形态	**无或轻度瓣叶异常**（如轻度增厚、钙化或脱垂、轻度隆起）	中度瓣叶异常或中度隆起	**严重瓣膜病变**（原发：连枷叶，乳头肌破裂，严重回缩，大穿孔；继发：严重隆起，瓣叶接合不良）
左室和左房大小 †	通常正常	正常或者轻度扩张	扩张 ‡
定性多普勒			
彩色血流射流区域 §	**小的，中心的，窄的，通常很短**	多变的	大中心射流（>LA 的 50%）或不同尺寸的偏心冲击室壁射流
流量辐合 ‖	**不可见，短暂的或小的**	大小和持续时间中等	**大的全收缩期**
CWD 射流	微弱 / 部分 / 抛物线	致密但部分或抛物线	全收缩期 / 致密 / **三角形**
半定量参数			
VCW（cm）	< 0.3	中等	≥0.7（双平面 >0.8）¶
肺静脉血流 #	**收缩期优势**（可能在左室功能不全或房颤时减弱）	正常或收缩期减弱 #	最小至无收缩期血流 / **收缩期血流逆转**
二尖瓣流量 **	**A 波优势**	多变的	E 波优势（>1.2m/s）
定量参数 ††‡‡			
EROA，二维 PISA（cm^2）	< 0.20	0.20~0.29 0.30~0.39	≥0.40（继发性二尖瓣反流伴椭圆形 ROA 可能更低）
反流容量（ml）	< 30	30~44 45~59††	≥60（在低流量条件下可能更低）
反流率（%）	< 30	30~39　40~49	≥50

ROA= 反流口面积。加粗的定量和半定量征象被认为是二尖瓣反流分级特异性征象。* 所有参数都有局限性，必须采用综合方法来衡量每项超声心动图测量的强度。所有体征和测量结果都应个性化解读，并且考虑到体型、性别和患者所有其他的特征。† 这主要与原发性二尖瓣反流患者有关。‡ 急性严重二尖瓣反流或慢性严重二尖瓣反流体型小的尤其是女性患者，或二尖瓣反流发生前左室体积小的患者，左室和左房可以在“正常”范围内。§ 奈奎斯特极限 50~70cm/s。‖ 小流量辐合通常 <0.3cm，奈奎斯特极限为 30~40cm/s 时大流量≥1cm。¶ 心尖两腔和四腔心切面的平均值。# 受许多其他因素的影响（如左室舒张功能、心房颤动、左室压）。** 患者年龄 >50 岁时最正确，并受到其他原因导致左房压力升高的影响。†† 在低或高流量状态下，EROA、RF 和 R_{Vol} 之间可能出现差异。‡‡ 定量参数有助于将中度反流组进一步行亚类划分。经许可，引自 Zoghbi WA, Adams D, Bonow RO, et al. Recommendations for Noninvasive Evaluation of Native Valvular Regurgitation: A Report from the American Society of Echocardiography Developed in Collaboration with the Society for Cardiovascular Magnetic Resonance. J Am Soc Echocardiogr, 2017, 30(4):303–371.

复不充分和是否需要进行二尖瓣再修复或置换。三维 TEE 越来越多地用于二尖瓣围手术期检查，以建立模型和明确二尖瓣修复的方法（图 7–12）。缺血性心肌病患者，继发于重塑的心室扩张导致瓣叶接合点更靠近于左室心尖部[14]。在二尖瓣瓣环和瓣叶接合点之间形成一个帐篷状的区域。瓣环平面和前叶与后叶的角度决定了瓣叶运动受限的程度，这促进了缺血性二尖瓣反流的发生。瓣叶受限加剧使角度增大，导致瓣叶合拢点位置更靠近心尖部。二尖瓣三维数据集的后期处理提供了二尖瓣瓣膜帐篷体积和帐篷高度的估计（图 7–13）。这些容积测量有助于指导缺血性二尖瓣反流患者的瓣膜治疗。

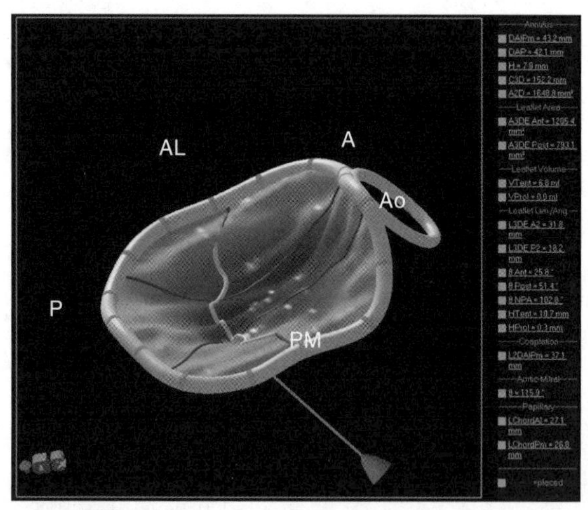

图 7–12　二尖瓣的参数模型代表了二尖瓣的静态重建，显示了二尖瓣的形态和二尖瓣瓣环和瓣叶形态的具体参数

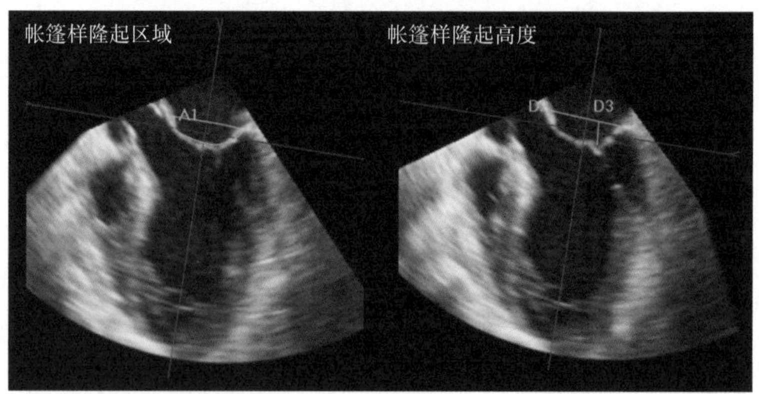

图 7–13　利用帐篷样隆起高度和帐篷样隆起面积测量评估二尖瓣瓣叶隆起的程度和接合点向心尖的位移。通常在收缩期末期食管中段长轴切面测量

帐篷样高度隆起等于或大于 11mm 或帐篷样隆起面积大于 2.5cm^2 与环状成形术后发生严重二尖瓣反流的风险相关。此外，围手术期超声心动图可用于确定患者继发于二尖瓣收缩前向运动（SAM）导致的动态流出道梗阻的风险。如果前后叶接合点出现在更前方，则左室流出道动态梗阻的可能性更大（图 7–14）（参见第 10 章）。

各种导管介入方法治疗二尖瓣反流也被提出[15–16]。继发于瓣环扩张的反流通过放置成形环进行手术矫正，以恢复瓣膜的功能。基于导管的装置引入冠状窦，通过“收紧”二尖瓣瓣环来改善瓣膜功能。基于导管的技术也可以将瓣膜的前叶和后叶夹订在一起修复二尖瓣，恢复瓣膜接合，形成双孔二尖瓣（图 7–15，图 7–16）。由于瓣膜瓣叶、腱索、瓣环和心室之间复杂的相互作用，类似于主动脉瓣的经导管释放的人工二尖瓣的发展已经滞后。尽管如此，麻醉师仍有可能被要求在导管室 / 杂合手术室管理行二尖瓣修复或置换术的患者，并且频率逐渐增加[17–18]。

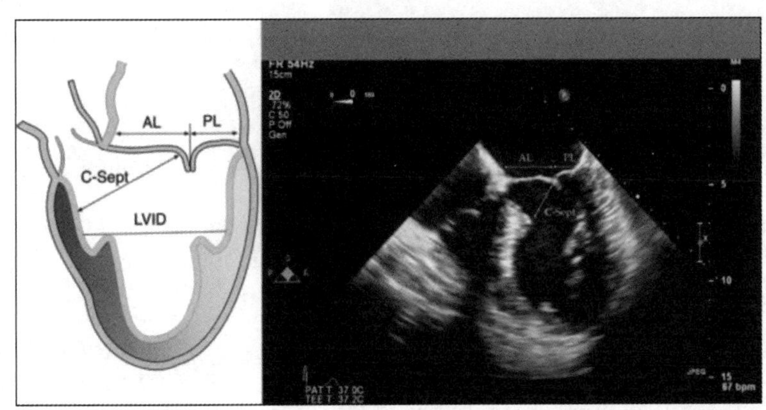

图 7–14　C-Sept 距离测量。这些测量是在体外循环开始前进行评估修复后 SAM 和动态左室流出道梗阻的风险。C-Sept：收缩期末接合点与室间隔之间的最短距离。任何小于 2.75cm 的距离都意味着接合点的相对前移，因此，在修复和瓣环成形后更容易发生 SAM。前叶 / 后叶比值：这个比值代表两个瓣叶的相对高度。比值 <1.5 提示一个后叶相对较高伴有接合点前移。这对外科修复是一个指导，在放置成形环之前缩短后叶高度可进一步降低动态左室流出道梗阻的风险。较小的左心室腔也是二尖瓣修复术后动态左室流出道梗阻的危险因素。LVID = 左室内径；SAM= 收缩期前向运动。经许可，引自 Mahmood F, Matyal R. A quantitative approach to the intraoperative echocardiographic assessment of the mitral valve for repair. Anesth Analg, 2015, 121(1):34–58.

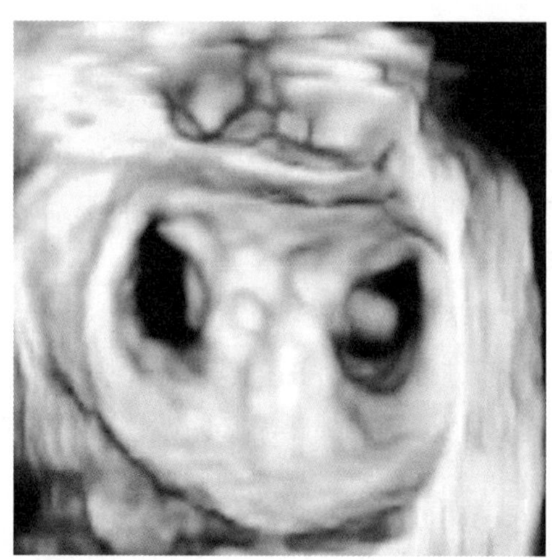

图 7–15 导管介入行二尖瓣瓣叶边缘 – 边缘夹订后出现双孔二尖瓣

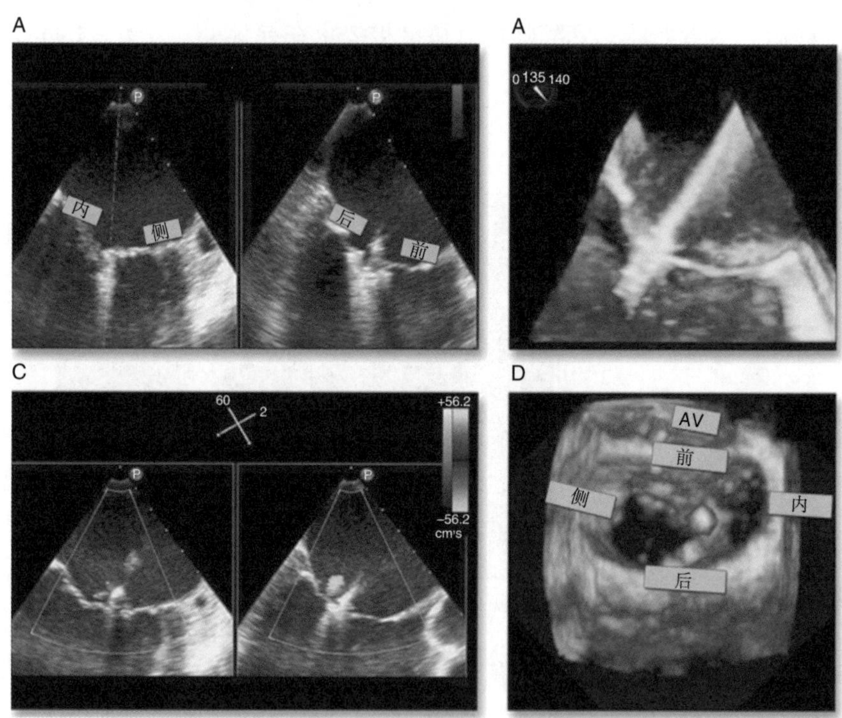

图 7–16 边缘 – 边缘二尖瓣修复技术（MitraClip）部署中的事件顺序。A. 同步双平面 60° 和 150° 影像显示了 MitraClip 在二尖瓣结构中的确切位置。一旦确定位置，即可抓取二尖瓣瓣叶。B. 实时三维放大视图显示输送导管和 MitraClip 抓取二尖瓣的 A2 和 P2 区域。C. 与 A 部分相似，不同双平面 60° 和 150° 影像显示 MitraClip 抓取二尖瓣瓣叶后轻微至轻度（1+）二尖瓣反流。D. MitraClip 系统最终从传送系统中释放。AV= 主动脉瓣。经许可，引自 Cavalcante JL, Rodriguez LL, Kapadia S, et al. Role of echocardiography in percutaneous mitral valve interventions. JACC Cardiovasc Imaging, 2012, 5(7):733–746

心房颤动的外科治疗

二尖瓣疾病患者存在发生房颤（AF）的风险。二尖瓣狭窄患者尤其容易发生与房颤伴有快速心室率相关的血流动力学不稳定，表现为舒张时间缩短，左室充盈不足，左房压（LAP）升高。二尖瓣狭窄患者快速房颤时可迅速发展为肺水肿和心源性休克。40% 有症状的二尖瓣狭窄患者会发生房颤[1]。药物治疗的目的是通过使用 β 受体阻滞剂、钙拮抗剂或胺碘酮来控制心室率。此外，还可给予抗凝药物预防血栓形成。在急性血流动力学失代偿的情况下，适合进行同步电复律。然而，房颤持续数小时的患者可能会出现左房血栓。在择期行心脏电复律之前，应通过 TEE 检查排除左房血栓的存在，因为恢复窦性心律可能促发全身血栓栓塞。

二尖瓣修复或置换时，外科医生也可以进行 Cox 迷宫手术，这是房颤外科治疗的金标准[19]。迷宫手术阻断了心房内电传导通路，降低术后心房颤动的发生。许多心房传导通路的破坏有时是通过射频或冷冻消融来实现的。注意：TEE 探头与机器断开，并在迷宫手术时取出，避免通过探头的异常传导和可能的食管损伤。患者术中接受胺碘酮治疗。第 15 章讨论了电生理实验室房颤的管理。

二尖瓣疾病对麻醉的影响

二尖瓣狭窄患者可能是麻醉师在心脏手术或非心脏手术中面临最具挑战性的情况。狭窄的瓣膜会妨碍左心室充分充盈，而舒张期充分的充盈需要缓慢的心率和足够的舒张时间。心动过速缩短了舒张时间，从而导致左房压增加和每搏量降低。由于心排血量（CO）= SV × HR，低每搏量降低了心排血量。由于 BP=CO × SVR，足够的系统血管阻力可使血压得以维持。不幸的是，手术和麻醉都可能导致心动过速、低血容量和血管张力降低，使患者在麻醉和手术期间可能出现血流动力学不稳定。此外，二尖瓣狭窄患者可能有一定程度的肺高压和右心衰竭。通气不足和高碳酸血症，或简单地应用正压通气，可进一步增加肺动脉压并加重右心衰竭。右心衰竭可能导致左心负荷不足，并进一步导致体循环心排血量减少。仅使用正压通气可降低右室输出量，同时伴有右室和左室衰竭。与麻醉药物相关的心律失常（如结性心律）同样会损害左室充盈，进一步恶化患者的血流动力学状态。

二尖瓣狭窄患者理想的麻醉管理是调整至减轻上述影响血流动力学稳定性的各种潜在干扰。实际上，这可能比最初看起来更复杂。与以往一样，麻醉药物的选择不如管理麻醉药物带来的血流动力学结果重要。严重二尖瓣狭窄的非心脏手术患者应进行有创性的血压监测。当然，行二尖瓣手术患者将接受包括 TEE 指导在内的全面监测。TEE 也可用于二尖瓣疾病患者的非心脏手术。此外，若肺动脉导管纳入血流动力学管理计划，最好避免对肺动脉高压患者采用楔压以防止肺动脉破裂。

麻醉诱导时发生的血管扩张可以通过给予血管升压素（如血管升压素、去甲肾上腺素、去氧肾上腺素）来管理。由于肺动脉压力增加而导致的右心衰竭可以通过给予正性肌力药物来治疗。多巴酚丁胺和米力农等正性肌力药物可以改善心肌收缩性，但也可导致全身低血压和心动过速。吸入一氧化氮（NO）对肺动脉高压和右心功能障碍患者非常有用。用 NO 或其他肺血管扩张剂降低肺血管阻力可改善右心功能，从而改善左室容量负荷并增加每搏量。然而，对于未经治疗的二尖瓣病变和（或）左心室功能不全患者应谨慎使用肺血管扩张剂，因为易发生肺静脉压升高和肺水肿。术后，当手术解决了二尖瓣问题后，如果需要可使用肺血管扩张剂有助于提升右心功能。

使用超声心动图和有创血压监测，麻醉师必须调整容量、肺血管阻力、全身血管张力和心肌收缩力，尽可能优化血流动力学。由于分娩时的容量变化和心动过速，严重二尖瓣狭窄孕妇的管理极具挑战[20]。

心肌梗死心源性休克患者出现在手术室时常伴有急性二尖瓣反流。这些患者通常有低血压，需要多次输注血管活性药物，常需要主动脉内球囊反搏或经皮左心室辅助装置支持（参见第 11 章）。在患者进行心肺转流（CPB）支持之前，管理本质上以复苏为主。除了肌肉松弛剂之外，血流动力学能够耐受时给予麻醉药物。双频谱指数（BIS）监测虽然备受争议，建议在这类和所有心脏病患者中使用的原因是血流动力学不稳定常需要使用小剂量麻醉药物。因此，这些患者术中知晓的风险增加，应在术后进行术中知晓评估。

慢性二尖瓣反流患者通常有时间代偿二尖瓣的渗漏，常规麻醉管理目标是通过避免心动过缓和降低全身阻力来促进前向血流。麻醉诱导常常导致血管扩张和心动过速，使慢性二尖瓣反流患者在围手术期更易于管理实现上述目标。然而，随着时间的推移代偿机制失效，患者出现心室功能不全、室壁应力增加、心律失常、肺高压和右心衰竭。麻醉时，此类患者的血流动力学可能与严重二尖瓣狭窄患者一样不稳定。

对于那些左室功能严重受损、右室功能衰竭和肺高压拟行瓣膜修复或置换的患者而言，体外循环之前的麻醉管理可能是一场风暴。麻醉师必须调控输入容量、使用正性肌力药物、血管收缩药物和麻醉药物，尽可能地维持患者血流动力学“稳定”。理解体外循环前血流动力学稳定是麻醉管理的唯一目标且非常重要，一些患者可能需要紧急启动 CPB。

瓣膜修复术后脱离体外循环可能也具有挑战。二尖瓣置换或修复术后的患者可能因左、右或双心室衰竭而不稳定。常需要正性肌力药、血管升压素、肺血管扩张剂和 IABP 反搏辅助脱离体外循环。

病例场景

一 61 岁女性患者就诊于心脏病医生，主要问题是呼吸困难和心律失常。她被发现患有心房颤动，并进行了 TEE 检查。

▸ 视频 7-1A 中有什么病变?

二尖瓣狭窄。

▸ 超声心动图如何判断二尖瓣狭窄的严重程度?

术中可通过测量跨二尖瓣的压力梯度来判断二尖瓣狭窄的严重程度。此外，可以使用 PISA 和压力半衰期法估计瓣口面积。三维超声心动图也可用于确定狭窄二尖瓣瓣口面积。

▸ 测量平均压力梯度为 15mmHg，瓣口面积为 1cm^2。回顾超声检查结果时还应考虑哪些其他发现?

评估右心室和左心室功能，检查心房是否存在左心耳血栓。

未发现血栓，但似乎存在右心室功能降低。手术进程顺利，二尖瓣被替换。

双叶机械瓣膜被放置在二尖瓣位置（参见视频 7-14）。在瓣膜周围没有瓣周漏，防止瓣膜表面形成血栓的冲刷血流正常。

患者停止体外循环并使用米力农辅助。血压为60/40mmHg，肺动脉压力40/22mmHg，心率100/min，心指数（CI）2.2L/（min/m^2）。

▶ 如何改善全身血压？

输注血管升压素1~2U/h，血压提高升90/60mmHg。

▶ 然而，她的肺动脉压上升到70/50mmHg，并发生右心室功能不全。怎么办？

吸入一氧化氮（NO），肺动脉压力降至60/40mmHg。

▶ 她的全身血压为75/45mmHg，尽管增加了正性肌力药物支持，但左室收缩仍较差。如何改善她的心功能？

放置IABP后有效的反搏将肺动脉压降至45/29mmHg。可考虑加用肾上腺素作为第二种正性肌力药物。全身血压和心指数都有所改善。患者安全地转运入重症监护室。

（周伟玲　译，雷　翀　审）

参考文献

[1] Bonow RO, Carabello BA, Chatterjee K, and the writing committee to revise the 1998 guidelines for the management of patients with valvular heart disease. 2008 focused update incorporated into the ACC/AHA 2006 guidelines for the management of patients with valvular heart disease: a report of the American College of Cardiology/American Heart Association Task Force on Practice Guidelines. JACC, 2008, 52(13):e1-e142.

[2] Russo A, Suri RM, Grigioni F, et al. Clinical outcome after surgical correction of mitral regurgitation due to papillary muscle rupture. Circulation, 2008, 118:1528-1534.

[3] Carabello BA. Ischemic mitral regurgitation and ventricular remodeling. JACC, 2004, 43(3):384-385.

[4] Carabello BA. The current therapy for mitral regurgitation. JACC, 2008, 52(5):319-326.

[5] Bursi F, Enriquez-Sarano M, Jacobsen SJ, et al. Mitral regurgitation after myocardial infarction: a review. Am J Med, 2006, 119:103-112.

[6] Shernan SK. Perioperative transesophageal echocardiographic evaluation of the native mitral valve. CCM, 2007, 35(8):s372-s383.

[7] Enriquez-Sarano M, Tribouilloy C. Quantitation of mitral regurgitation: rational, approach, and interpretation in clinical practice. Heart, 2002, 88(SIV):iv1-iv4.

[8] Enriquez-Sarano M, Avierinos JF, Messika-Zeitoun D, et al. Quantitative determinants of the outcome of asymptomatic mitral regurgitation. NEJM, 2005, 352:875-883.

[9] Savage RM, Konstadt S. Con: Proximal isovelocity surface area should not be measured routinely

in all patients with mitral regurgitation. Anesth Analg, 2007, 105(4):944-946.

[10] Lancellotti P, Moura L, Pierard L, et al. European Association of Echocardiography recommendations for the assessment of valvular regurgitation. Part 2: mitral and tricuspid regurgitation. Eur J Echocardiog, 2010, 11:307-332.

[11] Hyodo E, Iwata S, Tugcu A, et al. Direct measurement of multiple vena contract areas for assessing the severity of mitral regurgitation using 3D TEE. JACC Cardiovasc Imaging, 2012, 5(7):669-676.

[12] Thavendiranathan P, Phelan D, Collier P, et al. Quantitative assessment of mitral regurgitation: how best to do it. JACC Cardiovasc Imaging, 2012, 5(11):1161-1175.

[13] Condado JA, Velez-Gimon M. Catheter based approach to mitral regurgitation. J Interv Cardiol, 2003, 16(6):523-534.

[14] Shakil O, Jainandunsing J, Ilic R, et al. Ischemic mitral regurgitation: an intraoperative echocardiographic perspective. J Cardiothorac Vasc Anesth, 2013, 27(3):573-585.

[15] Feldman T, Wasserman HS, Herrmann HC, et al. Percutaneous mitral valve repair using the edge to edge technique. JACC, 2005, 46(11):2134-2140.

[16] Lozonschi L, Quaden R, Edwards NM, et al. Transapical mitral valved stent implantation. Ann Thorac Surg, 2008, 86:745-748.

[17] Mack MJ. Percutaneous treatment of mitral regurgitation: so near, yet so far! J Thorac Cardiovasc Surg, 2008, 135(2):237-239.

[18] Ghanbari H, Kidane AG, Burriesci G, et al. Percutaneous heart valve replacement: an update. Trends Cardiovasc Med, 2008, 18(4):117-125.

[19] Stulak JM, Sundt TM, Dearani J, et al. Ten year experience with the Cox-Maze procedure for atrial fibrillation: how do we measure success? Ann Thorac Surg, 2007, 83:1319-1325.

[20] Pan PH, D'Angelo R. Anesthetic and analgesic management of mitral stenosis during pregnancy. Reg Anesth Pain Med, 2004, 29(6):610-615.

REVIEWS

Cavalcante J, Rodriguez L, Kapadia S, et al. Role of echocardiography in percutaneous mitral valve interventions. JACC Cardiovasc Imaging, 2012, 5(7):733-746.

Lang R, Badano L, Tsang W, et al. EAE/ASE recommendations for image acquisition and display using three-dimensional echocardiography. Eur Heart J Cardiovasc Imaging, 2012, 13(1):1-46.

Mahmood F, Matyal R. A quantitative approach to the intraoperative echocardiographic assessment of the mitral valve for repair. Anesth Analg, 2015, 121(1):34-58.

Zoghbi W, Adams D, Bonow R, et al. Recommendations for noninvasive evaluation of native valvular regurgitation. JASE, 2017, 30(4):303-371.

Baumgartner H, Hung J, Bermejo J, et al. Echocardiographic assessment of valve stenosis; EAE/ASE recommendation for clinical practice. JASE, 2009, 22(1):1-23.

Nishimura RA, Otto CM, Bonow RO, et al. 2014 AHA/ACC guideline for the management of patients with valvular heart disease. JACC, 2014, 63(22):E57-E185.

Nishimura RA, Otto CM, Bonow RO, et al. 2017 AHA/ACC focused update of the 2014 AHA/ACC guideline for the management of patients with valvular heart disease: a report of the American College of Cardiology/American Heart Association Task Force on Clinical Practice Guidelines. Circulation, 2017, 135:E1159-E1195.

Cherry SC, Jain P, Rodriguez–Blanco Y, et al. Noninvasive evaluation of native valvular regurgitation: a review of the 2017 American Society of Echocardiography Guidelines for the Perioperative Echocardiographer. J Cardiothorac Vasc Anesth, 2018, 32:811-822.

Mahmood F, Matyal R, Mahmood F, et al. Intraoperative echocardiographic assessment of prosthetic valves: a practical approach. J Cardiothorac Vasc Anesth, 2018, 32:823-837.

第 8 章 右心瓣膜及功能

主　题

- 三尖瓣疾病的临床症状和体征
- 右室功能
- 肺动脉瓣
- 右心结构和右心室功能的超声心动图
- 三尖瓣和三尖瓣反流的超声心动图评估
- 三尖瓣疾病的手术方式
- 三尖瓣疾病、肺动脉高压和右室衰竭对麻醉的影响
- 病例场景：心内膜炎患者

如同二尖瓣（MV）和主动脉瓣（AV）将血流引入全身循环，三尖瓣（TV）和肺动脉瓣（PV）将血流引导进入肺循环。右室（RV）将血液泵入正常低压的肺血管，确保左室（LV）的负荷。围手术期 RV 衰竭通常与肺动脉高压和全身低灌注相关。治疗方向是降低肺动脉阻力促进前向血流进入肺血管。也可在围手术期使用正性肌力药物和心室辅助装置支持右心功能。

三尖瓣疾病的临床症状和体征

三尖瓣（TV）病变包括狭窄和反流。三尖瓣狭窄（TS）最常继发于风湿性心脏病，较少见的原因是类癌和心内膜纤维化。梗阻性心脏肿物也可以阻塞 TV[1]。

三尖瓣反流（TR）可以是原发性也可以是继发性的。原发性 TR 罕见（约占所有 TR 病例的 15%），可由心内膜炎、结缔组织病、类癌综合征、服用厌食性药物（芬氟拉明）、埃勃斯坦（Ebstein）畸形、服用培高利特或胸部放射引起。埃勃斯坦畸形是由于三尖瓣叶特别是隔瓣叶发生顶端移位，可出现 TR 和右室功能不全。继发性 TR 是因左心疾病或原发肺部疾病增加了肺动脉压力和肺血管阻力（PVR）所致。疾病进展引起继发性 TR 的实例有二尖瓣狭窄、重度二尖瓣反流、严重左心室功能不全、肺栓塞、原发性肺高压或肺部疾病。

TS 患者通常存在与风湿性心脏病 （如二尖瓣狭窄、主动脉瓣狭窄）或类癌疾病（如肺动脉瓣狭窄）相关的其他瓣膜疾病。因此，临床通常表现为这些病变联合作用的结果。

继发于肺高压的 TR 患者可能表现出右心衰竭和全身静脉淤血的体征，常发生外周水肿、肝功能不全和腹水。即便瓣膜功能正常，肺动脉收缩压超过 55mmHg 也可能导致 TR[1]。经静脉起搏导线或导管都可能引起轻度 TR。此外，很多患者超声心动图发现有轻度 TR，但无临床症状。

右室功能

右心和左心的相互作用对于维持健康的心血管功能非常关键。虽然仅靠单心室维持体循环患者也能存活（如 Fontan 循环，参见第 12 章），但是有功能的右心可有效地使左心充盈，从而向体循环射出每搏量（SV）。当右室衰竭时，左室可能充盈不足，导致 SV 降低。

右室衰竭的发展可能是急性或慢性的。急性右室衰竭可在 PVR 突然增加时发生（如鱼精蛋白反应），或继发于心肌缺血和梗死。慢性右室衰竭继发于肺高压进行性发展（如源于二尖瓣狭窄或肺部疾病），或是容量超负荷的结果（如心内左向右分流或原发 TR）。

急性和慢性右室衰竭进展可导致右室扩张和TR。此外，随着右室扩张，室间隔变平使左室腔变形，妨碍其充盈和几何形状。其结果是，右室衰竭使左室功能降低，常导致心排血量降低和体循环低血压。中和肝素给予鱼精蛋白时发生的急性右室衰竭是剧烈的危及生命的事件。当肺动脉压增加时，右室扩张，不能克服升高的肺血管阻力。发生 TR 的患者，左室严重充盈不足。体循环低血压可能很严重，通常发生循环衰竭。有时，可能需要对患者实施再次肝素化或紧急建立体外循环。

右室衰竭的治疗方向为纠正病因和降低 PVR，改善右室的前向输出。没有特定的正性肌力药物直接作用于右心室。米力农、多巴酚丁胺、左西孟旦 [2–5] 均可用于改善右室收缩力。这些药物对左右心室都有正性肌力效应，可能扩张体循环和肺循环。降低肺血管阻力能改善右室功能、左室功能和右室 – 左室的相互作用。血管扩张剂包括硝普钠和硝酸甘油可降低体循环和肺循环血管阻力且可能有用，但其前提是对体循环压力的影响不超过减少肺血管阻力所带来的益处。

一氧化氮（NO）是硝普钠和硝酸甘油最终发挥血管扩张作用的分子。NO 在循环中含量很少，它使血管平滑肌内的 cGMP 含量增加 [6–8]。更具吸引力的给予肺血管扩张剂的方法是吸入途径，可以是气体（吸入 NO），也可以是雾化溶液（吸入依前列醇或吸入米力农）。吸入 NO 通过增加 cGMP 可选择性扩张肺血管、降低肺动脉压和 PVR，对体循环作用很小。

长期肺动脉高压（PAH）患者也可以出现在手术室。患者常常使用多种药物，利用不同的机制途径来促进肺血管舒张。内皮素通路参与 PAH 的发展，研究显示内皮素受体拮抗剂（如波生坦）可改善 PAH 患者的运动耐量 [9]。临床上已经使用很久的药物如西地那非可减慢 cGMP 降解，增加血管扩张。可溶性鸟苷酸环化酶（sGC）激动剂可增加 cGMP 产生。用 sGC 激动剂利奥西呱治疗的患者运动耐量改善。前列环素类似物也可用于扩张肺血管。

特异性右心心肌病可能使围手术期管理复杂化。心律失常性右心心肌病 [10] 发生于右心被脂肪浸润时。患者因室性心律失常有猝死的风险。通常此类患者使用植入心律转复器 / 除颤设备治疗。肥厚型心肌病（HCM）也可累及右心室，但程度远低于左心室。右心室流出道的压力梯度可导致右心室衰竭。此类患者也有心源性猝死（SCD）的风险。

肺动脉瓣

与其他心脏瓣膜类似，肺动脉瓣也可能发生狭窄和反流性病变。但是，这是最不可能受获得性心脏病影响的瓣膜[1]。肺动脉瓣狭窄（PS）可能是先天性或类癌综合征中出现的获得性病变。PS 可导致右室衰竭和左室充盈不足。肺动脉瓣反流也较罕见，但可能因肺高压导致瓣环扩大、肺动脉瓣狭窄球囊扩张术后或法洛四联症修复术后而发生。

右心结构和右心室功能的超声心动图

右心结构在前方，因此距离经食管超声心动图（TEE）探头较远。因此，其成像效果不如左室。然而，TEE 可用于辅助围手术期右室功能和瓣膜完整性的判断。右心及其结构的基本切面在“围手术期超声心动图导论”中已经阐述。

推荐使用额外的右心 TEE 切面以改善对右心的评估[11]。右心评估是全面 TEE 检查的基本要素，特别是因为肺高压和右心室功能障碍导致整体血流动力学不稳定时。右心结构的 TEE 视图参见图 8–1。

在 TEE 上，右室功能不像左室功能那样容易描述。视频 8–1 展示了正常的右室收缩。相反，视频 8–2 展示了扩张的、功能不全的右室。此处，右室扩张以克服因慢性肺高压引起的阻力增加，最终引起右室扩张和室间隔向左移动凸向左室（图 8–2，图 8–3）。使用 TEE 可发现围手术期急性右室衰竭。视频 8–3 展示了急性肺栓塞是导致急性右室功能恶化的另一原因。

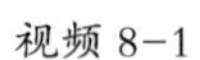
视频 8–1

视频 8–2

视频 8–3

与左室相似，右室的肌肉组织也是复杂的多层结构，但主要是纵向肌纤维。因此，右室在收缩期射血相主要是纵向收缩[12]。三尖瓣环平面收缩期位移（TAPSE）可很好地评估右室功能。在经胸超声心动图（TTE）中，TAPSE 可以用 M 模式测量，并在心尖四腔心切面用多普勒取样线对准三尖瓣侧瓣环（图 8–4A，图 8–4B）。在 TEE 中将 M 模式光标与三尖瓣瓣环对齐可能具有挑战性。TEE 常用的一种替代方法是在食管中段四腔心切面（ME 四腔）用卡尺测量三尖瓣侧瓣环和右室心尖的距离，计算舒张末（ED）和收缩末（ES）的差值。正常 TAPSE 朝向心尖的距离超过 17mm[13]。

标准切面	获取结构	额外切面	获取结构
S- Ⅰ. 食管中段四腔心切面 0° ~20° 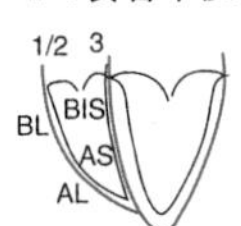	左心房、右心房、左心室、右心室、房间隔和室间隔、二尖瓣、三尖瓣	A- Ⅰ. 经胃右心室基底短轴切面 0° ~40°	右心室游离壁和流出道、室间隔、三尖瓣、左室腔部分
S- Ⅱ. 食管中段长轴切面 120° ~160° 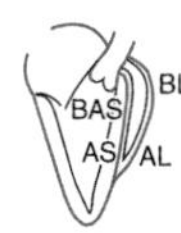	左心房、左心室和流出道、二尖瓣、主动脉瓣、升主动脉、部分右心室	A- Ⅱ. 经胃右室心尖短轴切面 0° ~40° 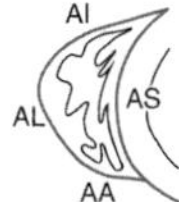	右心室游离壁、室间隔、部分左室腔
S- Ⅲ. 食管中段右心室流入 – 流出道切面 60° ~90° 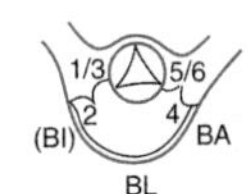	右心房、右心室和流入流出道、游离壁、三尖瓣、肺动脉瓣、肺动脉近端、主动脉瓣	A- Ⅲ. 经胃右心室流入 – 流出道切面 0° 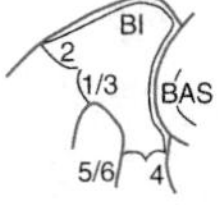	右心室流入流出道和部分游离壁、三尖瓣、肺动脉瓣、主肺动脉、主动脉根部
S- Ⅳ. 经胃中段短轴切面 0° 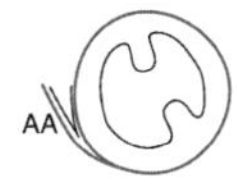	>50% 周长的左心室及可见到的心内膜、右心室乳头肌部分	A- Ⅳ. 深部胃底右心室流入 – 流出道切面 120° ~160° 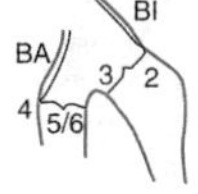	右心室流入流出道和部分游离壁、三尖瓣、肺动脉瓣、主肺动脉、主动脉根部
S- Ⅴ. 经胃右心室流入切面 100° ~120° 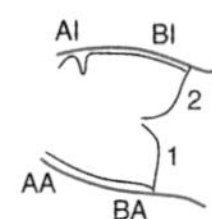	部分右心房和右心室、三尖瓣、三尖瓣下结构	A- Ⅴ. 深部胃底右心室流出道切面 40° ~50° 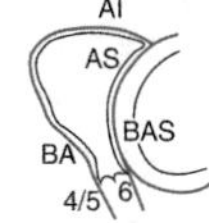	右心室游离壁和流出道、肺动脉瓣
S- Ⅵ. 食管中段升主动脉短轴切面 0° ~60° 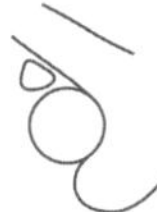	升主动脉、上腔静脉、肺动脉		
S- Ⅶ. 食管上段主动脉弓短轴切面 90° 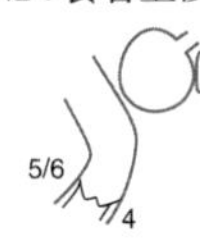	主动脉弓、肺动脉、肺动脉瓣		

图 8–1　60 例患者中获取的 7 个标准（S）和 5 个额外（A）经食管超声心动图切面。五个基底节段：BA= 基底段前壁。BAS= 基底段前室间隔壁。BI = 基底段下壁。BIS= 基底段下室间隔壁。BL= 基底段侧壁。四个心尖节段：AA= 心尖部前壁。AI= 心尖部下壁。AL= 心尖部侧壁。AS= 心尖部间隔壁。三尖瓣：1 前瓣叶，2 后瓣叶，3 隔瓣。肺动脉瓣：4 前瓣叶，5 右瓣叶，6 左瓣叶。经许可，引自 Kasper J, Bolliger D, Skarvan K, et al. Additional cross-sectional transesophageal echocardiography views improve perioperative right heart assessment. Anesthesiology, 2012, 117(4):726–734

右室功能也可以在食管中段四腔心切面通过描记右室在舒张末和收缩末的面积分数变化进行评估（图 8–5）。右室面积分数变化 <35% 为异常。

组织多普勒也可通过测量三尖瓣侧瓣环处收缩期心肌收缩速度（S’）来评估右心室功能。S’ 低于 10cm/s 符合右室功能不全（图 8–6）。用 TEE 进行基于多普勒的右心功能评估的准确性差一些，因为它可能无法使多普勒信号与三尖瓣环的运动方向对齐。

斑点追踪也被用来评估左心室和右心室的心肌功能。斑点追踪成像

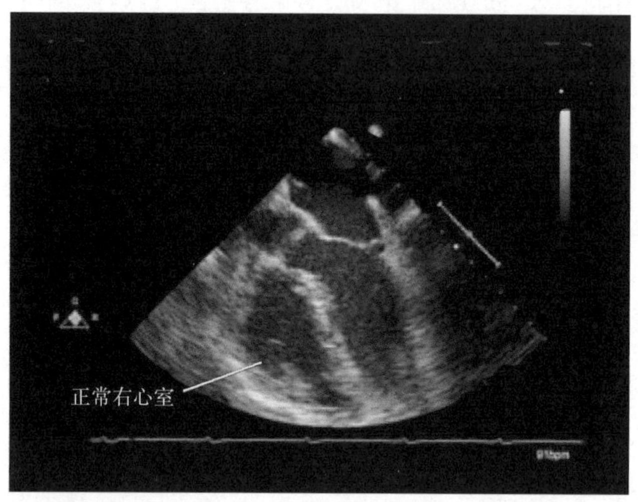

图 8–2 图中显示正常右心室。右心室没有延展到心尖，室间隔也没有变平进入左室腔

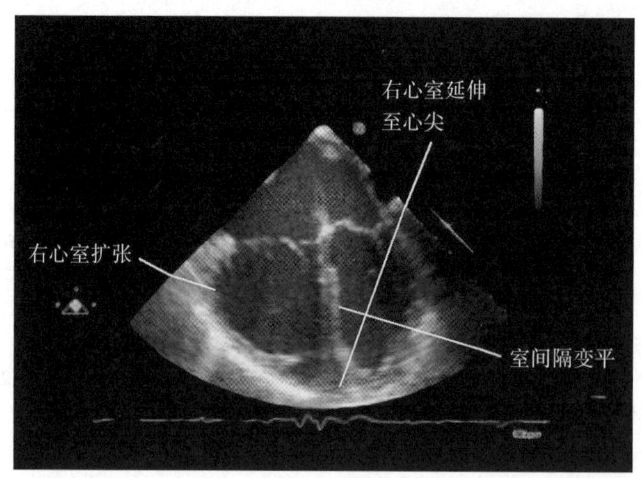

图 8–3 此图中，右室扩张呈球形。室间隔变平，右心室延伸至心尖

通过逐帧追踪心肌与超声相互作用产生的散斑来量化心肌变形性[14]。应变是结构长度相对于基线的相对变化

$$应变(\varepsilon)=(L_1-L_0)/L_0$$

其中应变率是应变随时间的变化（ε/ Δ t）。

斑点追踪可发现放射性、圆周性和纵向心肌变形。评估右心室时，要分析心肌变形的纵向成分。因为在收缩期心肌缩短，所以应变的正常值为负值。对于右心室，整个心室纵向应变少于 –20%（绝对值）认为存在异常[14-15]。TEE 也能用于评估应变（图 8–7）。

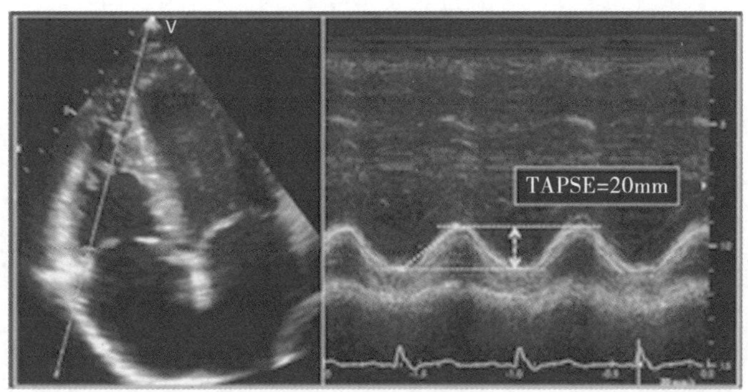

图 8–4A　经胸超声心动图心尖四腔心切面 M 模式测量三尖瓣环平面收缩期位移（TAPSE）。经许可，引自 Lang RM, Badano LP, Mor-Avi V, et al. Recommendations for cardiac chamber quantification by echocardiography in adults: an update from the American Society of Echocardiography and the European Association of Cardiovascular Imaging. J Am Soc Echocardiogr, 2015, 28(1):1–39

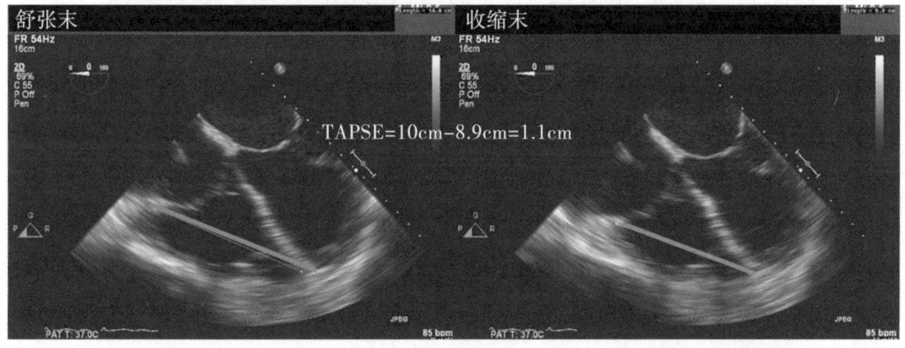

图 8–4B　经食管超声心动图食管中段四腔心切面用卡尺测量三尖瓣侧瓣环和右心室心尖的距离，通过舒张末（ED）和收缩末（ES）的差值计算三尖瓣环平面收缩期位移（TAPSE）

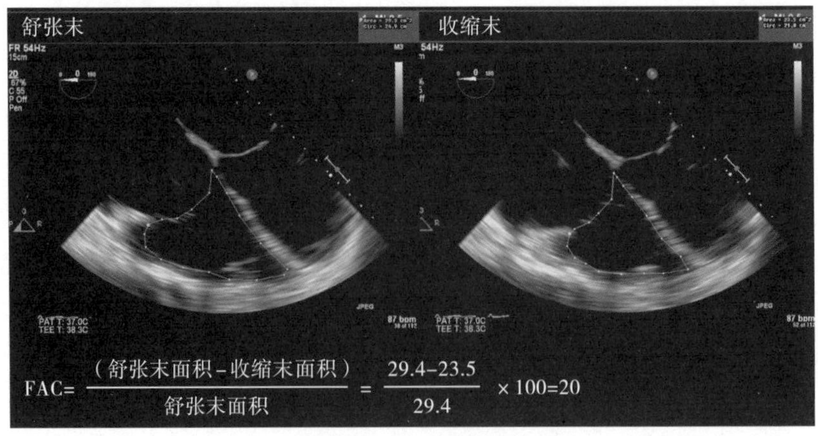

图 8-5 在食管中段四腔心切面通过描记右心室心内膜边缘在舒张末和收缩末的面积，计算面积分数变化（FAC）

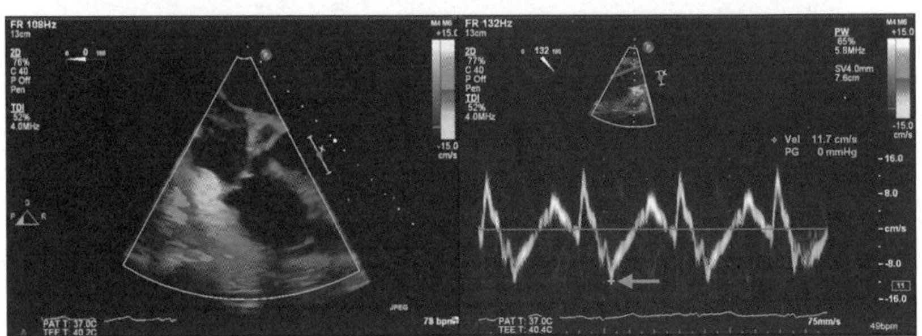

图 8-6 三尖瓣瓣环的组织多普勒图像和测量收缩期速度（S'）。需要谨慎解读这些测量结果，因为当多普勒取样线和三尖瓣瓣环的运动没有对齐时可能发生错误。可通过角度纠正减少此类错误

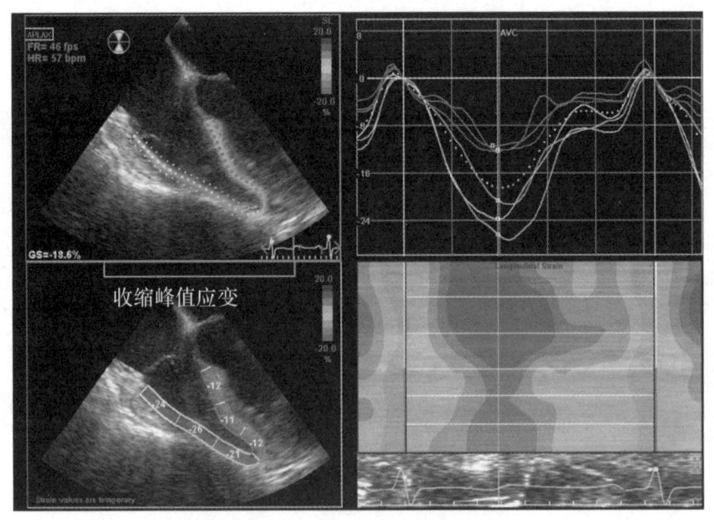

图 8-7 斑点追踪应变测量应变

三尖瓣和三尖瓣反流的超声心动图评估

同时显示 TV 的三个瓣叶具有挑战性。需要多个二维 TEE 切面来检查整个 TV 结构，可能需要精细操作探头和非标准切面来实现。然而，三维超声心动图可同时观察所有瓣叶（图 8-8）。

通常在围手术期 TEE 检查时偶然发现 TR。最常见的情况是，TR 与右室扩张相关。然而如上所述，其他疾病状态也可能导致 TR。TR 严重程度的评估通常采用之前提到的二尖瓣反流的评估技术（表 8-1）（参见第 7 章）。TR 严重程度是根据反流束面积、反流束中射流缩流颈宽度、射流缩流颈面积来评估有效反流口面积（如 EROA>0.4cm^2 作为重度 TR 的阈值），或用近端等速表面积（PISA）来定量 EROA 和 TR 反流量。另外，也可用脉冲多普勒检查肝静脉。与二尖瓣反流时肺静脉血流在收缩期逆转相似，收缩期肝静脉血流逆转与重度 TR 相关（图 8-9）。

拟行二尖瓣手术患者合并肺高压或三尖瓣瓣环扩张时，即使三尖瓣反流未到重度，也越来越推荐进行纠正 [16]。

TS 是相对罕见的病变。其严重程度可通过测量经狭窄瓣膜的血流速度，计算出跨三尖瓣的最大压力梯度和平均压力梯度来评估。平均压力梯度超过 5mmHg 认为有意义。大于或等于 190ms 的压力半衰期可能反映了重度三尖瓣狭窄。

用 TEE 检查肺动脉瓣存在困难，因为相对于 TEE 探头，肺动脉瓣是位于最前方的心脏瓣膜（视频 8-4）。因此围手术期使用 TEE 评估肺动脉瓣存在问题。图 8-10 显示了肺动脉导管通过肺动脉瓣。使用食管中段

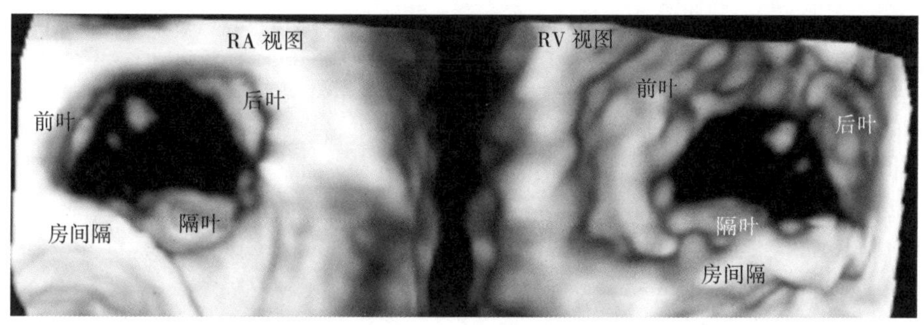

图 8-8　三维数据从右心房（RA）和右心室（RV）角度显示三尖瓣叶

表 8-1 超声心动图对慢性 TR 严重程度分级

参数	轻	中	重
结构			
TV 形态	**瓣叶正常或轻度异常**	瓣叶中度异常	**严重瓣膜病变**（如连枷瓣叶、严重回缩、大穿孔）
RV 和 RA 面积	通常正常	正常或轻度扩张	通常扩张 *
下腔静脉直径	正常 <2cm	正常或轻度扩张 2.1~2.5cm	扩张 >2.5cm
定性多普勒			
彩色射流面积 †	**小、窄、中心**	中度、中心	**大的中心射流**或尺寸可变的偏心冲击性射流
血流会聚区	**不可见，暂时或小**	大小和持续时间中等	大而贯穿整个收缩期
CWD 射流	**弱 / 部分 / 抛物线形**	密集，抛物线形或三角形	密集，通常为三角形
半定量参数			
彩色血流束面积（cm^2）†	不明确	不明确	**>10**
VCW（cm）†	<0.3	0.3~0.69	**0.7**
PISA 半径（cm）‡	≤0.5	0.6~0.9	**> 0.9**
肝静脉血流 §	收缩期为主	收缩期血流减慢	**收缩期血流逆流**
三尖瓣流入 §	**A 波为主**	多变	E 波 >1.0m/s
定量			
EROA（cm^2）	<0.2	0.2~0.39‖	**≥0.4**
R_{Vol}（2D PISA）（ml）	<30	30~44‖	**≥45**

RA= 右心房。RV= 右心室。粗体字标记的为相应 TR 分期的独特特征。*RV 和 RA 大小在急性重度 TR 患者中可能在“正常“范围。† 奈奎斯特（Nyquist）极限 >50~70cm/s。‡ 基线奈奎斯特极限偏移 28cm/s。§ 体征不特异，受许多其他因素影响（右室舒张功能、房颤、右房压力）。‖ 很少有数据支持进一步区分这些数值。经许可，引自 Zoghbi WA, Adams D, Bonow RO, et al. Recommendations for Noninvasive Evaluation of Native Valvular Regurgitation: A Report from the American Society of Echocardiography Developed in Collaboration with the Society for Cardiovascular Magnetic Resonance. J Am Soc Echocardiogr, 2017, 30(4):303-371

升主动脉短轴切面可确定主肺动脉，因为其分成左肺动脉和右肺动脉（图 8-11）。受左主支气管的影响，通常左肺动脉很难被看见。

视频 8-4

Zoghbi 等强调了肺动脉瓣反流的超声心动图评估。反流束的压力半衰期低于 100ms 提示重度肺动脉瓣反流。反流束射流缩流颈宽度 / 肺动脉瓣环直径也用于评估肺动脉瓣反流严重程度。比值超过 0.7 则提示重度肺动脉瓣反流。

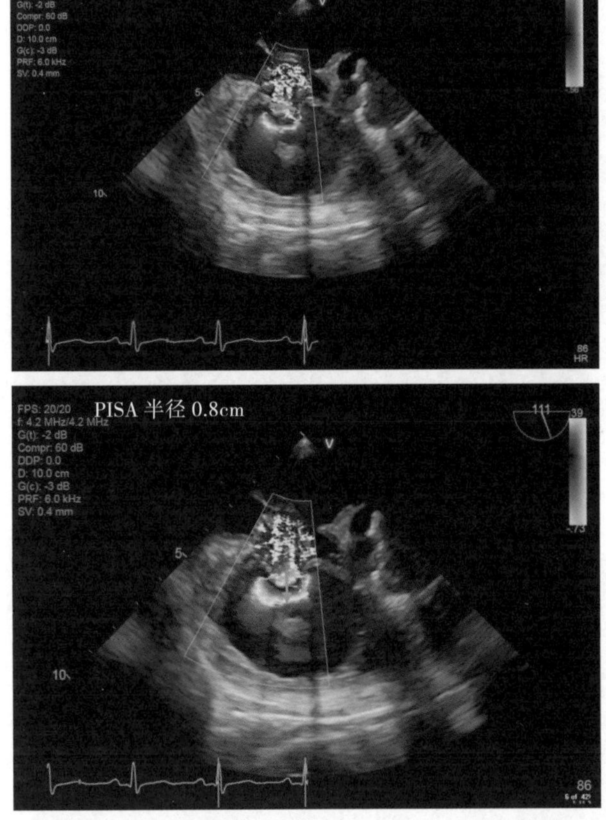

图 8-9　A. 食管中段改良双腔静脉切面可见三尖瓣反流（TR）束。射流缩流颈宽度为 0.7cm。B. 近端等速表面积（PISA）半径测量为 0.8cm。C. 连续波多普勒测量 TR 射流峰流速（TR V_{max}）为 300cm/s。根据 PISA 半球水平 40cm/s 的混叠速度和 0.8cm 的半径，计算出有效反流口面积（EROA）为 0.53cm^2。D. 脉冲多普勒检查肝静脉显示收缩期（S）波、舒张期（D）波和房性反流（AR）波。三尖瓣严重反流致右房压升高时，S 波变平缓（相对于 D 波）

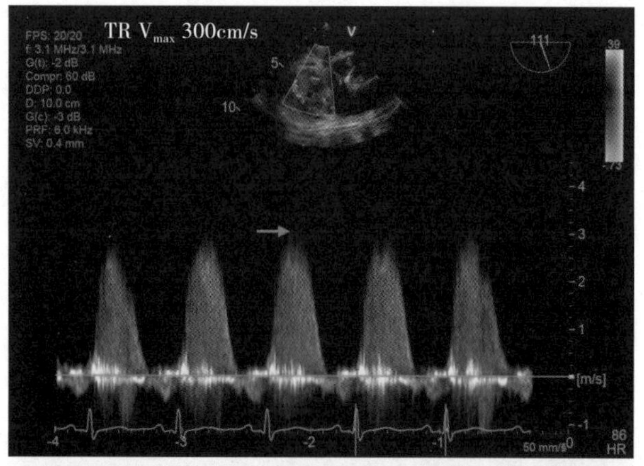

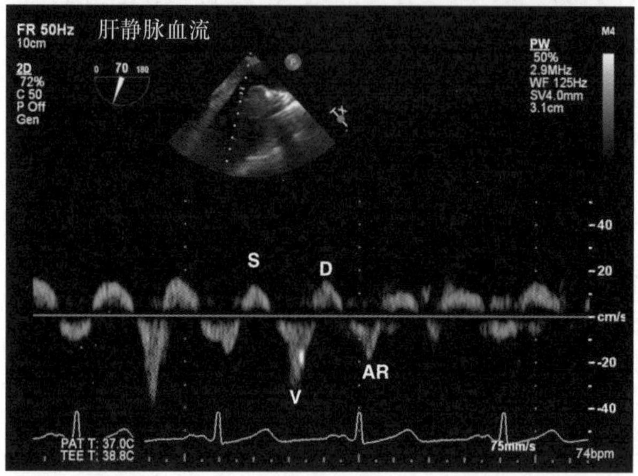

图 8-9（续）

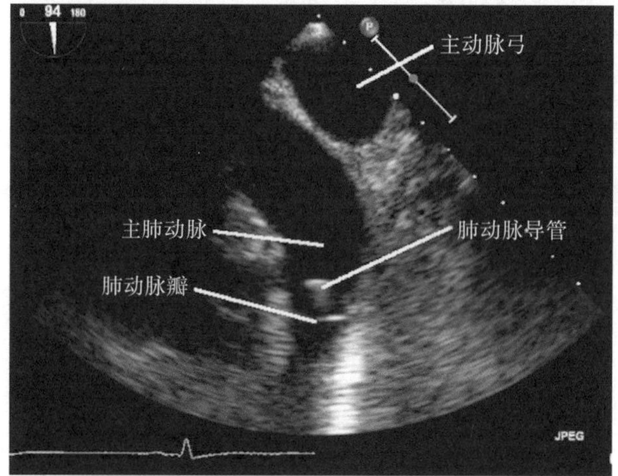

图 8-10　此图可见肺动脉导管通过肺动脉瓣

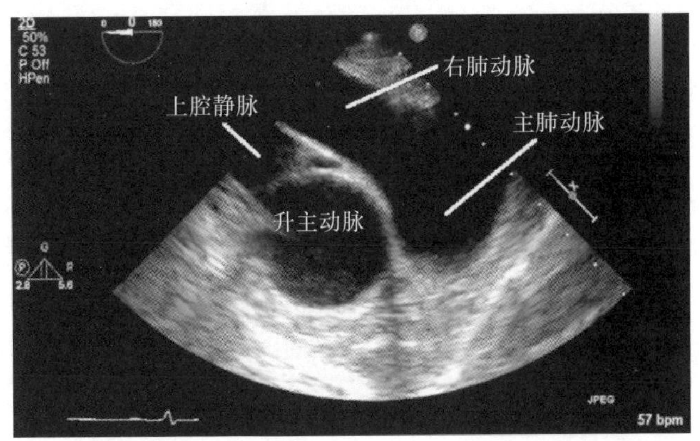

图 8–11　主肺动脉分成左肺动脉和右肺动脉

肺动脉瓣狭窄（PS）相对罕见，通常为先天性。类癌疾病是获得性PS最常见的原因。通过狭窄瓣膜的射流峰流速超过4m/s为重度狭窄，根据Bernoulli等式相应的压力梯度超过64mmHg。此外，右心室肥厚可能与重度PS有关。

三尖瓣疾病的手术方式

TR通常继发于其他心脏病变相关的肺高压。因此，TR的手术治疗通常与其他操作（如二尖瓣修复或置换）联合进行[17]。若瓣叶结构正常可放置成型环恢复瓣膜的完整性。当三尖瓣瓣叶不能修复时行瓣膜置换。肺动脉瓣手术相对罕见，主要是恢复肺动脉瓣的功能。校正主动脉瓣疾病的Ross手术，是将患者的肺动脉瓣取下置于主动脉瓣位置，随后用同种移植物置换肺动脉瓣。除此之外，成年患者的肺动脉瓣手术并不常见。

三尖瓣疾病、肺动脉高压和右室衰竭对麻醉的影响

右室衰竭可在任何心脏手术过程中突然发生。典型的鱼精蛋白反应易导致肺高压和右心功能不全。一旦发生，处理目标为恢复右室功能。正性肌力药物如肾上腺素、多巴酚丁胺和米力农，可用于增强右室收缩力，扩张肺血管。如果具备条件，使用吸入NO或其他肺血管扩张剂扩张肺血管。必要时患者可以再次肝素化或重新开始体外循环。需要时也可使用机

械辅助装置支持右心功能（参见第 11 章）。

有慢性肺部疾病和长期肺高压的患者，使用正压通气、高吸气压，和高呼吸末正压可能使右心功能恶化。肺动脉压在浅麻醉、低氧、高碳酸血症或低温时也可能升高。围手术期容量超负荷可能很容易扩张顺应性差的右心室。因为功能不全的右心室舒张末压力增加，所以需要维持体循环血压从而保证足够的冠状动脉灌注压非常重要。

对右心瓣膜病变患者放置肺动脉导管可能是不可能或不明智的。若需要放置，肺动脉导管可置于中心静脉内，完成手术修复后由外科医生置入肺动脉。

病例场景：心内膜炎患者

患者出现新发心脏杂音、血培养阳性、发热和指甲下裂隙状出血等征象时应怀疑心内膜炎[1]。心内膜炎患者血培养可能是阴性。超声心动图评估对确定受累瓣膜和感染对血流动力学的影响非常关键。当病变没有血流动力学影响时可使用抗生素治疗；然而，若患者血流动力学受累，则需要手术治疗。同样，可导致栓塞的赘生物通常需要手术治疗。2008 美国心脏病学会 / 美国心脏协会（ACC/AHA）指南更新了对结构性心脏病患者使用抗生素预防心内膜炎的推荐[18]。在修订长期使用的预防指南中，2008 年推荐意见包括对下列患者在牙科操作前应预防性使用抗生素：植入人工心脏瓣膜或瓣膜修复中使用假体材料；心内膜炎病史；先天性心脏病（如未纠正的发绀型心脏病、先天性心脏病修复术中植入假体材料或设备且术后使用超过 6 个月、先天性心脏病矫正术后存在残余缺损）；心脏移植术后因心脏瓣膜结构异常存在瓣膜反流等患者。不推荐在没有活动性感染时，在非牙科操作如 TEE 或结肠镜检前预防性使用抗生素。

▸ 一 33 岁心内膜炎患者拟接受手术。视频 8–5 显示在哪些瓣膜出现赘生物？

发现三尖瓣赘生物。

视频 8–5

▸ 患者进行瓣膜置换术。给予鱼精蛋白后患者收缩压为 60/40mmHg，肺动脉压 60/40mmHg。最可能的诊断是什么？

该患者发生鱼精蛋白反应。右心扩张，左心充盈不足。

▸ 此时治疗选择有什么？

给予患者正性肌力支持治疗（肾上腺素推注和泵注）。右心收缩性增加，体循环血压恢复至 90/70mmHg，肺动脉压为 45/20mmHg。

▸ 若患者对正性肌力支持无反应，对麻醉和手术团队而言，其他的治疗选择是什么？

患者可以再次肝素化和重新进行体外循环。可给予吸入 NO 治疗或其他的肺血管扩张剂以降低肺动脉压和右室后负荷。

（雷　翀　译，侯丽宏　审）

参考文献

[1] Bonow RO, Carabello BA, Chatterjee K, et al. 2008 focused update incorporated into the ACC/AHA 2006 guidelines for the management of patients with valvular heart disease. JACC, 2008, [52(13):e1-e142.

[2] Cicekcioglu F, Parlar AI, Altinay L, et al. Tricuspid valve replacement and levosimendan. Gen Thorac Cardiovasc Surg, 2008, 56:559-562.

[3] Parissis JT, Farmakis D, Nieminen M. Classical inotropes and new cardiac enhancers. Heart Fail Rev, 2007, 12:149-156.

[4] Cicekcioglu F, Parlar AI, Ersoy O, et al. Levosimendan and severe pulmonary hypertension during open heart surgery. Gen Thorac Cardiovasc Surg, 2008, 56:563-565.

[5] Mebazaa A, Nieminen M, Packer M, et al. Levosimendan vs. dobutamine for patients with acute decompensated heart failure: the SURVIVE randomized trial. JAMA, 2007, 297(17):1883-1890.

[6] Khazin V, Kaufman Y, Zabeeda D, et al. Milrinone and nitric oxide: combined effects on pulmonary artery pressures after cardiopulmonary bypass in children. J Cardiothorac Vasc Anesth, 2004, 18(2):156-159.

[7] Solina A, Papp D, Ginsberg S, et al. A comparison of inhaled nitric oxide and milrinone for the treatment of pulmonary hypertension in adult cardiac surgery patients. J Cardiothorac Vasc Anesth, 2000, 14(1):12-17.

[8] Rich GF, Murphy GD, Roos CM, et al. Inhaled nitric oxide: selective pulmonary vasodilation in cardiac surgical patients. Anesthesiology, 1993, 78:1028-1035.

[9] Galie N, Corris P, Frost A, et al. Updated treatment algorithm of pulmonary arterial hypertension. J Am Coll Cardiol, 2013, 62:D60-72.

[10] Corrado D, Basso C, Nava A, et al. Arrhythmogenic right cardiomyopathy: current diagnostic and management strategies. Cardiol Rev, 2001, 9(5):259-265.

[11] Kasper J, Bolliger D, Skarvan K, et al. Additional cross-sectional transesophageal echocardiography views improve perioperative right heart assessment. Anesth, 2012, 117(4):726-734.

[12] Tan C, Harley I. Perioperative transesophageal echocardiography assessment of the right heart and associated structures: a comprehensive update and technical report. J Cardiothorac Vasc

Anesth, 2014, 28(4):628-635.

[13] Bartels K, Karhausen J, Sullivan B, et al. Update on perioperative right heart assessment using transesophageal echocardiography. Sem Cardiothorac Vasc Anesth, 2014, 18(4):341-351.

[14] Lang RM, Badano LP, Mor-Avi V, et al. Recommendations for cardiac chamber quantification by echocardiography in adults: an update from the American Society of Echocardiography and the European Association of Cardiovascular Imaging. J Am Soc Echocardiogr, 2015, 28:1-39.

[15] Chong A, Maclaren G, Chen R. Perioperative applications of deformation (myocardial strain) imaging with speckle tracking echocardiography. J Cardiothorac Vasc Anesth, 2014, 28(1):128-140.

[16] Maus T. Right heart three dimensional echocardiography: time for the limelight. J Cardiothorac Vasc Anesth, 2013, 27(4):637-638.

[17] Tang GHL, David TE, Singh SK, et al. Tricuspid valve repair with an annuloplasty ring results in improved long-term outcomes. Circulation, 2006, 114(suppl I):I577-I581.

[18] Nishimura R, Carabello B, Faxon D, et al. ACC/AHA 2008 guideline update on valvular heart disease: focused update on infective endocarditis: a report of the American College of Cardiology/American Heart Association Task Force on Practice Guidelines. J Am Coll Cardiol, 2008, 52:676-685.

REVIEWS

Zoghbi W, Bonow R, Enriquez-Sarano M, et al. Recommendations for noninvasive evaluation of native valve regurgitation: a report from the American Society of Echocardiography developed in collaboration with the Society for Cardiovascular Magnetic Resonance. JASE, 2017, 30(4):303-371.

Nishimura R, Otto C, Bonow R, et al. 2014 AHA/ACC guideline for the management of patients with valvular heart disease. JACC, 2014, 63(22):E57-E185.

Baumgartner H, Hung J, Bermejo J, et al. Echocardiographic assessment of valve stenosis, EAE/ASE recommendations for clinical practice. JASE, 2009, 22(1):1-23.

Rao V, Ghadimi K, Keeyapaj W, et al. Inhaled nitric oxide (iNO) and inhaled epoprostenol (iPGI2) use in cardiothoracic surgical patients: is there sufficient evidence for evidence-based recommendations? J Cardiothorac Vasc Anesth, 2018, 32(3):1452-1457.

第 9 章 胸主动脉疾病修复手术的麻醉

主　题

- 升主动脉疾病
- 胸降主动脉疾病
- 胸主动脉疾病患者的麻醉管理
- 胸降主动脉瘤切除术和血管内支架植入术中远端主动脉灌注与脊髓保护
- 深低温停循环技术
- 超声心动图在胸主动脉疾病中的应用
- 病例场景

随着每一次心跳，血液被射入主动脉，产生多种机械力，包括压力、径向应力和纵向应力。这些力量增加了主动脉壁张力，可能导致主动脉夹层和主动脉瘤的发生，这些疾病可能需要外科手术或血管内修复。

主动脉在前纵隔向上走行，弯曲向后形成主动脉弓，从主动脉弓发出头部和上肢的大血管，然后下降进入后纵隔到达膈肌，并继续向腹部走行，为脊髓、肠道、肾脏供血，最终形成分支为下肢输送血液（图 9–1）。

阻碍血液输送到组织的疾病（如主动脉夹层、动脉粥样硬化和栓塞）将使患者面临器官缺血的巨大风险。其他疾病（如动脉瘤）会削弱主动脉壁，往往导致主动脉破裂和猝死。许多主动脉疾病患者紧急发病，继发于急性夹层、动脉瘤破裂或创伤性主动脉损伤。其他长期存在的主动脉瘤，可以行择期外科手术或越来越常见的血管内修复手术。

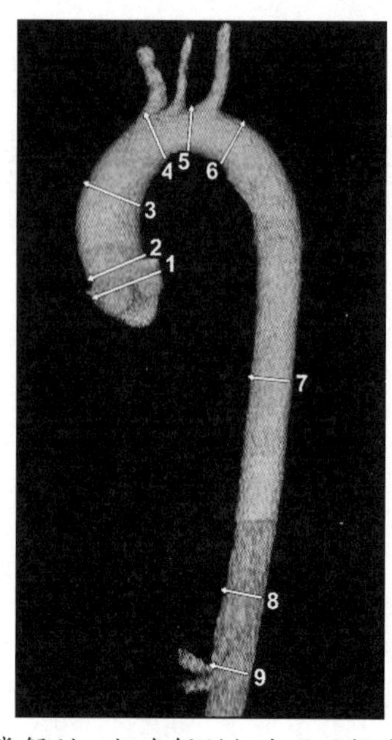

图 9–1 胸腹主动脉的正常解剖，标准解剖标志用于报告主动脉直径，如胸主动脉的容积成像 CT 所示。CT = 计算机断层扫描。解剖位置：1，主动脉窦；2，窦管交界；3，升主动脉中段（2 和 4 之间的长度中点；4，主动脉弓近端（无名动脉起始处）；5，主动脉弓中段（左颈总动脉和锁骨下动脉之间）；6，胸段降主动脉近端（从峡部开始，大约在左锁骨下动脉远端 2cm；7，降主动脉中段（6 和 8 之间的长度中点）；8，横膈膜处主动脉（腹腔干起源上方 2cm）；9，腹腔干起源处腹主动脉。经许可，引自 Hiratzka LF, Bakris GL, Beckman JA, et al. ACCF/AHA/AATS/ACR/ASA/SCA/SCAI/SIR/STS/SVM Guidelines for the diagnosis and management of patients with thoracic aortic disease: Executive summary: A report of the American College of Cardiology Foundation/American Heart Association Task Force on Practice Guidelines, American Association for Thoracic Surgery, American College of Radiology, American Stroke Association, Society of Cardiovascular Anesthesiologists, Society for Cardiovascular Angiography and Interventions, Society of Interventional Radiology, Society of Thoracic Surgeons, and Society for Vascular Medicine. Anesth Analg, 2010, 111(2):279−315

升主动脉疾病

升主动脉瘤患者可表现为急性或非急性（图 9–2）。剧烈胸痛往往预示着急性发作。部分急性发病患者没能接受手术，因为他们出现了致命性并发症，如冠状动脉缺血、心包积液和心包压塞，或者胸腔内出血。多数情况下，患者在急诊室确诊后会紧急行修复手术。急性包裹性升主动脉瘤破裂需要立即手术治疗。影像学检查（MRI、CT）和超声技术常规用于胸主动脉瘤的诊断。心包内血液的快速积聚可导致心包压塞，需要紧急外科处理。

当患者随时间推移出现动脉瘤扩张，并因扩张的动脉瘤对气管、主支气管或食管造成解剖压迫而出现症状时，就会出现非紧急性表现。有时，升主动脉瘤造成主动脉根部变宽，使主动脉瓣瓣叶不再有效闭合，从而导致严重的主动脉瓣关闭不全（AI）。这些患者经常出现主动脉瓣反流的症状。超声心动图很容易发现主动脉根部扩张和主动脉瓣关闭不全。通常，在常规影像学检查中，纵隔增宽可能预示着升主动脉瘤的存在。慢性动脉瘤扩张是有规律的，建议在患者出现症状或动脉瘤直径大于 5~6cm 时进行修复。升主动脉瘤与遗传综合征、炎症性疾病、动脉粥样硬化、主动脉狭窄和感染性动脉炎有关（表 9–1）。

当主动脉壁内膜层撕裂，血液受动脉压力作用在主动脉壁内形成假腔时，即发生了主动脉夹层（图 9–3，图 9–4；视频 9–1，视频 9–2）。这个假腔可以沿着主动脉的全长扩展。随着夹层的扩大，假腔压迫真腔，阻止血液向主动脉的许多分支（包括冠状动脉、颈动脉、锁骨下动脉、脊髓动脉、肠系膜动脉和肾动脉）流动。因此，主动脉夹层很容易导致严重的终末器官缺血，可导致心肌梗死、卒中、瘫痪、肾损伤，以及内脏缺血引起的肠缺血和败血症。主动脉根部扩张造成主动脉瓣扭曲，从而导致急性主动脉瓣

视频 9–1

视频 9–2

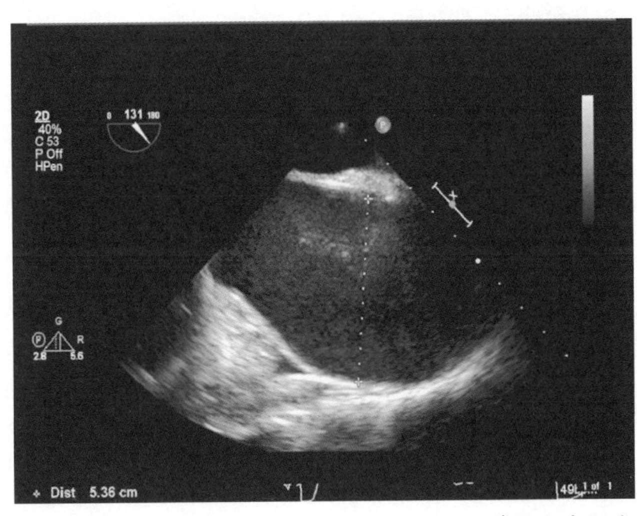

图 9–2　经食管超声心动图升主动脉长轴切面显示血管扩张直径为 5.36cm

表 9-1 胸主动脉瘤和夹层相关的遗传性综合征

遗传性综合征	共同临床特征	基因缺陷	诊断性测试	主动脉疾病的概述
马方综合征	骨骼特征（见正文） 晶状体异位 硬脑膜扩张	*FBN*1 突变 *	根特诊断标准，DNA 测序	外科修复： 主动脉达到 5.0cm，有 AoD 家族史患者 < 5.0cm，迅速扩张的动脉瘤或出现重度主动脉瓣反流
Loeys-Dietz 综合征	悬雍垂裂或腭裂 动脉扭曲 眼距增宽 骨骼特征类似于马方综合征 颅缝早闭 其他动脉的动脉瘤和夹层	*TGFBR*2 或 *TGFBR*1 突变	DNA 测序	建议外科修复： TEE 测量（内径）主动脉直径 ≥4.2cm，或者 CT 和（或）MR 测量（外径）主动脉直径 4.4cm，甚至 ≥4.6cm
Ehlers-Danlos 综合征，血管型	皮肤薄而透明 胃肠道破裂 妊娠子宫破裂 中等、大动脉破裂	*COL3A*1 突变	DNA 测序 真皮成纤维细胞Ⅲ型胶原分析	组织易碎导致外科修复困难，推荐无创成像
特纳综合征	身材矮小 原发性闭经 两叶主动脉瓣 主动脉缩窄 蹼状颈 低垂的耳朵 发际线低 宽阔的胸部	45，X 染色体组型	用血液（细胞）进行染色体组型分析	二叶主动脉瓣、主动脉缩窄、高血压、妊娠患者的 AoD 风险增加

AoD= 主动脉夹层。COL3A1= Ⅲ型胶原。FBN1= 原纤蛋白 1。TEE= 经食管超声心动图。TGFBR1= 转化生长因子 β 受体 1。* 马方综合征第二位点的缺陷基因是 *TGFBR*2，但其临床表型存在争议。经许可，引自 Hiratzka LF, Bakris GL, Beckman JA, et al. ACCF/AHA/AATS/ACR/ASA/SCA/SCAI/SIR/STS/SVM Guidelines for the diagnosis and management of patients with thoracic aortic disease: Executive summary: A report of the American College of Cardiology Foundation/American Heart Association Task Force on Practice Guidelines, American Association for Thoracic Surgery, American College of Radiology, American Stroke Association, Society of Cardiovascular Anesthesiologists, Society for Cardiovascular Angiography and Interventions, Society of Interventional Radiology, Society of Thoracic Surgeons, and Society for Vascular Medicine. Anesth Analg, 2010, 111(2):279–315

关闭不全。主动脉夹层也可引起出血，血液进入心包导致心包压塞。

主动脉夹层有两种分类方法。DeBakey 分类包括三种不同类型：

· Ⅰ型：内膜视频撕裂发生在升主动脉，但夹层一直延伸到降主动脉。

· Ⅱ型：内膜撕裂发生在升主动脉，夹层仅限于升主动脉。

· Ⅲ型：内膜撕裂发生在左锁骨下动脉起始处远端，夹层延伸到降主动脉，可至横膈膜上（Ⅲa）或横膈膜下（Ⅲb）[1]。

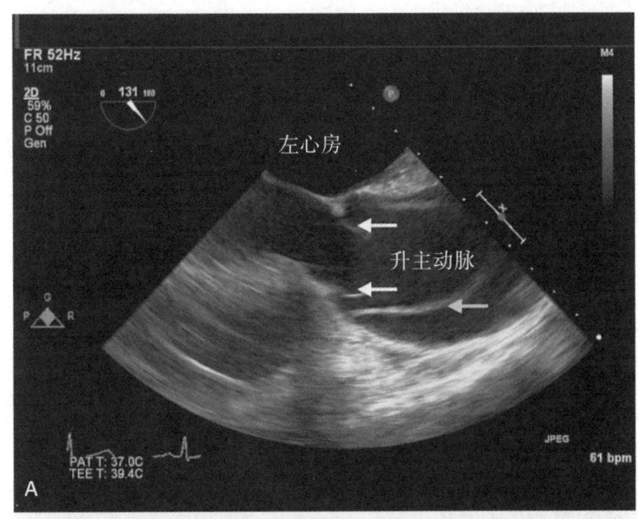

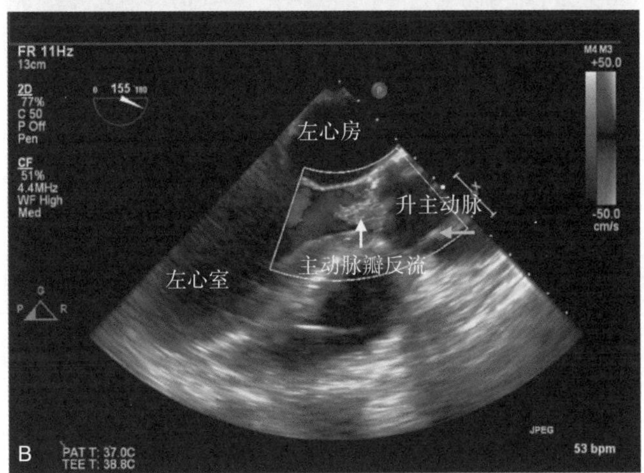

图 9-3　A. 食管中段主动脉瓣长轴切面显示升主动脉剥离的内膜瓣（灰色箭头）。主动脉瓣尖（白色箭头）呈开放（收缩期）位置，主动脉根部和升主动脉扩张。B. 食管中段长轴切面彩色血流多普勒显示主动脉瓣反流。升主动脉内膜瓣由灰色箭头标注。C. 主动脉根部的非标准短轴切面。剥离的内膜瓣由灰色箭头标注。左冠状动脉似乎起源于真腔。D. 短轴切面显示剥离的内膜瓣（灰色箭头）延伸至降主动脉

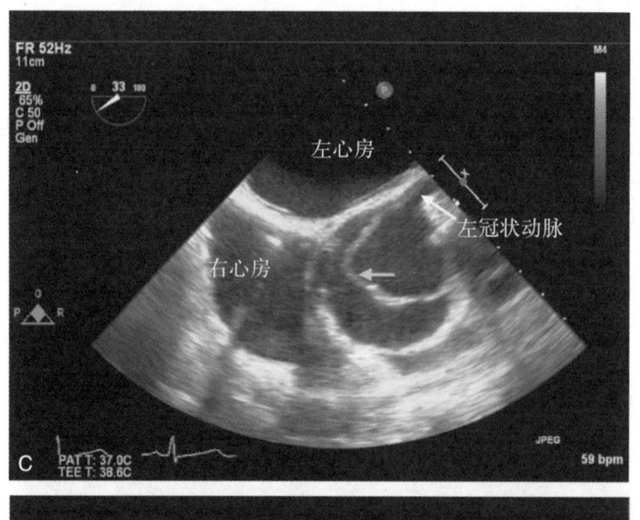

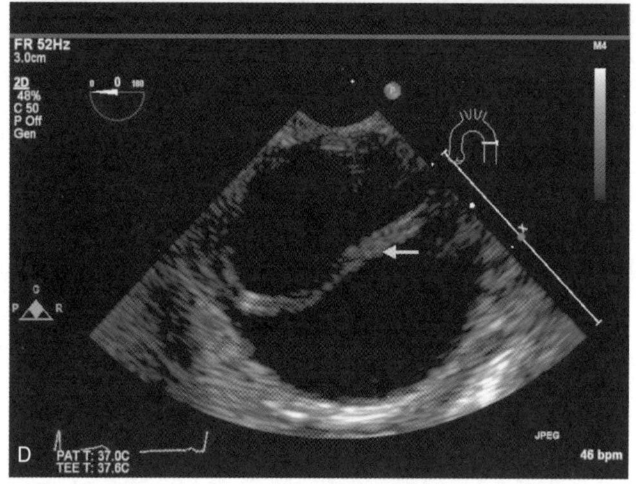

图 9–3（续）

主动脉夹层 Stanford 分型的两种类型：

· A 型：这种类型的夹层累及升主动脉，无论内膜撕裂的位置或夹层延伸到降主动脉的范围如何。

· B 型：这种类型的夹层仅累及左锁骨下动脉起始处远端的降主动脉（图 9–5）[2]。

越来越多的 B 型夹层采用胸主动脉腔内修复术（TEVAR）治疗[3]。B 型夹层药物治疗患者的长期存活率令人失望。接受血管内支架治疗患者的预后有所改善[4]。血管内修复手术将在后面讨论。A 型夹层的修复需要外科手术干预。

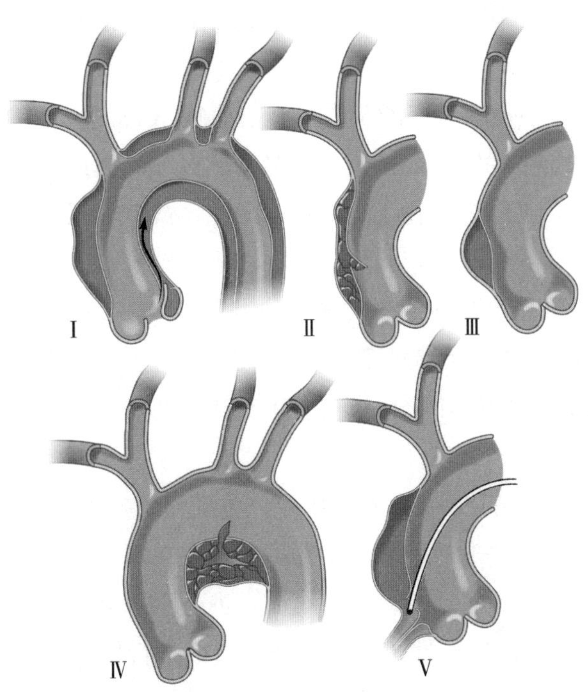

图 9–4　内膜撕裂的分级。Ⅰ. 经典的内膜撕裂，双腔被隔膜隔开。管腔之间的交通通常在降主动脉，在被剪切破坏的肋间动脉或远端再入口处。Ⅱ. 壁内血肿。影像学未发现内膜撕裂或隔膜，但通常在手术或尸检时发现。DeBakey Ⅱ型和Ⅲ a 型是这种病变的常见范畴。Ⅲ. 内膜撕裂，无中层血肿（局限性夹层），主动脉壁偏心性隆起。罕见，经食管超声心动图（TEE）或 CT 检查难以发现。马方综合征患者易患此类型。可能导致主动脉破裂或出血。Ⅳ. 穿透性粥样硬化性溃疡（PAU）常累及外膜，伴有局限性血肿或囊状动脉瘤。它可能发展至Ⅰ型夹层，尤其是涉及升主动脉或主动脉弓时。Ⅴ. 医源性（经导管造影或介入术）/ 外伤性（减速伤）夹层。经许可，引自 Cleveland Clinic Center for Medical Art & Photography © 2013–2018. 所有权利保留

外科医生通过正中切开胸骨显露升主动脉，这与常规心脏手术中相同。如果主动脉弓和供应头部的大血管未累及，外科医生可在主动脉病变部位远端放置主动脉阻闭钳，在常规体外循环（CPB）下切除病变的主动脉。根据主动脉瓣环的扩张程度和主动脉瓣反流的严重程度，置换或修复主动脉瓣。如果瓣膜功能尚可，则不需要进行外科干预。如果主动脉根部（解剖学上主动脉瓣环和窦管交接之间的部分）需要置换，则必须将左、右冠状动脉与主动脉分离，然后再缝合到新移植的主动脉人工血管上。如果主动脉病变累及整个升主动脉直至无名动脉，术中患者的管理会更加复杂。回顾第 4 章，在常规体外循环心脏手术中，外科医生通常将主动脉灌注套管放置于升主动脉。在灌注管远端阻闭主动脉，将心脏与全身体循环

隔离。此时冠状动脉内不再有血流，通过心脏停搏液套管进行顺行性停搏液灌注。

因此，如果主动脉病变涉及整个升主动脉，通常进行右侧腋动脉插管。阻闭钳置于病变主动脉远端，但在无名动脉以下，因此通过无名动脉灌注右颈总动脉。心脏停搏液在主动脉根部灌注，或者如果存在明显的主动脉瓣反流，在主动脉切开后直接注入左、右冠状动脉口。此外，逆行性心脏停搏可以同时或者替代顺行性停搏（参见第 17 章）。一旦新人工血管缝合到位后，将原来的冠状动脉固定在新人工血管上。手术完成后，排出心脏内的气体，松开阻闭钳，血液沿着重新连接的左、右冠状动脉流动，患者有望成功撤离体外循环。

不幸的是，当病变涉及主动脉弓，包括无名动脉、左锁骨下动脉和左颈总动脉时，这种常规手术方案并不适合。在这些情况下，当主动脉弓重建时，必须中断流向这些血管的血流。进行手术时，采用深低温停循环（DHCA）、选择性逆行性（经上腔静脉）或顺行性（经右侧腋动脉）灌

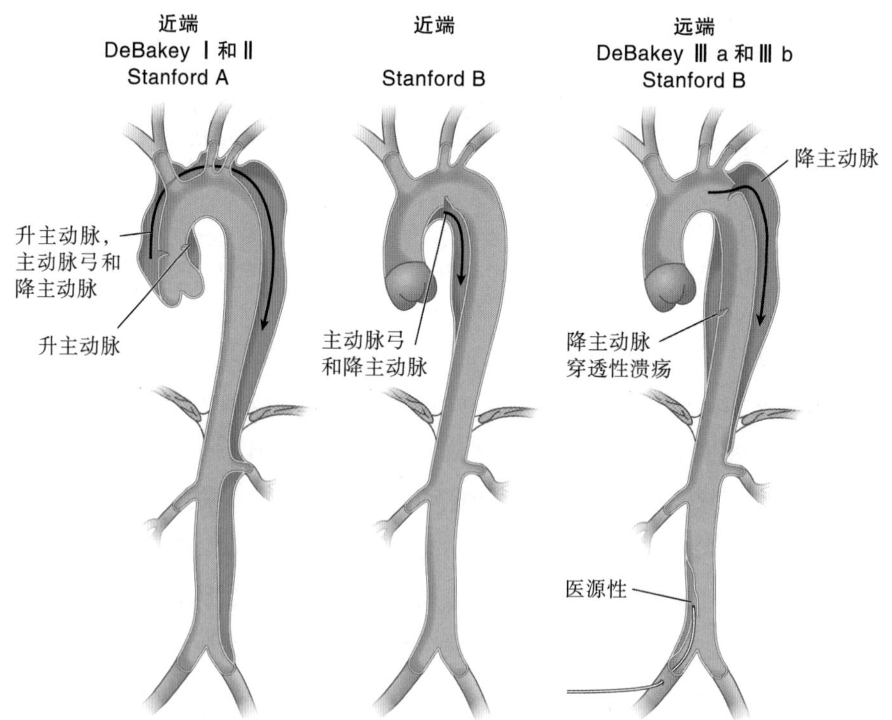

图 9–5　主动脉夹层分型：DeBakey 和 Stanford 分型。经许可，引自 Cleveland Clinic Center for Medical Art & Photography © 2013–2018. 所有权利保留

注脑血管，可能改善长时间修复期间的神经系统预后（参见下文讨论）。

胸降主动脉疾病

胸降主动脉瘤发生于从主动脉弓发出的左锁骨下动脉起始部远端。胸降主动脉瘤通常继发于动脉粥样硬化，这些患者通常合并多种其他血管疾病（如颈动脉闭塞、冠状动脉疾病）。极少数情况下，症状可继发于急性破裂并包裹性出血，或在常规检查后发现。

胸降主动脉的手术入路是通过左胸切口。将主动脉从周围组织中分离出来后，在病变上下分别放置阻闭钳。切除动脉瘤，植入人工血管。近年来，外科医生和影像科医生通过在血管内放置支架，将动脉瘤管壁与血液循环分离[5]。利用放射线引导，支架被放置在主动脉中，因此血液流经主动脉支架；因此，动脉压力不会作用于病变的主动脉血管壁。支架的近端和远端需要在相对正常的主动脉区域进行恰当锚定。另外，当支架释放后，由于支架的堵塞，任何从支架放置区域主动脉发出的分支血管将不再接收主动脉血流。因此，脊髓、内脏和肾脏的灌注可能会受影响。如果支架需要覆盖左锁骨下动脉，则通常需要建立颈总动脉到左锁骨下动脉旁路以保证椎动脉血流（图 9–6）。

在胸降主动脉的外科修复过程中，主动脉阻闭钳的放置常会导致明

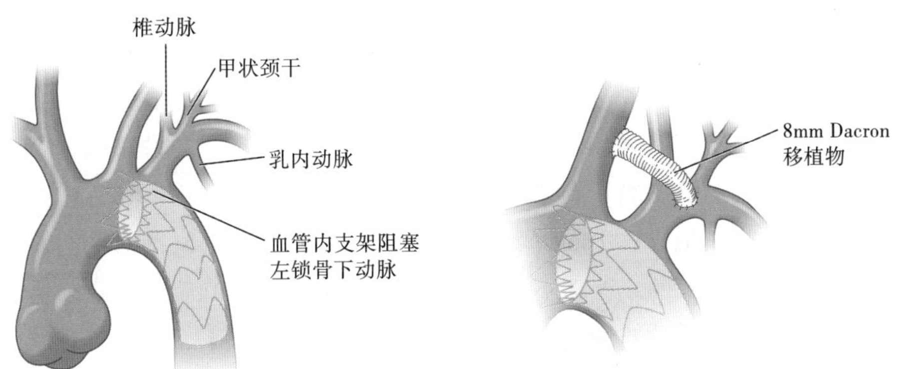

图 9–6　A 型或 C 型胸主动脉瘤行胸主动脉腔内修复术（TEVAR）时需要覆盖锁骨下动脉，锁骨下动脉开口被弹簧圈栓塞后，颈动脉 – 锁骨下动脉旁路移植是用于重建锁骨下动脉血流的技术。经许可，引自 Ullery BW, Wang GJ, Low D, et al. Neurological complications of thoracic endovascular aortic repair. Semin Cardiothorac Vasc Anesth, 2011, 15(4):123–140

显的血流动力学改变，表现为夹闭近端的高血压和远端的严重低血压。肾脏、内脏和脊髓的动脉灌注可能不足，并导致终末器官缺血。

当进行胸降主动脉手术和使用简单的阻闭技术时，外科医生试图尽快完成手术，以尽量减少远端主动脉灌注不足的时间。多种远端主动脉灌注和脊髓保护方法（参见后面章节）被提出，以减轻与远端主动脉低灌注和分支动脉阻塞相关的损伤。

胸主动脉疾病患者的麻醉管理

胸主动脉疾病手术患者的麻醉管理应该考虑到主动脉病变的部位以及是择期还是急诊手术。

单纯升主动脉瘤患者通常被安排行择期切除手术，其治疗方式一般类似于第 4 章所述的常规心脏手术患者。右侧桡动脉置管测压有助于发现主动脉阻闭钳意外阻闭无名动脉。由于动脉瘤的主动脉壁很脆弱，在诱导期应小心避免高血压。手术通常包括切除病变升主动脉，在主动脉瓣和主动脉弓近端之间植入人工血管。冠状动脉开口可能需要切除并移植到新的人工血管上。当主动脉瓣环扩张明显和存在主动脉瓣关闭不全时，也可使用带瓣管道复合移植物将主动脉瓣与升主动脉一起替换。如果使用标准的插管和旁路技术，患者将以常规方式脱离体外循环。

急性升主动脉夹层或包裹性主动脉破裂患者会出现多种病理表现。记录基础神经系统功能是必要的，因为一些患者术前可能由于颈动脉灌注不足而出现继发性神经系统损伤。其他急性夹层或破裂的患者可能会出现心肌缺血（由于冠状动脉开口受累）、心包压塞和（或）急性主动脉瓣反流伴心力衰竭。这些患者到达手术室时可能有心力衰竭。他们通常对麻醉药物（静脉或其他方式）的耐受性降低，在开始体外循环之前对他们的管理基本是复苏性质的。循环不稳定的心脏病患者有术中知晓的风险，建议进行脑电双频谱指数监测，但其受益有限。在这种情况下，像东莨菪碱这样的老药可能有助于减弱回忆。

如果主动脉病变延伸到主动脉弓，在修复主动脉弓期间，可使用深低温停循环技术（DHCA）来中断循环。这是必要的，因为在升主动脉上无法插管和阻闭。可在右侧腋动脉插管，将动脉血从体外循环机输送到体循环。

在 DHCA 期间，患者的血液被体外循环机冷却，核心温度降至 18℃以下。虽然相关益处的数据很少，但患者的头部可以置于冰帽中，以防止头皮因环境温度而复温。通过鼻咽温监测或更准确地使用脑电图（EEG）来确定大脑的充分冷却，以保证在实施 DHCA 之前达到等电位 EEG。停止体外循环机，这样就不会有血液从机器回流至患者。深低温降低了缺血性脑损伤风险，外科医生试图尽快用主动脉移植血管置换主动脉。动脉瘤切除后，进行移植血管远端吻合。尽快将主动脉弓部血管与移植血管吻合。之后就可以在无名动脉近端阻闭移植血管，重启体外循环恢复流向降主动脉、主动脉弓和头部的血流。在体循环停止期间进行顺行（通过右侧腋动脉插管）或逆行（通过置于上腔静脉的插管）脑灌注。如果进行顺行脑灌注，灌注压力应该通过右桡动脉置管来测量。这种情况下一些外科医生选择在中度低温（约 24℃）下停止体循环。如果进行逆行脑灌注，应从中心静脉置管的最近端管腔监测灌注压，以避免脑灌注过度。

接下来，完成近端移植血管吻合，冠状动脉血流恢复，在一段较长时间的复温后，有望在没有任何神经系统或内脏缺血损伤的情况下脱离体外循环。

左锁骨下动脉远端的主动脉夹层患者有远端胸部或胸腹部疾病，有时给予药物治疗，但越来越多地采用血管内技术治疗。在外科病例中，和所有心脏手术患者一样，麻醉诱导必须个体化，要根据每个患者自身的血流动力学表现进行。通常可以合用镇静药、止痛药、催眠药和肌肉松弛剂。然而，有时在择期、非紧急手术中，对进行胸降主动脉瘤手术的患者监测感觉和（或）运动诱发电位。由于夹闭期间根动脉阻闭，脊髓灌注可能受损，外科医生试图使用神经生理学监测来发现脊髓缺血。由于肌肉松弛剂和吸入麻醉剂会干扰诱发电位监测，在这些情况下通常需要全静脉麻醉。

胸降主动脉瘤切除术也需要单肺通气，以改善胸部切口的术野暴露。双腔气管导管或支气管封堵器均可用于隔离左肺。支气管封堵器技术的优点是在手术结束时保留一个单腔气管导管。因为这些手术时间长或患者病情重，所以不建议在手术结束时立即拔管。双腔气管导管通常需要在患者转移到重症监护病房之前换成单腔管。遗憾的是，由于围手术期补液和头低位，许多胸降主动脉瘤患者术后经常出现水肿。因此，再次插管是一项挑战，使用支气管封堵器可能是更简便的围手术期单肺通气管理方法。此外，胸主动脉疾病患者的诊断和治疗指南指出，不建议在可能有上气道水肿或出血的外科手术结束时常规更换双腔气管导管（Ⅲ级，风险≥益处）。

在与手术团队讨论麻醉和手术方案后，进行远端胸主动脉瘤切除术时，经常放置腰段脑脊液引流管[6]。在远端主动脉夹闭过程中，由于根动脉灌注减少，流向脊髓的血流量减少。因此，脊髓有缺血的风险。引流脑脊液可以通过降低脑脊液压力来改善脊髓灌注压。在放置腰椎引流管之前，应确认患者的凝血状态和药物使用情况，并采用严格的无菌技术。

胸降主动脉瘤切除术和血管内支架植入术中远端主动脉灌注与脊髓保护

胸降主动脉瘤患者术中管理的许多特殊性在于减少或预防主动脉修复时因灌注不足引起的组织缺血性损伤。

胸降主动脉瘤最初是采用“阻闭及开放”技术（图 9-7）完成的[7]。在这种方法中，主动脉阻闭后，外科医生只需尽快缝合主动脉移植血管。通过减少缺血时间，肾脏、内脏和脊髓的损伤有望得到预防。阻闭主动脉会导致近端阻闭钳上方的体循环高血压和远端阻闭钳下方的严重低血压。外科医生使用各种技术来减少阻闭对低灌注器官的影响，包括脑脊液引流、患者全身降温、远端主动脉灌注和肋间动脉移植。可使用诱发电位监测来提醒外科医生是否存在脊髓缺血。脊椎近红外光谱（NIRS）探头被放置在 T1~3 脊椎（基线）和 T8~10（有风险的）脊椎，用于评估脊髓灌注，已被认为在预示脊髓缺血中是有效的[8]。通过脑脊液引流，使脑脊液压力保持在 10mmHg 以下，以改善脊髓灌注压[9]。然而，如果脑脊液引流太快，可能发生颅内低压，导致脑静脉撕裂和颅内出血。个体化的方案可限制脑脊液排出总量（如 <240mL/d），将此风险降至最低[10]。脑脊液置管引流也可能使患者有围手术期脑膜炎的风险，因为导管在术后一段时间内仍保留在原位。

远端主动脉阻闭时的远端主动脉灌注可通过左心房—股动脉旁路提供。这种方法使用放置在左心房的插管来供应氧合血，通过股动脉插管将

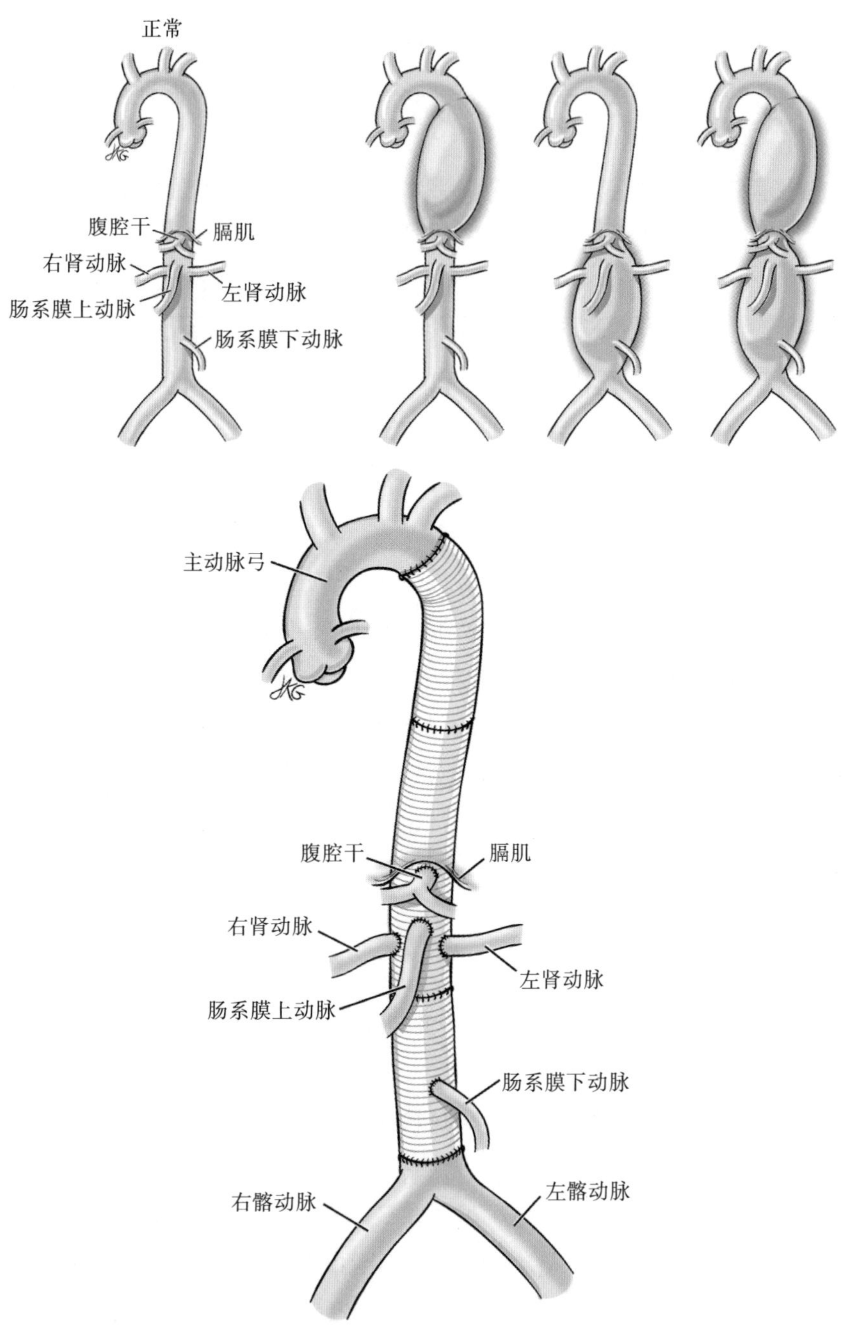

图 9–7　正常主动脉和各种类型降主动脉瘤的比较。外科修复会阻碍内脏、肋间和肾动脉的血流，导致肠缺血、瘫痪和肾功能衰竭。除了未画出的根动脉外，内脏和肾脏的动脉供应均来自降主动脉。将这些血管重新移植至主动脉移植血管是防止器官低灌注的必要措施

血液泵入手术野下方的远端主动脉（图 9–8）。这项工作需要使用离心式泵。内脏以这种方式接受动脉血流，然而脑脊液也要被引流，以提高脊髓灌注压力。如果诱发电位监测提示脊髓缺血，则可提高体循环血压，增加远端灌注，增加脑脊液引流。

在患者进入手术室之前，建议手术、麻醉和灌注团队之间针对阻闭期间远端灌注的管理和脊髓保护进行密切沟通。

胸降主动脉瘤越来越多地采用血管内技术治疗。这些技术是将支架理想地放置，避免阻塞供应内脏或脊髓的血管。然而，对于有广泛性主动脉疾病的患者，重要分支动脉如肋间动脉的覆盖是不可避免的（图 9–9）[11]。

一些中心采用杂合技术，即给予可能被支架阻塞的内脏血管建立旁路后，再将支架植入动脉瘤。而且，目前正在研制开窗支架，以确保主动脉关键分支血管的血流。

胸主动脉腔内修复术后神经系统并发症的危险因素参见表 9–2。表 9–3 列出了预防和治疗 TEVAR 所致脊髓缺血的策略。目前的努力方向是通过神经生理监测来发现缺血的早期迹象，并通过增加脊髓灌注压和组织氧输送来预防缺血。此外，还提出了多种神经保护性药物学干预措施，如纳洛酮，以减少缺血期间兴奋性神经递质的神经毒性。

图 9–10 展示了脊髓缺血的系统性治疗方法。

深低温停循环技术

DHCA 允许外科医生在没有阻闭主动脉的情况下在无血区域内进行手术操作。DHCA 时患者的体温降低至 15℃ ~18℃。此时，体外循环血流停止，外科医生试图迅速放置主动脉移植血管，以便能够恢复大脑和其他器官的血流。低温保护大脑和内脏免受缺血性损伤；然而，它对每个患者的有效性尚不清楚。有多种方式已经被采纳，可以在 DHCA 期间给大脑输送氧合血，或者让医生确信在循环停止期间大脑有足够的氧供[12–14]。

脑电图监测、颈静脉球血氧饱和度（$SjvO_2$）和脑氧监测被认为是确定 DHCA 期间脑保护充分性的技术。等电位脑电图代表着低温抑制了大脑的电活动，因此需氧量明显降低。脑氧饱和度测定已被用来判断 DHCA 期间的脑氧合充分性，脑氧饱和度低于 40% 的患者，可发生神经系统不

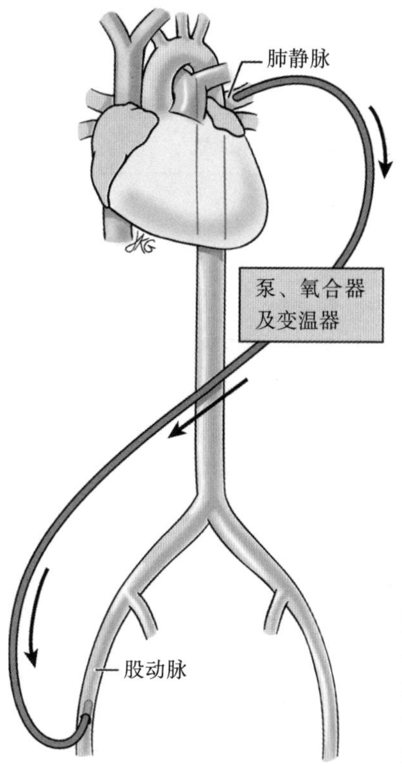

图 9–8　在胸降主动脉瘤修复过程中，远端主动脉灌注可以为下半身提供氧合血。氧合血可以从左心房引流出并输送到股动脉。或者采用部分体外循环技术抽取静脉血，氧合，同样灌注至主动脉阻闭远端的动脉系统

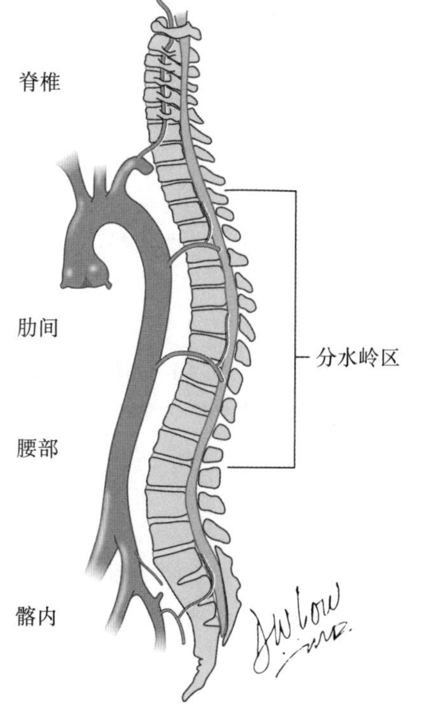

图 9–9　胸腹主动脉的分支血管形成脉络血管网供应脊髓。从锁骨下动脉分支出来的椎动脉和颈血管网共同供应颈段和上胸段脊髓脉络网的上部。胸肋间动脉和腰段动脉，可能包括一个突出的胸中神经根动脉和大神经根动脉（Adamkewicz 动脉），供应胸腰段脊髓脉络网的中部。腰段动脉、骶中动脉、骶外侧动脉和髂腰动脉的分支形成的下腹部血管网供应脊髓圆锥区脉络网的下端。肋间动脉、节段动脉和供应下腹部血管网的动脉的血管内覆盖或放弃可能导致脊髓 T4 至圆锥区的分水岭梗死。经许可，引自 Ullery BW, Wang GJ, Low D, et al. Neurological complications of thoracic endovascular aortic repair. Semin Cardiothorac Vasc Anesth, 2011, 15(4):123–140

表 9-2　TEVAR 后脊髓缺血发生的相关危险因素

人口学特征	年龄
	男性
	低体重指数
	术前肾功能衰竭
	既往行腹主动脉瘤修复
解剖学特征	有主动脉远端人工血管
	胸主动脉疾病
	胸或胸腹动脉瘤的范围
	开放的腰动脉数量
围手术期	
术前	急诊手术
术中	全身麻醉
	手术时间
	血管内支架覆盖范围
	—主动脉覆盖总长
	—主动脉远端未覆盖范围
	—左锁骨下动脉覆盖
	使用的胸内支架数量
	同时行腹主动脉开放手术
	低血压
	腹下动脉闭塞
	动脉通路损伤
	出血
术后	低血压
	术后肾功能衰竭

TEVAR = 胸主动脉腔内修复术。经许可，引自 Ullery BW, Wang GJ, Low D, et al. Neurological complications of thoracic endovascular aortic repair. Semin Cardiothorac Vasc Anesth, 2011, 15(4):123–140

表 9-3　TEVAR 后脊髓缺血的防治策略

增加脊髓灌注压
腰椎脑脊液引流（脑脊液压力≤10mmHg）
升高动脉血压（平均动脉压≥85mmHg）
—增加血管内容量
—血管升压素药物
降低中心静脉压
谨慎恢复降压治疗
增加氧输送
增加心排血量
输血增加血红蛋白浓度
补充供氧
人工低温
轻度至中度全身低温（32℃ ~35℃）
选择性脊髓低温（硬膜外降温，25℃）
脊髓缺血的早期诊断
体感诱发电位
经颅运动诱发电位
连续神经系统检查
神经药理学保护
糖皮质激素
纳洛酮
巴比妥酸盐或中枢神经系统抑制剂
硫酸镁
甘露醇
利多卡因
鞘内注射罂粟碱
术后神经系统评估以早期发现延迟性脊髓缺血损伤
连续神经系统检查

TEVAR = 胸主动脉腔内修复术。经许可，引自 Ullery BW, Wang GJ, Low D, et al. Neurological complications of thoracic endovascular aortic repair. Semin Cardiothorac Vasc Anesth, 2011, 15(4):123–140

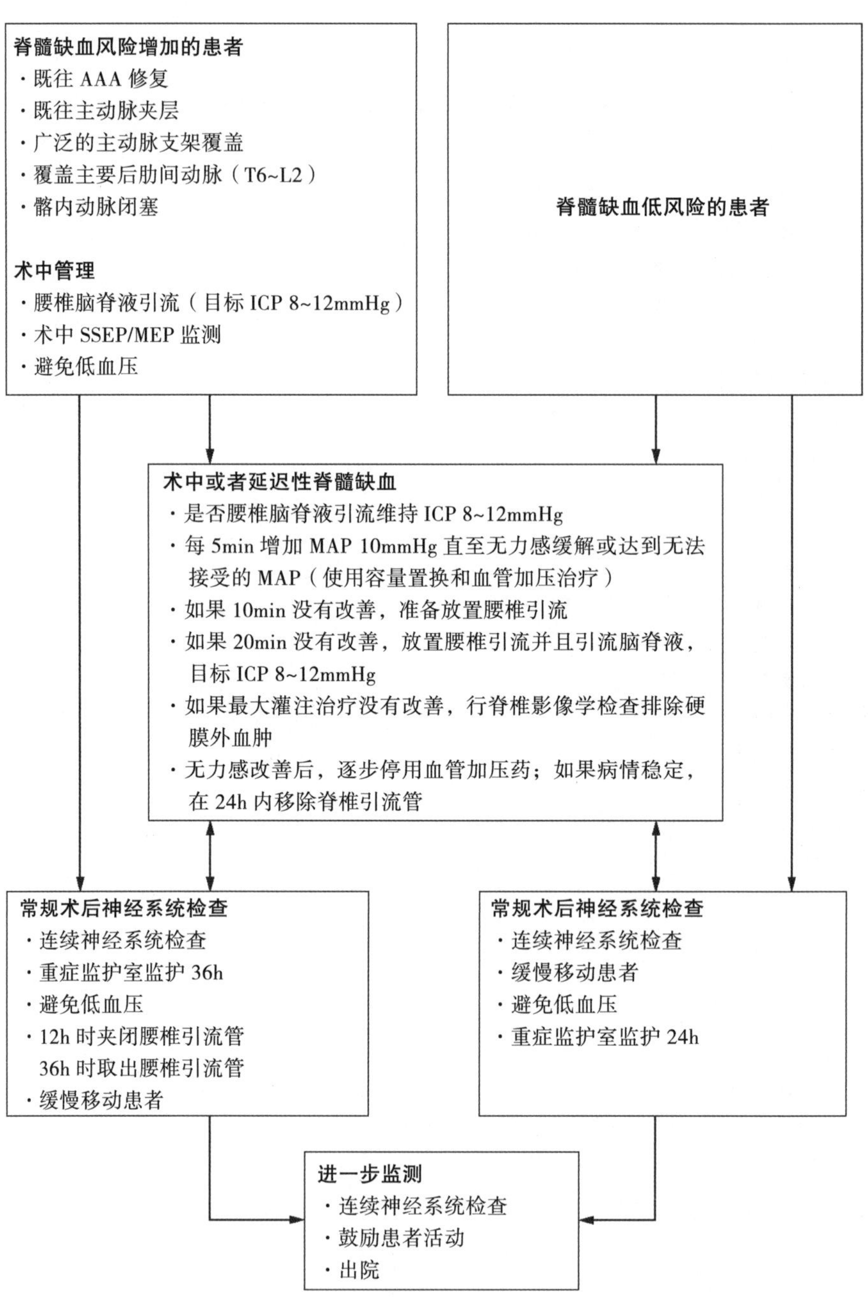

图9–10　预防和治疗 TEVAR 患者脊髓缺血的围手术期管理策略。AAA = 腹主动脉瘤。ICP = 经腰段脑脊液引流管测得的颅内压。MAP = 平均动脉压。MEP = 运动诱发电位。SSEP = 体感诱发电位。TEVAR= 胸主动脉腔内修复术。经许可，引自 McGarvey ML, Mullen MT, Woo EY, et al. The treatment of spinal cord ischemia following thoracic endovascular aortic repair. Neurocrit Care, 2007, 6(1):35−39

良预后。颈静脉球氧饱和度同样可用于指导脑保护的充分性（颈静脉球氧饱和度高与脑保护、良好的代谢抑制降低氧需有关）。

为了增加外科医生采用 DHCA 技术完成修复的“安全时间”，人们采用了各种辅助技术将氧合血输送至大脑。在 DHCA 期间脑灌注向大脑提供氧合血，可以实施顺行和逆行灌注。顺行脑灌注在 DHCA 时通过人工血管输送氧合血至无名动脉或右侧腋动脉。遗憾的是，脑灌注可能会增加脑栓塞损伤的风险。然而，最近的一项荟萃分析显示，当选择性顺行脑灌注用于 DHCA 时，患者存活率提高 [15]。然而，这项研究并没有发现单独 DHCA 和选择性顺行脑灌注 DHCA 在神经系统预后中存在任何差异。也有人建议采用顺行脑灌注联合轻度至中度低温的方式，以避免深低温的不良作用 [16]。然而，在中度低温条件下长时间停循环可能对内脏造成有害影响 [17]。

逆行脑灌注使用上腔静脉插管将氧合血通过静脉系统输送至大脑。逆行脑灌注可改善脑低温和清除脑血管中的栓塞，但在使用时可能无法向大脑输送大量氧气，并可能增加脑水肿的风险。尽管如此，逆行脑灌注仍可能是一种有用的辅助手段，因为研究已经证明，使用后有益于减少死亡率和卒中 [18]。但是，所有患者无论采取何种保护机制，仍有围手术期卒中的风险。Augoustides 等报道，使用 DHCA 的患者卒中发生率为 8.3%[19]。因此，对改善需要停循环患者的神经系统预后的探索可能会继续。

超声心动图在胸主动脉疾病中的应用

在对主动脉病变患者进行 TEE 检查时，应仔细考虑一些其他常见的要素。TEE 探头应在患者充分麻醉后放置，以避免血压突然升高，这可能会扩大夹层的范围或导致动脉瘤破裂。考虑到大的主动脉瘤可能压迫食管，探头在食管中推进时遇到微小阻力即应该停止，避免增加主动脉破裂风险。

TEE 常规用于急诊和择期胸主动脉手术患者的管理。检查主动脉是否有斑块，斑块可能在主动脉插管或阻闭时脱落造成栓塞。主动脉周超声（EAU）可以用来完成对升主动脉的评估，因为气管插管妨碍了对升主动脉远端和主动脉弓近端完整的 TEE 检查。

择期行升主动脉瘤切除的患者可能在术前接受过多次超声心动图检查，但还是应进行全面的TEE评估。由于主动脉根部扩张会导致严重的主动脉瓣反流，需要移植一个主动脉瓣－主动脉根部复合人工血管，因此要评估主动脉瓣以确定其功能。冠状动脉再移植后，TEE可显示冠状动脉血流，表明血流已重建且未受损。如果发现了新的室壁运动异常或心室功能与体外循环前基础值相比出现下降，则此信息尤其有用。在这种情况下，左冠状动脉血流的存在将排除血管的外科阻塞。然而，没有检测到血流并不总是表明血管阻塞，因为TEE并不总是能清楚地显示冠状动脉。如果主动脉根部置换后再移植的自体冠状动脉血流不足，可能需要进行冠状动脉旁路移植术。

TEE对主动脉夹层的诊断具有高度的敏感性和特异性。任何心脏手术患者都可能发生主动脉夹层，多继发于主动脉插管和主动脉操作。升主动脉和（或）降主动脉在多个切面中出现内膜瓣提示主动脉夹层。彩色血流多普勒可用来检测血液从主动脉夹层的真腔进入假腔的入口。主动脉瓣可能因夹层而受损，导致主动脉瓣关闭不全，血液可能积聚在心包。

通过假腔中的回声凝块和碎片以及真腔的收缩期扩张，可以区分真腔和假腔。

在主动脉内可能看到许多回声伪影，这使术中新发夹层的诊断复杂化。必须在整个主动脉的多个平面进行检查。特别是Swan-Ganz导管可以产生回声伪影，表现为主动脉夹层内膜瓣。

病例场景

▶ 一位77岁严重背痛的男子晕厥后被送至急诊室。检查报告显示，主动脉夹层动脉瘤从主动脉瓣上一直延伸到腹主动脉。需要进行哪些术前评估？

术前需要了解简要的心脏病史（心肌缺血／梗死、支架、药物治疗）。麻醉小组应注意患者的神经系统功能并确认所有外周脉搏的存在和质量。应进行心电图检查，特别确认是否有慢性或急性心肌缺血事件。应复查CT血管造影、胸片和超声心动图以确定夹层的范围，并明确主动脉瓣的功能以及整体血流动力学状态。

▶ 需要哪些监测以及如何进行诱导？

建立双侧桡动脉置管，以确保主动脉弓两侧的血流相等。如果考虑右腋动脉插管，左桡动脉置管将用于监测体循环压力，而右桡动脉置管可用于监测顺行脑灌注和 DHCA 期间的脑灌注压力。如果可能的话，股动脉最好留作手术 / 灌注通道。如果外科医生不计划使用诱发电位监测，任何麻醉药物都可以使用。控制血压是必不可少的，可防止主动脉夹层动脉瘤的进一步扩大或破裂，并避免器官缺血。

▶ 外科医生告诉你需要 DHCA 来修复主动脉弓。你将如何进行管理？

开始体外循环后，灌注师将患者的核心温度降至 15℃以下，麻醉小组将患者的头部置于冰帽中。此时患者的血液循环暂停。外科医生修补主动脉，然后患者复温。

▶ 脱离体外循环时，患者有新发的左室前壁和侧壁运动异常。可能的鉴别诊断是什么？

冠状动脉移植至主动脉人工血管后出现打折、空气或冠状动脉微粒栓塞导致的心肌缺血，或心肌保护不充分，都可能造成新的室壁运动异常。TEE 证实左冠状动脉有血流。给予加压素 2U/h 升高平均动脉压，最终使左室功能恢复正常。

▶ 患者停止体外循环，缓慢给予鱼精蛋白；然而，患者的缝合处大量出血。你该怎么做？

假设出血不是手术造成的，我们将努力纠正 DHCA 后和体外循环后可能出现的凝血功能障碍。根据需要输注血小板、新鲜冰冻血浆、冷沉淀和浓缩红细胞。如果出血危及生命，启动“大量输血”流程有助于确保及时运送血液制品。有时，为了纠正凝血功能障碍，可使用重组因子Ⅶ或凝血酶原复合物（第 16 章）。

▶ 凝血功能障碍得到纠正后，患者被转运到重症监护室。术后必须考虑哪些问题？

主动脉手术 DHCA 后患者可能因低灌注或栓塞事件而发生卒中、肾损伤、肠系膜缺血和心肌功能障碍。如果凝血功能障碍导致的术后出血持续存在，通常会出现此类情况，则根据实验室检查结果如 PT、PTT、血栓弹力图或血小板计数给予血液制品。

应该明确告知患者及其家属主动脉夹层和其他胸主动脉疾病的高风

险（如卒中和死亡）以及治疗方案，这样他们的期望值才会现实。

（周伟玲　译，侯丽宏　审）

参考文献

[1] DeBakey ME, Henly WS, Cooley DA, et al. Surgical management of dissecting aneurysms of the aorta. J Thorac Cardiovasc Surg, 1965, 49:130-149.

[2] Miller DC, Stinson EB, Oyer PE, et al. Operative treatment of aortic dissections. Experience with 125 patients over a sixteen-year period. J Thorac Cardiovasc Surg, 1979, 78:365-382.

[3] Fattori R, Cao P, De Rango P, et al. Interdisciplinary expert consensus document on management of type B aortic dissection. J Am Coll Cardiol, 2013, 61:1661-1678.

[4] Nienaber C, Kische S, Rousseau H, et al. Endovascular repair of type B aortic dissection: long term results of the randomized investigation of stent grafts in aortic dissection trial. Circ Cardiovasc Interv, 2013, 6:407-416.

[5] Apple J, McQuade K, Hamman B, et al. Initial experience in the treatment of thoracic aortic aneurismal disease with a thoracic aortic endograft at Baylor University Medical Center. Proc (Bayl Univ Med Center), 2008, 21(2):115-119.

[6] Lima B, Nowicki E, Blackstone E, et al. Spinal cord protective strategies during descending and thoracoabdominal aneurysm repair in the modern era: the role of intrathecal papaverine. J Thorac Cardiovac Surg, 2012, 143:945-952.

[7] Safi HJ, Miller C, Huynh T, et al. Distal aortic perfusion and cerebrospinal fluid drainage for thoracoabdominal and descending thoracic aortic repair: ten years of organ protection. Ann Surg, 2003, 238(3):372-381.

[8] Badner N, Nicolaou G, Clarke C, et al. Use of spinal near infrared spectroscopy for monitoring spinal cord perfusion during endovascular thoracic aortic repairs. J Cardiothorac Vasc Anesth, 2011, 25(2):316-319.

[9] Leyvi G, Ramachandran S, Wasnick J, et al. Risk and benefits of cerebrospinal fluid drainage during thoracoabdominal aortic aneurysm surgery. J Cardiothorac Vasc Anesth, 2005, 19(3):392-399.

[10] McGarvey M, Cheung A, Szeto W, et al. Management of complications of thoracic aortic surgery. J Clin Neurophysiol, 2007, 24(4):336-343.

[11] Rizvi A, Sullivan T. Incidence, prevention and management in spinal cord protection during TEVAR. J Vasc Surg, 2010, 52:86S-90S.

[12] Leyvi G, Bello R, Wasnick J, et al. Assessment of cerebral oxygen balance during deep hypothermic circulatory arrest by continuous jugular bulb venous saturation and near-infrared spectroscopy. J Cardiothorac Vasc Anesth, 2006, 20(6):826-833.

[13] Pochettino A, Cheung A. Retrograde cerebral perfusion is useful for deep hypothermic circulatory arrest. J Cardiothorac Vasc Anesth, 2003, 17(6):764-767.

[14] Reich D, Uysal S. Retrograde cerebral perfusion is not an optimal method of neuroprotection in

thoracic aortic surgery. J Cardiothorac Vasc Anesth, 2003, 17(6):768-769.

[15] Tian D, Wan B, Bannon P, et al. A meta-analysis of deep hypothermic circulatory arrest alone versus with adjunctive selective antegrade cerebral perfusion. Ann Cardiothorac Surg, 2013, 2(3):261-270.

[16] Urbanski P, Lenos A, Bougioukakis P, et al. Mild to moderate hypothermia in aortic arch surgery using circulatory arrest: a change of paradigm? Eur J Cardiothorac Surg, 2012, 41:185-191.

[17] Khaladj N, Peterss S, Pichlmaier M, et al. The impact of deep and moderate body temperatures on end-organ function during hypothermic circulatory arrest. Eur J Cardiothorac Surg, 2011, 40:1492-1499.

[18] Ueda Y. A reappraisal of retrograde cerebral perfusion. Ann Cardiothorac Surg, 2013, 2(3):316-325.

[19] Augoustides J, Pochettino A, Ochroch A, et al. Clinical predictors for prolonged intensive care unit stay in adults undergoing thoracic aortic surgery requiring deep hypothermic circulatory arrest. J Cardiothorac Vasc Anesth, 2006, 20(1):8-13.

REVIEWS

Hiratska LF, Bakris GL, Beckman JA, et al. 2010 ACCF/AHA/AATS/ACR/ASA/SCA/SCAI/SIR/STS/SVM guidelines for the diagnosis and management of patients with thoracic aortic disease: executive summary. Anesth Analg, 2010, 111: 279-315.

Ullery BW, Wang GJ, Low D, et al. Neurological complication of thoracic endovascular aortic repair. Seminars in Cardiothoracic and Vascular Anesthesia, 2011, 15(4):123-140.

Hobbs RD, Ullery BW, Mentzer AR, et al. Protocol for prevention of spinal cord ischemia after thoracoabdominal aortic surgery. Vascular, 2016, 24(4):430-434.

第 10 章

肥厚型梗阻性心肌病与心脏肿物

主　题

- HCM 的症状、体征和诊断
- HCM 的病理学
- HCM 的药物治疗
- LVOT 动态性梗阻
- HCM 患者非心脏手术的麻醉管理
- HCM 外科修复手术的麻醉管理
- HCM 修复的手术方式
- 心脏肿物
- 病例场景：22 岁男性心源性猝死

前面的章节讨论了通过心脏血流的固定性梗阻可导致并发症发生率和死亡率增加。主动脉瓣和二尖瓣狭窄是两种典型病变，可妨碍心脏有效泵血。肥厚型梗阻性心肌病（HOCM）是肥厚型心肌病（HCM）的特殊类型，也表现为静息时或应激后（如心率升高、低血容量）发生左心室流出道（LVOT）的动态性梗阻（图 10–1）。动态性流出道梗阻导致晕厥、呼吸困难，有时发生猝死。虽然心肌室壁厚度超过 30mm 的 HCM 患者发生心源性猝死（SCD）的概率在增加，但大部分猝死的 HCM 患者的心肌室壁厚度少于 30mm[1]。因此，所有的 HCM 患者在初次评估时都应进行 SCD 风险分层。美国心脏病学会基金会和美国心脏协会（ACCF/AHA）对 HCM 的评估和管理发布了大量指南。

虽然罕见，但心脏肿瘤和其他肿物有时也会影响瓣膜功能、产生栓子，以及动态性阻塞通过心脏的血流。本章将讨论这些不同的临床疾病，它们都可能动态性影响心脏正常功能。

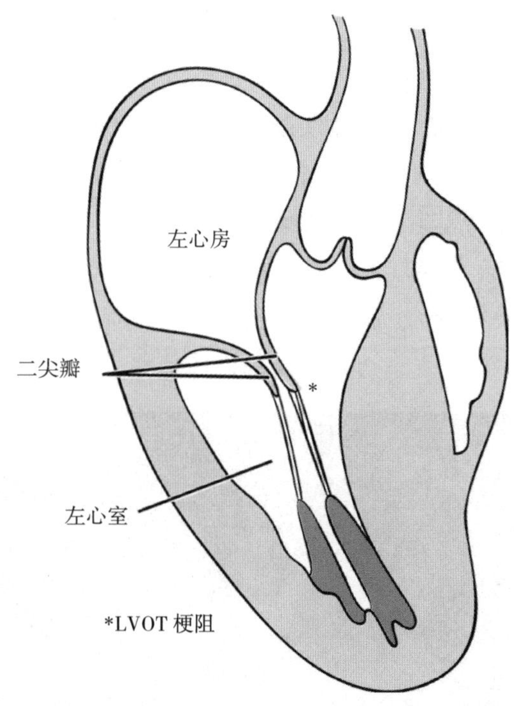

图 10–1　食管中段长轴切面的大概形态。由于室间隔肥厚，心脏内血流改变，心室收缩期二尖瓣前叶被拉向 LVOT，导致梗阻。这就是二尖瓣收缩期前向运动（SAM）

HCM 的症状、体征和诊断

肥厚型心肌病（HCM）为常染色体显性遗传疾病；大约有半数患者的血源性亲属也患有 HCM[2–3]。男女均可患病。据估计 HCM 发病率占一般成年患者的 1∶500，这些患者发生心源性猝死（SCD）的风险增加[4]。当然，很多 HCM 患者未被发现，SCD 常作为其心脏疾病的第一个表现。

HCM 的症状包括呼吸困难、运动不耐受、心悸、晕厥、胸痛和 SCD。HCM 可表现在左心和右心，然而主要是左心室疾病。HCM 可伴有或不伴有左心室流出道（LVOT）梗阻[5]。在非梗阻性 HCM 疾病，患者发生心肌肥厚和舒张功能障碍，但 LVOT 不产生高动力性压力梯度。如前面第 2 章讨论的，当心脏不能在低压下正常地容纳舒张期充盈时，即发生了舒张功能障碍。随后，舒张功能和心室顺应性受损，导致左心室舒张末压（LVEDP）增加，肺动脉压（PAP）升高，肺充血加剧，且冠状动脉灌注压（CPP）下降。此类患者在无 LOVT 梗阻的情况下可发生心绞痛、心律失常、收缩性心力衰竭和猝死。然而，LVOT 梗阻性 HCM 疾病患者的死亡和（或）严重心力衰竭风险显著增加[5]。

临床上，通过听诊收缩晚期杂音可诊断 HCM 伴有动态性 LVOT 梗阻。当二尖瓣前叶在收缩期靠近肥厚室间隔时可在收缩晚期听见杂音（视频 10-1，视频 10-2）。这些患者的二尖瓣收缩期前向运动（SAM）是发生收缩期动态梗阻的原因（图 10-2）。多种临床操作通过减少静脉血回流入心脏而增

视频 10-1

视频 10-2

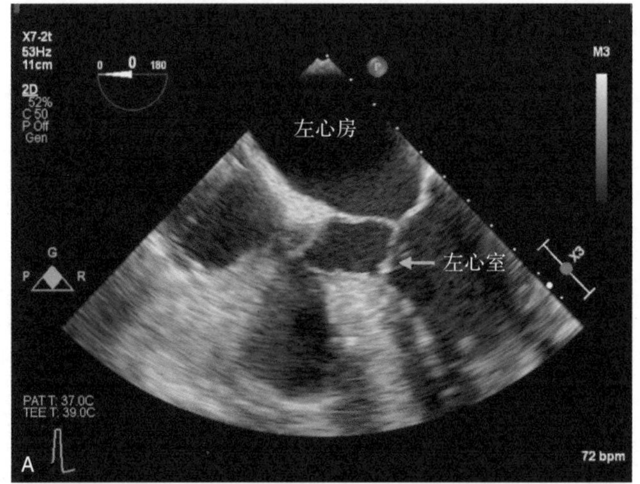

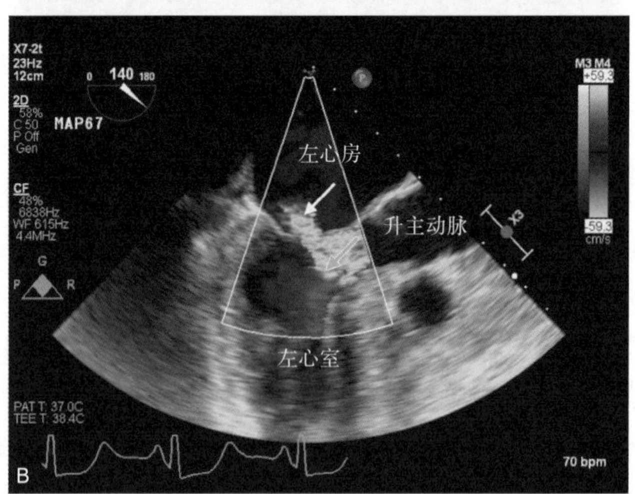

图 10-2　A. 食管中段四腔心切面显示二尖瓣收缩期前向运动（灰色箭头），靠近肥厚的室间隔。B. 食管中段长轴切面彩色多普勒显示左室流出道（灰色箭头）血流加速和二尖瓣反流束向后喷射（白色箭头）

强杂音（如 Valsalva 动作）。通过降低静脉向心脏的回流，心室充盈进一步降低。HCM 患者，心脏越充盈，收缩期二尖瓣阻塞 LVOT 的可能性越小。但在充盈不足的心脏中，二尖瓣前叶更易于阻塞血流的射出。

毫不意外，超声心动图最适于诊断 HCM[2]。当舒张期心室壁厚度超过 15mm 时，若不存在其他造成心室肥厚的条件（如主动脉瓣狭窄或系统性高血压），则认为患者有 HCM 疾病。有症状患者的室间隔通常肥厚达 20~30mm^2。

HCM 的病理学

HCM 是基因性疾病。目前认为编码心脏肌原纤维和支撑蛋白的基因突变是导致 HCM 的原因[2-3]。β 肌球蛋白重链和肌球蛋白 - 结合蛋白 C 突变占患者基因型的 50%[3]。但其他心脏蛋白的突变也可能与 HCM 相关。此外，HCM 患者的表型是多样的。因此，即使家族中发生相同的突变，表型的差异也可能导致截然不同的预后[2]。

在细胞水平，HCM 患者的心肌由形态异常的心肌细胞和纤维组织组成。HCM 患者的心肌细胞缺乏正常心室肌组织的整齐平行排列结构[2]。

异常心肌可能变得顺应性非常差，导致舒张功能障碍。由于 LVEDP 增加，压力通过左心房传导至肺血管导致肺动脉压升高。HCM 患者可在轻度运动时发生呼吸困难。因此，无 LVOT 梗阻的患者也可出现症状。而且，HCM 患者可能发生相关的右心室功能障碍，这与左室功能障碍和肺高压的程度有关[6]。伴有三尖瓣环平面收缩期位移（TAPSE）降低的 HCM 患者（参见第 8 章）死亡或移植的可能性增加。

HCM 患者最初收缩功能通常不受影响。然而随着时间推移，少部分患者的心脏收缩泵血能力衰竭。在 HCM 患者尤其是出现 LVOT 梗阻时，为了克服增高的压力左室做功增加，导致室壁应力增加、缺血、细胞死亡、心室纤维化和心力衰竭[3]。

二尖瓣反流通常发生在 HCM 患者有 LVOT 梗阻时。其发生机制包括心室内压增加、二尖瓣叶 SAM、乳头肌位置异常和二尖瓣叶冗长。二尖瓣反流可能导致左心房扩张、房颤、每搏量下降，以及进一步影响心室功能。

SCD 是 HCM 最可怕的并发症之一[7]。因此，许多有此类情况的患者在经过风险分层和选择过程后，植入了心律转复除颤器（ICD）。特别是有室颤、持续室性心动过速、无法解释的晕厥病史和有 SCD 家族史的 HCM 患者更应该受关注。ACCF/AHA 推荐意见中建议对有心脏骤停、室颤或持续室性心动过速病史的患者植入 ICD。他们认为对心肌室壁厚度超过 30mm 的患者植入 ICD 是合理的，推荐级别为Ⅱa 级。当评估没有发现风险增加，或为了帮助患者参与竞技性体育运动时，不推荐将植入 ICD 作为 HCM 的常规治疗。

HCM 的药物治疗

大部分 HCM 患者出现症状时都要进行药物治疗[2]。无症状患者通常给予密切观察；然而，对存在明确 SCD 家族史的患者可以考虑植入 ICD。药物治疗主要集中于明确 HCM 的性质。非梗阻性 HCM 患者出现舒张功能障碍的症状和体征[2]。β 受体阻滞剂和钙通道拮抗剂都可用于治疗此类情况，但结局不确定。这些药物可能通过减少心肌缺血的发生率而改善症状。非梗阻性 HCM 患者出现心衰症状时，可谨慎给予利尿剂以缓解肺充血症状。然而，减少心室容量可能存在问题，因为无顺应性、功能不全的心室需要足够的每搏量才能产生可接受的心排血量。房颤等心律失常也应该被纠正，以保证在舒张期获得足够的左室充盈。

梗阻性 HCM 患者在收缩期可能出现心室内压力梯度。跨 LVOT 压差超过 100mmHg 时，可在左室腔的不同区域检测出来（视频 10-3）。实际上，HCM 患者群中即便梗阻时压力梯度只有 30mmHg，也可预测出不良预后和死亡率增加[5]。治疗目标是降低心肌收缩力、减少收缩期 LVOT 压力梯度。可使用 β 受体阻滞剂、维拉帕米和丙吡胺。这些药物有负性肌力效应，可降低收缩期压力梯度。同样，还应维持大的、充盈良好的左心室。任何导致左心室容积减少的情况（如低血容量、心肌收缩力增加和全身血管阻力降低）都将增加心室收缩期动态性梗阻的可能性或严重程度。

视频 10-3

LVOT 动态性梗阻

无论梗阻性还是非梗阻性心肌病，HCM 患者都可能出现症状。重要的是要认识到这两种表现都可能导致围手术期并发症，包括心律失常、低血压，甚至 SCD。虽然心脏麻醉师可能会遇到一部分不适合药物治疗的梗阻性 HCM 患者，但了解 HCM 患者可能会经历各种各样的手术及有不同的麻醉要求是至关重要的。

梗阻性与非梗阻性 HCM 的区别是跨 LVOT 压力梯度的动态发展。

LVOT 为氧合血液提供了离开左室腔、通过主动脉瓣射出的通道。LVOT 处二尖瓣 SAM 是动态性梗阻最常见的原因，在 LVOT 产生显著的压力梯度（>50mmHg）。LVOT 处肥厚隆起的室间隔可引导心内血流，拖拽二尖瓣前叶靠近 LVOT 而产生梗阻[8]。左室腔内升高的压力可很快导致二尖瓣关闭不全，并加重收缩期和舒张期心力衰竭的症状。

HCM 患者非心脏手术的麻醉管理

只有部分 HCM 患者接受心肌切除和（或）二尖瓣置换手术。但仍有许多患者在一些非心脏手术中需要麻醉。管理方向是减轻流出道梗阻程度、降低舒张性功能不全的影响，以及控制心律失常。全身麻醉和椎管内麻醉技术都能使血流动力学产生波动。如前述，对于收缩期射血固定梗阻的患者，如主动脉瓣狭窄，麻醉诱导期间通常需要给予液体和血管收缩剂以防止血流动力学不稳定。在动态性梗阻患者中，静脉回流下降越多，梗阻程度越严重。降低交感张力和外周血管阻力的药物同样可以增加动态性梗阻的程度，因为左心室在阻力较小的情况下可自由收缩。避免因放置喉镜、插管和外科刺激时的心率增快，因为这将减少左室舒张期充盈时间，导致动态性梗阻程度恶化和低血压。因此，此类患者在麻醉诱导时常给予液体和血管升压素，且术中进行动脉压和经食管超声心动图（TEE）监测。短效 β 受体阻滞剂如艾司洛尔可用于降低心肌收缩力、减慢心率，以及对抗插管、苏醒和其他与手术应激相关的儿茶酚胺释放增加的效应。

椎管内麻醉可用于此类患者，也已经用于 HCM 患者的分娩镇痛[4]。交感张力降低和与其相关的静脉回流减少、外周血管阻力降低，使得椎管内麻醉技术的应用具有潜在风险。如果想要安全地实施，谨慎滴定给予局部麻醉药物以获得合适的麻醉平面显然非常重要。同样，有创监测在这种情况下有助于发现急性病情恶化。区域阻滞技术（如外周神经阻滞）相对不影响交感神经张力，在合适的情况下可用于 HCM 患者。

HCM 患者常接受 ICD 植入。此类设备的围手术期管理将在第 15 章讨论。

麻醉管理可能因舒张功能障碍而进一步复杂化。此外，患者通常伴有一定程度的二尖瓣反流，这进一步增加左房压、肺静脉压和肺充血。治疗的目标是降低动态梗阻程度，有利于充分的收缩期射血，因此可减轻二尖瓣反流和肺淤血。虽然舒张功能严重障碍患者可能需要使用利尿剂来减轻心脏负荷，但必须小心实施，避免因减少心室容量而导致 LVOT 的梗阻增加。

HCM 外科修复手术的麻醉管理

对药物治疗无效的患者，可以进行手术来减轻动态梗阻并恢复足够的二尖瓣功能。麻醉管理核心依然是在全身麻醉引起血流动力学波动时减轻 LVOT 的梗阻程度。术中监测与其他需要体外循环（CPB）的心脏手术类似。此类手术中肺动脉导管的有效性未被证明。但 TEE 对于手术操作必不可少。手术时，TEE 不仅可监测心室功能也可作为额外的监测工具——它对于患者的外科管理也非常必要[8-9]。术中麻醉师和手术医生应有密切的交流。

此类患者可使用多种诱导和维持药物。在麻醉诱导期比药物选择更重要的是维持足够的前负荷和较高的后负荷，避免心率增快。麻醉深度不足引起儿茶酚胺释放导致心动过速和心肌收缩力增加，造成梗阻加重。

如前一节所述，诱导时出现的血流动力学紊乱如低血压或心动过速，应及时给予血管收缩剂、液体或短效 β 受体阻滞剂进行治疗。抗心律失常药物和 β 阻滞剂应该在围手术期继续使用。术中治疗效果可以通过 TEE 监测来指导，判断有无梗阻减轻和动态压力梯度降低 / 消失。

视频 10-3 展示了二尖瓣前叶靠近突出的室间隔，导致 LVOT 梗阻。用深部胃底切面，此时 LVOT 和多普勒取样线之间对线良好。使用连续波多普勒（CWD）可以确定血流经过梗阻处的速度。视频 10–3 展示了一例严重动态性压力梯度患者的速度 – 时间积分。使用 Bernoulli 方程，可计算出通过 LVOT 的压力梯度峰值：

$$压力梯度 =4V^2$$

其中 V 为血液的峰流速。可以看出，梯度非常显著（图 10–3）。

梯度严重患者可能在围手术期快速恶化发生严重低血压。此外，患者 LVEDP 显著增加。回忆一下冠状动脉灌注压公式：

$$CPP = DBP - LVEDP$$

同时发生的严重体循环低血压和 LVEDP 升高，将导致 HCM 患者的 CPP 降低，引发缺血、低血压、心律失常，并最终出现心脏骤停的恶性循环。

HCM 修复的手术方式

手术目标是减少与二尖瓣前叶接触处室间隔的心肌质量（图 10–4）[8–9]。CPB 开始后给予心脏停搏液使心脏停搏，切开主动脉，手术医生仔细地将主动脉瓣瓣叶缩回。从 LVOT 往下看，术者可定位突出的肌肉并减小其体积。在手术室内通过 TEE 测量帮助指导术者进行修复。超声心动图操作者确定室间隔的厚度，以及从主动脉瓣至二尖瓣叶在收缩期

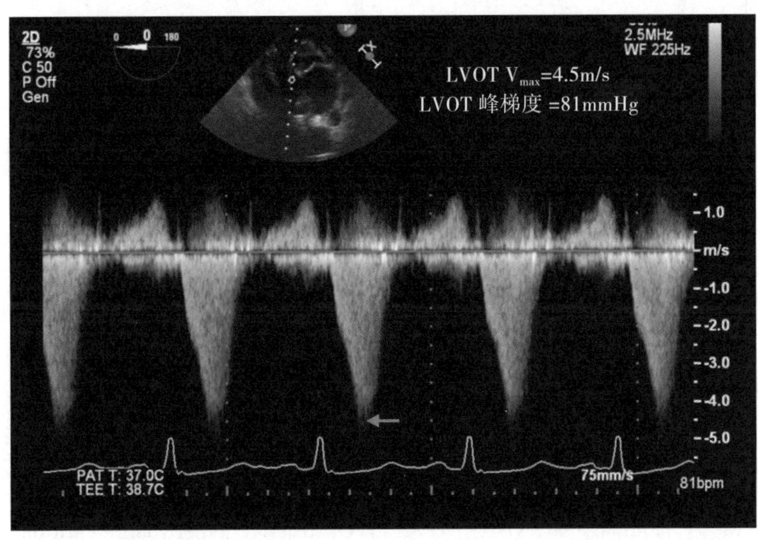

图 10–3　左心室流出道（LVOT）连续波多普勒显示了一种典型的晚期峰值“匕首状”频谱多普勒包绕。LVOT 峰速（V_{max}）为 4.5m/s，LVOT 峰梯度为 81mmHg

与室间隔接触部位的距离。此外，TEE 还被用于判断二尖瓣的功能。若二尖瓣畸形或功能不全，可能需要修复或置换。但手术主要是为了切除突出的室间隔[8]。通过切除突出的室间隔，将二尖瓣前叶拖向 LVOT 的拉力被去除，二尖瓣接合点的位置相对于 LVOT 向后移动。因此，二尖瓣 SAM 减轻，LVOT 压力梯度下降（图 10–5）。图 10–4D 显示大范围的室间隔被切除，以减少对二尖瓣的拉力，从而缓解 SAM。

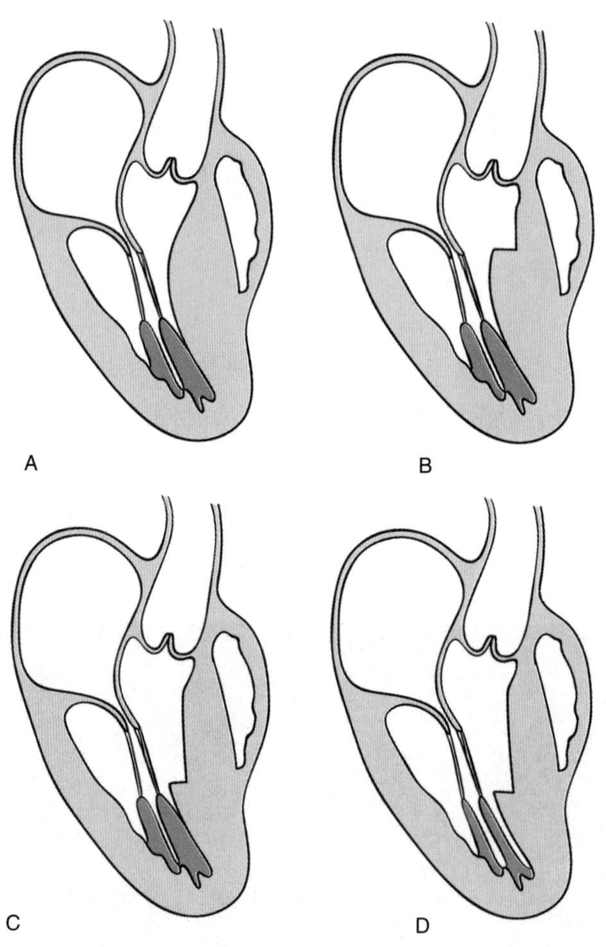

图 10–4　A. 肥厚型梗阻性心肌病患者长轴切面示意图。室间隔增大引起的血流动力学改变将二尖瓣前叶推入流出道。B. 主动脉瓣下心肌切除可能不足以改变血流方向，因此不能拦截二尖瓣尖端，所以收缩期前向运动可能仍然存在。C~D. 实施了广泛的心肌切除，乳头肌被部分切除，引导血流更向前而不是向后流向 LVOT。因此二尖瓣瓣叶接合点更朝向心室后方，远离位于前方的左心室流出道。经许可，引自 Sherrid MV, Chaudhry FA, Swistel DG, et al. Obstructive hypertrophic cardiomyopathy: echocardiography, pathophysiology, and the continuing evolution of surgery for obstruction. Ann Thorac Surg, 2003, 75(2):620–632

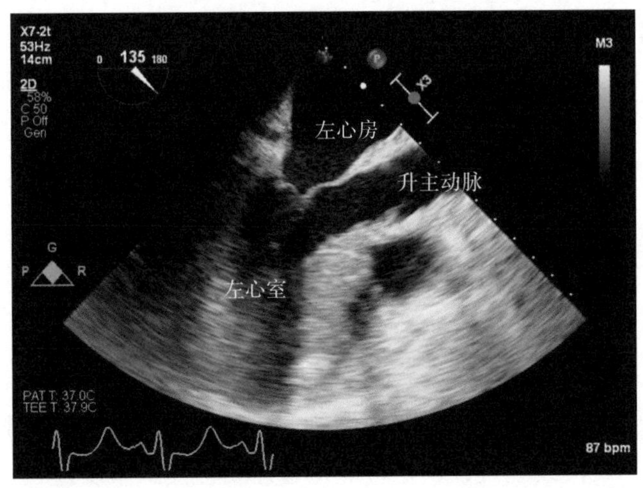

图 10–5　肥厚型梗阻性心肌病患者室间隔心肌切除后食管中段长轴切面。二尖瓣收缩期前向运动消失，左室流出道梗阻解除

一旦完成手术修复，关闭主动脉，患者常规脱离 CPB 后，再次行 TEE 检查以确保术者没有因为切除过多的室间隔而造成室间隔缺损（VSD）。此外用 TEE 检查二尖瓣和主动脉瓣，确定对二尖瓣的修复有效，在回缩主动脉瓣暴露 LVOT 时没有损伤主动脉瓣叶。

通常用多巴酚丁胺诱发试验来确定修复的充分性。此时给予患者多巴酚丁胺 [5~10μg/（kg・min）]，增加心率和收缩力、降低后负荷，这能够增加 LVOT 梗阻的可能性以及降低外周血管阻力。检查 LVOT 是否有动态梗阻的体征并测量残余压力梯度。除了造成 VSD 外，高达 10% 患者还可发生心脏传导阻滞从而需要放置起搏器 [8]。

酒精室间隔消融（ASA）也用于减少凸出室间隔的体积。这是一项基于导管的技术，导管进入左前降支（LAD），定位于室间隔分支。确定分支血流供应区域，若局限于室间隔，则注入无水酒精产生可控的心肌梗死。风险包括酒精扩散出室间隔、室性心律失常和心脏传导阻滞。在修复过程中梗死的室间隔体积逐渐减少，心室内血流模式发生改变，减少对二尖瓣前叶的拖拽，从而减轻梗阻。

2011 ACCF/AHA 指南推荐，手术切除室间隔是大多数有严重药物难治性症状和 LVOT 梗阻的符合条件 HCM 患者的首选方案，这是Ⅱ a 级推荐。指南将 ASA 作为Ⅱ b 级推荐，是对患者进行均衡与充分讨论后的备选方案。指南指出 ASA 对室间隔肥厚 >30mm 的 HCM 患者的疗效不明确，不推荐对此类患者进行该操作。Sorajja 等在 2012 年的一项回顾性研究中证明，与手术心肌切除相比，接受 ASA 患者的预后良好，两者预后相似[10]。Ball 等研究了 403 例接受侵袭性治疗的 HCM 患者，发现接受心肌切除术或室间隔酒精消融术患者的 5 年存活率无差异[11]。理想的情况是，心肌切除和（或）ASA 应该在治疗 HCM 有经验的中心进行[12]。

心脏肿物

心脏肿瘤罕见[13–14]，但也可能导致动态性梗阻。心脏肿瘤可能是原发性或继发性，也可能是恶性或良性。原发性心脏肿瘤组织学上通常为良性。黏液瘤（图 10–6）是最常见的心脏肿瘤（视频 10–4），其他良性肿瘤包括脂肪瘤、纤维瘤、乳头状纤维弹性瘤和横纹肌瘤。最常见的恶性原发性心脏肿瘤为血管肉瘤，其他的恶性肿瘤包括横纹肌肉瘤、脂肪肉瘤、纤维肉瘤和恶性淋巴瘤。

视频 10–4

转移入心脏的肿瘤远较原发性肿瘤常见，往往不是腔内病变，预后差。心肌梗死后可出现心室内血栓，易与心脏肿物混淆。在围梗死期常规使用抗凝药物后，梗死后血栓形成发生率已经降低。然而，心室内血栓仍可发生，且是栓塞现象的原因。若患者的原发心脏疾病需要手术治疗且患者出

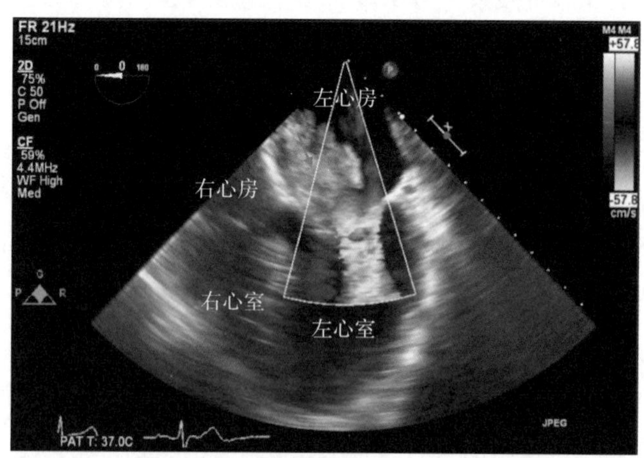

图 10–6　食管中段四腔心切面显示黏液瘤（箭头）位于左心房，附着于房间隔。由于黏液瘤导致血流部分梗阻，通过二尖瓣的血流有加速

现症状，可以手术取栓。视频 10-5 展示了超声心动图发现的心室内血栓。

视频 10-5

预示存在心内肿物的临床表现包括卒中、呼吸困难和胸痛。心脏肿物可导致栓塞、梗阻、心室充盈受限或瓣膜完整性破坏。通过超声心动图和心脏磁共振成像可诊断心脏肿物。

有适应证时，手术处理的重点是切除肿块、修复或置换因病变而受损的瓣膜结构。

这些病例的麻醉管理关注点是病变对心脏内血流的主要影响。静脉回流入心脏被肿物阻塞的患者，其表现与心包压塞患者相似。此类患者在麻醉诱导时因血管扩张和正压通气可能发生血流动力学衰竭。梗阻性左心病变患者 LVOT 可能出现压力梯度，与 HCM 患者相似。麻醉诱导时容量负荷和维持血管张力有助于减少血流动力学不稳定。在部分患者中，较小的肿物也可能造成瓣膜关闭不全。因此，如果小的肿物导致主动脉瓣或二尖瓣反流，给予麻醉可降低全身阻力并促进前向血流。若肿物限制血流通过瓣膜，患者的管理应该与狭窄性瓣膜疾病类似。

当出现心脏肿物时，栓塞的风险持续存在。可能发生在肠、四肢、肾动脉、内脏和大脑栓塞。如果肿物在右心，除了可能有三尖瓣和肺动脉瓣关闭不全外，患者还有发生肺动脉栓塞的风险。若存在右心心脏肿物，肺动脉导管置入可能使赘生物、血块或其他肿物脱落，导致围手术期肺栓塞。

病例场景：22 岁男性心源性猝死

一 22 岁男性在进行大学橄榄球运动时出现室颤。就地开始心肺复苏（CPR）。成功除颤并转运至急诊室。

▶ 突发室颤的鉴别诊断是什么？

鉴别诊断包括冠状动脉疾病、肺栓塞、张力性气胸、脑出血和原发性心律失常。

▶ 在急诊室患者的生命体征：BP 60/40mmHg，HR 120/min，窦性心律、机械通气，SaO_2 100%。需要什么评估和治疗？

进行了体格检查、ECG、胸部 X 线检查。双侧均有呼吸音，胸部 X

线无明显异常。心律为窦性。开放两路大的静脉通路，放置动脉测压。

▸ 紧急行TEE检查，TEE检查结果参见视频10-1。诊断是什么？

HCM。

▸ 此时需要什么药物治疗？

药物治疗应包括β阻滞剂以降低心率和心肌收缩力，补充容量，给予血管收缩剂增加血管张力。

▸ 患者计划行心肌切除和二尖瓣修复手术。该患者的麻醉关注点是什么？

该患者需要维持前负荷和心率，保留血管张力，降低心肌收缩力。

（雷 翀 译，侯丽宏 审）

参考文献

[1] Ross R, Sherrid M, Casey M, et al. Does surgical relief of obstruction improve prognosis for hypertrophic cardiomyopathy? Prog Cardiovasc Dis, 2012, 54:529-534.

[2] Sherrid M. Pathophysiology and treatment of hypertrophic cardiomyopathy. Prog Cardiovasc Dis, 2006, 49(2):123-151.

[3] Gersh B, Maron B, Bonow R, et al. 2011 ACCF/AHA guideline for the diagnosis and treatment of hypertrophic cardiomyopathy: a report of the American College of Cardiology Foundation/ American Heart Association Task Force on Practice Guidelines. J Am Coll Cardiol, 2011, 58:e212-260.

[4] Poliac L, Barron M, Maron B. Hypertrophic cardiomyopathy. Anesthesiology, 2006, 104(1):183-192.

[5] Maron M, Olivotto I, Betocchi S, et al. Effect of left ventricular outflow tract obstruction on clinical outcome in hypertrophic cardiomyopathy. NEJM, 2003, 348(4):295-303.

[6] Finocchiaro G, Knowles J, Pavlovic A, et al. Prevalence and clinical correlates of right ventricular dysfunction in patients with hypertrophic cardiomyopathy. Am J Cardiol, 2014, 113:361-367.

[7] Maron B, Spirito P, Shen W, et al. Implantable cardioverter-defibrillators and prevention of sudden cardiac death in hypertrophic cardiomyopathy. JAMA, 2007, 298(4):405-412.

[8] Sherrid M, Chaudhry F, Swistel D. Obstructive hypertrophic cardiomyopathy: echocardiography, pathophysiology, and continuing evolution of surgery for obstruction. Ann Thorac Surg, 2003, 75:620-632.

[9] Balaram S, Sherrid M, DeRose J, et al. Beyond extended myectomy for hypertrophic cardiomyopathy: the resection-plication-release (RPR) repair. Ann Thorac Surg, 2005, 80:217-223.

[10] Sorajja P, Ommen S, Holmes D, et al. Survival after alcohol septal ablation for obstructive

hypertrophic cardiomyopathy. Circulation, 2012, 126:2374-2380.

[11] Ball W, Ivanov J, Rakowski H, et al. Long-term survival in patients with resting obstructive hypertrophic cardiomyopathy. J Am Coll Cardiol, 2011, 58:2313-2321.

[12] Olivotto I, Ommen S, Maron M, et al. Surgical myectomy versus alcohol septal ablation for obstructive hypertrophic cardiomyopathy: will there ever be a randomized trial? JACC, 2007, 50(9):831-834.

[13] Elbardissi A, Dearani J, Daly R, et al. Survival after resection of primary cardiac tumors: a 48-year experience. Circulation, 2008, 118:s7-s15.

[14] Buyukates M, Aktunc E. Giant left atrial myxoma causing mitral valve obstruction and pulmonary hypertension. Can J Surg, 2008, 51(4):E97-E98.

第 11 章

心室辅助装置与心脏移植

主　题

- 主动脉内球囊反搏与心脏手术患者
- 心室辅助装置：设计与适应证
- 短期 VAD 支持
- 长期 VAD 支持
- VAD 患者的麻醉管理
- TEE 与 VAD
- 心脏移植
- 病例场景

成人心脏手术患者年龄越来越大，术前均有不同程度的心力衰竭。患者通常表现为收缩期和舒张期心室功能不全、心室重构、液体潴留和肺充血。此外，即使那些术前心室功能良好的患者，也可能会因心肌保护不足、栓塞、心肌缺血、鱼精蛋白反应和其他“毁灭性”事件（如过敏和主动脉夹层）而出现术中恶化。当然，绝大多数术中左心或右心衰竭的患者可以联合使用正性肌力药或吸入性肺血管扩张剂进行治疗。然而，也有一些患者心室功能不足，无法向组织输送充分氧合的血液。如果不能提供机械辅助来支持或替换心脏的泵注功能，这些患者容易出现肾功能不全、酸中毒和心源性休克。本章回顾了术中需要主动脉内球囊反搏（IABP）、心室辅助装置（VAD）和心脏移植（HT）的患者的麻醉管理。

主动脉内球囊反搏与心脏手术患者

IABP 可用于辅助衰竭的心脏（视频 11-1）。它不能替代跳动的心室，因此也不能取代它所辅助的心室的功能。IABP 一般通过股动脉置入胸主动脉，位于左侧锁骨下动脉起始处的远端。IABP 在舒张期用氦气充气，在收缩期放气。因此，它产生的是与自体心脏搏动相反的搏动。通过在主动脉瓣关闭后舒张期充气，IABP 可提高舒张压，从而改善冠状动脉灌注压。

视频 11-1

回想一下，

CPP= 舒张压（DBP）- 左心室舒张末压（LVEDP）

在收缩期，IABP 放气降低了对抗心脏射血的后负荷，因此可能会改善向前的血流。

心脏麻醉师在以下几种情况下可能会遇到 IABP：

· 许多有心肌缺血而对药物或经皮介入治疗无效的患者会在心导管室接受 IABP 治疗，以缓解缺血性胸痛。IABP 通过增加舒张压、降低 LVEDP 来改善左室氧供需平衡。Torchiana 等在 1997 年对一家机构 30 年期间使用的 4756 例 IAPB 的情况进行了回顾，认为对于那些患有药物难治性缺血的患者，术前放置 IABP 可以改善患者的预后[1]。随着有关在 ST 段抬高型心肌梗死（STEMI）和心源性休克患者中使用 IABP 可影响临床结局（例如死亡率）的新证据不断出现，指南也在不断变化。MacKay 等最近回顾了 IABP 在心血管治疗中的作用，发现很多指南中对 STEMI 者使用 IABP 的推荐强度都降低了。然而，最近的荟萃分析显示，术前放置 IABP 有利于改善高危冠状动脉旁路移植术患者的死亡率。

· 对于心源性休克患者，如果行紧急心脏手术，可在手术前放置 IABP 以增加心排血量。值得注意的是，主动脉夹层、主动脉瘤、严重的主动脉瓣关闭不全和严重的降主动脉粥样硬化性疾病的患者禁行 IABP。随着相对较新的经皮左心室辅助装置（LVAD）的发展和应用，与放置 IABP 相比，这些装置可能会提高心源性休克患者的存活率。Cheng 等的一项荟萃分析得出的结论是，虽然与 IABP 相比，经皮 LVAD 支持可以更好地改善血流动力学指标（如心脏指数、平均动脉压和肺动脉楔压），但无论采用何种循环支持装置，都不会对 30d 的死亡率产生影响[2]。

PROTECT Ⅱ试验观察了经皮冠状动脉介入治疗（PCI）之前，高危患者术前放置 IABP 或经皮 LVAD（Impella 2.5）的情况。MacKay 等在对该研究的回顾中报道，尽管术后 30d 或 90d 主要不良事件无统计学差异，但相对于 IABP，使用 Impella 装置表现出更有利的趋势。

· 对于给予大量正性肌力药和血管加压药支持但心功能仍较差、无法脱离体外循环（CPB）的患者，也可在手术室内行 IABP 术。如果患者不能完全脱离 CPB，也可用临时 LVAD 和体外膜氧合（ECMO）技术来支持。

· 对急性心肌梗死后突然发生的室间隔缺损（VSD）或乳头肌 / 腱索断裂的患者，放置 IABP 可减少后负荷，从而分别减少左向右分流或 MR。

有几个参数对于 IABP 的正常运行非常重要，这些参数在 IABP 操作台进行设置。IABP 与心律同步以及球囊充气和放气的时间可使用 ECG 波形或动脉压波形来设置。球囊充气发生在动脉压力波形的重搏切迹处，这表示主动脉瓣关闭和舒张开始。IABP 充气和放气的时机对于实现最大限度升高舒张压和最大限度降低后负荷至关重要。另一个可以设置的参数是 IABP 反搏率与心室搏动的比率。IABP 可以随着每一次心跳（1∶1 辅助）、每隔一次心跳或每三次心跳而循环。通过这种方式，当患者要脱离 IABP 支持时，可以调节辅助程度。给球囊充气的气体量以及充气和放气所需的时间也可以调整。

使用 IABP 的并发症包括股动脉损伤、主动脉夹层、血栓栓塞和球囊破裂引起的气体栓塞。有时，处理 IABP 并发症需要探查和修复股动脉以及动脉取栓。

心室辅助装置：设计与适应证

与需要左心室能够产生一定心排血量才有效的 IABP 不同，心室辅助装置（VAD）可以代替完全无功能的左心室或右心室发挥作用。VAD 通常在药物治疗无法改善终末器官灌注的情况下使用。由于心室功能的恶化既有急性也有慢性，因此根据患者的情况，VAD 的放置可以是紧急的，也可以是择期的。

是否放置 VAD 和使用的设备类型取决于患者的相关疾病和预估的需要 VAD 治疗的时间。在期望心功能恢复或行心脏移植（HT）的情况下，可以放置 VAD 以提供短期的心室支持。在这种情况下，经皮和植入式的设备均可用。在有些情况下，心功能不太可能恢复，可在等待心脏移植的患者身上放置 VAD 以支持器官灌注。同样，可对有些被认为不适合给予来源有限的心脏进行移植的患者提供 VAD 作为“终末”治疗。换句话说，希望 VAD 能为因心力衰竭而造成严重后果的患者提供更长时间和更高质量的生命。不能轻率地让一个人做出长期进行 VAD 辅助的决定，应该在肾、肝、肺和神经功能均比较异常的情况下考虑，因为即使改善了其心排血量，患者也没有可能存活。通常，患者的心脏医生和心胸外科医生共同决定是将 VAD 作为“终末”治疗，作为心脏移植前的过渡措施，还是立即行心脏移植（如果有心脏可用）。在脱离体外循环失败后临时紧急放置 VAD 应在外科医生和麻醉师讨论过患者的即刻处理方案之后进行。

VAD 用于支持左心室、右心室或双心室的功能，这些可以根据使用时的血流动力学情况进行分类。通过 VAD 的血流可以是持续的，也可以是搏动的。持续流型 VAD 包括当前最常用的经皮放置以暂时支持心室功能的装置（例如 Impella）和植入式装置（例如 HeartMate Ⅱ、HeartMate Ⅲ 和 HeartWare）。搏动性 VAD，包括用于短期支持的体外设备（如 Abiomed BVS）和以前用于较长时间支持的设备（如 HeartMate Ⅰ）[3]。ECMO 回路也可用于短期内进行血流动力学支持和辅助肺功能。

短期 VAD 支持

只要心室功能严重受损，就可以紧急放置 VAD。通常，紧急放置 VAD 的患者有心源性休克，需要多种血管活性药物，甚至 IABP 反搏。放置 VAD 可以防止发生多器官衰竭，使心脏有时间恢复功能，或者可以为做决策提供一个缓冲期，在此期间，患者、医务人员和家庭成员可以找到最佳的治疗方法。

置入 VAD 的类型以及是支持一个还是两个心室取决于临床情况。在心源性休克和左心室收缩功能差的情况下可放置 LVAD（视频 11-2A 和视频 11-2B）。右室辅助装置（RVAD）是在右心衰竭时放置的，例如右心室梗死期间，

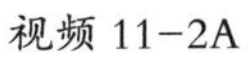
视频 11-2A

视频 11-2B

或者置入左心 VAD 或心脏移植后出现右心室功能不全时。在这种情况下，左心室经常负荷不足，因为右心室没有向左心室输送足够的血液以射进体循环中，从而导致心源性休克。有时，两个心室都需要机械支持。

紧急短期 VAD 包括经皮和经手术放置的设备。经皮装置可以在心导管室中放置，因此不需要手术干预就可以提供机械辅助。TandemHeart 设备[4-6]可提供左房到股动脉的血流。TandemHeart 是一种使用体外泵的持续流离心装置。流入套管经股静脉插入，穿过房间隔进入左心房。氧合的血液随后先从左心房泵出，并通过放置在股动脉的导管返回体循环，逆灌到全身多处。由于肺部持续氧合血液流入左心房，TandemHeart 可在高风险的 PCI 期间使用，以提供循环支持，而无须体外氧合（图 11–1）。尽管在一项针对急性心肌梗死后心源性休克患者的随机试验中发现，与接受 IABP 辅助治疗的患者相比，TandemHeart 能够改善血流动力学，但两组患者的 30d 死亡率相似[5]。

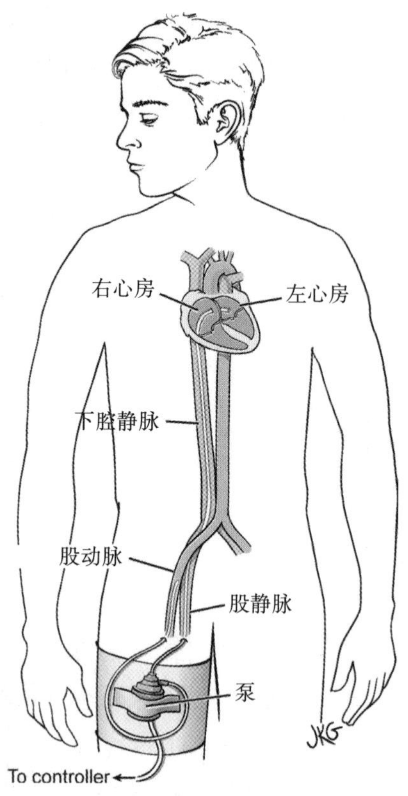

图 11–1　TandemHeart 设备可提供循环支持，但不提供体外氧合。血液从左心房抽出，通过股动脉返回动脉系统

Impella 系列装置用于支持左心室功能[7]。通常通过外周动脉（如股动脉或腋动脉）放置，并穿过主动脉瓣进入左心室。使用 Impella 装置治疗术后左心室衰竭的患者死亡率与使用 IABP 支持的患者相似[7]。Ouweneel 等最近的一项研究表明，在急性心肌梗死合并心源性休克的患者中，使用经皮机械支持装置（Impella CP）与使用 IABP 相比，死亡率没有受到影响（图 11–2）。然而，2015 年心血管血管造影和介入学会 / 美国心脏病学会 / 美国心力衰竭学会 / 胸外科医师学会关于经皮机械循环支持装置在心血管诊疗中应用的共识提示，"在严重心源性休克的情况下，IABP 能提供的益处低于 Impella CP 和 TandemHeart 等持续流型泵"。

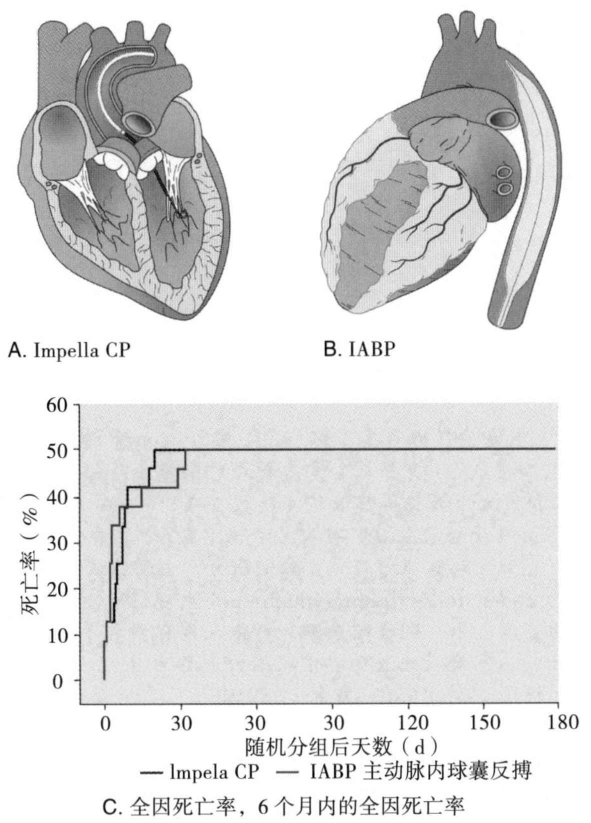

图 11–2　心脏和主动脉示意图显示了研究中使用的两种机械辅助装置。A. Impella CP（Abiomed 公司，丹佛，马萨诸塞州）。B. 主动脉内球囊反搏（IABP）。C. 随机分组后 6 个月内全因死亡率的时间 – 事件 Kaplan-Meier 曲线。经许可，引自 Ouweneel DM, Eriksen E, Sjauw KD, et al. Percutaneous Mechanical Circulatory Support Versus Intra-Aortic Balloon Pump in Cardiogenic Shock After Acute Myocardial Infarction. J Am Coll Cardiol, 2017, 69(3):278–287

压力－容量环说明了机械循环支持对心脏做功的影响[8]。图 11–3 显示急性心肌梗死继发心源性休克时每搏量减少，左室舒张末期压力

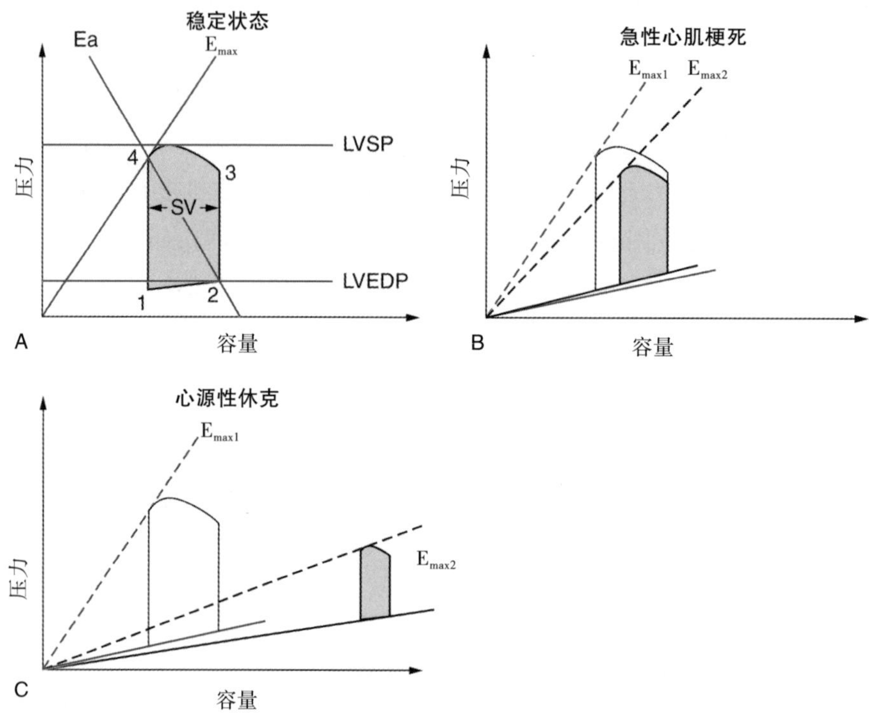

图 11–3　A. 正常和异常的压力－容量环。每个压力－容量（PV）环代表一个心动周期。从等容舒张末期（点 1）开始，左室容积在舒张期（阶段 1~2）增大。舒张末期（点 2），左室容积最大，开始等容收缩（阶段 2~3）。在等容收缩高峰期，左心室压超过主动脉压，血液开始从左心室射入主动脉（点 3）。在这个收缩期射血阶段，左心室容量减少，直到主动脉压力超过左心室压力，主动脉瓣关闭，这被称为收缩末期压力－容量点（end-systolic pressure-volume point，ESPV）（点 4）。每搏输出量（SV）由 PV 环的宽度表示，即收缩末期和舒张末期容积之差（点 1 和 2）。环内的阴影区域表示搏出功。与负荷无关的左室收缩力也称为 E_{max}，定义为 ESPV 点在各种负荷情况下的最大斜率，称为 ESPV 关系（ESPVR）。有效动脉弹性（EA）是左室后负荷的一个组成部分，定义为收缩末压与每搏输出量的比值。在稳定状态下，当 EA/E_{max} 比值接近 1 时，左室泵注效率最佳。B. 典型的急性心肌梗死时 PV 环。左心室收缩力（Emax）降低；左心室压力、SV 和左心室每搏功可能不变或降低；LVEDP 增加。C. 典型的心源性休克时 PV 环。Emax 严重降低，LVEDV 和 LVEDP 增大，SV 减小。LVSP= 左心室收缩压。LVEDP= 左心室舒张末压。经许可，引自 Rihal CS, Naidu SS, Givertz MM, et al. 2015 SCAI/ACC/HFSA/STS Clinical Expert Consensus Statement on the Use of Percutaneous Mechanical Circulatory Support Devices in Cardiovascular Care (Endorsed by the American Heart Association, the Cardiological Society of India, and Sociedad Latino Americana de Cardiologia Intervencion: Affirmation of Value by the Canadian Association of Interventional Cardiology-Association Canadienne de Cardiologie d'intervention). J Card Fail, 2015, 21(6):499−518

和容量增加。图 11-4 显示了使用 IABP、经皮 LVAD（如 Impella 和 TandemHeart）和 ECMO 后对心功能的影响。经皮 VAD 可显著降低左心室容量、压力和每搏量（SV），从而减少心脏做功。IABP 在降低舒张末压的同时增加 SV。静脉—动脉（VA）ECMO 未充分给左心室减压（无论是通过左室排气或维持一定程度的收缩力）可能会增加 LV 收缩压和舒张

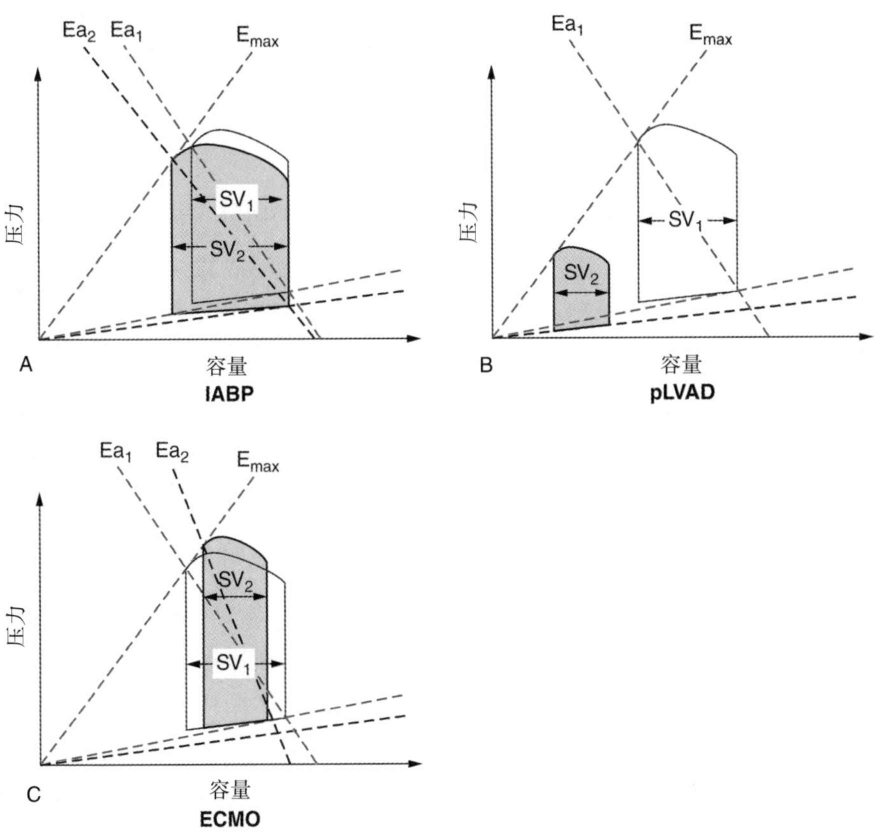

图 11-4　心脏机械辅助效果。装置治疗启动后 PV 环示意图（灰色环）。A. 主动脉内球囊反搏（IABP）降低了左室收缩压和舒张压峰值，增加了左室每搏量。净效应是动脉弹性（Ea_2）的斜率减小。B. 经皮左心室辅助装置（pLVAD：Impella 和 TandemHeart）显著降低了左室压力、左室容积和左室每搏量。净效果是显著减少心脏做功。C. 无左心室排气策略的静脉－动脉体外膜氧合（VA ECMO）可增加左心室收缩压和舒张压，同时减少左心室每搏量。净效应是动脉弹性（Ea）增加。经许可，引自 Rihal CS, Naidu SS, Givertz MM, et al. 2015 SCAI/ACC/HFSA/STS Clinical Expert Consensus Statement o n the Use of Percutaneous Mechanical Circulatory Support Devices in Cardiovascular Care (Endorsed by the American Heart Association, the Cardiological Society of India, and Sociedad Latino Americana de Cardiologia Intervencion; Affirmation of Value by the Canadian Association of Interventional Cardiology-Association Canadienne de Cardiologie d'intervention). J Card Fail, 2015, 21(6):499−518

压，并可能因增加后负荷而增加心肌耗氧量。

Impella 装置和 TandemHeart 都需要抗凝。足够的右心功能是将充分氧合的血液输送到左心，然后从左心房（对于 TandemHeart 来说）或者左心室（对于 Impella 来说）引流的必要条件。持续流装置也可暂时辅助右心功能，这种装置可以将右心的血液射入肺动脉。TandemHeart 和 Impella 都可提供持续血流，但都有其局限性。TandemHeart 需要穿过房间隔从左心房引流血液。Impella 装置需通过主动脉瓣，因此对于患有严重主动脉瓣疾病或有机械主动脉瓣假体的患者是禁忌的。左心室血栓也是放置 Impella 的禁忌证。

短期 VAD 支持可以通过外科手术（正中胸骨切开）放置体外离心泵来实现。对于 LVAD 支持，在左心房或左心室尖端放置一个引流管，血液引流到泵中，通过连接到主动脉的人工合成材料返回给患者。同样，在右心房和肺动脉放置套管可辅助右心功能。阻碍向左心房输送血液的情况（如右心衰竭、血栓、低血容量）会减少 LVAD 输出。许多长期存在左心室衰竭的患者有明显的肺动脉高压和右心室衰竭。如果右室功能不足，VAD 将充盈不足，因为血液不会通过肺血管系统返回 LA，从而引流到 LVAD 泵。同样，如果存在卵圆孔未闭（PFO），则可能会发生全身性低氧血症，因为无氧血液将从右心房流经房间隔进入左心房。通过从左心房引流血液，VAD 将降低心室内压力；因此，无氧血液将随着压力梯度通过 PFO 或其他导致从右向左分流的间隔缺损进入体循环。因此，VAD 置入前的经食管超声心动图（TEE）检查必须排除有间隔缺损存在。

静脉—动脉 ECMO 类似于体外循环系统，静脉血液从静脉循环中抽出并返回动脉系统（参见第 17 章）。VA ECMO 有几种类型：①外周 VA ECMO 套管通常通过股动脉放置在降主动脉内，经股静脉和下腔静脉置入右心房；②中央 VA ECMO 套管可分别放置在升主动脉和右心房。排入 ECMO 循环的静脉血液会被充分氧合，完全排除二氧化碳。然而，如果患者的肺功能受损，任何流经肺动脉的血液都将只能根据肺部能承受的程度来氧合。因此，在这种情况下，从心脏排出的血液的氧饱和度将低于通过 ECMO 回路进入动脉系统的血液。这可能会导致动脉血中不同的氧分压，这取决于血样从哪里采集。例如，从 ECMO 回路回流到患者的股动脉导管的血液氧饱和度为 100%。然而，如果大量血液通过肺循环且氧合不足，然后心脏将其排入体循环，则从右桡动脉导管采集的血液反映出的血氧饱和度可能较低。有效的右心引流可以减少流经肺血管系统的血量，从而降低肺血流影响血氧饱和度的可能性。

患者偶尔会需要去手术室经手术入路放置 Impella 装置。麻醉管理与后文所述长期 VAD 装置的常规麻醉管理相似。患者常规使用正性肌力药（如肾上腺素、米力农、多巴胺），可能或并未放置 IABP。保留右心功能是保证血液充分输送到左心室的关键。肺动脉高压的常规治疗方法是吸入一氧化氮或其他肺血管扩张剂。由于接受临时 VAD 支持的患者通常有心源性休克的表现，所以他们多来自 ICU 并有完善的动脉导管监测和中心静脉通路。围手术期超声心动图可用于指导装置安放，评估左、右心室功能，评估瓣膜功能（特别是在放置 Impella LVAD 的情况下评估主动脉瓣），并可排除所有左右心之间的异常通路（如卵圆孔未闭、房间隔缺损、室间隔缺损）。

长期 VAD 支持

目前已经设计了搏动流型、轴（非搏动）流型和离心（非搏动）流型装置来提供长期的 VAD 支持，以作为“移植的桥接治疗”或作为“终末”治疗。血液从左心室尖端引出，通过缝合在升主动脉中的移植物回流。与短期 LVAD 治疗相同，TEE 在这些装置的围手术期管理中是必不可少的。室间隔缺损的患者从放置在左心室尖端的导管引流血液后，可能会出现右向左分流，导致低氧血症。主动脉瓣关闭不全同样也会使 LVAD 血流复杂化。主动脉瓣渗漏只会将血液通过缝合在升主动脉上的移植物回流到左心室。有时，外科医生会缝合渗漏的主动脉瓣，或者在必要时用生物瓣膜取代它，以防止在升主动脉和左心室腔之间产生环流。

已经证明第一代植入式搏动 VAD（例如 HeartMate I）可以降低等待心脏移植患者的死亡率，并提高这些患者心脏移植后的存活率[9]。最初的这些植入设备有点大，是放置在腹腔内。

REMATCH（机械辅助治疗充血性心力衰竭的随机化评估）试验表明，VAD 可用于不适合心脏移植的患者，可提高其生活质量和存活率[10]。

对 VAD 的设计尝试了一些改良，旨在减少出血、卒中和感染等并发

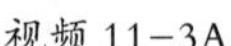

视频 11-3A

视频 11-3B

症发生率的同时改善患者的存活率、活动和生活质量。非搏动、连续流动型辅助装置目前已在使用，并在不断开发中（图 11-5）[11-12]（视频 11-3A，视频 11-3B）。尽管搏动型装置可提供非常好的支持，但它们噪音都很大，而且

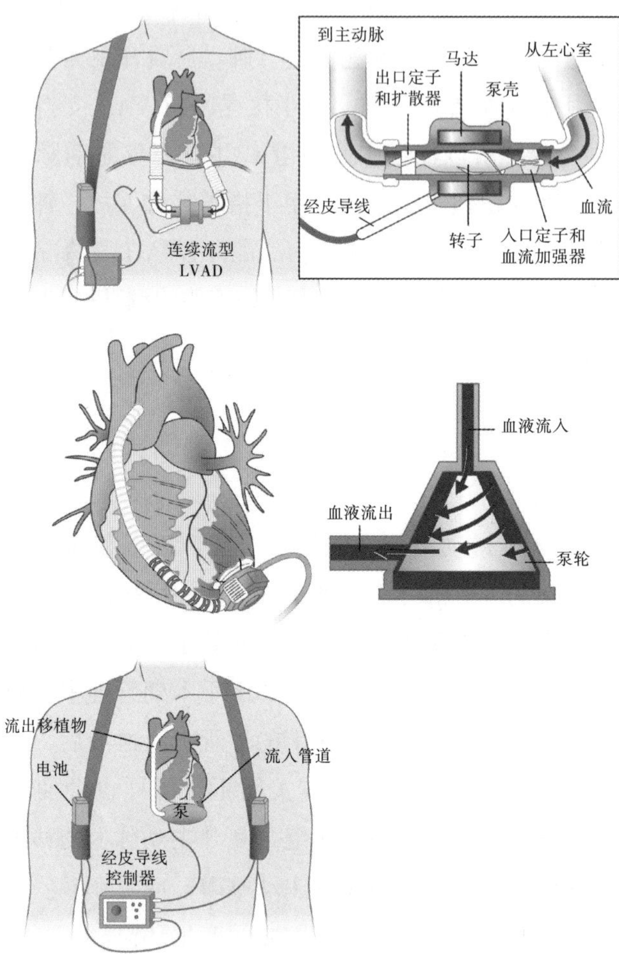

图 11–5　连续流型左心室辅助装置。A. HeartMate Ⅱ是一种轴流式 CF LVAD，平行于转子的旋转轴推动血液。B. HeartWare 心室辅助装置比 HeartMate Ⅱ更小，直接连接到左心室心尖部。它可提供离心流，即流入的血液沿垂直方向向前推进，如 C 图所示。D. 植入型 LVAD 有多个部件，包括流入套管和人工流出套管、经皮导线、系统控制器和电池。CF LVAD= 连续流型左心室辅助装置。LVAD= 左心室辅助装置。经许可，引自 Slaughter MS, Rogers JG, Milano CA, et al. Advanced heart failure treated with continuous-flow left ventricular assist device. N Engl J Med, 2009, 361(23):2241–2251. C 和 D 图片经许可引自 Mancini D, Colombo PC. Left Ventricular Assist Devices: A Rapidly Evolving Alternative to Transplant. J Am Coll Cardiol, 2015, 65(23):2542–2555

容易失败，因为它们需要更换很多部件才能将血液射入主动脉。搏动装置已不再使用。相反，连续流型装置更小，部件更少，因此可以植入那些旧型搏动装置对其来说较大的小体型患者身上。此外，诸如 HeartWare 或 HeartMate Ⅲ之类的设备可以完全植入心包腔。

连续流型装置以轴向或离心的方式引导血液流动。旋转的叶轮推动血液从左心室进入主动脉。假设左心室已经有足够的容量负荷，增加装置的速度会增加流量。向左心室输送足够的容量是泵的充分负荷所必需的。因低血容量或右心室衰竭引起的前负荷不足会导致左心室壁被“吸空”，阻碍 LVAD 流出。同样，如果设备必须对抗增加的前负荷工作，LVAD 流量也会受到影响。搏动指数反映了左室收缩对血流的贡献以及心脏的负荷情况。

VAD 患者的麻醉管理

放置 VAD 患者的麻醉管理在很大程度上取决于 VAD 放置的原因。心力衰竭患者接受择期放置 VAD 作为“移植的桥梁”，其面临的挑战与心脏手术后接受临时放置 VAD 以挽救心脏手术的患者既相似又不同。

因收缩性心力衰竭需择期放置植入性 VAD 患者的处理方式类似于其他心室功能严重受损患者的心脏手术。无论使用何种麻醉药物，都应该预料到麻醉诱导时可能会出现血流动力学严重波动。在 CPB 开始之前，通常需要使用正性肌力药。根据维持血流动力学稳定、维持血压和组织灌注进行的个体化麻醉管理比选择何种麻醉药物、吸入剂和肌肉松弛剂都要重要。许多患者会出现右心衰竭，导致肝脏充血及之后的凝血障碍。肺动脉高压和右室功能不全的患者可能不能射入足够的容量到放置的 LVAD 中，麻醉师必须准备好既要增强右心功能又要降低肺动脉压。虽然在严重器官损伤发生之前择期放置 VAD 是首选，但肾损伤同样可能使围手术期管理复杂化。麻醉诱导时很可能会出现血流动力学严重波动的患者可以使用 IABP 或经皮装置进行支持。有些患者可能以前做过胸骨切开术，这使得手术暴露变得困难。在这种情况下，当发生血流动力学衰竭或手术暴露困难需为患者提供支持时，可以启动经股体外循环（参见第 17 章）。假设不需要纠正其他心脏病变（三尖瓣关闭不全、主动脉瓣关闭不全、二尖瓣狭窄），患者可以在非停跳体外循环下放置 LVAD。

在放置该装置后，外科小组将在开始泵注功能之前仔细地对VAD进行排气。一旦放置LVAD，其负荷将取决于右心功能、前负荷和后负荷。不幸的是，许多长期严重心力衰竭的患者已经发展成肺动脉高压。因此，高PA压力和RV衰竭可能限制新LVAD的充分充盈而导致流量不足。吸入一氧化氮或其他肺血管扩张剂可与左西孟旦或米力农等药物一起用于降低肺动脉阻力，以支持右室功能。如果这些方法不能改善右室功能，则需要对右心室进行临时机械支持。

LVAD泵注开始后患者可脱离CPB。TEE用于调整VAD速度。平均血压维持在70mmHg以上，根据TEE的评估和搏动指数调整前负荷和后负荷。低血容量和右心衰可能导致向左心室输送血液不足，从而导致“吸空事件”。在这种情况下，可暂时降低LVAD速度以充盈心室，并且优化容量状态（在低血容量情况下）或RV功能（在RV功能障碍情况下）。

拮抗肝素后，可输注其他血液制品以止血（参见第16章）。一旦术后出血得到纠正，ICU团队就应开始使用肝素、华法林或抗血小板进行抗凝治疗。出血是接受植入式LVAD治疗患者的并发症。除了抗凝作用外，LVAD患者还会发生2A型血管性血友病，这是由强应激对血管性血友病因子的影响导致的。

LVAD患者的术后处理将在第14章讨论。

如果只有在正性肌力和IABP的支持下才能脱离CPB，则已经在手术中的患者可能需要临时的VAD。可以使用经皮或手术放置的装置(Impella)来提供短期的左心室支持，以利于在术后一段时间能恢复左心室功能。如果放置了LVAD，麻醉管理的重点就是保留右室功能。纠正凝血障碍，维持血管内容量以保证左、右或双心室装置充分充盈。使用去甲肾上腺素或血管升压素输注可以保持血管张力，这在所有CPB后出现血管麻痹综合征的患者中都为常规使用。肺血管扩张可以降低右心室负荷，可以通过吸入肺血管扩张剂（参见第9章）和扩血管药物来实现。

随着使用VAD提供合适的心排血量，出血得到控制，外科手术完成，患者可被送到重症监护病房。根据特定装置的要求给予抗血栓药物。

有时，患者心室功能恢复后就可以停止机械支持。在这种情况下，心脏脱离VAD支持，并且移除设备。

TEE 与 VAD

TEE 在接受 VAD 患者的围手术期管理中至关重要[13]。在放置 VAD 之前，必须进行全面的 TEE 检查。TEE 对诊断以下状况很关键：①心内分流，如 PFO 和房或室间隔缺损；②腔内血栓，特别是左心耳和左室心尖部的血栓；③二尖瓣狭窄，可能限制 LVAD 的流入；④主动脉瓣关闭不全，会阻碍 LVAD 血流进入体循环；⑤主动脉瓣狭窄，妨碍由连续流型装置支持的左心室主动脉瓣间歇性打开；⑥升主动脉动脉瘤或动脉粥样硬化；⑦右心室功能及三尖瓣反流。表 11–1 显示了异常的超声心动图表现和适当的干预措施。

放置 LVAD 后，TEE 对于确定 VAD 流入管的位置是否正确以及流量是否充足至关重要[14]。经心尖流入连续流型 LVAD 套管应与二尖瓣呈一定角度，并与左心室流入道对齐[15]。彩超和多普勒超声应显示连续的单向血流，并伴有轻度搏动。流速高提示流入套管部分阻塞（>1.5m/s）。同样，高流出速度（>2m/s）可能提示人工流出套管阻塞或打折（图 11–6）。当使用连续流型装置时，如果心室壁被“吸空”，使 VAD 充盈不足，则增加 VAD 流量可能会影响流入。放置 LVAD 后，应重新评估右室功能。

表 11–1　LVAD 候选者术前超声心动图异常的处理

异常	干预
主动脉瓣关闭不全	修复、更换或缝合
三尖瓣反流	有争议的；如果是中度到重度，考虑修复或瓣膜成形术
二尖瓣狭窄	瓣膜切开术
二尖瓣反流	非器质性通常无须处理
卵圆孔未闭或房间隔缺损	修复
主动脉根部扩张或动脉粥样硬化	考虑主动脉根部置换
心内血栓	考虑手术取栓
严重右心功能不全	考虑短期 RVAD 或长久使用 BiVAD

BiVAD= 双心室辅助装置。LVAD= 左心室辅助装置。RVAD= 右心室辅助装置。经许可，引自 Cohen DG, Thomas JD, Freed BH. Echocardiography and Continuous-Flow Left Ventricular Assist Devices: Evidence and Limitations. JACC Heart Fail, 2015, 3(7):554–564

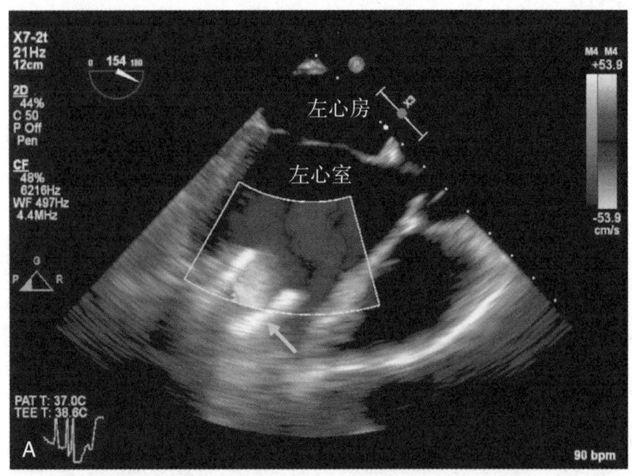
X7-2t
21Hz
12cm
154
2D
44%
C 50
P Off
Pen
CF
48%
6216Hz
WF 497Hz
4.4MHz
+53.9
-53.9
cm/s
左心房
左心室
PAT T: 37.0C
TEE T: 38.6C
A
90 bpm

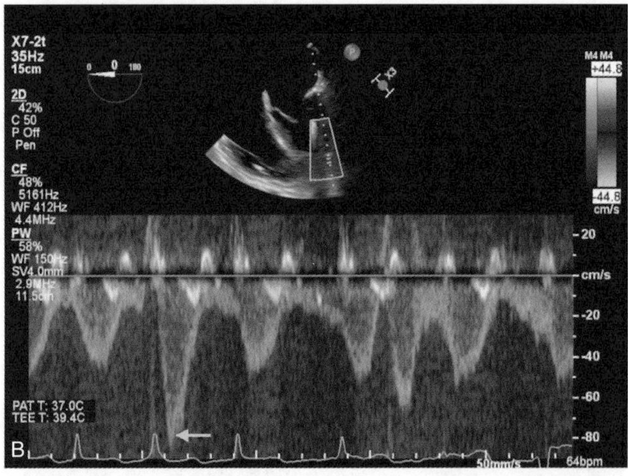
X7-2t
35Hz
15cm
0
2D
42%
C 50
P Off
Pen
CF
48%
5161Hz
WF 412Hz
4.4MHz
PW
58%
+44.8
-44.8
cm/s
20
-20
-40
-60
-80
PAT T: 37.0C
TEE T: 39.4C
B
64bpm

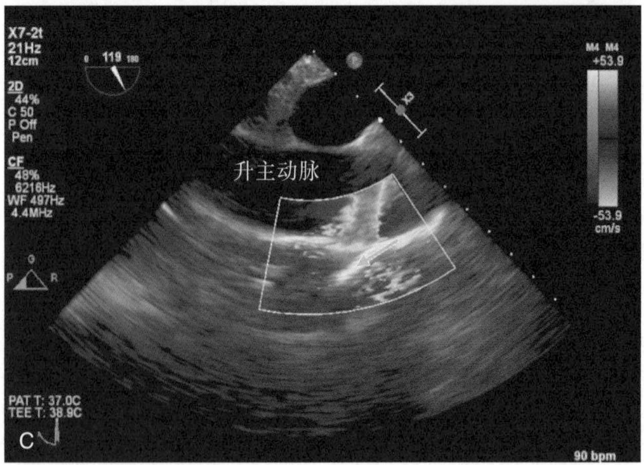
X7-2t
21Hz
12cm
119
2D
44%
C 50
P Off
Pen
CF
48%
6216Hz
WF 497Hz
4.4MHz
+53.9
-53.9
cm/s
升主动脉
PAT T: 37.0C
TEE T: 38.9C
C
90 bpm

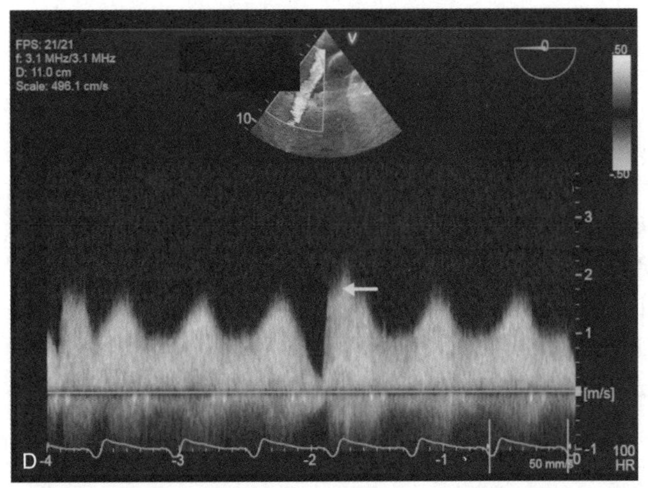

图 11-6　A. 食管中段长轴切面，彩色多普勒显示左心室辅助装置（LVAD）在左心室心尖部的流入套管（箭头），位置适当，呈层流状态。B. 频谱多普勒显示通过 LVAD 流入套管的血流峰值速度充足（箭头）。C. 升主动脉长轴显示左心室流出套管的位置（箭头）。D. 连续多普勒显示 LVAD 流出套管的血流峰值速度充足（箭头）

左心室引流可改变右心室与室间隔的关系，导致右心室功能不全。在围手术期 TEE 也用于确保 VAD 植入后心室的有效排气。右冠状动脉内夹带空气可导致一过性右心室功能不全。最后，TEE 可与其他血流动力学监测方法（如 PA 导管）一起用于识别 VAD 患者血流动力学不稳定的原因并评估其对治疗的反应。美国超声心动图学会就超声心动图在 LVAD 患者管理中的应用提供了大量的建议。表 11-2 列出了超声心动图可检测到的术后并发症。此外，它们还为 LVAD 患者的超声评估提供了全面的指南（表 11-3）。图 11-7 显示了 Impella 装置穿过主动脉瓣的荧光和超声心动图影像。

表 11-2　超声心动图检测连续流型 LVAD 植入后的并发症及设备功能障碍

心包积液
有无心脏压塞，包括 RV 受压。压塞：呼吸相血流改变；RVOT SV 低
继发于左室部分低负荷的左室衰竭
（通过一系列检查比较）
a. 二维或三维：通过线性或容量测量显示左室增大；主动脉瓣开放持续时间增加，左房容量增多
b. 多普勒：舒张期二尖瓣口血流频谱示 E 波峰值速度增高，E/A、E/e′ 比值增大，二尖瓣口 E 峰减速时间缩短，功能性 MR 恶化，肺动脉收缩压升高

续表

RV 衰竭

a. 二维：RV 增大，RV 收缩功能降低，高 RAP（IVC 扩张 / 房间隔左移），室间隔左偏

b. 多普勒：TR 程度增加，RVOT SV 减少，LVAD 流入套管或人工流出套管速度降低（即 <0.5m/s 伴严重衰竭）；如果伴有“吸空情况”会有流入套管速度升高。注：“过高”的 LVAD 泵速可能会通过增加 TR（室间隔偏移）或增加 RV 前负荷而导致 RV 衰竭

LV 充盈不足或 LV 射出过多

LV 内径较小（通常 <3 cm 或室间隔明显偏向 LV）。注：可能是由于 RV 衰竭或泵速相对于容量太高

LVAD 抽吸及诱发的心室异位

LV 充盈不足及流入套管与 LV 心内膜（通常为室间隔）的机械影响，可通过减慢速度解决

LVAD 相关的持续性主动脉瓣关闭不全

临床上明显（至少是中度甚至重度），特征是 AR 近端射血与 LVOT 高度比 >46%，或 AR 静脉收缩≥ 3mm；尽管流入套管或人工流出套管血流正常 / 增加，但仍有 LV 增大，RVOT SV 相对降低

LVAD 相关的二尖瓣关闭不全

a. 原发性：流入套管干扰二尖瓣瓣膜

b. 继发性：功能性 MR，与左心室充盈不佳或存在心力衰竭有关

注意：a 和 b 因素可能都存在

心内血栓

包括右心房、左心房、LV 心尖和主动脉根部血栓

流入套管异常

a. 二维或三维：流入道狭窄或拥挤，有或没有局部梗阻性肌小梁形成、邻近 MV 瓣膜或血栓的证据；流入套管位置错误

b. 流入口的彩色或频谱多普勒速度高。是由位置不当、吸空或其他流入道梗阻引起：彩色多普勒混叠，CW 多普勒速度 >1.5m/s

c. 流入速度低（明显降低的收缩期最高速度和舒张期最低速度）提示可能有心内流入套管血栓形成或系统内远端梗阻。多普勒血流速度图可能表现为相对“连续型”（时相 / 脉冲模式降低）

人工流出套管异常：通常是由于阻塞或泵中断

a. 二维或三维成像：可见扭结或血栓（少见）

b. 多普勒：当靠近梗阻部位时，人工流出套管峰值速度≥ 2m/s*；然而，如果采样远离梗阻部位，且缺乏 RVOT SV 变化或期望的 LV 内径随泵速变化，则频谱多普勒信号会减弱甚至消失

高血压急症

正常血压时，与基础检查相比，新出现 AV 开放减少或最小化，特别是当与新出现的或加重的 LV 扩张及 MR 加重相关时。注：泵速增加后会有高血压

续表

泵故障 / 泵中止
a. 彩色和频谱多普勒显示流入套管或人工流出套管血流速度降低，或在泵停止时显示舒张期倒流
b. 心力衰竭加重的迹象：包括 LV 扩张、MR 加重、TR 加重或 TR 速度增加；对改变速度的反应减弱：随着泵速的增加或降低，LV 线性内径、AV 开放持续时间和 RVOT SV 的预期变化减小或消失；对于 HVAD，流入套管多普勒伪影丢失

AR= 主动脉瓣反流。AV= 主动脉瓣。CW= 连续波。E′= 二尖瓣舒张早期峰值速度。E= 二尖瓣环速度。HVAD=HeartWare 心室辅助装置。IVC= 下腔静脉。LV= 左心室。LVAD= 左心室辅助装置。LVOT= 左心室流出道。MR= 二尖瓣反流。RAP= 右房压。RV= 右心室。RVOT= 右室流出道。SV= 每搏量。TR= 三尖瓣反流。* 注：基于观察性数据。"正常"的人工流出道峰值速度缺乏良好的定义。因为 HVAD 人工流出套管直径小于 HM Ⅱ装置，因此，正常多普勒产生的 HVAD 平均流出速度可能比观察到的 HM Ⅱ LVAD 流出速度稍高一些。经许可，引自 Estep JD, Chang SM, Bhimaraj A, et al. Imaging for ventricular function and myocardial recovery on nonpulsatile ventricular assist devices. Circulation, 2012, 125(18):2265−2277

表 11–3　围手术期 TEE 方案 / 清单

两部分检查
1. 植入前围手术期 TEE 检查
目标：确认之前超声心动图（TTE 或 TEE）的结果；发现 LVAD 植入前后未预料到的问题
血压：通过动脉导管；对于低血压患者，考虑使用血管升压药物来评估 AR 的严重程度
左室：大小，收缩功能，血栓评估
左房：大小，评估左心耳 / 左房血栓
右室：大小，收缩功能，导管 / 导线
右房：大小，血栓评估，导管 / 导线
房间隔：详细的二维、彩色多普勒、静脉盐水对比；**警示征象**（PFO/ASD）
外周静脉：评估 SVC、IVC
肺静脉
主动脉瓣：**警示征象**（> 轻度 AR，人工瓣膜）
二尖瓣：**警示征象**（≥中度二尖瓣狭窄，人工二尖瓣）
肺动脉瓣：**警示征象**（> 轻度 PS，≥中度 PR，拟行 RVAD；人工瓣膜）
肺动脉干：**警示征象**（先天性畸形，如 PDA、肺动脉闭锁或动脉瘤）
三尖瓣：TR，根据 TR 速度计算的收缩期 PA；**警示征象**（≥中度 TR，> 轻度 TS，人工瓣膜）
心包：筛查有无渗出；考虑限制性生理变化
主动脉：胸主动脉根部、升主动脉、横主动脉和降主动脉；筛查每个节段的动脉瘤，先天性异常、夹层或复杂的动脉粥样硬化

续表

2. 植入后围手术期 TEE 检查
目标：监测心内空气；排除分流；确认装置和本身的心脏功能
泵类型：
泵速：
血压：通过动脉导管；对于低血压（MAP<60mmHg），在评估 AR 严重程度和其他血流动力学变量之前，应考虑使用血管升压药物
心内空气：脱离 CPB 前检查左室和主动脉根部
LV：大小，流入套管位置和流速，室间隔位置；**警示征象**［小 LV（泵注过度或 RV 衰竭），室间隔右向左偏移；大 LV（梗阻或泵流量不足）］
流入套管位置：二维或三维，评估位置不当的可能
流入套管血流：频谱和彩色多普勒；**警示征象**（异常血流模式 / 高 / 低速，尤其是胸骨关闭后）
LA：评估左心耳
RV：大小，收缩功能；**警示征象**（RV 功能不全的迹象）
RA：大小，血栓评估，导管 / 导线
房间隔：重复静脉盐水试验和彩色多普勒评估 IAS；**警示征象**（PFO/ASD）
外周静脉：SVC，IVC
肺静脉：检查
主动脉瓣：AV 开放程度和 AR 程度；**警示征象**（> 轻度 AR）
二尖瓣：排除流入导管对二尖瓣下部位的干扰；评估 MR
肺动脉瓣：评估 PR，如果可能，测量 RVOT SV
肺动脉干：（如果可以，用彩色多普勒显示 RVAD 流出量）；评估 PR
三尖瓣：评估 TR；**警示征象**（≥中度 TR）；根据 TR 速度（如果不是严重 TR）计算收缩期 PA 压力
心包：筛查渗出 / 血肿
主动脉：排除医源性夹层
人工流出套管：使用彩色和频谱多普勒（如果可以）识别 RV/RA 附近的管道路径
人工流出套管与主动脉吻合处：通过彩色和频谱多普勒（如果可以）评估血流通畅性；**警示征象**（表面扭曲 / 湍流 / 速度 >2m/s，特别是在胸骨关闭之后）

AR= 主动脉瓣反流。ASD= 房间隔缺损。AV= 主动脉瓣。CPB= 体外循环。IAS= 房间隔。IV= 静脉。IVC= 下腔静脉。LA= 左心房。LV= 左心室。LVAD= 左心室辅助装置。LVOT= 左心室流出道。MAP= 平均动脉压。MR= 二尖瓣关闭不全。PA= 肺动脉。PFO= 卵圆孔未闭。PDA= 动脉导管未闭。PR= 肺动脉瓣反流。PS= 肺动脉瓣狭窄。RVAD= 右室辅助装置。RVOT= 右室流出道。SV= 每搏量。SVC= 上腔静脉。TEE= 经食管超声心动图。TR= 三尖瓣反流。TS= 三尖瓣狭窄。TTE= 经胸超声心动图。

经许可，引自 Stainback RF, Estep JD, Agler DA. Echocardiography in the Management of Patients with Left Ventricular Assist Devices: Recommendations from the American Society of Echocardiography. J Am Soc Echocardiogr, 2015, 28(8):853−909

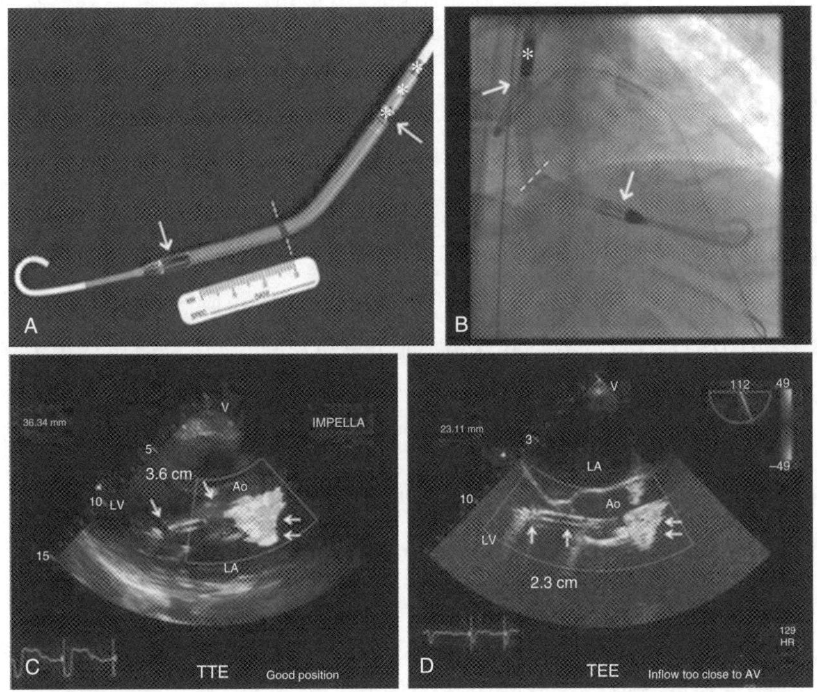

图 11–7　A. Impella CP 经皮 LVAD 的照片，显示泵叶轮外壳（*）、血流入区（向下箭头）和血流出区（向上箭头），以及远端猪尾导管部分。B. Impella CP 装置的原位荧光 X 线图像。血流入区（向下箭头）、血流出区（向上箭头）、叶轮外壳（*）。不透射线标记（紧靠虚线下方）表示想获得的主动脉环水平，距离流入区中心 3.5cm。C. TTE 胸骨旁长轴切面。Impella 设备穿过 AV。从流入区（左单箭头）到主动脉环（右单箭头）的距离约为 3.6cm。D. 在 TEE 上，从流入区（左单箭头）到主动脉环（右单箭头）的距离为 2.3cm；这不够进入左心室，无法提供安全的边界，尽管该装置运行正常。在图（C）和（D）中，双箭头表示典型的泵 – 叶轮混杂彩色多普勒伪影。经许可，引自 Stainback RF, Estep JD, Agler DA. Echocardiography in the Management of Patients with Left Ventricular Assist Devices: Recommendations from the American Society of Echocardiography. J Am Soc Echocardiogr, 2015, 28(8):853–909

心脏移植

心力衰竭患者数量不断增加一直是心室辅助装置发展的主要推动力。心脏移植（HT）为心力衰竭患者提供了脱离机械辅助存活的机会。遗憾的是，可供移植的心脏数量相对较少，因此，美国每年进行的手术数量都在几千例以内。由于这些手术大多集中在少数几个心脏移植中心，一般的心脏麻醉师不太可能参与他们的管理。与 VAD 患者一样，尽管收缩和舒张功能已严重受损，但麻醉管理的重点仍是维持血流动力学稳定，直到

CPB 开始。建立动脉和中心静脉通路后，根据患者的合并症和麻醉师的个人偏好，可使用各种方法进行麻醉诱导。使用正性肌力药和血管收缩药物维持血压，直到 CPB 开始。如果胸骨切开困难，患者的血流动力学恶化，进入心脏和大血管的通道延迟，则应该考虑股－股分流术。与所有心脏手术患者一样，必须严格执行无菌技术。由于有时需要切除自身的心脏，所以通常不放置肺动脉导管；然而，如果需要，可以将 PA 导管放置在无菌鞘内，以便进入移植心脏，辅助脱离 CPB。麻醉团队、手术团队和器官团队之间的密切沟通对于协调移植心脏的及时交付，尽量缩短移植前的缺血时间至关重要。

HT 从找到适合的捐赠者开始。一旦找到了捐赠者，多个取器官团队就开始摘取各种器官进行移植。在获取心脏之前，先注射停搏液，然后将心脏从胸腔取出，准备运输。一旦取器官团队对移植脏器的状况感到满意，外科医生就下达“开始”命令，受体就做好了全身麻醉的准备。确认患者最后一次进食时间，并进行麻醉诱导（例如，环状软骨压迫、快速顺序诱导）。诱导和维持取决于麻醉团队的偏好。由于 HT 患者通常左心室功能严重受限，麻醉诱导后交感抑制和血管张力降低常导致严重的低血压。血管升压素可以很好地恢复血管张力，提高血压。可以用正性肌力药来改善心室功能。许多患者在家会使用米力农治疗。如果在等待移植心脏期间有心脏衰竭和严重的血流动力学不稳定，可开始 CPB 以保证器官灌注。通常情况下，HT 患者会使用先前放置的连续流型 LVAD 进行辅助，在 CPB 建立后，会将其连同自体心脏一同切除。

外科缝合完移植的心脏后，患者按通常方式脱离 CPB。手术团队将要求在围手期使用各种免疫抑制剂（如甲泼尼龙、环孢素、巴利昔单抗）。重要的是，在手术开始之前，应与手术团队确认需要的确切药物和确切的给药时间。由于移植心脏脱离了自身的交感和副交感神经系统，所以应使用直接作用的正性肌力药。TEE 被广泛用于评估左、右移植心脏功能。在多数心衰患者中，移植心脏的右心室可能不适应患者已有的高肺动脉压。预防右心衰竭的干预措施包括避免高碳酸血症和低氧血症，使用吸入性肺血管扩张剂（如吸入一氧化氮）和正性肌力支持（如肾上腺素、米力农）。偶尔需要对右心室使用短暂的机械支持。按照通常的方式脱机，注射鱼精蛋白，并按指征输注血液制品。液体和血液制品输注过多会导致右心负荷过重。超声心动图在评估右心室功能和负荷方面是必不可少的。

对于重度肺动脉高压和双心室衰竭的患者，应进行联合心肺移植。自 1982 年 Barney Clark 博士首次植入全人工心脏以来，全人工心脏工作一直在进展[16]。搏动型装置如 CardioWest，已被作为移植前的桥接治疗。气动管道将血液从人工心脏的心腔内转移出来，从而产生每搏量。血压取决于血管张力和装置产生的每搏量。连续流型全人工心脏正在研究中。

病例场景

一 42 岁男性在前壁心肌梗死后接受了冠状动脉旁路移植术。术前估计射血分数为 20%。

▸ 在完成三根冠状动脉旁路移植术后，麻醉师将患者脱离 CPB。血压为 60/40mmHg，肺动脉压为 60/40mmHg。TEE 显示双心室衰竭。麻醉师现在需要做什么？

麻醉师开始输注米力农、肾上腺素和血管升压素。

▸ 血压升至 65/45mmHg，肺动脉压升至 65/46mmHg。患者出现室颤。麻醉师的下一步反应应该是什么？

体外循环管道仍在原位，患者应立即重新进行 CPB（未给予鱼精蛋白）。外科医生使用心内电极板除颤。证实移植物和外科血运重建正常。增加肾上腺素输注剂量，并将 IABP 设置为 1∶1 辅助，使患者能够成功脱离 CPB。可以加用去甲肾上腺素输注以确保外周灌注压充足。

▸ 如果 IABP 失效，手术团队还会有什么其他选择？

CPB 脱机失败可能导致患者术中死亡。此外，在评估左、右心室功能后，可以放置心室辅助装置。如果要放置 VAD，应进行全面的 TEE 检查，评估可能阻碍 VAD 正常功能的机械因素（心内分流、二尖瓣狭窄、主动脉瓣关闭不全等）。放置 VAD 后，应使用 TEE 评估 VAD 功能是否正常，包括套管位置、流入和流出道。如果出现双心室衰竭，左心和右心都可以进行机械支持。

（范倩倩 译，路志红 审）

参考文献

[1] Torchiana DF, Hirsch G, Buckley M. Intraaortic balloon pumping for cardiac support: trends in practice and outcome, 1968 to 1995. J Thorac Cardiovasc Surg, 1997, 113(4):758-769.

[2] Cheng J, den Uil C, Hoeks S, et al. Percutaneous left ventricular assist devices vs. intra-aortic balloon pump counterpulsation for treatment of cardiogenic shock: a meta-analysis. Eur Heart J, 2009, 30:2101-2108.

[3] Mather P, Konstam M. Newer mechanical devices in the management of acute heart failure. Heart Fail Rev, 2007, 12:167-172.

[4] Aragon J, Lee M, Kar S, et al. Percutaneous left ventricular assist device: "Tandem Heart" for high-risk coronary surgery. Catheter Cardiovasc Interv, 2005, 65:346-352.

[5] Thiele H, Sick P, Boudriot E, et al. Randomized comparison of intra-aortic balloon support with a percutaneous left ventricular assist device in patients with revascularized acute myocardial infarction complicated by cardiogenic shock. E Heart J, 2005, 26:1276-1283.

[6] Burkoff D, O'Neill W, Brunckhorst C, et al. Feasibility study of the use of the TandemHeart percutaneous ventricular assist device for treatment of cardiogenic shock. Catheter Cardiovasc Interv, 2006, 68:211-217.

[7] Ouweneel D, Eriksen E, Sjauw K, et al. Percutaneous mechanical circulatory support versus intra-aortic balloon pump in cardiogenic shock after acute myocardial infarction. JACC, 2017, 69(3):278-287.

[8] Rihal C, Naidu S, Givertz M, et al. 2015 SCAI/ACC/HFSA/STS Clinical expert consensus statement on the use of percutaneous mechanical circulatory support devices in cardiovascular care (endorsed by the American Heart Association, The Cardiological Society of India, and Sociedad Latino Americana de Cardiologia Intervencion; Affirmation of value by the Canadian Association of Interventional Cardiology-Association Canadienne de Cardiologie d'intervention). J Card Fail, 2015, 21(6):499-518.

[9] Frazier O, Rose E, McCarthy P, et al. Improved mortality and rehabilitation of transplant candidates treated with a long-term implantable left ventricular assist system. Ann Surg, 1995, 22(3):327-338.

[10] Rose E, Gelijns A, Moskowitz A, et al. Long term use of a left ventricular assist device for end-stage heart failure. NEJM, 2001, 345(20):1435-1443.

[11] Slaughter M, Pagani F, Rogers J, et al. Clinical management of continuous flow left ventricular assist devices in advanced heart failure. J Heart Lung Transplant, 2010, 29:S1-S39.

[12] Miller L, Pagani F, Russell S, et al. Use of a continuous flow device in patients awaiting heart transplantation. NEJM, 2007, 357:885-896.

[13] Chumnanvej S, Wood M, McGillivray T, et al. Perioperative echocardiographic examination for ventricular assist device implantation. Anesth Analg, 2007, 105:583-601.

[14] Castillo J, Anyanwu A, Adams D, et al. Real time 3-dimensional echocardiographic assessment of current continuous flow rotary left ventricular assist devices. J Cardiothorac Vasc Anesth, 2009, 23(5):702-710.

[15] Catena E, Tasca G. Role of echocardiography in the perioperative management of mechanical circulatory assistance. Best Pract Res Clin Anaesthesiol, 2012, 26:199-216.

[16] Sale S, Smedira N. Total artificial heart. Best Pract Res Clin Anaesthesiol, 2012, 26:147-165.

REVIEWS

Stainback R, Estep J, Agler D, et al. Echocardiography in the management of patients with left ventricular assist devices: recommendations from the American Society of Echocardiography. J Am Soc Echocardiogr, 2015, 28:853-909.

Cohen D, Thomas J, Greed B, et al. Echocardiography and continuous flow left ventricular assist devices. JACC Heart Fail, 2015, 3(7):554-564.

Chung M. Perioperative management of the patient with a left ventricular assist device for non cardiac surgery. Anesth Analg, 2018, 126(6):1839-1850.

Meng M, Spellman J. Anesthetic management of the patient with a ventricular assist device. Best Pract Res Clin Anaesthesiol, 2017, 31:215-226.

MacKay E, Patel P, Gutsch J, et al. Contemporary clinical niche for intra-aortic balloon counterpulsation in perioperative cardiovascular practice: an evidence based review for the cardiovascular anesthesiologist. J Cardiothorac Vasc Anesth, 2017, 31:309-320.

Rihal C, Naidu S, Givertz M, et al. 2016 SCAI/ACC/HFSA/STS clinical expert consensus statement on the use of percutaneous mechanical circulatory support devices in cardiovascular care. J Card Fail, 2015, 21(6):499-518.

Dangas G, Kini A, Sharma S, et al. Impact of hemodynamic support with Impella 2.5 versus intra aortic balloon pump on prognostically important clinical outcomes in patients undergoing high risk percutaneous coronary intervention (from the PROTECT II trial). Am J Cardiol, 2014, 113:222-228.

Nguyen L, Banks D. Anesthetic management of the patient undergoing heart transplantation. Best Pract Res Clin Anaesthesiol, 2017, 31:189-200.

Ramsingh D, Harvey R, Runyon A, Benggon M. Anesthesia for heart transplantation. Anesthesiology Clin, 2017, 35:453-471.

第 12 章 先天性心脏病患者的麻醉

主　题

- 房间隔缺损
- 室间隔缺损
- 法洛四联症
- 大动脉转位
- 单心室患者
- 成人先天性心脏病非心脏手术的麻醉
- 心脏手术与妊娠
- TEE 与 CHD

先天性心脏病的发病率约为 8‰[1]。在过去的几十年间，先天性心脏病（CHD）患儿的存活率有所提高。如今，在儿童时期接受过各种 CHD 手术修复后的成年人，经常出现在普通外科和产科治疗中。不幸的是，为了提高儿童的存活率，经常需要进行多阶段的外科修复，这往往导致成年后心脏生理学的复杂性。了解其原发性的解剖结构缺损和修复方法对选择合适的监测和麻醉技术用于其他常规手术至关重要。此外，CHD 患者可能在以后的生活中需要额外的心脏手术（和）或心脏移植。对于患有 CHD 的儿童，确定那些麻醉并发症风险最高的患儿是至关重要的。这类儿童包括功能性单心室、系统性肺动脉高压、左室流出道梗阻和扩张型心肌病[2]。本章重点介绍常见 CHD 的解剖、生理和矫治。一般来说，外科修复的目的是确保将含氧血液输送到全身组织，并消除左右心脏之间的交通。当然，对于某些 CHD 患者来说，右心和左心的差别可能并不完全清楚。因此，在考虑 CHD 患者时，追踪血液通过心腔进入循环并再次返回，为了解 CHD 提供了基础。

房间隔缺损

房间隔缺损（ASD）是左心房（LA）和右心房（RA）之间的异常交通。卵圆孔未闭（PFO）可能存在于高达 25% 的人群中，是由于原隔和继发隔未能融合而产生的一个小的心房之间的交通。ASD 占 CHD 患者的 6%~10%，表现形式多样[3]。80% 的房间隔缺损是位于房间隔中部的第二窦口型（图 12–1；视频 12–1A，视频 12–1B）。位于房间隔下部的缺陷（朝向房室瓣）是原发孔型房间隔缺损，有时与室间隔缺损（VSD）有关（图 12–2）。

视频 12–1A

视频 12–1B

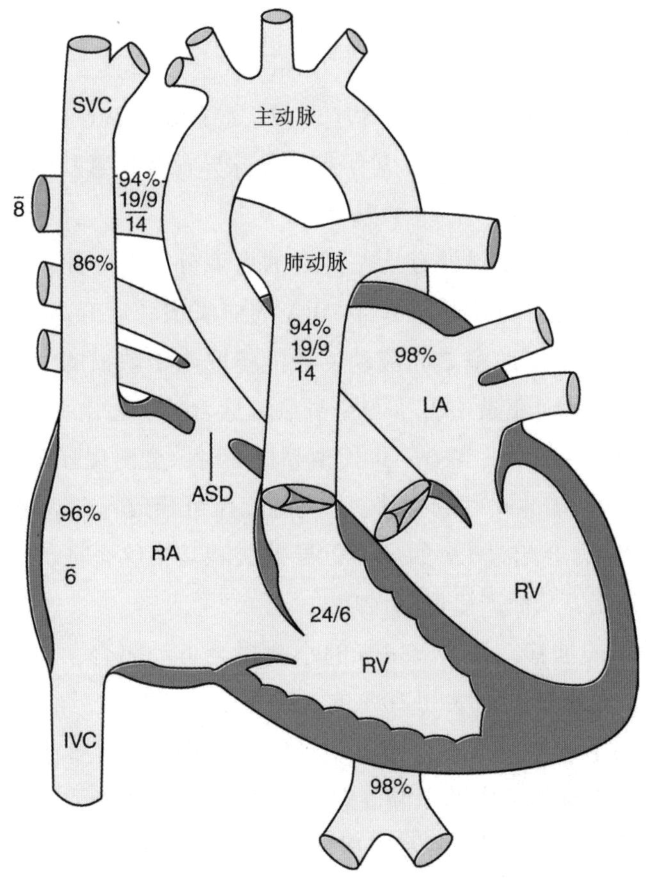

图 12–1 图示为继发孔型房间隔缺损（ASD）。图中显示了心脏各个部位的压力和氧饱和度

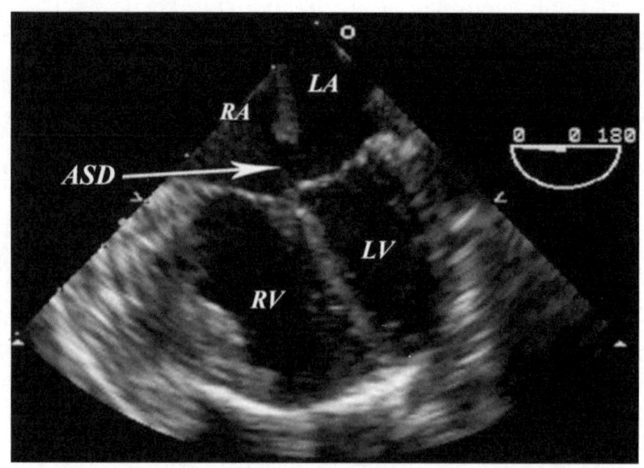

图 12-2 食管中段四腔视图中的原发孔型房间隔缺损（ASD）。LA= 左心房。LV= 左心室。RA= 右心房。RV= 右心室。经许可，引自 Burch TM，Mizuguchi KA，DiNardo JA. Echocardiographic assessment of atrial septal defects, Anesth Analg, 2012, 115(4): 772–775

静脉窦型 ASD 发生在上腔静脉（SVC）或下腔静脉（IVC）与 RA 的交界处（图 12–3）。静脉窦型 ASD 常伴有肺静脉异常及含氧肺静脉血异常回流至右心房。

ASD 患者通常在缺损处有从左到右的血液分流。因此，含氧血液进入右心循环，通过肺动脉返回肺部。RA 的血氧饱和度升高，RA 和右心室（RV）容积增大。腔室之间流动的血液量取决于缺损的大小和腔室之间的压力梯度。肺血流量（Qp）与全身血流量（Qs）之比小于 1.5 通常是可以完全耐受的；然而，当 Qp/Qs 比值超过 3 时，会出现肺循环超负荷引起的继发症状[4]。随着时间的推移，肺动脉高压可导致右心室肥厚和衰竭。最终，RV 的压力会超过 LV 的压力，导致艾森曼格综合征，即脱氧静脉血从右向左分流，从而产生低氧血症。

随着时间的推移，许多 <3mm 的小缺损会自动闭合，但 >8mm 的缺损通常不能自发修复[4-6]。大约 20% 的 ASD 患者会在出生后的第 1 年闭合，很多人甚至到了成年后都不会被发现。然而，ASD 患者有患细菌性心内膜炎、右向左栓塞和卒中的风险。较大缺损的 ASD 患者通常在第 3 个十年表现出呼吸困难、心律失常和充血性心力衰竭（CHF）[4]。

手术或导管介导的 ASD 修复指征包括：

· RV 容积超负荷。

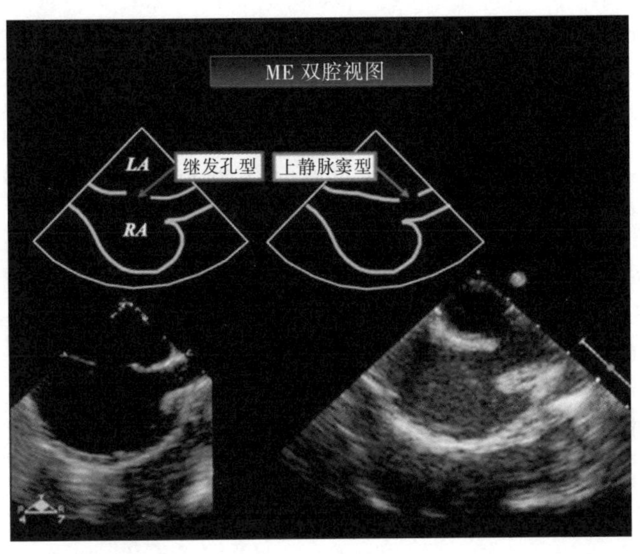

图 12-3　继发孔型房间隔缺损（ASD）与上静脉窦型 ASD 的双腔视图对比。LA= 左心房。ME= 食管中段。RA= 右心房。经许可，引自 Burch TM, Mizuguchi KA, DiNardo JA. Echocardiographic assessment of atrial septal defects, Anesth Analg, 2012, 115(4):772-775

· Qp/Qs > 2。

虽然有些 ASD 会自发闭合，但静脉窦型和原发孔型 ASD 在没有干预的情况下不会闭合。

ASD 的手术闭合需要使用体外循环（CPB）。外科医生可以根据 ASD 的大小，对缺损进行一期缝合，也可以使用心包或人造补片。

接受 ASD 修复手术的儿童需要在术前口服或静脉注射咪达唑仑。采用有创动脉压监测。麻醉诱导可以使用吸入性麻醉剂或静脉注射药物。儿科麻醉维持可采用阿片类药物、吸入性麻醉剂和肌肉松弛剂的组合。在开始置管行体外循环之前，和成人一样使用肝素。通常情况下，体外循环时间相对较短，患者常与体外循环分离，不需要正性肌力支持。ASD 修复后，左向右流入 RA 的血流消失，继而左心房压力升高，右心房压力（CVP）降低。外科医生可以放置左心房压力导管来监测左心室前负荷 [4]。手术死亡率低，住院时间一般短于 4d。

许多 ASD 可以行经心脏导管植入装置来闭合。这种手术在透视和超声心动图引导下进行，不需要胸骨切开和体外循环。对患者进行筛选以确定最适合导管介入修复者至关重要。由于缺损的位置和相关的病理学原因，原发孔型和静脉窦型 ASD 通常不能通过导管途径进行纠正。

Amplatzer 间隔封堵器系统（AGA 医疗公司，明尼苏达州金谷）由两个连接的圆盘组成。两个圆盘中较大一个的面向 LA，较小的一个面向 RA（图 12-4）。该装置经股静脉导管置入，横跨放置于 ASD 部位。大约术后 6 个月植入设备发生内皮化。手术通常在全身麻醉下进行。并发症很少见，但有可能出现空气栓塞、设备移位进入左心房、设备撞击三尖瓣和二尖瓣。抗血栓治疗需要持续 6 个月或更长的时间，以防止设备表面形成血栓。此外，在植入设备后，若行牙科手术应采取抗生素预防措施。

室间隔缺损

室间隔缺损（VSD）是左右心之间经室间隔的异常交通（视频 12-2，

视频 12-2

视频 12-3

视频 12-3）。VSD 占先天性心脏病的 20%[7]。VSD 按照缺损位于室间隔的位置进行分类[8]。

· Ⅰ 型：5% ~ 7% 的 VSD 为 Ⅰ 型或动脉下 VSD，也被称为嵴上、出口、肺下、漏斗、

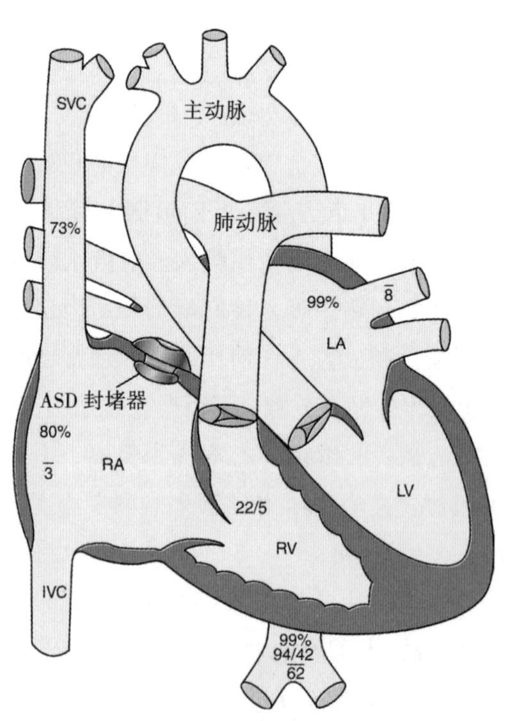

图 12-4　在房间隔缺损（ASD）处放置一个 Amplatzer 房间隔封堵器

圆锥或双瓣 VSD，常位于主动脉瓣和肺动脉瓣附近（图 12–5）。可能导致主动脉瓣右冠瓣尖疝入 VSD，从而引起主动脉瓣关闭不全。

· Ⅱ型：大约 80% 的 VSD 是膜周室间隔缺损，也被称为嵴下 VSD、膜旁 VSD 和圆锥 VSD。缺损常位于室间隔的膜周（图 12–6）。这一缺损与间隔对位不良、主动脉覆盖、主动脉瓣下狭窄和三尖瓣叶疝入间隔缺损有关。

· Ⅲ型：5%~8% 的 VSD 为入口 VSD。这些也被称为管型 VSD 或心内膜垫缺损。它们多位于房室瓣下。

· Ⅳ型：5%~20% 的 VSD 是肌部 VSD，位于室间隔肌部（图 12–7）。

许多 VSD 很小，会自动闭合。自发闭合往往发生在出生后第 1 年。一些小的限制性 VSD 引起的室间隔分流量很小，风险较低 [9]。另一些则导致心室之间的自由交通，其血液的分流程度取决于系统血管阻力与肺血管阻力之比。当肺血管阻力较低时，从左心流入右心的血流增加。结果是容量超负荷和充血性心力衰竭。随着时间的推移，继发于肺血管阻塞性疾病的发展，肺血管阻力增加，导致分流逆转（右向左分流），即所谓的艾森曼格综合征 [8]。大约有 10% 未经矫正的 VSD 患者会发展为艾森曼格综

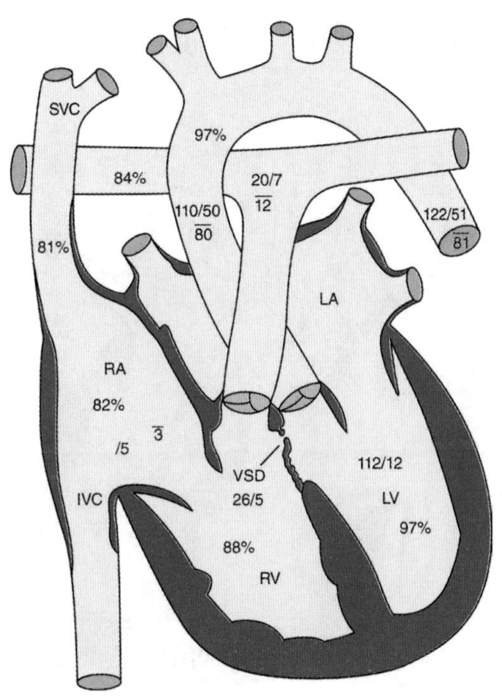

图 12–5　Ⅰ型，嵴上室间隔缺损（VSD）

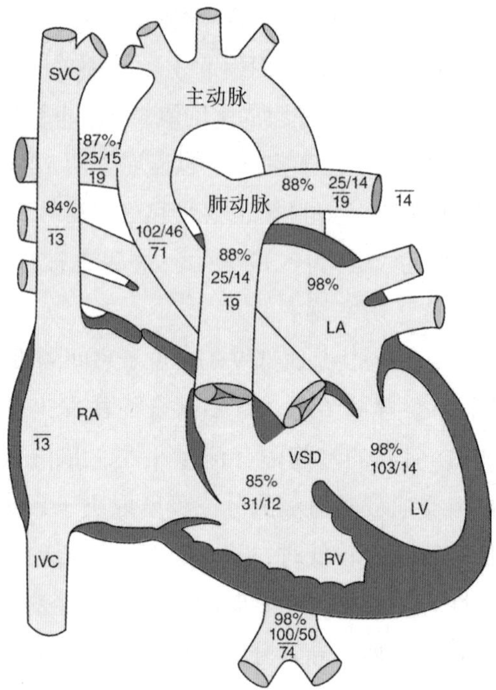

图 12–6　Ⅱ型：膜周 VSD

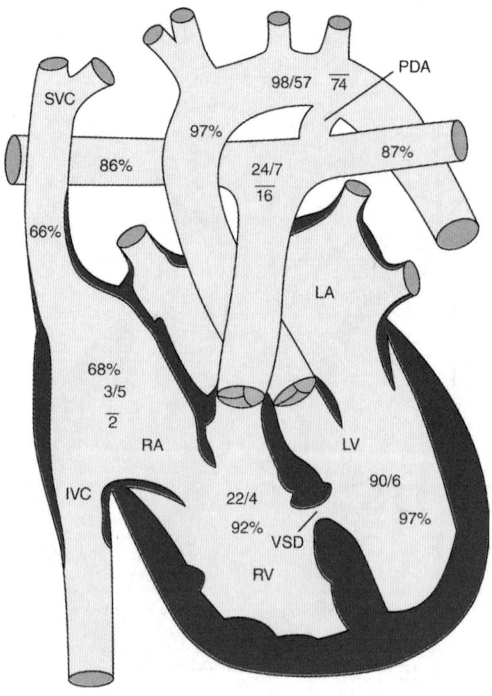

图 12–7　Ⅳ型：肌部 VSD

合征，该综合征早期死亡率很高。

为避免肺动脉高压、右心室衰竭和艾森曼格综合征，预防肺血管的过度循环至关重要。手术关闭 VSD 的初始麻醉处理类似于 ASD 修复术。但是，在心力衰竭和肺动脉高压的情况下，可能需要一氧化氮（NO）和输注正性肌力药物才能有效地停止体外循环。室间隔操作可能导致传导受损，需要在修复后进行临时起搏，有时需要永久性起搏。

房室管或心内膜垫的缺损可导致原发孔型 ASD、二尖瓣前叶裂和入口 VSD。约占 CHD 患者的 2.9%。房室管缺损可能与唐氏综合征有关。图 12-8 所示为一个由原发孔型 ASD 和二尖瓣裂组成的所谓“部分”房室管缺陷。图 12-9 所示为一个完整的房室管缺陷和一个入口 VSD。患者最初出现左向右分流并伴有充血性心力衰竭。如果不加以治疗，会发展为肺动脉高压，导致从右到左的血流逆转。手术治疗通常不仅包括闭合 ASD 和 VSD，而且还应纠正患者房室瓣的所有异常。正性肌力支持、吸入性肺血管扩张治疗和临时起搏常常是房室管患者成功脱离体外循环的必要条件。

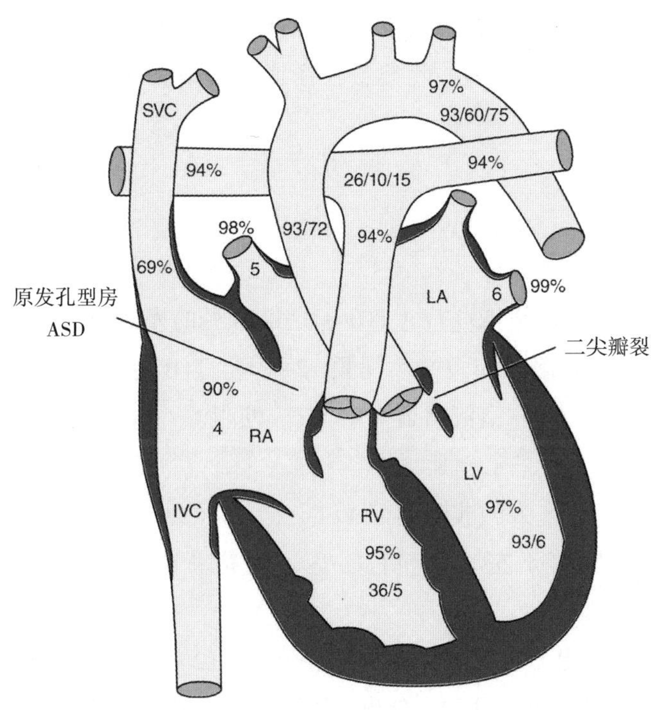

图 12-8　部分房室管伴二尖瓣裂和原发孔型 ASD

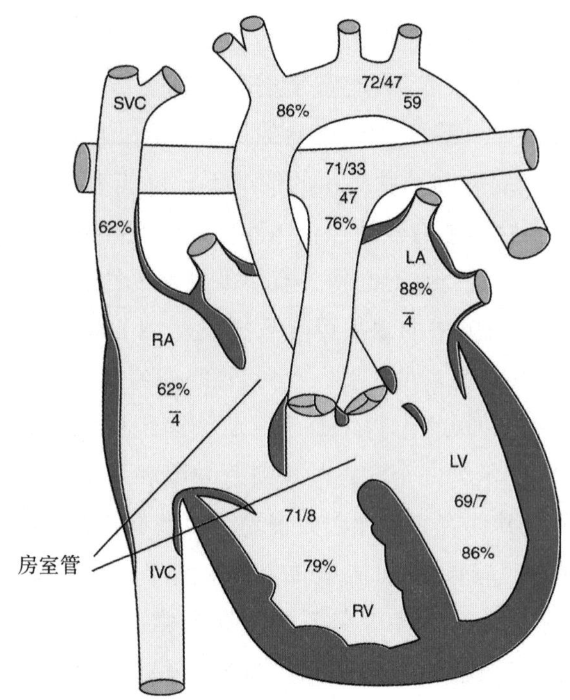

图 12-9　完整的房室管缺陷伴入口 VSD

成年人群心肌梗死后或继发于医源性因素（如肥厚型心肌病心肌切除过多）可发生急性 VSD。此类患者往往非常不稳定，需紧急送往手术室抢救。

法洛四联症

视频 12-4

法洛四联症（TOF）是最常见的发绀型心脏病，占所有 CHD 患者的 10%（视频 12-4）。TOF 包含四种解剖异常：

- 右室流出道（RVOT）梗阻。
- 右心室肥大。
- 大的非限制性 VSD。
- 主动脉骑跨于左心室和右心室，接受来自两个心室的血流（图 12-10）。

此外，还可能会出现冠状动脉异常（5%~12%），左前降支冠状动脉（LAD）从右冠状动脉（RCA）分出。其他相关的异常包括肺动脉瓣闭锁、

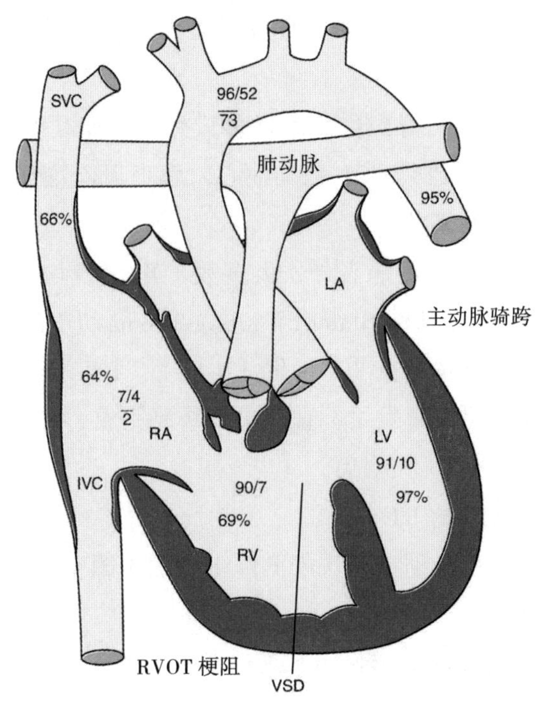

图 12-10 法洛四联症：室间隔缺损，主动脉骑跨，右心室肥厚，右室流出道梗阻

ASD、持续性左上腔静脉、肺静脉异常连接及右位心。

TOF 患者的表现取决于 RVOT 梗阻的程度。有明显 RVOT 梗阻的患者将出现从右到左的分流，导致严重的低氧血症和发绀，其血氧饱和度在 70%~80%。另一方面，那些有轻微梗阻的“pink 型”法洛四联症患者会有 VSD 生理学上的左向右分流。对于 RVOT 梗阻通常会由一个动态因素导致梗阻急性加重和右向左分流的加剧。这种被称为“法洛危象”的发作可能会导致短暂的脑缺血和意识丧失。这些可能继发于因交感神经系统活动增强，如哭闹引起的漏斗部痉挛[10]。

麻醉诱导会引起全身血管阻力（SVR）下降，导致右向左分流加剧，使低氧血症恶化。如果围手术期出现法洛危象，可以通过以下方法缓解：

- 采用 100% FiO_2 过度通气。
- 容量管理。
- 去氧肾上腺素。
- 膝胸位。
- 增加麻醉深度以减少因麻醉深度不足引起的漏斗部痉挛。

最终，治疗的目的是增加全身血管阻力、缓解漏斗部痉挛、降低肺血管阻力。

慢性发绀的存在可导致红细胞增多，并有可能在 VSD 处发生栓塞性卒中。感染性赘生物也是 TOF 和其他心内膜炎风险增加的先天性心脏病患者发生全身栓塞的来源。

除肺动脉发育不全的患者外，大多数 TOF 患者均可在婴儿期得到修复[10-11]。可以进行姑息性 Blalock-Taussig-Thomas（BTT）分流术，将锁骨下动脉与肺动脉同侧分支吻合（图 12-11）。BTT 分流为肺血管提供了额外的血流，从而可缓解发绀，直到最终修复完成。对于可以进行彻底手术修复的患者，TOF 手术包括：

· 结扎所有先前的 BT 分流。

· 通过切除多余的肌肉来缓解 RVOT 梗阻（图 12-12）。

· 关闭 VSD。

· 修补以扩大 RVOT 瓣膜环下或瓣膜环面积。

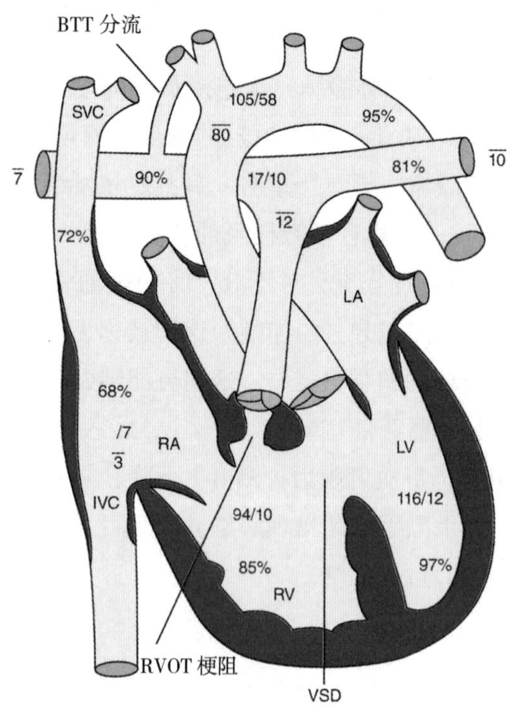

图 12-11　在这张法洛四联症（TOF）患者的示意图中，已经放置了 BTT 分流以增加肺血流量

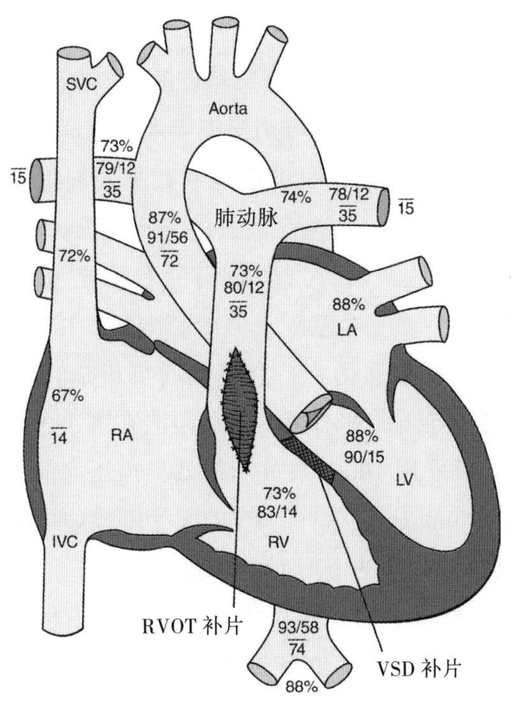

图 12-12　TOF 的修复包括关闭 VSD 和扩大 RVOT

· 如果存在肺动脉闭锁，建立 RV 至 PA 管道。

TOF 患者的围手术期麻醉管理以促进肺血流量和避免发绀为中心。术前应避免脱水。可以给儿童口服咪达唑仑，并对其进行适当监测，以减少围手术期的焦虑、哭泣和法洛危象发作的可能。如果无法建立静脉通路，采用吸入七氟醚诱导也是可以接受的。然而，有限的肺血流量可能会减缓吸入的速度。吸入麻醉剂的心肌抑制作用可能有助于减少漏斗部痉挛、RVOT 梗阻和通过 VSD 的右向左分流。另一方面，吸入剂引起的全身性血管舒张和心动过速可能加重右向左的分流和低氧血症。如果可以建立静脉输液通路，则可以采用依托咪酯、氯胺酮、芬太尼与肌肉松弛剂和血管加压药联合使用。右向左分流的存在可能会缩短静脉诱导麻醉作用的时间，因为一些药物会绕过肺部。显然，任何右向左分流的患者，所有的静脉通路都必须清除空气，以防止围手术期发生全身性空气栓塞。

围手术期可应用去氧肾上腺素维持全身血管阻力，并通过液体推注增加患者的容量。通常在诱导期不使用正性肌力药，因为它们可能会加重漏斗部痉挛，促进右向左分流。如果怀疑有漏斗部痉挛，可以给予小剂量的艾司洛尔。

桡动脉导管的放置应在与 BT 分流相反的位置，因为该分流会“窃取”患者上肢的血液。中心静脉通路可用于围手术期输注液体和其他药物。

麻醉的维持采用麻醉剂、肌肉松弛剂和吸入剂组合用药。为尽量减少机械通气对 PVR 的影响，应避免较高的气道压力。

手术修复后 CPB 脱机时，需要较高的右侧充盈压，这可能继发于 TOF 患者普遍性的 RV 顺应性差 [12]。TOF 修复后，RV 功能障碍是很常见的。适当的前负荷、正性肌力支持和降低后负荷是 CPB 脱机的主要治疗手段。完全性心脏传导阻滞和右束支传导阻滞在围手术期很常见，并且通常需要临时起搏。可采用 100% 氧气和最低气道压力的压力控制通气，以维持 $PaCO_2$ 为 25~33mmHg。这样，PVR 被尽可能地最小化。大多数患者在 12h 内拔管，需要 1~2d 的 ICU 护理治疗。

遗憾的是，许多 TOF 修复术后的患者有可能出现各种长期并发症，这会使这些患者非心脏手术的麻醉管理变得复杂化。残余 VSD 和肺动脉瓣关闭不全是最不受欢迎的手术后遗症。那些血流动力学显著不稳定的 VSD 患者有发展为肺动脉高压的风险，应再次手术以纠正缺陷 [13]。RV 功能障碍也会使长期治疗变得复杂。室性心律失常是常见的，可起源于各种病灶，包括漏斗部切除区和 VSD 补片区附近 [14]。虽然孤立的 PVC 可以很好地耐受，但潜在的致死性室性心律仍会发展，潜在致死性室性心律在手术修复后，每个患者年猝死发生率为 0.3%[15]。麻醉师可能需要为 TOF 修复术后行电生理研究和植入抗心律失常装置的患者提供麻醉。所有 TOF 患者无论是否接受了修复，都需要预防心内膜炎的发生 [16]。

需行非心脏手术的 TOF 患者的麻醉管理与心脏外科手术的麻醉处理类似。干预的目的是维持肺血流和避免右向左分流。对于较大手术，必须采用适当的抗生素预防措施，并按照上述方法对患者进行监测。

大动脉转位

大动脉转位（TGA）实质上是指心室大动脉不协调。这些病变占所有 CHD 的 5%~7%，在出生后第 1 年内死亡率很高 [17]。完全转位说明患者的房室协调，但心室 – 动脉不协调。因此，右心房通过三尖瓣连接到右心室，但右心室连接到全身动脉，即主动脉（图 12–13）。左心房同样通过二尖瓣连接到左心室，而左心室又错误地连接到肺动脉。冠状动脉从主动脉分出。因此，在心脏没有其他缺陷的情况下，因为血液流动是并行而不是串行的，脱氧的血液只能被输送到体循环。然而，这种情况常与其他缺陷并存，包括动脉导管未闭（PDA）、PFO 和 VSD（图 12–14）。因此，含氧和脱氧血液混合使患者得以短暂存活，直到可以进行手术修复。如果没有继发于其他结构缺陷引起的血液混合，就不可能存活。TGA 和 VSD 患者血液在心室内混合。那些室间隔完整的患者，血液混合依赖于 PFO、ASD 或 PDA。有时需要输注前列腺素 E_1 来维持 PDA 的血流。同样，可以在导管室进行球囊房间隔造瘘术，以增加心房水平体循环和肺循环之间的联系（图 12–15）。其他患者可采用 BTT 分流来改善肺血流量（图 12–16）。

效果肯定的外科修复技术是动脉转换或 Jatene 手术。将升主动脉和肺动脉均在各自的瓣膜上方切断。肺动脉与右心室流出道相连，主动脉与左心室流出道相连（图 12–17）。在发育过程中跟随主动脉的冠状动脉必须从右室流出道区域移出并重新植入主动脉。在 Jatene 手术过程中冠

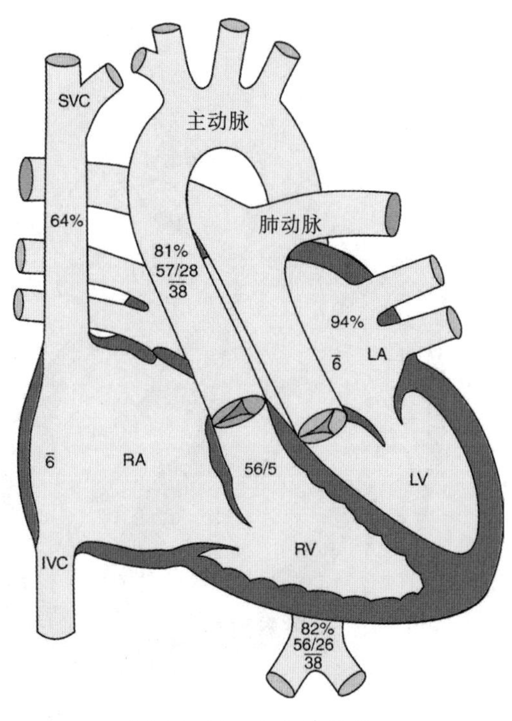

图 12–13　大血管转位

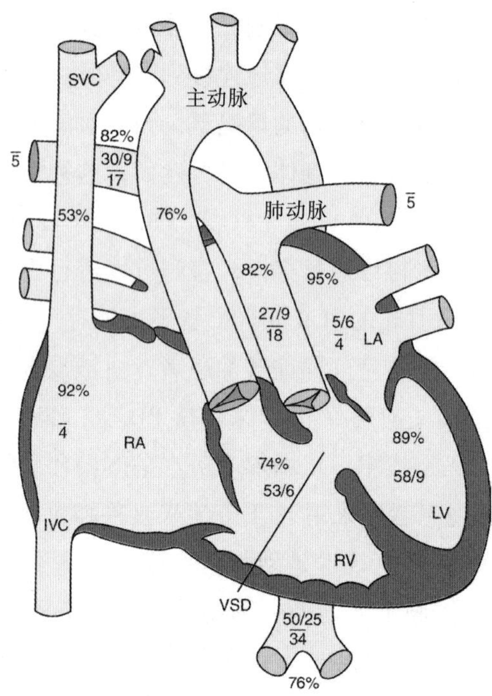

图 12–14　如图所示，相关异常允许 TGA 患者血液混合

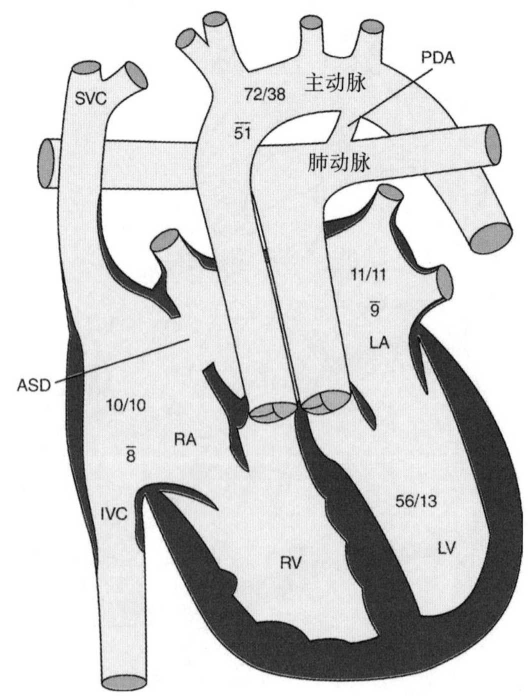

图 12–15　本示意图中的 ASD 和 PDA 允许该 TGA 患者含氧血液和脱氧血液混合

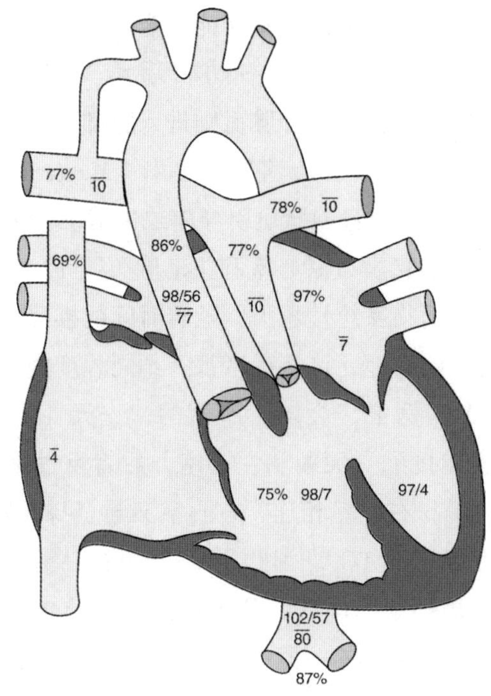

图 12–16　已在该 TGA 患者中放置了 BT 分流，以改善血液向肺部供氧的能力

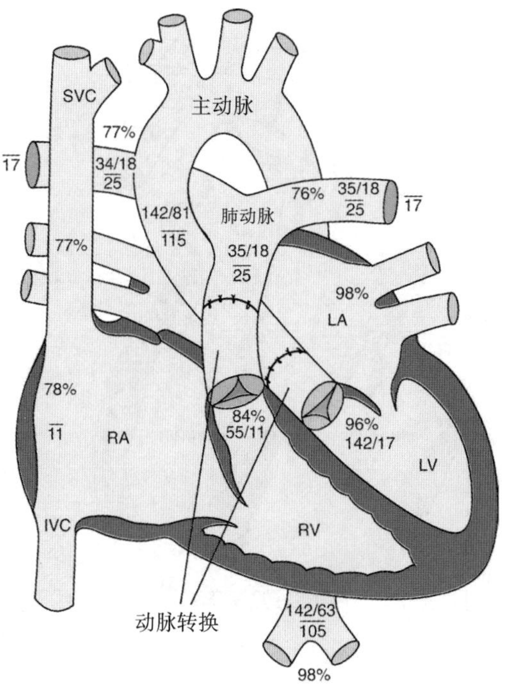

图 12–17　动脉转换手术

状动脉的扭曲会导致心肌缺血和心室功能不全。当动脉不能转换时，采用 Rastelli（图 12–18）和 Damus-Kaye-Stansel 手术。在这些手术之后，含氧血液被引导进入体循环，而脱氧静脉血则进入肺部。也可以在心房水平改变含氧血和脱氧血的方向 [18]。心房转换手术（Mustard 和 Senning）会在心房内形成阻隔，从而将全身静脉血引导向二尖瓣、左室和肺动脉。相反，肺静脉回流直接指向三尖瓣、右心室和主动脉（图 12–19）。右心室仍为系统泵血腔，三尖瓣面临系统性压力，随着时间的推移，可能发生三尖瓣反流和右心室衰竭。同样地，许多患者都有不同程度的心律失常。

在罕见的 TGA 病例中，会发生所谓的“先天性校正的 TGA”。这种情况中，右心房连接到二尖瓣和左心室，后者反过来将血液泵入肺动脉。左心房与三尖瓣和右心室相连，右心室又与全身动脉即主动脉相连。因此，在“先天性校正的 TGA”中，形态上的右心室成为心脏的系统泵血腔；然而，由于循环中的串联，脱氧血液到达肺部，含氧血被泵入体循环。这种 TGA 变异可以在一段时间内（第 30~50 年）保持无症状，

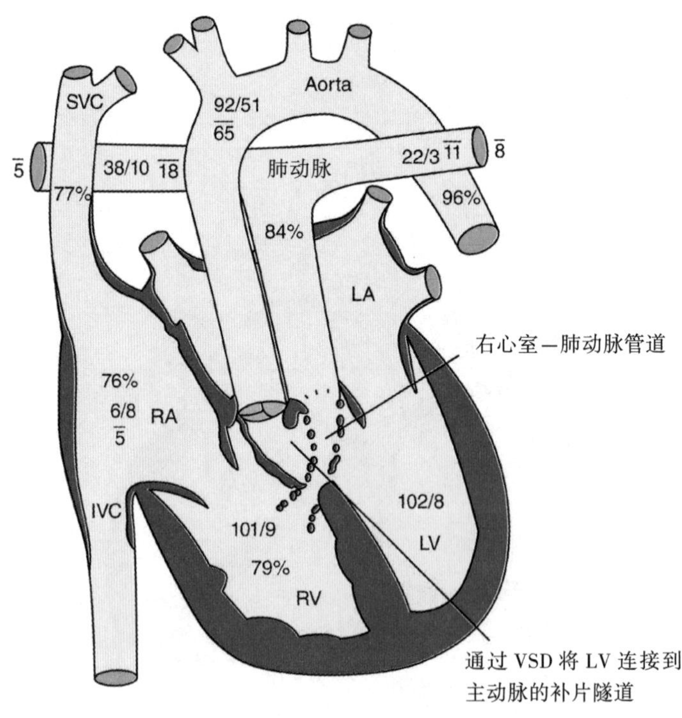

图 12–18 Rastelli 手术引导含氧血液进入体循环，脱氧血液进入肺循环

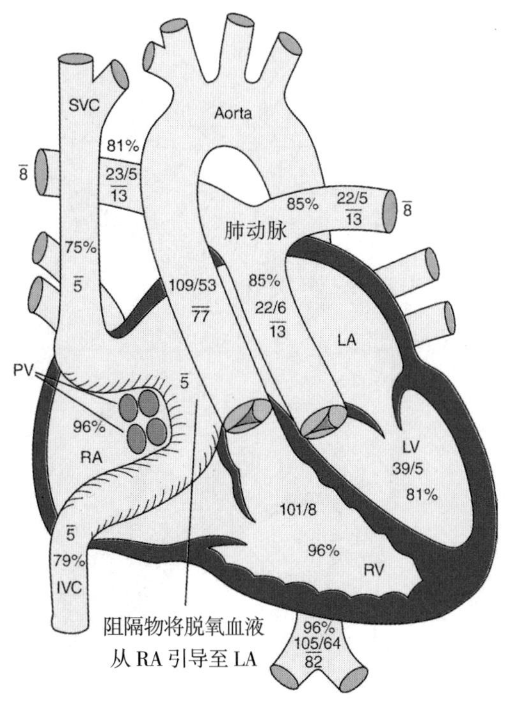

图 12–19　在心房水平重新定向含氧血液和脱氧血液

直到作为心脏系统泵血腔的右心室随着三尖瓣反流或传导异常而发生衰竭为止[19]。

对接受 TGA 手术的患者进行麻醉管理是复杂的，需要对患者的血液循环有透彻的了解。当低压左心室作为心脏的系统泵血腔发挥其应有的作用时，动脉转换后可能需要正性肌力药和血管扩张剂。冠状动脉再植入术后必须密切关注冠状动脉闭塞引起的心肌缺血征象。右心室充当系统泵血腔的患者可能会发生心室衰竭和三尖瓣反流。所有患者均容易出现各种心律失常。

单心室患者

有许多病理状况会导致单心室（SV）生理学表现。在一部分患者中，例如大多数三尖瓣闭锁患者（图 12–20），肺血流量不足，只有通过动脉导管才能使血液充氧。这类患者常出现发绀。其他患者 [例如左心发育不全综合征（HLHS）] 的左（系统）心室和升主动脉未发育。他们全身灌注

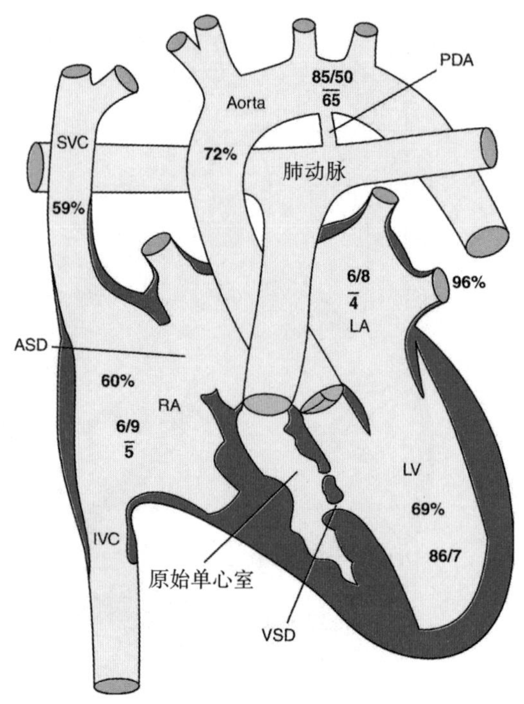

图 12-20 单心室伴三尖瓣闭锁和房间隔缺损。经许可，引自 Leyvi G, Wasnick JD. Single-ventricle patient: pathophysiology and anesthetic management. J Cardiothorac Vasc Anesth, 2010, 24(1):121–130

不足。通过 PDA 流入主动脉来提供全身循环（图 12–21）。因此，HLHS 患者全身低灌注，但肺呈高灌注。根据解剖变异，SV 患者的肺血流量可能过多，也可能过少。如果血流过多，患者就会出现肺充血和全身低灌注的表现。如果肺血流量太少，患者会发绀。SV 患者的初始治疗以患病新生儿的复苏为中心。管理的目标是平衡患者的 Qs 和 Qp，二者比值应接近 1[20]。输注前列腺素 E_1 可用于维持导管通畅。

无论解剖病变如何，SV 患者通常在婴儿期和幼儿期完成 2~3 个阶段的姑息治疗。其目的是将 SV 专用于体循环，并引导全身静脉回流至肺动脉。对肺血流量减少的患者，应进行全身动脉—肺动脉分流术（BTT 分流）以缓解发绀（图 12–22）。对于那些肺高灌注而全身低灌注的患者，最初的治疗可能包括放置肺动脉（PA）束带以防止肺血流量过大。

初始 SV 姑息患儿的麻醉处理取决于肺低灌注或高灌注的程度。肺动脉高灌注患儿需要维持肺血管阻力，以防止血液从全身循环到肺循环的进

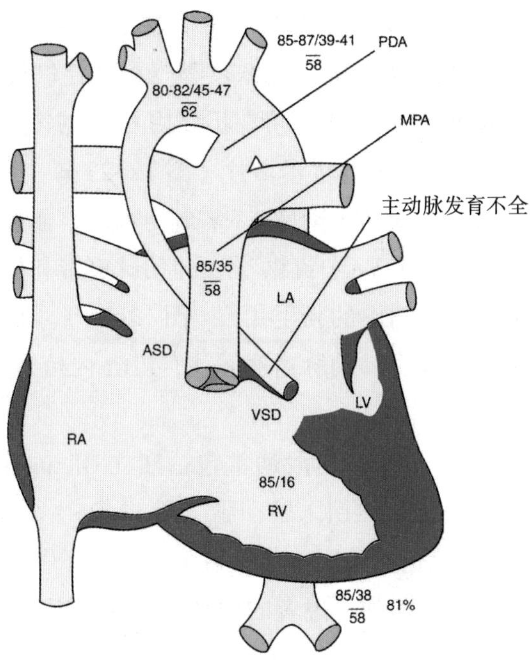

图 12-21　左心发育不全综合征。经许可，引自 Leyvi G, Wasnick JD. Single-ventricle patient: pathophysiology and anesthetic management. J Cardiothorac Vasc Anesth, 2010, 24(1):121-130

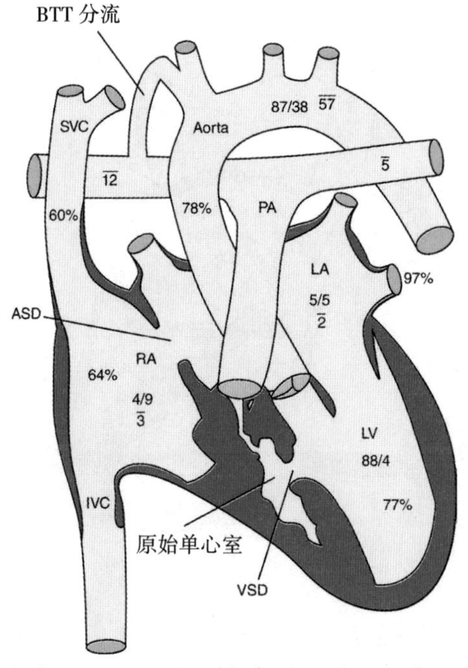

图 12-22　该发绀患者已行 BTT 分流术来增加肺血流量。经许可，引自 Leyvi G, Wasnick JD. Single-ventricle patient: pathophysiology and anesthetic management. J Cardiothorac Vasc Anesth, 2010, 24(1):121-130

一步“窃取”。在 SV 容量超负荷后，常需要正性肌力支持。肺低灌注需要 BTT 分流术的患儿，需要吸入高浓度氧气，并控制性过度通气以降低 PVR。BTT 分流术和 PA 捆扎术都可在不使用 CPB 的情况下进行。

HLHS 患者采用 Norwood 手术治疗（图 12-23）。由发育不全的主动脉和主肺动脉形成一个新的主动脉。RV 成为系统泵血腔，肺血流由 BTT 分流或 Sano 分流（RV 至 PA）提供[21]。肺动脉束带和放射影像学引导下的 PDA 支架也可用于 HLHS 的新生儿[22]（图 12-24）。在这种混合方法中，肺动脉被束带捆扎以减少肺动脉过度灌注，PDA 内植入支架以提供从 SV 到主动脉的全身性灌注。

SV 患者姑息治疗的第二阶段通常包括建立 Glenn 分流。在 Glenn 手术中，将 SVC 的静脉血直接引入肺动脉（图 12-25）。Glenn 手术无法纠正发绀，因为 IVC 血流仍然返回 SV，并被泵入体循环中。随着患者的成长，下腔静脉的血流量逐渐增加，患者的动脉氧饱和度逐渐降低。双向 Glenn

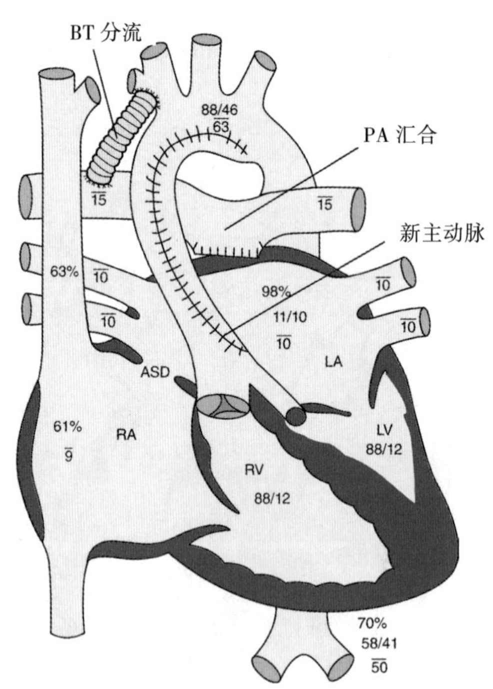

图 12-23 HLHS 的 Norwood 手术。RV 成为系统泵血腔。肺血流由分流器提供。经许可，引自 Leyvi G, Wasnick JD. Single-ventricle patient: pathophysiology and anesthetic management. J Cardiothorac Vasc Anesth, 2010, 24(1):121−130

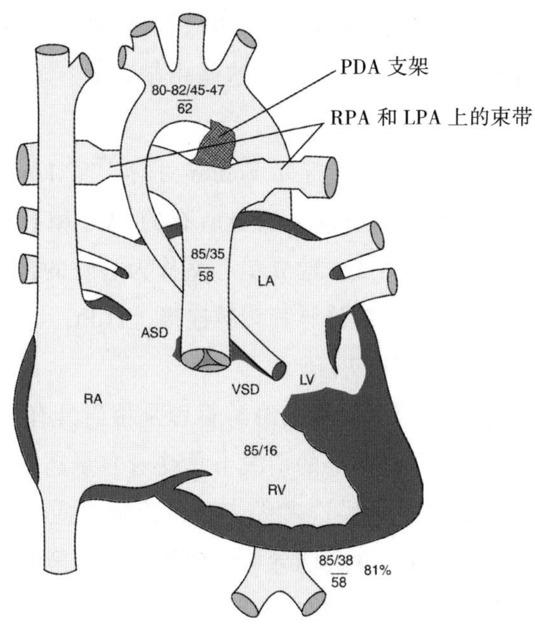

图 12-24　HLHS 姑息的一种混合方法，通过放置肺动脉束带来限制肺血流量。全身血流通过带支架的未闭动脉导管。经许可，引自 Leyvi G, Wasnick JD. Single-ventricle patient: pathophysiology and anesthetic management. J Cardiothorac Vasc Anesth, 2010, 24(1):121−130

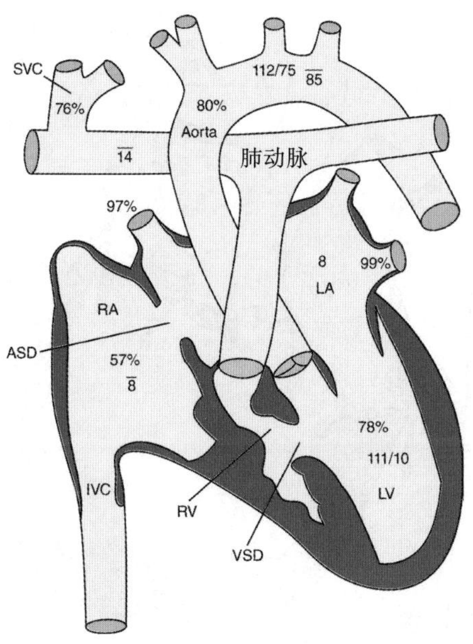

图 12-25　双向 Glenn 手术将上腔静脉血流引导至肺动脉。经许可，引自 Leyvi G, Wasnick JD. Single-ventricle patient: pathophysiology and anesthetic management. J Cardiothorac Vasc Anesth, 2010, 24(1):121−130

分流术(BDG)将SVC的血流输送到左右肺。但是,IVC血流没有进入肺部,这可能导致肺动静脉畸形(AVM)。这是由缺乏直接输送到肺的肝静脉因子引起的[23]。

SV患者的第三阶段姑息治疗是Fontan手术[24]。Fontan手术使得SV能专用于全身循环。手术的目的是引导所有的SVC和IVC静脉血液回流到肺血管,绕过右心室的功能,建立单心室作为心脏的系统泵血腔。现在的Fontan手术会创建一个全腔静脉肺动脉连接(TCPC)作为侧向隧道(图12-26)或心外管道(图12-27)。

SV姑息术的第二和第三阶段的麻醉管理是相当具有挑战性的。SV在体—肺动脉分流或其他平行循环的情况下承受着容量超负荷,容易发生室性心力衰竭。在Fontan手术候选者中,肺血管阻力应该很低,但血液流经肺的阻抗可能会被低估。麻醉诱导可以使用吸入麻醉或静脉麻醉药物。对于那些极可能已经做过一到两次胸骨切开术的儿童,应建立直接动脉压

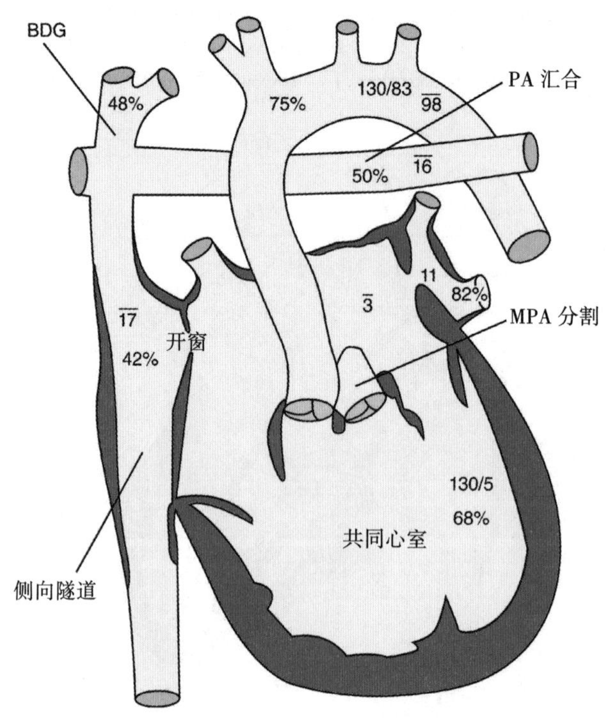

图12-26 Fontan手术通过侧向隧道将静脉血流引导至肺动脉,对单心室进行姑息治疗。经许可,引自Leyvi G, Wasnick JD. Single-ventricle patient: pathophysiology and anesthetic management. J Cardiothorac Vasc Anesth, 2010, 24(1):121−130

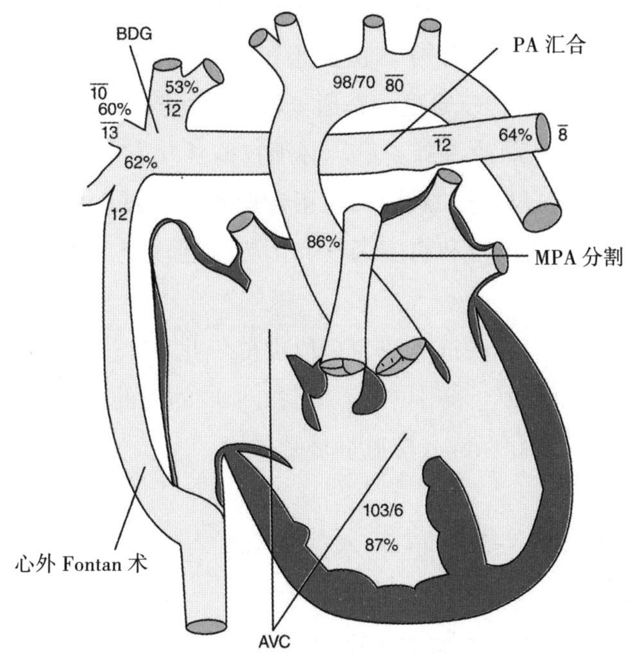

图 12–27　用心外管道进行 Fontan 姑息术。AVC= 房室管。BDG= 双向 Glenn 分流术。MPA= 主肺动脉。经许可，引自 Leyvi G, Wasnick JD. Single-ventricle patient: pathophysiology and anesthetic management. J Cardiothorac Vasc Anesth, 2010, 24(1):121−130

监测以及足够的静脉通路以便复苏。有时在胸骨打开时，如果存在心脏或血管损伤，外科医生会同时在股动脉和股静脉插管，建立股 – 股体外循环。麻醉维持采用镇痛药、吸入麻醉剂和肌松剂，并使用椎管内镇痛以利于术后镇痛和早期拔管 [25]。无论是否使用 CPB，均可完成 Fontan 修复 [26]。2012 年对接受了 Fontan 手术的儿童进行了回顾，使用或不使用 CPB 对术后早期转归的影响没有显著差异 [27]。

手术修复后，麻醉管理的目的是减少 PVR 和促进被动肺血流。患者保持高 FiO_2，以低吸入压通气以产生中度低碳酸血症。可能需要一氧化氮或吸入前列环素来降低 PVR 和改善肺血流。监测静脉压和心房压有助于围手术期管理。中心静脉压用于测量静脉系统内的压力，该压力将脱氧血液绕过心脏输送至肺动脉。心房压力反映了通过肺静脉接受含氧血液并通过 SV 射入体循环的单心房压力。理想情况下，CVP 为 15mmHg，心房压为 8mmHg。如果术中放置的经胸心房导管测得的心房压力升高，应怀疑单心室功能障碍或房室瓣反流。SV 功能障碍可通过正性肌力和减轻后负荷来治疗。但是，如果心房压力正常，中心静脉压力升高，则建议增加 PVR，并开始一氧化氮治疗。正压通气可降低肺血流量。对正压通气的 Fontan 姑息术患者，应通过调整通气参数以达到与通气目标一致的最低平均气道压力，从而改善肺流量。必须权衡呼气末正压（PEEP）在促进肺泡复张中的作用和增加胸腔内压引起肺血流量减少的风险。如果能耐受的话，鼓励早期拔管和自主通气，因为胸腔内负压可增加肺血流量和心排血量。

接受 Fontan 姑息术的成人患者应以类似于儿童 Fontan 手术的方式进行管理。鼓励自主呼吸，采用尽量不抑制心肌收缩力的麻醉技术。充足的血容量对肺血管灌注和保持心排血量是必要的。

成人先天性心脏病非心脏手术的麻醉

在查看患者记录并与患者的主治医生讨论后，必须为每位患者设计特定的麻醉方案。需要确认患者的潜在缺陷是否已得到纠正及被纠正的程度。一般来说，管理的目标是：

- 避免分流患者出现空气或其他栓塞。
- 避免心肌抑制。
- 降低气道压力。
- 平衡肺和全身血流比。

即使是最简单的先天性病变，也可能与许多长期并发症相关，包括：

- 肺动脉高压。
- 心室功能不全。
- 心律失常。
- 传导缺陷。
- 残余分流。
- 瓣膜病变。
- 动静脉畸形和血管病变。

长期存在非限制性大缺损的患者可能会继发出现肺动脉高压，当 Qp>>>Qs 时，会导致最初的左向右分流和肺灌注过多。先天性二尖瓣疾病和心室衰竭也会导致肺动脉压力升高。现在由于早期的外科手术干预，艾森曼格综合征发生率较低。艾森曼格综合征患者行择期手术应慎重考虑。对肺动脉高压患者，可通过以下方法避免 PVR 升高：

· 尽量减少交感神经刺激。

· 防止缺氧和高碳酸血症。

· 尽可能保持正常的气道压力。

· 必要时使用肺血管扩张剂（例如 NO）。

PVR 的突然增加可能导致右心衰竭、血氧饱和度降低和全身心排血量减少。如有指征，可采用区域阻滞技术。

CHD 修补术后发绀通常反映存在残留的右向左分流。长期的发绀会引起代偿性红细胞增多，导致血液黏度增加和血栓形成倾向。缺铁可能伴随红细胞增多，使红细胞变形性降低，进一步促进血栓形成。围手术期患者禁食时应充分补充水分。

CHD 患者无论纠正与否都有不同程度的左、右心收缩和舒张功能衰竭的风险。与一般人群相同，用于治疗左、右心衰竭的方案同样适用于 CHD 患者。同样，许多 CHD 患者也有各种房性和室性心律失常。麻醉师管理消融治疗患者时，可能会不时地在电生理室遇到 CHD 患者。

CHD 患者有患心内膜炎的风险。美国心脏协会（AHA）提供了指南，可以帮助医生确定何时需要预防心内膜炎[16]。由于许多 CHD 病变修复后患者有各种分流器、挡板和导管，因此感染的可能性不容忽视。由于这些准则经常发生变化，医务人员应经常查看 AHA 的建议。美国心脏病学会 / 美国心脏协会（ACC/AHA）已经制定了成人 CHD 患者的治疗指南，特别指出，地区性成人 CHD 中心在协调这些患者的医疗方面非常重要。

心脏手术与妊娠

随着 CHD 患者越来越多地存活到成年，在已修复的 CHD 患者中，怀孕的人数会越来越多[28]。此外，获得性瓣膜病或缺血性心脏病孕妇可能需要手术或导管介导的干预。妊娠妇女中合并心血管疾病者占到 0.2%~4%，欧洲心脏病学会（ESC）为协助管理此类患者提供了扩展性的指南[29]。除了 CHD 患者怀孕外，西方国家首次妊娠年龄的增加和导致心血管疾病（如糖尿病、高血压和肥胖）患病率的增加，共同使心脏病成为孕期产妇死亡的主要原因。围产期心肌病是妇女妊娠最后 1 个月至产后第 5 个月之间发生的一种可能致命的并发症[30]。美国的发病率为 1/3000 活产，其中 50% 的妇女完全康复。剩余患者可能发生严重的并发症和死亡。因此，麻醉师越来越有可能遇到患有 CHD 或新的获得性心脏病的孕妇。

与正常妊娠相关的生理变化包括：

· 全身血管阻力降低。

· 心排血量增加。

· 肺血管阻力降低。

· 收缩压和舒张压降低。

· 耗氧量增加。

· 贫血。

· 功能残气量下降。

· 气道水肿和插管困难的可能性。

心室或瓣膜功能受损的患者可能无法适应正常的妊娠生理，导致血流动力学衰竭。应特别注意是，肺动脉高压患者和妊娠前心肌病患者一样，在妊娠期间发生心力衰竭的风险增加[31]。

CHD 修复后的患者可根据病情选择经阴道分娩或剖宫产。应在产前评估心室功能，并回顾既往的修复史。Fontan 循环患者的心室功能储备有限，可能会阻止患者对分娩的血流动力学挑战作出反应。此外，许多 CHD 和机械瓣膜患者正在服用华法林。妊娠早期使用华法林与胚胎病变有关。肝素不通过胎盘，经常用于在此这段时间需要抗凝的患者。麻醉师应注意所采用的抗凝方案。除非出于产科目的，否则通常不强制要求剖宫产。心功能受损导致血流动力学衰竭和心力衰竭的 CHD 患者可能无法忍受分娩镇痛和分娩时的容积变化。如图所示，可以在个体化的基础上采用有创监测。

有时，麻醉师可能会被要求照顾那些必须接受心脏手术且需要使用体外循环的孕妇。虽然可以安全地为母亲进行心脏手术，但围手术期仍有许多风险会影响胎儿的存活[32]。胎龄 22 周后可进行胎心监护。胎儿心动过缓与血液稀释、持续子宫收缩、低血压和药物应用有关。高流量 [>2.4 L/(min·m^2)]、CPB 压力 >70mmHg 及常温有助于提高胎儿存活率。建议手术迅速，避免反复使用停搏液而引起高钾血症。肝素和鱼精蛋白不会通过胎盘。由于妊娠期凝血功能增强，需要体外循环的孕妇应避免使用抗纤溶药物。应在右髋下放置楔形物以便子宫左倾，避免主动脉腔受压。同样，在体外循环期间，母亲的血细胞比容应 >28%。麻醉药和阿片类药物可通过胎盘，但肌肉松弛剂不通过胎盘。

围产期心肌病是一种特发性心肌病，在妊娠末期或产后几个月表现为左室收缩功能衰竭。病因尚不清楚，但可能是由于氧化应激反应导致催乳素蛋白水解成促进细胞凋亡和抗血管生成的片段，从而造成心肌损伤[33]。围产期心衰的处理与其他心衰的处理相似，另外还要考虑到药物的胎盘转移及其在哺乳期的安全性。回顾欧洲心脏病学会的指南有助于这些药物在心脏病孕妇的围手术期应用。

围产期心肌病患者可能需要放置心室辅助设备或进行心脏移植。

TEE 与 CHD

对 CHD 患者手术前后进行 TEE 检查，对所有级别的成人超声心动图检查人员来说都是一个挑战。基础超声心动图医生应该能识别 CHD 患者心脏的异常结构。在将 CHD 患者带去手术时，基础超声心动图检查人员应寻求具有专业经验的人员的帮助。Kamra 等对 TEE 在小儿 CHD 治疗中的作用进行了综述，可供参考[34]。

（成丹丹　译，路志红　审）

参考文献

[1] Perloff JK, Warnes CA. Challenges posed by adults with repaired congenital heart disease. Circulation, 2001, 103:2637-2643.

[2] Gottlieb E, Andropoulos D. Anesthesia for the patient with congenital heart disease presenting for noncardiac surgery. Curr Opin Anesthesiol, 2013, 26(3):318-326.

[3] Samanek M, Slavik Z, Zborilova B, et al. Prevalence, treatment and outcome of heart disease in live-born children: a prospective analysis of 91,823 live born children. Pediatr Cardiol, 1989, 10:205-211.

[4] Cooper JR, Goldstein MT. Septal and endocardial cushing defect and double outlet right ventricle perioperative management. In: Lake CL (ed). Pediatric Cardiac Anesthesia, 3rd ed. Stamford, CT: Appleton & Lange, 1998: 285-302.

[5] Hudson JK, Deshpande JK. Septal and endocardial cushion defects. In: Lake CL, Booker PD (eds). Pediatric Cardiac Anesthesia. 4th ed. Philadelphia, PA: Lippincott Williams & Wilkins, 2005: 329-343.

[6] Radzik D, Davignon A, van Doesburg N, et al. Predictive factors for spontaneous closure of atrial septal defect diagnosed in the first three months of life. J Am Coll Cardiol, 1993, 22:851-853.

[7] Mavroudis C, Backer CL, Jacobs JP. Ventricular septal defect. In: Mavroudis C, Backer CL(eds). Pediatric Cardiac Surgery. Philadelphia, PA: Mosby, 2003: 298-338.

[8] Neumayer U, Stone S, Somerville J, et al. Small ventricular septal defects in adults. Eur Heart J, 1998, 19:1573-1582.

[9] Feldt RH, Edwards WD, Coburn JP, et al. Atrioventricular septal defects. In: Allen HD, Gutgesell HP, Clark EB, et al. (eds). Moss and Adams, Heart Disease in Infants, Children and Adolescents. Philadelphia, PA: Lippincott Williams & Wilkins, 2001:618-635.

[10] Morgan BC, Guntheroth WG, Bloom RS, et al. Clinical profile of paroxysmal hyperpnea in cyanotic congenital heart disease. Circulation, 1965, 31:66-69.

[11] Van Arsdell GS, Maharaj GS, Tom J, et al. What is the optimal age for repair of tetralogy of Fallot? Circulation, 2000, 102 (suppl III):123-129.

[12] Chaturvedi RR, Shore DF, Lincoln C, et al. Acute right ventricular restrictive physiology after repair of tetralogy of Fallot: association with myocardial injury and oxidative stress. Circulation, 1999, 100:1540-1547.

[13] Ruzyllo W, Nihill MR, Mullins CE, et al. Hemodynamic evaluation of 221 patients after intracardiac repair of tetralogy of Fallot. Am J Cardiol, 1974, 34:565-576.

[14] Gatzoulis MA, Balaji S, Webber SA, et al. Risk factors for arrhythmia and sudden cardiac death late after repair of tetralogy of Fallot: a multicentre study. Lancet, 2000, 356:975-981.

[15] Cullen S, Celemajer DS, Franklin RC, et al. Prognostic significance of ventricular arrhythmia after repair of tetralogy of Fallot: a multicentre study. Am J Cardiol, 1994, 23:1151-1155.

[16] Wilson W, Taubert KA, Gewitz M, et al. Prevention of infective endocarditis: guideline from the American Heart Association: a guideline from the American Heart Association Rheumatic Fever, Endocarditis, and Kawasaki Disease Committee, Council on Cardiovascular Disease in the Young, and the Council on Clinical Cardiology, Council on Cardiovascular Surgery and Anesthesia, and the Quality of Care and Outcomes Research Interdisciplinary Working Group. Circulation, 2007, 116:1736-1754.

[17] Liebman J, Cullum L, Belloc NB, et al. Natural history of transposition of the great arteries. Anatomy at birth and death characteristics. Circulation, 1969, 40:237-262.

[18] Losay J, Touchot A, Serraf A, et al. Late outcome after atrial switch operation for transposition of the great arteries. Circulation, 2001, 104:I121-I126.

[19] Graham TP, Bernard YD, Mellen BG, et al. Long-term outcome in congenitally corrected transposition of the great arteries. J Am Coll Cardiol, 2000, 36:255-261.

[20] Hoffman G, Stuth EAE. Hypoplastic left heart syndrome. In: Lake CL, Booker PD (eds). Pediatric Cardiac Anesthesia. Philadelphia, PA: Lippincott Williams & Wilkins, 2005:445-466.

[21] Sano S, Ishino K, Kado H, et al. Outcome of right ventricle-to-pulmonary artery shunt in first-

stage palliation of hypoplastic left heart syndrome: a multi-institutional study. Ann Thorac Surg, 2004, 78:1951-1957.

[22] Bacha EA, Daves S, Hardin J, et al. Single ventricle palliation for high-risk neonates: the emergence of an alternative hybrid strategy. J Thorac Cardiovasc Surg, 2006, 131:163-171.

[23] Shah MJ, Rychik J, Fogel MA, et al. Pulmonary AV malformations after superior cavopulmonary connection: resolution after inclusion of hepatic veins in the pulmonary circulation. Ann Thorac Surg, 1997, 63:960-963.

[24] Fontan F, Mounicot FB, Baudet E, et al. "Correction" of tricuspid atresia. 2 cases "corrected" using a new surgical technic. Ann Chir Thorac Cardiovasc, 1971, 10:39-47.

[25] Leyvi G, Bennett HL, Wasnick JD. Pulmonary artery flow patterns after Fontan procedure are predictive of postoperative complications. J Cardiothorac Vasc Anesth, 2009, 23:54-61.

[26] Tam V, Miller BE, Murphy K. Modified Fontan without use of cardiopulmonary bypass. Ann Thorac Surg, 1999, 68:1698-1703.

[27] McCammond A, Kuo K, Parikh V, et al. Early outcomes after extracardiac conduit Fontan operation without cardiopulmonary bypass. Pediatr Cardiol, 2012, 33(7):1078-1085.

[28] Arendt K, Abel M. The pregnant patient and cardiopulmonary bypass. In: Cohen NH (ed). Medically challenging patients undergoing cardiothoracic surgery. A Society of Cardiovascular Anesthesiologists monograph, 2009:215-244.

[29] Regitz-Zagrosek V, Lundqvist C, Borghi C, et al. ESC guidelines on the management of cardiovascular disease during pregnancy. Eur Heart J, 2011, 32:3147-3197.

[30] Nickens M, Long R, Geraci S. Cardiovascular disease in pregnancy. South Med J, 2013, 106(11):624-630.

[31] Ruys T, Roos-Hesselink J, Hall R, et al. Heart failure in pregnant women with cardiac disease: data from the ROPAC. Heart, 2014, 100:231-238.

[32] Mahli A, Izdes S, Coskun D. Cardiac operations during pregnancy: review of factors influencing fetal outcome. Ann Thorac Surg, 2000, 69:1622-1626.

[33] Bhattacharyya A, Basra S, Kar B. Peripartum cardiomyopathy. Tex Heart Inst J, 2012, 39(1):8-16.

[34] Kamra K, Russell I, Miller-Hance W. Role of transesophageal echocardiography in the management of pediatric patients with congenital heart disease. Pediatr Anesth, 2011, 21:479-493.

REVIEWS

Chandrasekhar S, Cook C, Collard C. Cardiac surgery in the parturient. Anesth Analg, 2009, 108:777-785.

Burch TM, Mizuguchi K, DiNardo J. Echocardiographic assessment of atrial septal defects. Anesth Analg, 2012, 115(4):772-775.

Jooste E, Haft W, Ames W, et al. Anesthetic care of parturients with single ventricle physiology. JCA, 2013, 25:417-423.

Jolley M, Colan S, Rhodes J, DiNardo J. Fontan physiology revisited. Anesth Analg, 2015, 121(1):172-182.

Warnes C, Williams R, Bashore T, et al. ACC/AHA guidelines for the management of adults with congenital heart disease: executive summary: a report of the American College of Cardiology/American Heart Association Task Force on Practice Guidelines (Writing Committee to Develop Guidelines of the Management of Adults with Congenital Heart Disease). Circulation, 2008, 118:2395-2451.

Bhatt A, Foster E, Kuehl K, et al. Congenital heart disease in the older adult: a scientific statement from the American Heart Association. Circulation, 2015, 131:1884-1931.

Rouine Rapp K, Russell I, Foster E. Congenital heart disease in the adult. Int Anesthesiol Clin, 2012, 50(2):16-39.

第13章

非体外循环、机器人和微创心脏手术

主　题

- 微创手术方法
- 非体外循环与微创手术对麻醉的挑战
- 非体外循环手术是否优于体外循环手术
- 病例场景

20世纪90年代，心脏病专家和外科医生开始寻求治疗心脏病的新方法，以减少创伤。血管成形术和支架植入术逐渐发展起来。外科医生开始在胸腔镜技术的辅助下，通过匙孔大小的切口进行冠状动脉旁路移植术[1-2]。随后，机器人手术被引入心脏外科手术室，以进一步减小手术切口。一些外科医生将心脏手术的大部分困难归因于体外循环（CPB）的使用。因此，他们继续使用开胸方式对患者进行手术，但无须对跳动的心脏使用CPB即可完成旁路移植。

所有的微创手术方法都对麻醉师提出了不同的挑战。在体外循环心脏手术中，心脏的手术操作一般不会影响患者的血流动力学，毕竟患者血流处于旁路转流状态。非体外循环过程中，即使在胸腔中对心脏进行操作并在血管吻合术缝合期间可能导致局部缺血，心脏也必须继续跳动并向组织供应血液。因此，非体外循环下患者病情可能会急剧恶化，需要采取复苏措施和体外循环急救措施。麻醉师切勿认为非体外循环或微创手术的要求比体外循环手术低。

微创手术方法

有多种手术方法被指定为“微创”。许多非体外循环手术都是通过完全切开胸骨正中的切口进行的。因此，虽然可以在非体外循环下完成微创手术，但微创手术和非体外循环下手术并不相同。同样，在机器人辅助下，在 CPB 下可以实施微创手术（例如，二尖瓣置换术）。因此，外科医生可以在 CPB 下进行微创手术，或者可以通过完全切开胸骨正中切口，在非体外循环的情况下进行手术。

本次讨论中，“微创”意味着外科医生使用除完全胸骨切开术以外的其他方法来进入心脏。可以通过各种小切口、开胸手术、机器人和（或）胸腔镜辅助来接近心脏。这些微创方法向麻醉师提出了不同的挑战。

可以使用微创手术方法或通过完全劈开胸骨正中来完成非体外循环下冠状动脉血运重建。

完全胸骨切开下非体外循环冠状动脉旁路移植术

当全胸骨切开术切口用于非体外循环冠状动脉旁路移植手术（off-pump coronary artery bypass surgery，OPCAB）时，需使用各种支持设备稳定跳动的心脏，以完成多支冠状动脉的旁路移植。在非体外循环手术中，外科医生使用硅橡胶圈套和其他阻闭装置来阻闭血管的近端和远端血流。偶尔会在手术区域充满二氧化碳，以尽量减少手术操作时空气进入冠状动脉。因为对外科医生而言跳动的心脏在手术时会成为一个移动靶，所以市面上有各种各样的稳定装置（图 13–1），这些装置可以将外科医生计划建立旁路吻合的心肌区域相对固定。外科医生必须将心脏稳定于合适的位置，以完成手术修复。在心脏位置固定的过程中，静脉回流可能受损，从而导致血流动力学不稳定和低血压。但通常一旦将心脏放在可以进行旁路移植的位置时，静脉回流往往都是充足的，并且即使心脏在胸腔中被抬起和压缩，心脏也会泵出合适的心排血量来维持灌注。通常情况下，外科医生会对将要绕过的冠状动脉进行短时间的阻闭，以确定患者对血管阻闭的反应，并可能提供缺血预处理。在该试验之后，外科医生对血管进行再灌注，希望通过缺血预处理来使该血管供给的心肌对之后的心肌缺血更具适应性。血管被重新阻闭，完成吻合。在此期间，冠状动脉旁路会被阻闭，依赖于该血管血流分布的心肌可能会缺血。当然，由于这些血管需要

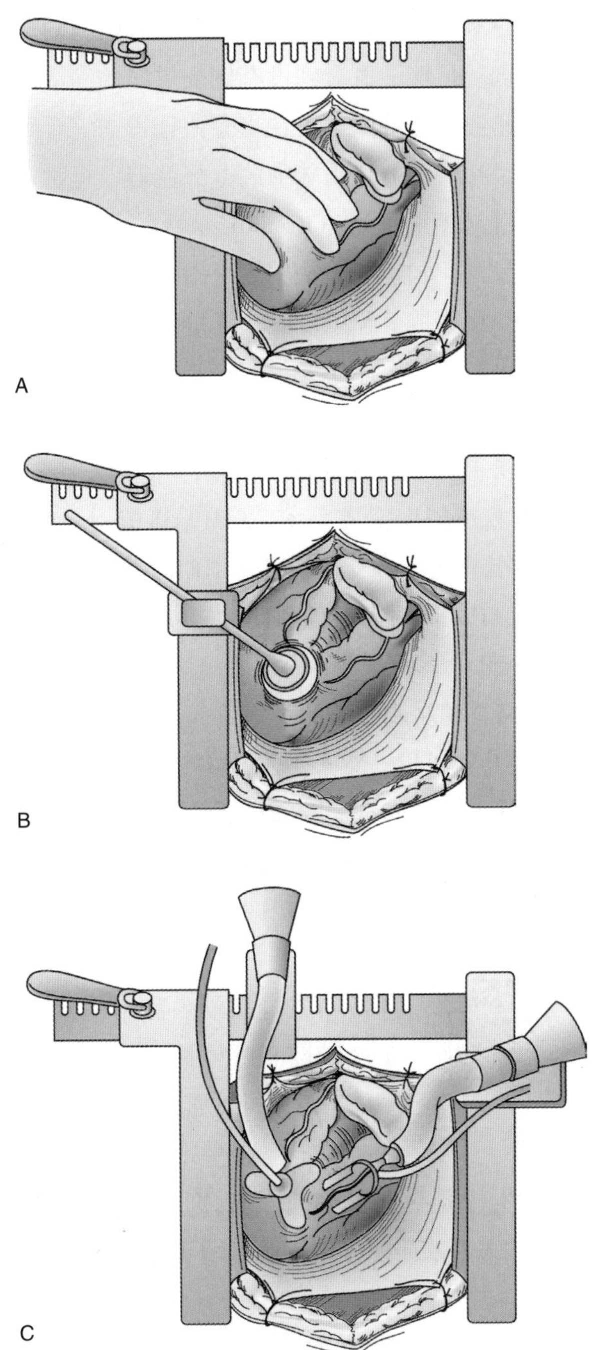

图 13–1　A. 在使用全胸骨切开术的 OPCAB 手术中，外科医生经常抬高心脏以暴露需要进行旁路移植的血管。B. 使用稳定装置，将心脏位置固定以优化手术暴露，并为旁路移植物放置提供相对静止的目标。C. 在心脏位置固定的情况下，需要旁路移植的冠状动脉也得以稳定

旁路移植，从它到心肌的血流往往可能很小，血管阻闭的影响也很低。然而，如果该血管提供了足够的血流到没有侧支供应的存活心肌，则在外科修复过程中可能迅速造成心脏缺血。在将旁路移植物缝合到位过程中，外科医生可以在被旁路移植的冠状动脉中放置分流器以提供动脉血流。在血管阻塞前全身给予肝素（剂量为 100~300U/kg），将活化凝血时间调整到 250~300s。各家医院非体外循环旁路移植手术的抗凝方案存在很大差异[3]。如果在非体外循环旁路移植过程中，无法维持循环稳定，外科手术团队应做好进行全身肝素化和体外循环的准备。

机器人、微创与杂交手术

左前降支（LAD）与左内乳动脉（LIMA）的单支旁路移植可通过各种微创机器人和胸腔镜辅助完成手术。LIMA 移植到 LAD 可以提高冠心病患者的存活率。混合冠状动脉重建术（HCR）采用机器人微创技术将 LIMA 旁路移植至 LAD，同时对其他阻闭的冠状动脉实施经皮冠状动脉介入治疗（PCI）。HCR 手术可减少手术创伤，并可能减少但不能消除与体外循环冠状动脉旁路移植手术相关的炎症反应[4-5]。

外科医生还使用微创和机器人手术技术进行瓣膜手术。微创主动脉瓣手术可通过经胸骨小切口或右前胸廓切开来完成。二尖瓣手术可通过右前外侧开胸来进行。静脉引流一般是经股静脉和下腔静脉插管入右心房来完成的。动脉（主动脉）插管可直接进入升主动脉或通过右腋动脉或股动脉进行。有时，外科医生可能会要求麻醉师协助放置从颈内静脉入冠状窦的导管，用于逆行性心脏停搏和（或）在 CPB 期间在肺动脉中放置排气管使左心室减压。可使用 TEE 来帮助定位这些导管（图 13-2，图 13-3；视频 13-1）。外科医生行胸主动脉阻断，随后进行心脏停搏。还可以在 TEE 引导下使用主动脉内球囊夹来阻塞主动脉（图 13-3；视频 13-2）。

视频 13-1　　视频 13-2

非体外循环与微创手术对麻醉的挑战

在建立有创性动脉监测和中心静脉通路之前，麻醉师和外科医生应讨论手术方案，特别是如果计划采用体外循环的话，哪些血管将被插管以

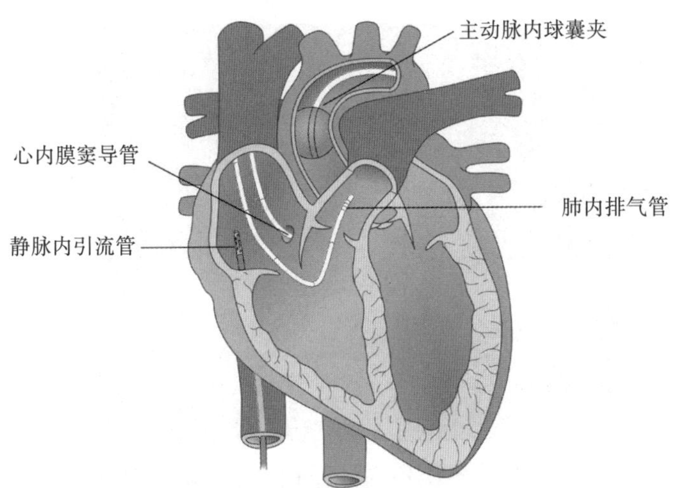

图 13-2　机器人心脏外科手术使用的心内膜窦导管、主动脉内球囊夹、肺内排气管和静脉内引流管。经许可，引自 Wang G, Gao C. Robotic cardiac surgery: an anaesthetic challenge. Postgrad Med J, 2014, 90(1066):467−474

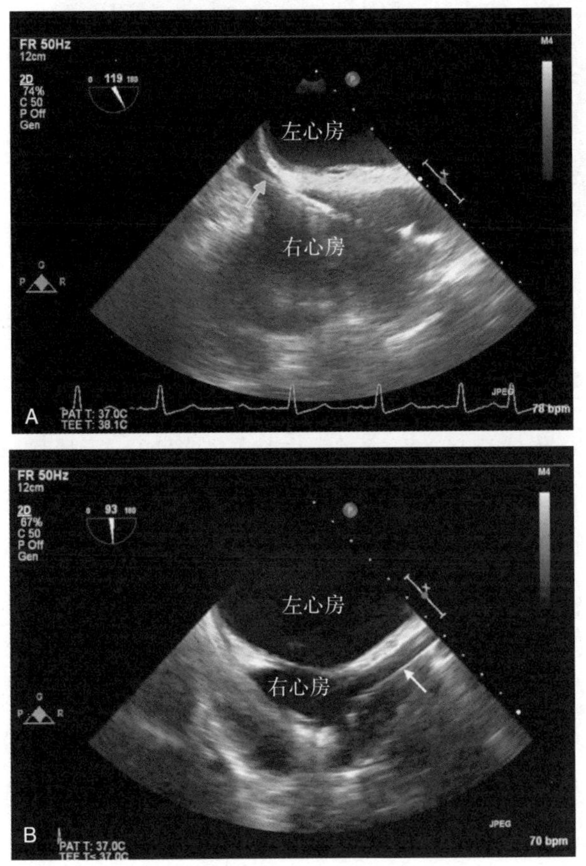

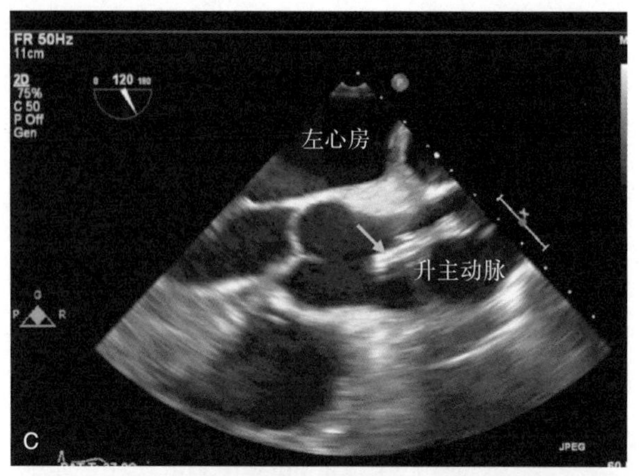

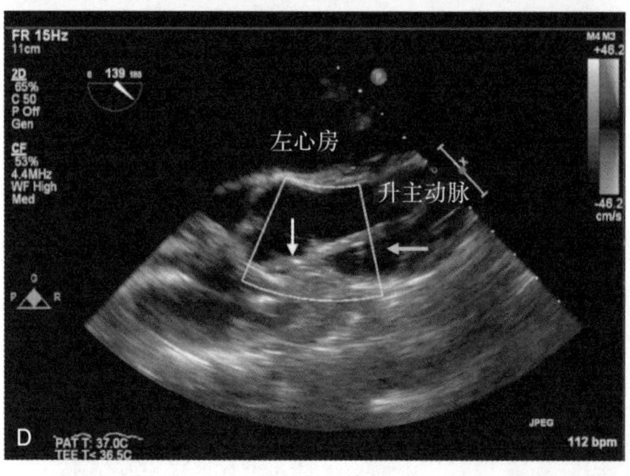

图 13-3　A. 食管中段双腔切面图显示与冠状窦口接触的冠状窦导管（灰色箭头），用于逆行输送停搏液。B. 食管中段双腔造影显示冠状窦内的冠状窦导管（灰色箭头）和与上腔静脉相连的静脉插管（白色箭头）。C. 食管中段主动脉瓣长轴切面显示升主动脉长轴和内镜导管（灰色箭头），内镜球囊尚未充气。D. 与切面 C 的视图相同。内镜球囊已充气（灰色箭头），正在向主动脉根部输注心脏停搏液（白色箭头）

开始体外循环，以及是否有必要通过颈内静脉放置逆行冠状静脉窦导管。如果病例采用胸前放置 CPB 插管的小切口胸骨切开术，手术将按照类似于其他需要完全胸骨切开的手术来进行。因为小切口胸骨切开术和机器人手术都无法完全进入心脏，所以如果内部电极不能与心外膜正确接触，则必须放置体外除颤 / 起搏器电极板。

如果手术是通过开胸切口或胸廓入路进行的（如机器人二尖瓣修复或置换），则术中需要提供单肺通气（图 13-4）。应根据患者的特点、麻醉师的偏好以及术后机械通气的需要来选择使用双腔气管插管或支气管封堵管。一侧胸腔可能会吹入二氧化碳，以改善胸腔镜或机器人手术的视

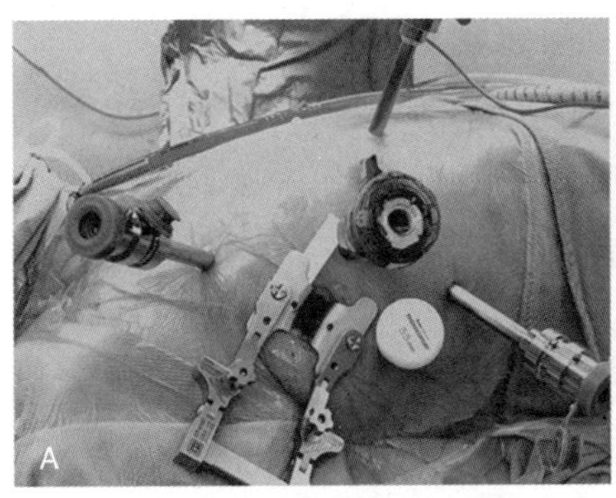

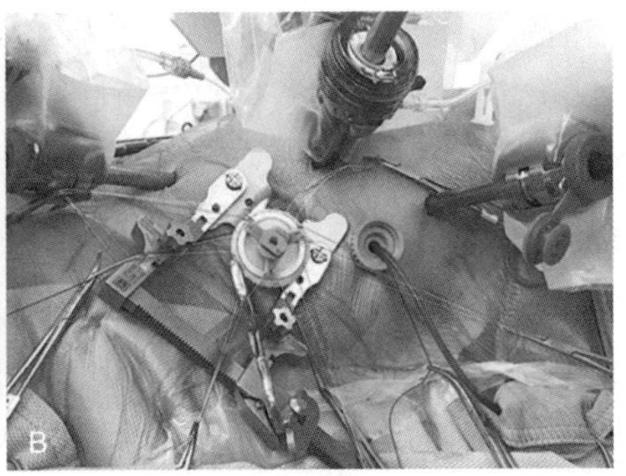

图 13–4　外部视图。A. 用于机器人二尖瓣置换的装置，包括机器孔和工作孔的肋骨牵开器。B. 通过肋骨牵开器来调整二尖瓣假体。经许可，引自 Kuo CC, Chang HH, Hsing CH, et al. Robotic mitral valve replacements with bioprosthetic valves in 52 patients: experience from a tertiary referral hospital. Eur J Cardiothorac Surg, 2018, 54(5):853–859

野。伴随着单肺通气和二氧化碳吸入可能会出现低氧血症和血流动力学不稳定。

微创手术中麻醉药物的选择与传统心脏外科手术相似。麻醉药物的选择目标为能在患者参数允许的情况下提供快通道苏醒和拔管。阿片类药物（短效或仔细滴定给药的长效药物），吸入性麻醉剂和丙泊酚联合应用均可成功用于这些病例。椎旁阻滞和其他区域性技术也用于促进快通道管理（参见第 18 章）。与所有心脏麻醉实践一样，精心管理患者的血流动力学比选择某一麻醉方法更为重要。微创手术过程中对患者的监测与开胸心脏手术中的监测相似。通过小切口进行的手术中，麻醉师常常看不到跳动的心脏，而直视心脏是监测心脏功能的良好途径。因此，在微创手术过程中对心脏功能进行 TEE 监测变得越来越重要。但是，在完全胸骨切开非体外循环手术中，当心脏从胸部被抬起以方便放置旁路移植物时，TEE 成像会变得困难，可能并不总是有助于检测围手术期的缺血。当 TEE 图像可用时，冠状动脉闭塞过程中出现新的室壁运动异常可提示发生了心肌缺血。放松冠状动脉圈套器和血流的恢复通常可以解决缺血问题。低血压、肺动脉压升高、新的 ST 段改变和心律失常会使非体外循环手术过程变得复杂。外科使用冠状动脉分流术有时可以减轻缺血并有利于实施非体外循环旁路移植术。当心脏从胸腔中被抬起或因圈套器结扎而导致缺血时，通常需要升压药来维持血压。相反，当心脏恢复到正常位置和（或）心肌缺血得到缓解时，患者的心排血量将改善，血压可能升高至患者出现意外高血压的程度。

如上所述，手术和麻醉团队应随时准备在血流动力学不稳定、需要努力恢复血压和缓解手术引起的冠状动脉缺血时，将手术从非体外循环式微创手术转变为完全胸骨切开的体外循环下手术。

体外循环下机器人或微创手术过程中，外科医生使用各种经胸和主动脉内阻断将心脏从系统循环中隔离出来，以便进行手术修复[6]。在这些情况下，使用 TEE 可以确保主动脉内球囊夹不会在主动脉中移位，从而不会阻塞通向无名动脉的血流。也有可能发生主动脉夹层，因此 TEE 检查应包括对主动脉的评估。

在机器人心脏手术中，肌肉松弛是必不可少的，因为机器人手臂是固定的，如果患者在手术过程中出现体动或呛咳，可能会造成创伤。

术后，接受微创手术的患者是手术室早期拔管的理想人选。应特别注意严格控制出血，纠正任何现有的凝血异常，充分镇痛，并维持正常体温。在整个手术过程中，必须积极给患者保暖并控制室温。与任何心脏手术患者一样，应常规监测血气及实验室检查数值并及时予以纠正。出于对上述因素（出血、疼痛、血流动力学不稳定）的关注，麻醉师可能会选择在微创手术后保持患者带管进入 ICU，并在拔管前予以镇静以便观察一小段时间。

非体外循环手术是否优于体外循环手术

考虑到 CPB 引起的大量炎症和凝血紊乱，人们希望非体外循环技术能减少心脏手术相关的并发症，特别是与神经系统损伤有关的并发症。已经有许多研究表明或未能表明非体外循环技术具有一些优势。Bucerius 等基于一个大型数据库的研究发现，与 CPB 相比，心脏不停跳手术患者术后卒中和谵妄的发生率降低[7]。另一方面，Nahoe 等在一项前瞻性试验中，将相对健康的患者随机分为体外循环手术组或非体外循环手术组，发现 1 年内心脏手术的预后没有差异，包括无死亡、卒中、心肌梗死或其他冠状动脉介入治疗[8]。Khan 等为少量患者（每组约 50 人）随机实施体外循环手术或非体外循环手术，并在术后 3 个月评估移植物的通畅性[9]。研究者指出，虽然非体外循环手术后肌钙蛋白 T 水平测得的心肌损伤程度较低，但非体外循环患者的移植血管通畅度比使用体外循环技术的患者低。因为使用心肌稳定装置在跳动的心脏上进行非体外循环手术，这些条件下进行的移植可能在技术上较差，因此，与在停搏后麻痹的心脏中完成的移植相比，通畅性和寿命率较低。

一项对 2203 例随机接受非体外循环或体外循环血管重建术的患者进行的研究发现，非体外循环组的预后较差（死亡或并发症，如再次手术、需要再次机械通气支持、心脏骤停、昏迷、卒中，或出院前或手术后 30d 内肾功能衰竭），且移植血管的通畅性比体外循环组差。两种方法在神经心理学转归和主要资源使用方面无显著差异[10]。最近的研究表明，与非体外循环技术相比，采用体外循环技术的冠状动脉旁路移植患者的长期存活率较高[11]。然而，“退伍军人事务手术质量改进计划”中对 65 097 例接受单纯冠状动脉旁路移植术的患者进行的回顾性研究表明，与非体外循环治疗的患者相比，采用体外循环技术的患者围手术期并发症发病率更高[12]。然而，这些作者报道体外循环和非体外循环患者队列在手术死亡方面无显著差异。在类似的队列中，Bakaeen 等也报道非体外循环冠状动脉旁路移植术可能与长期存活率降低有关[13]。Diegeler 等指出对于 75 岁及以上的患者术后 30d 或一年时的转归，非体外循环与体外循环冠状动脉旁路移植术相比没有任何益处[14]。Lamy 等随机抽取非体外循环和体外循环冠状动脉旁路移植术患者，调查他们 5 年后的预后[15]。这些研究者并未发现体外循环组与非体外循环组在死亡、卒中、心肌梗死、肾衰竭或再次血运重建方面有任何差异。然而，最近的荟萃分析中，Smart 等报道，与非体外循环手术相比，体外循环冠状动脉旁路移植术统计上来讲更具存活优势[16]。Shaefi 等在 2018 年的一篇综述中，总结了非体外循环与体外循环 CABG 的主要临床试验（表 13-1，表 13-2）[17]。

Puskas 等对 102 项比较体外循环和非体外循环冠状动脉旁路移植术的临床试验进行了荟萃分析，指出非体外循环冠状动脉旁路移植术可改善短期预后，如输血、肾功能不全、卒中、房颤和住院时间[18]。

表 13-1 研究冠状动脉旁路移植术 *vs* ABG 术 *vs* 非体外循环冠状动脉旁路移植术临床转归的主要前瞻性随机对照试验的详细资料和方法

试验	作者，日期和杂志	标题	设计	主要结果	主要发现	评论
BHACAS Ⅰ和Ⅱ	Angelini 等，2002, Lancet	非体外循环和体外循环手术后早期和中期转归针对心脏停搏的研究（BHACAS 1 和 2）：2 项随机对照试验的汇总分析	同一外科医生 401 例随机患者 BHACAS Ⅰ排除了 LVEF <30% 和（或）回旋支病变的患者及与围手术期高风险相关的其他患者 BHACAS Ⅱ包括回旋支病变患者，但仍排除低 EF 患者	BHACAS Ⅰ和Ⅱ的联合分析；术后 1~3 年的全因死亡率或心脏相关事件	CABG 组和 OPCAB 组 24 个月的全因死亡率无显著性差异（HR 0.57, 95%CI 0.17~1.96），也无显著的心脏相关事件差异	汇总分析显示，与 CABG 组相比，OPCAB 组的输血风险降低，减少 ICU 停留时间 > 1d，总住院时间减少 > 7d
SMART	Puskas 等，2003, J Thorac Cardiovasc Surg	非体外循环冠状动脉旁路移植术可提供完全血运重建、减少心肌损伤、输血需求和住院时间：一项 200 例非体外循环与常规冠状动脉旁路移植术患者的前瞻性随机比较	同一外科医生 197 例随机患者 仅排除心源性休克或主动脉内球囊反搏的患者	血管重建完整性指数（已完成的移植物数量 / 计划的移植物数量）	CABG 和 OPCAB 组的血运重建指数具有相似的完整性（分别为 1.01 ± 0.09 和 1.00 ± 0.18, P= 0.219）	两组间的血运重建指数相似，即便是涉及回旋支支配区时 OPCAB 组输血次数少，住院时间短。 两组之间的卒中发生率没有差异
Octopus	Nathoe 等，2003, N Engl J Med	非体外循环与体外循环在低危冠状动脉旁路移植术中的一项比较	多个外科医生，左冠脉多段 281 例随机患者，不包括左心室功能不良的患者	全因死亡率、卒中、心肌梗死或需要再次血运重建	在 1 年时，OPCAB 和 CABG 组之间无显著差异（90.6% 的 CABG 患者未达到复合终点指标 *vs* 88 % 的 OPCAB 患者, 95% CI 4.6~9.8）	两组间主要综合转归的个别成分无显著差异

续表

试验	作者，日期和杂志	标题	设计	主要结果	主要发现	评论
Al-Ruzzeh trial	Al-Ruzzeh 等，2006，BMJ	非体外循环冠状动脉旁路移植术对临床、血管造影、神经认知和生活质量的影响：随机对照试验	同一外科医生 168 例随机患者 排除了 LVEF < 30% 和仅有单血管 CAD 的患者	术后 3 个月血管造影显示移植物通畅性及 6 个月内神经认知功能	移植血管通畅率无显著差异（CABG 组为 92.7%，OPCAB 组为 92.1%，OR 1.08，95%CI 0.54~2.15） OPCAB 组 6 周时在 3 个记忆子测验和 6 个月时在 2 个记忆子测验中表现明显优于对照组	OPCAB 组比 CABG 组住院时间短，机械通气时间短，输血量少
ROOBY	Shroyer 等，2009，N Engl J Med	体外循环与非体外循环冠状动脉旁路移植术	多个外科医生，左冠脉多段在许多情况下，住院医师是主要的手术者 共有 2203 例患者，随机分组，不包括那些因解剖限制而不能采用 OPCAB 的患者	短期主要转归：手术后 30d 内或出院前（以较晚者为准）死亡或主要并发症（二次手术、机械通气支持、心脏骤停、昏迷、卒中或需要透析）的复合终点 长期主要转归：1 年内全因死亡、心肌梗死或重复血运重建	CABG 组和 OPCAB 组的短期综合转归（分别为 5.6% *vs* 7.0%，P=0.19）无显著性差异 OPCAB 组的长期复合终点发生率高于 CABG 组（9.9% *vs* 7.4%，P=0.04），OPCAB 组心脏病死亡率有增加的趋势（2.7% *vs* 1.3%，P=0.03）	OPCAB 组移植物通畅率较低 两组之间的资源使用和神经心理学结果没有差异 OPCAB 组降低输血需求的趋势不显著

续表

试验	作者，日期和杂志	标题	设计	主要结果	主要发现	评论
PROMISS	Sousa Uva 等，2010，Eur Heart J	非体外循环和体外循环冠状动脉旁路移植术后早期移植血管通畅性：一项前瞻性随机研究	同一外科医生 150 例随机患者，包括心室功能不良的患者	用多层螺旋 CT 扫描分析 5 周时移植血管通畅率	OPCAB 组移植血管通畅率明显低于 CABG 组（89.9% *vs* 95%，或 OR 2.2，95%CI 1.07~4.44；*P* =0.03） 肝素剂量调整后，各组间移植血管通畅率无统计学差异（OR 0.87, 95%CI 0.25~2.98; *P*=0.83）	1 年时，即使 CABG 组的神经认知功能术前基线就较高，两组之间的神经认知功能也没有差异，因此实际上可能存在更严重的下降幅度
Best Bypass Surgery	Moller 等，2010，Circulation	高危患者非体外循环与体外循环冠状动脉旁路移植术后 30d 预后无显著差异	多名外科医生，左冠脉单段 341 例随机患者，仅包括术前欧洲评分 >4 且有 3 支血管 CAD 的患者，不包括 LVEF < 30% 的患者	30d 时心脑血管不良事件（全因死亡率、急性心肌梗死、复苏成功的心脏骤停、心源性休克、卒中、冠状动脉再通）的综合转归	OPCAB 组和 CABG 组之间的综合主要结局 (15% *vs* 17%；*P* = 0.48) 或组成成分无显著差异	虽然 OPCAB 组的侧壁移植物明显较少，但两组间每例患者的移植物数量相当
MASS Ⅲ	Hueb 等，2010，Circulation	非体外循环与体外循环稳定性多支冠状动脉旁路移植术 5 年随机对照研究。MASS Ⅲ试验	多名外科医生，左冠脉单段 308 例随机患者，不包括 LVEF< 40% 的患者	5 年随访时死亡率、卒中、心肌梗死或需要额外血运重建的复合终点	CABG 组和 OPCAB 组在复合终点（HR 0.71，95%CI 0.41~1.22, *P* =0.21）或其单个指标方面无显著性差异	两组在院内并发症方面无显著差异。与 CABG 组相比，OPCAB 组的每例患者吻合数量更少

续表

试验	作者，日期和杂志	标题	设计	主要结果	主要发现	评论
DOORS	Houlind 等，2012，Circulation	老年患者冠状动脉旁路移植术中非体外循环与体外循环的比较：丹麦非体外循环与体外循环随机对照研究的结果	多名外科医生，左冠脉多段 900 例随机患者，包括心室功能不良的患者 所有患者均 >70 岁	术后 30d 内死亡率，心肌梗死或卒中的复合终点	CABG 组 和 OPCAB 组之间无显著性差异（10.2% *vs* 10.7%，95%CI 3.6~4.4，*P*=0.83，平均值，非劣效性检验 *P*=0.49）	随访 6 个月时死亡率无显著差异 移植物数量 CABG 组 3.1/人，OPCAB 组 2.9/人（*P*=0.007）。 CABG 组失血量较大（*P*<0.001），但两组输血率相当
CORONARY	Lamy 等，2012，N Engl J Med	非体外循环或体外循环冠状动脉旁路移植术后 30d	多名外科医生，左冠脉多段 共 4752 例患者（仅 70 岁以上的患者），包括 PAD、脑血管疾病、颈动脉狭窄、肾功能不全、60~69 岁糖尿病、LVEF <35%、近期吸烟史或需要紧急手术、55~59 岁至少具备以上 2 个危险因素	第一共同主要指标：30d 内死亡、卒中、心肌梗死或新透析的复合终点 第二共同主要指标：随访 5 年内第一共同主要指标或需冠状动脉血运重建的复合终点	OPCAB 和 CABG 的第一共同主要指标发生率无显著差异（9.8% *vs* 10.3%，HR 0.95，95% CI 0.79~1.14，*P*=0.59） OPCAB 和 CABG 之间的第二共同主要指标发生率（23.1% *vs* 23.6%，HR 0.98，95% CI 0.87~1.10，*P*=0.72）或两组间的血运重建率均无显著差异	OPCAB 大大降低了输血量以及二次手术的发生率，二次手术是因显著出血，新发急性肾损伤或呼吸系统并发症而引起

续表

试验	作者，日期和杂志	标题	设计	主要结果	主要发现	评论
GOPCABE	Diegeler 等，2013，N Engl J Med	老年患者非体外循环与体外循环冠状动脉旁路移植术	多名外科医生，左冠脉多段2539例随机患者，包括那些心室功能差的患者 所有患者至少75岁	30d和12个月内死亡或重大不良事件（心肌梗死、卒中、新发透析或重复血运重建）的复合终点	30d时，OPCAB组和CABG组的主要终点指标无显著性差异（7.8% *vs* 8.2%，OR 0.95，95%CI 0.71~1.28，P=0.74） 在主要终点指标的各个组分中，两组之间只有再次血运重建明显不同，在OPCAB中发生率更高	OPCAB组比CABG组输血率更低

经许可，引自 Shaefi S, Mittel A, Loberman Det al. Off-Pump Versus On-Pump Coronary Artery Bypass Grafting–A Systematic Review and Analysis of Clinical Outcomes. J Cardiothorac Vasc Anesth, 2019, 33(1):232–244

表 13-2　**非体外循环冠状动脉旁路移植术与冠状动脉旁路移植术血运重建对短期和长期临床结局影响的总结**

短期结局	
讨　论	
围手术期心肌损伤	尽管小规模的研究支持 OPCAB 者炎症反应较轻，但没有强有力的证据表明 OPCAB 降低了心肌梗死的发生率或降低了其他术后即刻心功能损害
卒中	与 CABG 相比，没有随机对照试验证实 OPCAB 的卒中率降低。在 OPCAB 中，移植静脉与主动脉吻合的特定方法的影响尚未完全确定
住院时间和住院并发症	一些随机对照试验发现，OPCAB 术后机械通气持续时间、ICU 时间和总住院时间以及急性肾损伤（尽管不需要透析）的严重程度降低
出血和输血需求	许多高质量的随机对照试验，包括 CORONARY 和 GOPCABE（最大规模和最新的试验），发现与 CABG 组相比，OPCAB 组的输血需求显著降低
围手术期费用	与 CABG 相比，OPCAB 对专业人员、设备、输血和术后并发症方面的需求更低，有助于降低相关的直接成本
神经认知功能	一些研究，特别是 Al-Ruzzeh 和 CORONARY 随机对照试验，发现 OPCAB 患者术后即刻的神经认知功能恶化较 CABG 患者轻。这些发现的临床意义可能很小
长期结局	
讨　论	
死亡率	ROOBY 试验发现，与 CABG 相比，OPCAB 术后 1~5 年的死亡风险略有增加。然而，除了 MASS- Ⅲ试验中需要侧壁血运重建的患者外，没有其他高质量的随机对照试验能确定与 OPCAB 相关的死亡风险
有效的血运重建	血运重建似乎高度依赖外科专业知识。对有经验的外科医生进行的研究通常会发现 OPCAB 组和 CABG 组 1~5 年的随访期内需再次血运重建者无差异。ROOBY 试验中很多为相对缺乏经验的外科医生，与相似设计的 CORONARY 试验相比，长期随访发现需要更多的再次血运重建。然而，一些血运重建目标（例如，小目标血管或回旋支疾病）甚至对经验丰富的外科医生来说也是一个挑战。尤其是 MASS Ⅲ试验，发现回旋支分布的血运重建效果较差（这些患者的死亡率增加）。许多其他试验发现，与 CABG 患者相比，每例 OPCAB 患者进行的移植物数量减少，从而得出结论 OPCAB 会带来血运重建效果差的风险
神经认知功能	1~5 年的随访通常没有发现 OPCAB 组和 CABG 组之间的神经认知功能差异。SMART 试验确实发现 OPCAB 在这方面比 CABG 有一点点益处，尽管还不足以具有临床意义
生活质量	与神经认知结果相似，OPCAB 后的生活质量与 CABG 相比没有明显提高。
医疗费用	尽管 OPCAB 的短期成本降低，但 OPCAB 患者需要重复血运重建的额外风险减少了长期随访中的这种差异

CABG= 冠状动脉旁路移植术。ICU= 重症监护病房。OPCAB= 非体外循环冠状动脉旁路移植术。经许可，引自 Shaefi S, Mittel A, Loberman D, et al. Off-Pump Versus On-Pump Coronary Artery Bypass Grafting–A Systematic Review and Analysis of Clinical Outcomes. J Cardiothorac Vasc Anesth, 2019, 33(1):232–244

心脏手术后50%的患者在接受心理测试评估时表现有认知功能障碍。有趣的是，从长期来看，体外循环心脏病患者在认知功能障碍方面与非体外循环心脏病患者几乎没有差别[19]。当然，与临床诊断的卒中或谵妄不同，认知功能障碍必须在心脏手术前后通过心理测试进行评估。有时，这些测试方法本身也会受到质疑，因此这种情况下很难评估非体外循环手术的益处。

不同的外科医生在非体外循环和微创手术方面有着不同的经验，这可能决定了特定机构中会使用特定的方法。当然，当主动脉高度钙化或患者的情况特别容易受到体外循环的有害影响时，选择性地使用乳内动脉进行非体外循环手术而不阻断主动脉是有帮助的。而另一方面，严重心衰、心脏扩大和射血分数低的患者在没有体外循环的情况下，血流动力学可能极不稳定，无法耐受手术。

使用微创技术时外科医生和麻醉师之间应密切沟通。抬高心脏以便手术暴露和应用稳定装置都可能会对血流动力学产生不利影响。冠状动脉套扎可迅速引起心肌缺血和血流动力学衰竭。同样，麻醉师应告知外科医生是否需要他们来尽力维持循环，以使患者能够耐受冠状动脉阻闭或心脏操作。体外循环微创手术需要紧密配合的围手术期团队和熟练的围手术期超声心动图检查人员，以确保正确放置了所需的导管和套管。

病例场景

一 73 岁男性接受冠状动脉旁路移植术。患者主动脉严重钙化。

▸ 他有什么选择？

假设已经排除了导管介导的 PCI 治疗，如果该患者没有并存的需要修复的瓣膜病变，并且能够耐受心脏的操作以促进移植吻合的完成，则该患者适合进行非体外循环手术。

▸ 在第一支旁路移植完成前，外科医生将心脏抬起以固定心脏。血压下降至收缩压 60mmHg。麻醉团队应该如何应对？

麻醉师注意到没有新发的 ST-T 波异常，使用了升压药和静脉输液，并将患者置于轻微的头低脚高位，以确保有足够的前负荷来抵消静脉回流的减少。血压提升至收缩压 90mmHg。在肝素化及完成移植后，外科医生将圈套器放置在左回旋动脉上。患者血流动力学保持稳定。吻合顺利完成。

▶ 当外科医生正进行右冠状动脉的最后一支旁路移植时，患者心搏骤停。现在该怎么办?

外科医生放置心外膜起搏器导线，开始临时的 VVI 起搏。如果患者的血流动力学不稳定，可放弃非体外循环方法，对患者实施体外循环。

（成丹丹　译，路志红　审）

参考文献

[1] Wasnick J, Acuff T. Anesthesia and minimally invasive thoracoscopically assisted coronary artery bypass: a brief clinical report. J Cardiothorac Vasc Anesth, 1997, 11(5):552-555.

[2] Wasnick J, Hoffman W, Acuff T, et al. Anesthetic management of coronary artery bypass via minithoracotomy with video assistance. J Cardiothorac Vasc Anesth, 1995, 9:731-733.

[3] Rasoli S, Zeinah M, Athanasiou T, et al. Optimal intraoperative anticoagulation strategy in patients undergoing off-pump coronary artery bypass. Interact Cardiovasc Thorac Surg, 2012, 12:629-633.

[4] Giambruno V, Jones P, Khaliel F, et al. Hybrid coronary revascularization versus on-pump coronary artery bypass grafting. Ann Thorac Surg, 2018, 105:1330-1335.

[5] Leyvi G, Vivel K, Sehgal S, et al. A comparison of inflammatory response between robotically enhanced coronary artery bypass grafting: implications for hybrid revascularization. J Cardiothorac Vasc Anesth, 2018, 32:251-258.

[6] Wang G, Gao C. Robotic cardiac surgery: an anaesthetic challenge. Postgrad Med J, 2014, 90:467-474.

[7] Bucerius J, Gummert J, Borger M, et al. Stroke after cardiac surgery: a risk factor analysis of 16,184 consecutive adult patients. Ann Thorac Surg, 2003, 75:472-478.

[8] Nahoe H, van Dijk D, Jansen E, et al. A comparison of on-pump and off-pump coronary artery bypass surgery in low risk patients. NEJM, 2003, 348(5):394-402.

[9] Khan N, De Souza A, Mister R, et al. A randomized comparison of off-pump and on-pump multivessel coronary-artery bypass surgery. NEJM, 2004, 350(1):21-28.

[10] Shroyer AL, Grover FL, Hattler B, et al. On-pump versus off-pump coronary artery bypass surgery. NEJM, 2009, 361(5):1827-1837.

[11] Kim J, Yun S, Lim J, et al. Long term survival following coronary artery bypass grafting: off-pump versus on-pump strategies. JACC, 2014, 63:2280-2288.

[12] Bakaeen F, Chu D, Kelly R, et al. Perioperative outcomes after on and off-pump coronary artery bypass grafting. Tex Heart Inst J, 2014, 41(2):144-151.

[13] Bakaeen F, Chu D, Kelly R, et al. Performing coronary artery bypass grafting off-pump may compromise long term survival in a veteran population. Ann Thorac Surg, 2013, 95(6):1952-1958.

[14] Diegeler A, Borgermann J, Kappert U, et al. Off pump versus on-pump coronary artery bypass grafting in elderly patients. NEJM, 2013, 368:1189-1198.

[15] Lamy A, Devereauz P, Prabhakaran D, et al. Five year outcomes after off-pump or on-pump coronary artery bypass grafting. NEJM, 2016, 375:2359-2368.

[16] Smart N, Dieberg G, King N. Long term outcomes of on versus off-pump coronary artery bypass grafting. JACC, 2018, 71(9):983-991.

[17] Shaefi S, Mittel A, Loberman D, Ramakrishna H. Off pump versus on-pump coronary artery bypass grafting—a systemic review and analysis of clinical outcomes. J Cardiothorac Vasc Anesth, 2018, epub ahead of print.

[18] Puskas J, Martin J, Cheng D, et al. ISMICS consensus conference and statement of randomized controlled trials of off-pump versus conventional coronary artery bypass surgery. Innovations (Phila), 2015, 10(4):219-229.

[19] van Dijk D, Jansen E, Hijman R, et al. Cognitive outcome after off-pump and on-pump coronary artery bypass graft surgery. JAMA, 2002, 287(11):1405-1412.

REVIEWS

Kuo C, Chang H, Hsing H, et al. Robotic mitral valve replacement with bioprosthetic valves in 52 patients: experience from a tertiary referral hospital. Eur J Cardiothoracic Surg, 2018, doi: 10.1083/ejctz/ezy134.

Adams D, Chickwe J. On pump CABG in 2018: still the gold standard. JACC, 2018, 71(8):992-993.

Bernstein W, Walker A. Anesthetic issues for robotic cardiac surgery. Ann Card Anaesth, 2015, 18(1):58-68.

Rehfeldt K, Andre J, Ritter M. Anesthetic considerations in robotic mitral valve surgery. Ann Cardiothorac Surg, 2017, 6(1):47-53.

Leyvi G, Forest S, Srinivas S, et al. Robotic CABG decrease 30-day complication rate, length of stay and acute care facility discharge rate compared to conventional surgery. Innovations (Phila), 2014, 9(5):361-367.

第 14 章
心脏手术患者术后监护

主 题

- 日常转运与报告
- 炎症与心脏手术患者
- 心脏手术预后与基因的相关性
- 围手术期神经损伤
- 呼吸衰竭
- 急性肾损伤
- ICU 血流动力学
- 镇痛、电解质与糖尿病
- ICU 内超声心动图
- 总　结

心脏病患者手术结束后将被送到重症监护病房（ICU）进行术后监护。麻醉师或麻醉科在术后监护中的作用取决于机构的政策和规程。接受过重症监护培训的麻醉师、非麻醉师的重症医生，以及护理人员可以与患者的心脏外科主治医生共同协商进行 ICU 监护的管理。在其他情况下，患者的麻醉师将负责术后监护的某些方面（例如，通气），而外科医生则负责其他方面（例如，胸腔引流管管理）。对于刚接触心脏麻醉的医生来说，必须强调的是需要了解所在机构使用的操作规范。此外，至关重要的是，麻醉师要仔细记录将患者交接给 ICU 团队的时间和交接内容。遗憾的是，一些在术中存活下来的患者在到达 ICU 后仅仅几分钟、几小时或几天就会死亡。

本章将回顾心脏手术患者术后监护中常遇到的问题。本章不会对重症管理进行全面介绍，而只强调若干常规心脏手术术后恢复和ICU中的特殊的问题。

日常转运与报告

心脏手术后，患者在密切监护下（ECG、动脉压、血氧饱和度）从手术室转运到ICU。将不稳定的患者转运到ICU是有风险的，因此在移动患者前，应在手术室内尽一切努力改善血流动力学稳定。麻醉师必须做好应对患者在转运过程中气管导管意外脱出或中心静脉管道意外断开的准备。因此，应该备有气道管理设备和其他的静脉通道。同样，麻醉师必须做好治疗血流动力学不稳定的准备。血压变化是很常见的，因为一旦停用麻醉药，患者的交感神经张力就会开始恢复。血流动力学耐受时可输注丙泊酚或右美托咪啶来减轻术后在转运过程中经常出现的血压升高。此外，右美托咪啶可降低ICU患者的谵妄发生率。也可以静脉输注尼卡地平或其他降压药来预防急性高血压。特别是对于血管顺应性差的患者（在心脏手术患者中很常见），在苏醒期经常会出现严重的高血压，需要在术后使用丙泊酚、麻醉性镇痛药物和血管扩张药物。同时，由于这些患者可能有低血容量，在治疗高血压时，往往有将高血压纠正过度而转为严重低血压的趋势。

患者在从手术室转运到ICU的过程中通常至少输注一种血管活性药物。必须确保在转运过程中所有拟输注的液体都以所设定的速率输注并正确贴上标签。随着患者苏醒，血管张力恢复，对血管收缩药物如加压素和去甲肾上腺素的需求会减少。应在血流动力学和超声心动图指导下调整血管收缩药物、正性肌力药和容量负荷，以确保理想的左心和右心功能。

转运到ICU后的患者因刚脱离CPB，可能仍需要起搏。如果患者以正常窦性心律进入ICU，DDD起搏器可以设置较慢的备用频率（例如，55~60/min）。许多患者在心脏手术后会出现不同程度的心脏传导阻滞，一些患者需要在术后植入永久性起搏器。如果患者有完全性心脏传导阻滞，并且完全依赖起搏器，必须明确告知ICU团队，以确保有备用的临时起搏器可用，且起搏器电池储备充足。

到达 ICU 后，大多数患者都会进行机械通气。呼吸机设置取决于该地区喜欢的术后通气模式。通常在成人患者中采用容量控制模式，根据患者的体重，潮气量从 400~600ml（6mL/kg），以 8~12/min 的呼吸频率输送。也可按指征给予呼气末正压（PEEP）（通常 PEEP 为 5~8mmHg）。麻醉师在离开患者床边之前，通过观察胸部的起伏、听诊、血氧饱和度或血气分析，确认呼吸机确实是在输送氧气。

如果患者血流动力学稳定，可进行通气，麻醉师向 ICU 团队进行交接。交接内容包括简要介绍患者既往的疾病状况、手术过程、完成的手术、术中最后一次实验室检查的结果，以及麻醉师可能担心的任何特殊问题（如困难气道）。应总结是如何控制术后出血的，包括对在手术室中使用的所有血制品的总结。

完成交接后麻醉师的职责取决于 ICU 的政策。

许多接受常规心脏手术的患者可正常地从麻醉中苏醒，并能迅速脱离机械通气。所谓的快通道 ICU 呼吸机管理可在到达 ICU 2~4h 内脱机。择期心脏手术患者可以在手术室拔管。心脏手术患者“在手术室”拔管时，应适当考虑患者转运过程中血流动力学不稳定和气道狭窄的可能性。作为快通道项目的拓展，心脏手术加速康复集束化治疗越来越多地被应用。除了促进早期拔管外，加速康复还包括多模式镇痛（参见第 18 章）、目标导向液体治疗、早期活动和避免谵妄。

当患者清醒，能够应答，并可维持足够的呼吸参数（潮气量 300~500ml，吸入氧浓度 40% 时氧饱和度和动脉血气可接受，呼吸频率 <30/min）时，ICU 中“常规”心脏手术患者可提前撤离呼吸机。患者呼吸模式应恢复正常，而且术后胸片的结果应可以接受。

拔管后，患者应尽早活动，停止有创监测，尽快转出 ICU。简而言之，手术和麻醉平稳、病史无特殊的患者多在 ICU 中无特殊。遗憾的是，心脏手术患者的病史大多较复杂，手术过程也往往很复杂。因此，许多患者无法如前文所述那样顺利恢复。相反，他们面临着因单个或多个器官系统衰竭而在 ICU 长期停留的风险。

炎症与心脏手术患者

心脏手术后与ICU住院时间延长相关的并发症和死亡率多数与炎症过程有关[1]。炎症标志物（如C反应蛋白、IL-6、IL-8）可在心脏手术中和术后升高。与心脏手术相关的炎症状态的机制包括：血液与体外循环机器的相互作用激活炎症系统，主动脉阻断产生的缺血再灌注损伤以及内毒素血症[2]。内毒素被认为是心脏手术相关炎症反应的主要启动者。在心脏手术中，肠缺血再灌注可能会导致内毒素释放。一旦出现这种情况，内毒素可以激活补体复合物和中性粒细胞，导致全身炎症反应，包括凝血障碍和微血管血栓形成，导致器官功能障碍。Moretti等已证实术前低内毒素抗体水平与患者死亡率有关[2]。因此，那些对内毒素基线免疫力较低的患者在心脏手术期间因内毒素释放而发生并发症的风险可能会增加。目前正在努力寻找能够对抗内毒素对心脏手术患者全身炎症作用的治疗方法[1]。

人们也同样为减轻CPB的炎症反应做了很多努力（参见第17章）。补体激活与CPB和多器官损伤有关。研究表明，CPB期间抑制补体成分5（C5）可以减少终末补体级联成分的产生，减轻炎症组织损伤[3]。补体介导的白细胞活化可导致组织损伤。补体激活还可促进中性粒细胞在肺内聚集，导致围手术期呼吸衰竭[4]。激活的中性粒细胞可产生氧自由基和蛋白酶，在多个器官系统中引起炎症介导的组织损伤。

也有研究显示围手术期使用他汀类药物治疗可调节炎症反应[5-6]。最初使用他汀类药物是通过抑制3-羟基-3-甲基戊二酰辅酶A（HMG-CoA）还原酶来降低血清胆固醇浓度。绝大多数接受心脏麻醉和手术的患者都会在术前接受他汀类药物治疗。他汀类药物不仅在降低胆固醇方面有效，它也被证明可以减轻炎症，减少血栓形成，并可最大限度地降低缺血再灌注损伤。对于正在使用他汀类药物的患者而言，围手术期停用他汀类药物可能增加并发症。他汀类药物可抑制类异戊二烯的产生，类异戊二烯可与Rho和Ras鸟苷三磷酸酶结合。因此，通过抑制Rho，他汀类药物具有直接的抗炎作用，导致炎性因子减少，抗炎因子增加，内皮型一氧化氮（NO）合成酶上调[5]。因此，他汀类药物可以减轻炎症，增加NO的产生。此外，他汀类药物还可增加血栓调节蛋白的表达，减少内皮细胞上组织因子的表达，从而发挥抗血栓作用。由于炎症和血栓效应均可导致围手术期的神经、心脏和肾脏损伤，术前他汀类药物治疗可能会减少这些伤害。停用他汀类药物会导致内皮型一氧化氮合酶下调，减少血管扩张型一氧化氮的产生。

目前在研的调节心脏手术炎症反应的药物很多，而且这些药物在心脏手术患者管理中的作用变得越来越重要[7]。然而，根据“类固醇在心脏手术中试验（Steroids in caRdiac Surgery trial）”，当预防性地给予甲泼尼龙用于预防需要 CPB 的患者的炎症时，并没有显示出有益的结果[8]。一项术中使用地塞米松的试验同样也没有证明可减少成人心脏手术 30d 的不良事件[9]。然而，“地塞米松用于心脏手术试验（Dexamethasone for Cardiac Surgery trial）”确实证明其可减少呼吸并发症和住院时间。

心脏手术预后与基因的相关性

虽然因心脏手术后器官衰竭而产生的炎症和血栓形成会产生不良后果，但最终炎症反应的程度和血栓形成的倾向取决于患者的基因型。对心脏手术患者进行基因相关的研究探索了与围手术期器官损伤相关的危险因素[10-13]。

这些研究探索了与围手术期心脏、肾脏和神经系统不良事件相关的基因型。尽管这些研究可能会说明某些患者群体为什么以及如何对心脏手术做出反应，但基于基因型的个体化麻醉管理可能永远也搞不清楚。然而，了解与不良结局相关的基因型有助于发现导致不良结局的疾病机制。到目前为止，已证实基因可影响炎症、对内毒素的反应、围手术期心律失常、神经认知功能障碍、肾衰竭和血栓形成[11-12]。

虽然目前还不可能在患者的日常管理中确定其有无出现不良结局的倾向，但越来越有可能的是，常见的与不良结局相关的等位基因变异将在某种程度上成为术前筛查的一部分，并最终可能纳入手术前的临床决策和风险 / 获益讨论中。同时，若基于基因型的分析而拒绝患者治疗则肯定会引发伦理问题，本文对此不做讨论。

围手术期神经损伤

对于心脏外科的麻醉师和外科医生来说，最令人沮丧的事情莫过于做了一场自认为“很平稳”的手术，结果却发现患者在麻醉苏醒时出现了术后神经功能障碍。Roach 等具有里程碑意义的研究发现了冠状动脉旁路移植术后不良神经结局的问题[14]。他们注意到 6.1% 的患者会出现神经系统不良结局。这些结局被分为Ⅰ型或Ⅱ型损伤。Ⅰ型损伤（占研究人群的 3.1%）包括出院时有局部损伤、昏睡或昏迷。另有 3% 的人有Ⅱ型损伤，定义为智力降低、记忆障碍或癫痫。自 1996 年以来，已经进行了大量研究以更好地识别和减少Ⅰ型和Ⅱ型损伤的发生率。

中重度近端主动脉粥样硬化与Ⅰ型脑部不良结局的发生率相关，至少是没有这种情况的患者的 4 倍[15]。心脏手术期间在有粥样硬化的主动脉上操作可能会产生多个栓子，导致神经损伤。因此，许多减少围手术期神经损伤的方法都是为了最大限度地减少主动脉操作过程中的栓子量。可用 TEE、主动脉外超声（EUA）以及直接触诊来避免对有明显动脉粥样硬化疾病的主动脉区域进行操作。可以通过所谓的非接触方法来避免触碰动脉粥样硬化区域[16]。另外，可用选择性主动脉置管来避免主动脉灌注导管的“喷砂”效应。其他与Ⅰ型神经损伤相关的危险因素包括既往神经异常（卒中或短暂性异常缺血）、糖尿病以及使用左心室辅助装置或主动脉内球囊反搏。接受“打开心腔”心脏手术（如瓣膜置换）的患者患Ⅰ型神经损伤的风险也很高[17]。CPB 期间维持灌注压超过 70mmHg 并避免低灌注可最大限度地减少可能有脑灌注不足的区域，并促进微栓子从脑血管系统中清除。非体外循环技术可以减少但不能消除围手术期局部神经损伤的风险[18]。尽管有人建议使用非体外循环技术来降低卒中的发生率，但研究仍然没有定论。最近的研究并没有证明，与体外循环冠状动脉手术相比，非体外循环冠状动脉手术可以减少神经系统不良结局[19]。

Ⅱ型损伤更难识别，通常需要心理测试来发现[20-21]。认知功能是通过言语记忆和语言理解、提取、注意力、专注程度和视觉记忆的测试进行评估的[18]。心脏手术后出院时，近 50% 的患者会在至少一个认知功能领域显示出比基础值降低[20]。与Ⅱ型神经损伤发生相关的危险因素包括酗酒史、周围血管疾病、CPB 期间脑灌注不足和 CPB 复温时体温过高。

等位基因变异也与认知功能障碍发病率增加有关[21-22]。Mathew 等测试了与炎症、细胞黏附、血栓形成、脂质代谢和血管反应性相关的候选基因，并探寻其与术后 6 周认知功能障碍的相关性[12]。他们发现编码

P 选择素和 C 反应蛋白（CRP）基因的等位基因突变与术后认知功能障碍的发生率降低有关。同样，Grocott 等[21]证明，编码 CRP 和白细胞介素 -6（IL-6，）的基因变异可能通过影响炎症反应而增加 I 型损伤的发生率。

许多接受手术的患者术前存在认知障碍，在手术后发现认知障碍可能仅仅反映了手术前的状况[23]。

尽管如此，不管患者的基因是否是倾向于炎症反应更强，也不管他们的术前情况如何，不良的神经功能预后都会对健康、经济和法律产生有害的影响。有局部神经症状的患者一般由神经科医生评估，并接受支持和康复性的治疗。

Ⅱ型损伤通常不容易发现，通常是患者的家人和朋友察觉到他们的亲人不像手术前那样“敏锐”。不幸的是，出院时存在认知缺陷是 5 年后认知功能障碍的一个预测因素[20]。Selnes 等总结认为，冠状动脉手术期间神经系统不良预后的发病机制可能是多因素的，脑血管病等患者相关的危险因素对神经系统预后的影响比手术相关因素的影响更大[19]。

呼吸衰竭

大多数心脏麻醉和手术后的患者在手术室或手术后几个小时内都可以很容易地脱离通气支持[24]。虽然对于心室功能相对较好且肺部疾病较少的患者可以在手术结束时拔管，但在心脏麻醉中这样的患者越来越少。

但许多患者可以在手术后很快苏醒并脱离通气支持。患者在脱离呼吸机之前，ICU 团队需确认 CXR 没有任何明显的病变（例如肺叶塌陷、气胸、血胸），且所有肺部相关的问题都已得到纠正（支气管镜检查、胸管等）。动脉血气显示可以拔管。此外，在最小的呼气末正压下（PEEP ≤ 5cmH$_2$O）患者所需的 FiO$_2$ 应小于 50%，潮气量充足（约 4~5ml/kg），呼吸频率低于 30/min。胸部听诊可排除有支气管痉挛。患者的神经学检查应该完好无损，患者在拔管时能够保护气道。最后，患者的血流动力学应该是平稳的，即返回手术室和血流动力学崩溃的可能性很低。

心脏手术后不能脱离呼吸机有许多原因，包括：

· 因液体超负荷或肺部炎性疾病引起的肺顺应性降低。

· 支气管痉挛，气道损伤。
· 心室衰竭。
· 神经肌肉阻滞，麻醉的影响。
· 谵妄，卒中。
· 代谢性酸中毒。
· 疼痛。

在成功脱机之前，必须考虑并纠正这些病因。呼吸急促、饱和度降低、高血压和心动过速通常预示着会脱机失败。

许多接受心脏手术的患者在多年吸烟后会有相关的肺部疾病。其他没有肺部病史的患者仍可能在心脏手术后发展为呼吸衰竭[4]。CPB 心脏手术后的炎症继发于补体级联激活、缺血再灌注损伤以及肠道低灌注引起的内毒素血症。CPB 引起的炎症反应可导致急性肺损伤。中性粒细胞在肺内积聚，导致肺组织损伤，导致肺泡 – 动脉血氧梯度增加、肺水肿、肺顺应性降低、肺血管阻力增加和右心功能不全。虽然大多数患者能耐受 CPB 引起的炎性肺损伤，但高达 1% 的心脏手术患者会出现危及生命的急性呼吸窘迫综合征[4]。有人认为，CPB 期间停止肺通气的做法可能会因肺不张产生肺损伤，并可因支气管动脉血流不足导致肺缺血性损伤[25]。

心脏手术后使用无创通气的数量不断增加[26]。虽然无创正压通气使急性呼吸衰竭患者无须放置气管导管即可进行通气，但其失败率超过 30%~50%。

急性肾损伤

术前肾功能受损的患者术后肾功能不全的风险增加[27–28]。接受心脏手术的患者中，超过 8% 的患者出现肾损伤，超过 1% 的患者会发展为需要透析的肾衰竭[29–31]。根据急性肾损伤的定义，心脏手术后患者肾损伤的发生率可能超过 30%[32–33]。肾小球滤过率（GFR）可在缺血或肾毒性肾损伤后从大于 100ml/min 降至低于 20m/min。心脏手术期间，栓塞和低灌注也会损伤肾脏。的确，与手术顺利的患者相比，术后卒中患者的肌酐水平峰值更高[29]。造影剂、抗生素、血管紧张素转换酶（ACE）抑制剂和非甾体类抗炎药都会导致肾损伤的发生（图 14–1）。

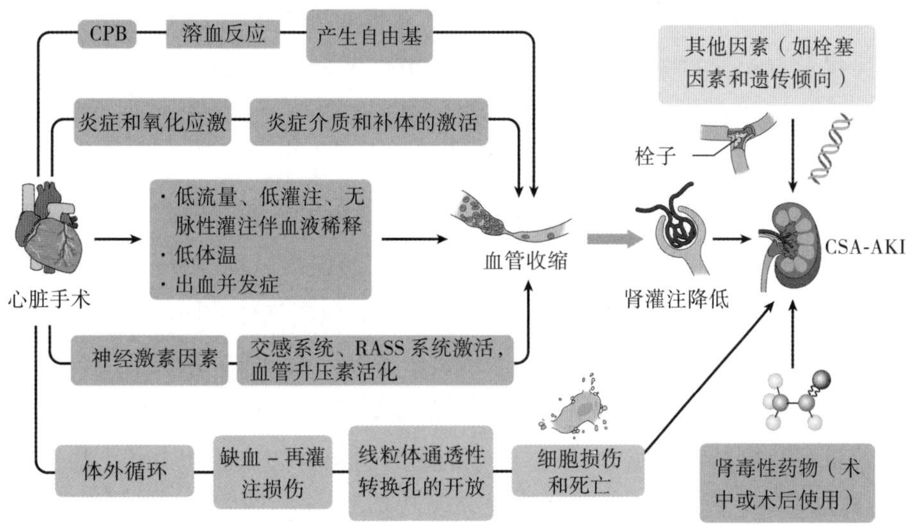

图 14–1　心脏手术相关的急性肾损伤（CSA-AKI）可由心脏手术后血管收缩导致的肾脏灌注减少引起。许多病理生理通路会导致血管收缩。CSA-AKI 也可由体外循环中发生的缺血再灌注损伤引起，导致肾脏线粒体通透性转换孔开放，进而引起细胞损伤或细胞死亡。此外，肾毒性药物和其他因素也可导致 CSA-AKI。CPB= 体外循环。RAAS= 肾素 – 血管紧张素 – 醛固酮系统。经许可，引自 Wang Y, Bellomo R. Cardiac surgery-associated acute kidney injury: risk factors, pathophysiology and treatment. Nat Rev Nephrol, 2017, 13(11): 697−711

全基因组相关研究一直在寻找可能导致围手术期发生肾损伤的遗传危险因素 [34–35]。

急性肾损伤的定义是血清肌酐浓度增加 3mg/L、血清肌酐增加超过基础值的 50%，且在 48h 内尿量减少到低于 0.5ml/（kg · h）。中性粒细胞明胶酶相关脂钙蛋白（NGAL）等生物标志物有助于术后早期肾损伤的诊断。术后血小板计数减少也与急性肾损伤的风险增加有关 [36]。心脏手术期间血小板的激活可能产生微聚体，这会影响肾血管引起损伤。

低尿量应该通过纠正所有的肾前性或肾后性原因来解决。应纠正低血容量、心力衰竭和低血压。需要处理打折或堵塞的膀胱导管。围手术期血肌酐略有升高的患者事实上肾小球滤过率（GFR）可能会有明显降低。因此，心脏手术后肌酐升高的患者应怀疑有肾功能障碍，应请肾脏内科会诊。当然，许多心脏手术患者会在术后第 2 天出现肌酐轻度升高。因此，生物标志物可用于对肾损伤进行分级。

术前血肌酐大于 25mg/L 的手术患者发生急性肾功能衰竭的概率为

30%[33]。其他导致围手术期急性肾损伤发生的因素包括 CPB 时间、糖尿病、提示有动脉粥样硬化和外周血管疾病的颈动脉杂音的存在、射血分数减少以及体重增加。这些因素以及遗传相关性可使麻醉师更好地识别那些有围手术期肾功能障碍风险的患者。

当急性肾损伤发生时，应咨询肾脏专科医生帮助管理。可能需要肾脏替代治疗以纠正酸 / 碱和电解质浓度，此外还需要清除心脏手术期间积聚的多余液体。正在透析的患者进行手术时，由于在体外循环期间多次使用含钾停搏液，通常需要术后立即透析以清除过量的钾。遗憾的是，血液透析可能导致围手术期血流动力学不稳定，需要 ICU 团队密切关注。连续肾脏替代疗法（CRRT）可以避免间断透析出现的血流动力学不稳定，建议早期应用于重度急性肾损伤的危重患者[37]。

术后肾损伤会导致围手术期死亡，特别是合并其他器官系统衰竭时[38]。寻找心脏手术期“肾保护性”药物（如促红细胞生成素）的工作一直在进行。比较肯定的一种策略是首先预防肾脏损伤。Thiele 等针对减轻围手术期急性肾损伤提出了以下建议[39]：

- 注射造影剂后推迟手术 24~48h。
- 保留血管紧张素转换酶抑制剂。
- 优化糖尿病患者的血糖。
- 最大限度地减少体外循环和阻断时间。
- 以生理参数为依据输注红细胞。
- 比起 α 激动剂，血管升压素更适合治疗血管扩张。
- 制订合适的血糖控制目标。
- 以目标导向治疗为指导的血流动力学管理。

ICU 血流动力学

心脏手术后的术后高血压问题非常严重。超过 50% 的心脏手术患者需要静脉注射降压药[40]。术后高血压控制不佳会导致脑水肿、卒中、主动脉吻合口出血和主动脉夹层。然而，在治疗高血压发作时，应考虑慢性高血压患者脏器血流的自主调节能力。理想情况下，平均动脉压应维持在患者基础值的 20% 以内，以防止器官血流量因自主调节阈值改变而减少。

然而，在心脏手术后，如果术后情况（例如，主动脉夹层、手术吻合口出血）令人担忧，患者的平均动脉压可能需要降低到患者基础血压的 20% 以上。

用于控制术后血压的药物有很多。当患者需要持续通气支持时，可以联合使用丙泊酚和麻醉性镇痛药。

静脉用降压药包括：

· 硝普钠（SNP）会导致氰化物的释放和氰化物中毒。SNP 可同时扩张动脉和静脉，会导致血压剧烈波动，从而可能会降低器官灌注。

· 尼卡地平是一种钙拮抗剂，具有选择性血管舒张作用。氯维地平是一种起效迅速的钙拮抗剂，已经证明其是一种有效的、直接作用的动脉血管扩张剂[41-42]。与尼卡地平不同的是，氯维地平的半衰期非常短（1min），这使得可用它快速滴定来起效。

· 非诺多巴是一种舒张血管的多巴胺激动剂，可用于控制血压。

· 如果患者耐受，β 受体阻滞剂一般在心脏手术后使用以避免心律失常。然而，在术后即刻，心功能受限的患者可能不能静脉注射 β 受体阻滞剂。

术后即刻心力衰竭和低血压的处理应该从手术室开始。强心药、血管收缩剂和液体应根据对血流动力学监测和围手术期超声心动图的解读而给予（参见第 5 章）。

房颤（AF）使 10%~60% 患者的术后恢复复杂化[43-44]。与术后房颤相关的危险因素包括高龄、既往房颤病史、男性、左室射血分数降低、左房增大、心脏瓣膜手术、慢性阻塞性肺疾病、慢性肾功能衰竭、糖尿病和风湿性心脏病。房颤最常发生在术后 2~4d 内。折返性心房机制被认为是房颤发生的主要原因，可能与炎症、缺血、交感神经张力增加和心房缝合线有关。术后低镁血症也会导致房颤的发生，这就支持常规使用静脉注射镁来替代。许多药物可用于预防房颤。目前的数据表明，β 受体阻滞剂是有效和安全的，但不应在心脏手术前停用。静脉使用胺碘酮也可降低术后房颤的发生率，可用于高危患者。

术后发生房颤的患者一般使用 β 受体阻滞剂治疗，常可转为窦性心律。血流动力学不稳定的患者需要同步电复律。静脉给予胺碘酮可将房颤转为窦性心律，出院后需要预防性使用抗心律失常药物的患者可继续口服。顽固性房颤患者应在房颤 48h 后开始抗凝治疗，并应在尝试复律前使用 TEE 检查排除心房血栓。

室性快速性心律失常也经常使术后恢复复杂化。室颤（VF）需要立即除颤。交感神经张力改变、炎症、栓塞现象、电解质异常、机械效应、起搏器功能障碍、心肌缺血、心室瘢痕形成，以及许多其他可能的原因都可能导致术后室颤的发生。通常，当室颤发生时，不可能确定其病因。室性心动过速最常发生在同时接受冠状动脉旁路移植术和瓣膜手术的患者[45]。心脏射血分数低被认为是发生持续性室性心动过速和 VF 的最大危险因素。然而，室性心动过速和室颤在任何心脏手术患者中都可能发生。胺碘酮在抑制术后室性心律失常方面也很有用。

患者在围手术期也可能会出现不同程度的心脏传导阻滞。在心脏手术中常规放置心外膜起搏电极，患者通常需要心房或心房－心室起搏，这取决于出现的心脏传导阻滞的程度。在手术室放置的临时起搏器在 ICU 仍继续使用（参见第 4 章）。通常选择 DDD 模式（双腔起搏、双腔传感、双腔抑制）。如果患者有合适的自主节律和频率，则设置起搏器为低心率（通常为 60/min）备用状态。

镇痛、电解质与糖尿病

术后疼痛通常采用包括肠外给予阿片类药物的多模式镇痛。使用非甾体抗炎药可能会出现与胃肠道出血、血小板功能和肾功能相关的并发症。有人提倡用鞘内吗啡来改善术后镇痛[46–47]。然而，鞘内吗啡联合大剂量全身给予的麻醉镇痛药可能会增加术后通气支持的需求。也有人使用胸段硬膜外镇痛；然而，在接受大剂量肝素的患者放置导管后可能形成硬膜外血肿，这限制了椎管内技术在心脏手术患者中的应用。加速康复集束化治疗还包括氯胺酮、加巴喷丁 / 普瑞巴林、利多卡因输注以及神经阻滞。术后镇痛将在第 18 章详述。

心脏手术后电解质紊乱非常常见，应在术后即刻密切监测动脉血气、血清电解质和血糖。

低钾血症常由利尿引起，需要补钾。围手术期也会发生高钾血症，尤其是肾功能不全的患者。可以给予常规胰岛素和葡萄糖来转移细胞内的钾。增加通气量或给予碳酸氢钠可以纠正酸中毒。然而，对于有明显肾功能障碍的患者，应积极考虑血液透析，因为当患者脱离机械通气或正性肌力支持时，可能会发生钾转移。心脏手术后低钙血症通常可自我纠正，常与血清白蛋白浓度降低（如果已测量总钙）或输注血制品有关。有症状的低游离钙可给予氯化钙治疗。同样，低镁血症也可以通过给予硫酸镁纠正。

围手术期常需要胰岛素控制血糖。常规输注胰岛素在围手术期应继续进行。大多数机构都有定好的围手术期血糖管理方案，目的是避免有危害的低血糖（由于控制过于严格）和高血糖。

术后出血和凝血障碍将在第 16 章详细讨论。超过 300ml/h 的胸腔管引流必须密切关注，可能需要再次手术探查。可以在 ICU 补充鱼精蛋白治疗所谓的肝素残留或肝素反弹，并按照临床指征使用血制品。深静脉血栓的预防应从围手术期开始。

ICU 内超声心动图

经胸超声心动图（TTE）和 TEE 在 ICU 的作用主要是评估血流动力学不稳定。术后即刻发生血流动力学不稳定的原因很多，包括移植物血栓形成并导致缺血、左心或右心功能不全、心包压塞、瓣膜裂开和低血容量。所有这些情况下，TEE/TTE 都可能在几分钟内确定不稳定的原因。

心包压塞通常表现出的是非特异性的症状和体征[48]。心动过速、升压药需求增加、低血压、中心静脉压升高和奇脉都可预示存在心包压塞。慢性心包积液的患者通常在临床压塞出现之前已耐受了大量的积液。在术后即刻，局部聚集的血块会压迫心腔，损害心功能（视频 14–1，视频 14–2）。重新打开胸骨并清除血块可恢复正常心腔几何结构和血流动力学稳定性。

视频 14–1

视频 14–2

术后心包压塞患者的麻醉管理取决于心包压塞产生的时程和血流动力学受损的程度。已插管的急性心包压塞患者可紧急转至手术室。在这种情况下，需要将患者送到手术室重新探查，取出所有压迫的血块，并纠正所有外科出血来源。运送到手术室的过程中可能会出现问题，因为这些患者通常升压药的需求量增加且不稳定。有时，如果患者情况不稳定不能进行转运，则必须在 ICU 中开胸。患者从 ICU 到手术室的转运过程中必须有麻醉和手术人员在场，必须有全面的监护、气道设备和复苏药物。

各种心包疾病（恶性肿瘤、感染、尿毒症）引起慢性积液的患者可能都需要进行心包开窗引流。其中一些患者可能会在心包切开之前行心包穿刺，以改善他们的症状。这些患者通常能顺利地耐受全身麻醉诱导。其他患者在麻醉诱导和实施正压通气后会出现无法缓解的、有症状的心包压塞，血流动力学也可能变得不稳定。麻醉诱导前应确保建立有创动脉压监测和可靠的静脉通路。外科工作人员应在场并做好准备，一旦在诱导后出现严重的、无法逆转的血流动力学不稳定，应立即紧急开胸解除压塞。TEE 有助于指导治疗，并确保所有局部心脏受压区域无血凝块和液体。TEE 还可以显示是否存在左侧和右侧胸腔积液（视频 14–3）。手术后胸腔内有液体会降低肺顺应性。在手术室内关胸之前应检查胸膜腔并彻底抽吸所有残余的液体。TEE 在 ICU 中也用于房颤择期复律前检查心房。TTE 同样可用于 ICU 心脏手术患者的管理。然而，由于有胸腔引流管和起搏器导线，可能难以经胸获得合适的回声窗。

总 结

本章回顾了心脏手术后在 ICU 可能发生的诸多急性术后事件。在 ICU 停留时间过长的患者可能会出现与感染、皮肤皲裂和营养相关的其他问题。所有 ICU 手册中都会有处理 ICU 获得性感染和营养支持的方法。胸骨伤口感染的患者通常需要在手术后几天到几周再回到手术室进行清创和固定。需要全身麻醉，建议进行有创动脉压监测，特别是当患者有全身脓毒血症的迹象时。

心脏麻醉师在心脏手术患者术后监护中的参与程度因机构而异。不管当地的操作模式如何，心脏麻醉师都将在术后随访患者的过程中获得极大的专业满足感。

（范倩倩　译，路志红　审）

参考文献

[1] Bennett-Guerrero E, Grocott H, Levy J, et al. A phase II, double blind, placebo controlled, ascending dose study of eritoran (e5564), a lipid A antagonist, in patients undergoing cardiac

surgery with cardiopulmonary bypass. Anesth Analg, 2007, 104(2):378-383.

[2] Moretti E, Newman M, Muhlbaier L, et al. Effects of decreased preoperative endotoxin core antibody levels on long term mortality after coronary artery bypass graft surgery. Arch Surg, 2006, 141:637-641.

[3] Shernan S, Fitch J, Nussmeier N, et al. Impact of pexelizumab, an anti-C5 complement antibody, on total mortality and adverse cardiovascular outcomes in cardiac surgical patients undergoing cardiopulmonary bypass. Ann Thorac Surg, 2004, 77:942-950.

[4] Asimakopoulos G, Smith P, Ratnatunga C, et al. Lung injury and acute respiratory distress syndrome after cardiopulmonary bypass. Ann Thorac Surg, 1999, 68:1107-1115.

[5] Le Manach Y, Coriat P, Collard C, et al. Statin therapy within the perioperative period. Anesthesiology, 2008, 108(6):1141-1146.

[6] Katznelson R, Djaiani G, Borger M, et al. Preoperative use of statins is associated with reduced early delirium rates after cardiac surgery. Anesthesiology, 2009, 110:67-73.

[7] Hall R. Identification of inflammatory mediators and their modulation by strategies for the management of the systemic inflammatory response during cardiac surgery. J Cardiothorac Vasc Anesth, 2013, 27(5):983-1033.

[8] Whitlock R, Devereaux P, Teoh K, et al. Methylprednisolone in patients undergoing cardiopulmonary bypass (SIRS): a randomized, double blind placebo controlled trial. Lancet, 2015, 386:1243-1253.

[9] Dieleman J, de Wit G, Nierich A, et al. Long term outcomes and cost effectiveness of high dose dexamethasone for cardiac surgery: a randomized trial. Anaesthesia, 2017, 72:704-713.

[10] Ziegeler S, Tsusaki B, Collard C. Influence of genotype on perioperative risk and outcome. Anesthesiology, 2003, 99:212-219.

[11] Fox A, Shernan S, Body S, et al. Genetic influences on cardiac surgical outcomes. J Cardiothorac Vasc Anesth, 2005, 19(3):379-391.

[12] Mathew J, Podgoreanu M, Grocott H, et al. Genetic variants in P-selectin and C-reactive protein influence susceptibility to cognitive decline after cardiac surgery. JACC, 2007, 49(19):1934-1942.

[13] Hirschhorn J. Genomewide association studies—illuminating biological pathways. NEJM, 2009, 360(17):1699-1701.

[14] Roach G, Kanchuger M, Mora Mangano C, et al. Adverse cerebral outcomes after coronary bypass surgery. NEJM, 1996, 335(25):1857-1863.

[15] Gold J, Torres K, Maldarelli W, et al. Improving outcomes in coronary surgery: the impact of echo-directed aortic cannulation and perioperative hemodynamic management in 500 patients. Ann Thorac Surg, 2004, 78:1579-1585.

[16] Newman M, Mathew J, Grocott H. Central nervous system injury associated with cardiac surgery. Lancet, 2006, 368:694-703.

[17] Bucerius J, Gummert J, Borger M, et al. Stroke after cardiac surgery: a risk factor analysis of 16,184 consecutive adult patients. Ann Thorac Surg, 2003, 75:472-478.

[18] Newman M. Open heart surgery and cognitive decline. Cleve Clin J Med, 2007, 74(S1):s52-s55.

[19] Selnes O, Gottesman R, Grega M, et al. Cognitive and neurologic outcomes after coronary artery bypass surgery. NEJM, 2012:366(3):250-257.

[20] Hogue C, Selnes O, McKhann G. Should all patients undergoing cardiac surgery have preoperative psychometric testing: a brain stress test? Anesth Analg, 2007, 104(5):1012-1014.

[21] Grocott H, White W, Morris R, et al. Genetic polymorphisms and the risk of stroke after cardiac surgery. Stroke, 2005, 36:1854-1858.

[22] Ti L, Mathew J, Mackensen G, et al. Effect of apolipoprotein E genotype on cerebral autoregulation during cardiopulmonary bypass. Stroke, 2001, 32:1514-1519.

[23] Silbert B, Scott D, Evered L, et al. Preexisting cognitive impairment in patients scheduled for elective coronary artery bypass graft surgery. Anesth Analg, 2007, 104(5):1023-1028.

[24] Boles J, Bion J, Connors A, et al. Weaning from mechanical ventilation. Eur Respir J, 2007, 29:1033-1056.

[25] John L, Ervine I. A study assessing the potential benefit of continued ventilation during cardiopulmonary bypass. Interact Cardiovasc Thorac Surg, 2008, 7:14-17.

[26] Landoni G, Sangrillo A, Cabrini L. Noninvasive ventilation after cardiac and thoracic surgery in adult patients: a review. J Cardiothorac Vasc Anesth, 2012, 26(5):917-922.

[27] Byers J, Sladen R. Renal function and dysfunction. Curr Opin Anaesth, 2001, 13(6):699-706.

[28] Star R. Treatment of acute renal failure. Kidney Int, 1998, 54:1817-1831.

[29] Swaminathan M, McCreath B, Phillips-Bute B, et al. Serum creatinine patterns in coronary bypass surgery patients with and without post operative cognitive dysfunction. Anesth Analg, 2002, 95:1-8.

[30] Mackensen G, Swaminathan M, Ti L, et al. Preliminary report on the interaction of apolipoprotein E polymorphisms with aortic atherosclerosis and acute nephropathy after CABG. Ann Thorac Surg, 2004, 78:520-526.

[31] Chew S, Newman M, White W, et al. Preliminary report on the association of apolipoprotein E polymorphisms with postoperative peak serum creatinine concentrations in cardiac surgical patients. Anesthesiology, 2000, 93:325-331.

[32] Alsabbagh M, Asmar A, Ejaz N, et al. Update on clinical trials for the prevention of acute kidney injury in patients undergoing cardiac surgery. Am J Surg, 2013, 206:86-95.

[33] Conlon P, Stafford-Smith M, White W, et al. Acute renal failure following cardiac surgery. Nephrol Dial Transplant, 1999, 14:1158-1162.

[34] Stafford-Smith M, Yi-Ju L, Mathew J, et al. Genome wide association study of acute kidney injury after coronary bypass graft surgery identifies susceptibility loci. Kidney Int, 2015, 88(4):823-832.

[35] Zhao B, Lu Q, Cheng Y, et al. A genome wide association study to identify single nucleotide polymorphisms for acute kidney injury. Am J Respir Crit Care Med, 2017, 195(4):482-490.

[36] Kertai M, Zhou S, Karhausen J. et al. Platelet counts, acute kidney injury and mortality after coronary artery bypass grafting surgery. Anesthesiology, 2016, 124(2):339-352.

[37] Karvellas C, Farhat M, Sajjad I, et al. A comparison of early versus late initiation of renal replacement therapy in critically ill patients with acute kidney injury: a systematic review and

meta-analysis. Crit Care, 2011, 15(1):R72.

[38] Mentzer R, Oz M, Sladen R, et al. Effects of perioperative nesiritide in patients with left ventricular dysfunction undergoing cardiac surgery. JACC, 2007, 49:716-726.

[39] Thiele R, Isbell J, Rosner M. AKI associated with cardiac surgery. Clin J Am Soc Nephrol, 2015, 10(3):500-514.

[40] Cheung A. Exploring an optimum intra/postoperative management strategy for acute hypertension in the cardiac surgery patient. J Card Surg, 2006, 21:s8-s14.

[41] Singla N, Warltier D, Gandhi S, et al. Treatment of acute postoperative hypertension in cardiac surgery patients: an efficacy study of clevidipine assessing its postoperative antihypertensive effect in cardiac surgery-2 (escape-2), a randomized, double blind, placebo controlled trial. Anesth Analg, 2008, 107(1):59-67.

[42] Aronson S, Dyke C, Stierer K, et al. The eclipse trials: comparative studies of clevidipine to nitroglycerin, sodium nitroprusside and nicardipine for acute hypertension treatment in cardiac surgery patients. Anesth Analg, 2008, 107(4):1110-1121.

[43] Maisel W, Rawn J, Stevenson W. Atrial fibrillation after cardiac surgery. Ann Internal Med, 2001, 135:1061-1073.

[44] Echahidi N, Pibarot P, O'Hara G, et al. Mechansims, prevention, and treatment of atrial fibrillation after cardiac surgery. JACC, 2008, 51:793-801.

[45] Yeung-Lai-Wah J, Qi A, Mcneill E, et al. New-onset sustained ventricular tachycardia and fibrillation early after cardiac operations. Ann Thorac Surg, 2004, 77:2083-2088.

[46] Zarate E, Latham P, White P, et al. Fast track cardiac anesthesia use of remifentanil combined with intrathecal morphine as an alternative to sufentanil during desflurane anesthesia. Anesth Analg, 2000, 91:283-287.

[47] Lena P, Balarac J, Arnuf J, et al. Intrathecal morphine and clonidine for coronary artery bypass grafting. Br J Anesth, 2003, 90(3):300-303.

[48] Tsang T, Barnes M, Hayes S, et al. Clinical and echocardiographic characteristics of significant pericardial effusions following cardiothoracic surgery and outcomes of echo-guided pericardiocentesis for management. Chest, 1999, 116(2):322-331.

REVIEWS

Wang Y, Bellomo R. Cardiac surgery associated acute kidney injury: risk factors, pathophysiology and treatment. Nat Rev Nephrol, 2017, 13:697-711.

第 15 章 电生理、杂合手术和导管操作的麻醉

主 题

- 电生理学和其他基于导管操作的手术概述
- 电生理学操作
- 电生理学操作中的麻醉管理
- 手术室外心脏操作的风险与并发症

在过去 10 年中，需麻醉的手术室外诊断和治疗病例数呈指数级增长。麻醉师的工作场所遍及医生诊所、门诊手术中心和内镜中心。虽然心脏专科麻醉师通常参与创伤较大的心脏手术，但他们在传统心脏手术室外进行的麻醉实践也逐年增多。在心导管室和电生理实验室中，更多病情危重的患者完成了日益复杂的导管介入治疗。同时已建成的大量杂合手术室为联合开展外科手术和导管介入治疗提供了便利。常见的治疗方法包括：诊断性冠状动脉造影术、冠状动脉支架植入术、经皮间隔缺损封堵术、电生理学研究、心律失常消融术、心脏起搏器和心律转复除颤器植入术。同样，正如前面所讨论的，通过导管进行的瓣膜置换和主动脉瘤修复术是在杂合手术室中进行的（参见第 6 章和第 9 章）。

电生理学和其他基于导管操作的手术概述

心脏电生理学（EP）是专门诊治心律失常的医学专业。它包括诊断性 EP 测试、射频消融和抗心律失常装置（如起搏器和心脏除颤器）的植入。

医学研究进步、新技术开展、人口老龄化及重病患者存活期延长都

增加了需要 EP 治疗患者的复杂性[1-5]。在心导管室和 EP 实验室中，麻醉师经常需要协助处理严重的冠状动脉、瓣膜和血管疾病的患者。患者可能会出现继发于心律失常的血流动力学紊乱、心功能不全或与手术相关的医源性心肌穿孔和心包压塞。麻醉师不仅要在操作中保持患者的舒适，还要在出现血流动力学波动或气道并发症时能够使患者转危为安[1]。麻醉团队可能参与的手术操作包括：

· 冠状动脉支架植入术：冠状动脉支架可用于 ST 段抬高心肌梗死、支架内再狭窄、隐静脉支架植入术和慢性冠状动脉闭塞的治疗。这些手术大部分是在导管室的护理人员给予适度镇静的情况下进行的。但当患者术中出现血流动力学不稳定或需要紧急气道管理时，则通常需要麻醉团队的参与。

· 经皮心室辅助装置（VAD）：截至目前，可变力的主动脉内球囊反搏仍是维持衰竭心室功能的主要治疗方式。过去几年中出现的许多经皮 VAD 设计均可用于导管介入手术中，为衰竭的心脏提供紧急支持（参见第 11 章）。可在心导管室放置的经皮 VAD 包括 TandemHeart（Cardiac Assist 公司，匹兹堡，PA）和 Impella（Abiomed 公司，丹佛，MA）。当使用经皮 VAD 时，麻醉师经常需进行血流动力学管理。对于高风险的经皮冠状动脉介入治疗可通过经皮 VAD 在术中保护患者的心室功能。

· 经皮间隔缺损封堵：房间隔缺损封堵是通过放置各种导管输送的封堵装置来完成的。左心耳（LAA）闭塞装置则可用于预防房颤（AF）患者血栓形成。

· 经皮瓣膜修补和置换：经皮瓣膜成形术或瓣膜切开术已进行了几十年，而目前的干预措施可以实施经皮瓣膜修补和置换。

非手术目的的导管置入在瓣膜病治疗中的应用正处于快速发展阶段。最初，经皮主动脉瓣置换术的适应人群仅限于那些手术风险高或有显著并发症的非手术患者。尽管该方法早期死亡率很高，但快速的进步持续改善着患者预后。2013 年，对胸外科医师协会 / 美国心脏病学会经导管瓣膜治疗注册登记的 7710 例经导管主动脉瓣置换术（TAVR）患者的一项回顾显示，92% 的患者成功放置了该装置。总体住院死亡率为 5%，卒中率为 2%[6]。通常导管瓣膜经股动脉、锁骨下动脉、主动脉或颈动脉入路置入主动脉[7]。TAVR 的并发症包括卒中和瓣膜旁渗漏，但

视频 15-1

该技术对那些不适合手术瓣膜修补的患者有益（图 15-1；视频 15-1）[8]。TAVR 作为主动脉瓣置换术替代方案的适应证可能会继续扩大。

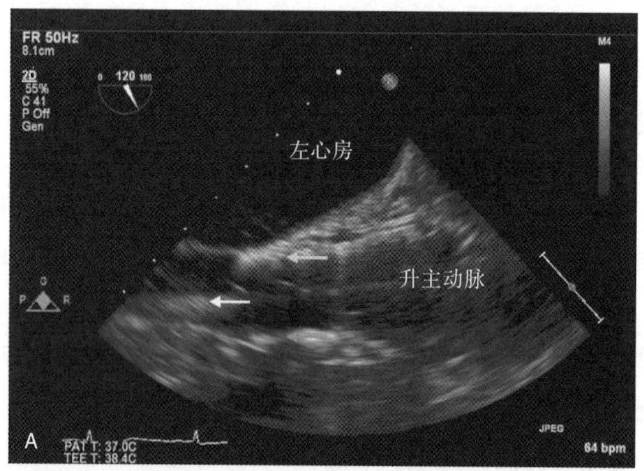

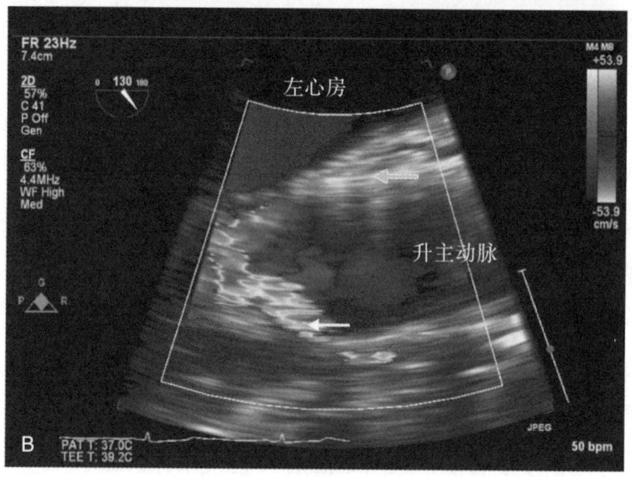

图 15-1 A. 食管中部主动脉瓣长轴切面显示经导管主动脉瓣（灰色箭头指向阀笼）。导丝（白色箭头）通过瓣膜。B. 食管中部主动脉瓣长轴彩色血流多普勒显示中度前向瓣膜旁渗漏（白色箭头）伴湍流。灰色箭头指向阀笼

经导管的二尖瓣手术非常复杂，因为对于二尖瓣反流的各种病因，均无单一的修复治疗方法[9]。经导管的二尖瓣反流治疗包括在二尖瓣的中点夹住二尖瓣的前后叶，使退行性疾病和慢性二尖瓣反流的患者形成双管二尖瓣口。在因退行性疾病导致二尖瓣反流的高危手术患者中，“血管

内瓣膜边缘到边缘修复研究（EVERST）”表明，经皮二尖瓣修复可减少二尖瓣反流，并减轻那些被认为不可能进行手术修复的患者的症状 [10]。Stone 等最近的一项试验显示因左心室功能紊乱致中到重度二尖瓣反流且药物治疗无效的患者行经导管二尖瓣修复治疗后，术后 24 个月的随访发现因心力衰竭住院的比率和全因死亡率均有所降低 [11]。

电生理学操作

EP 研究的适应证包括：

· 确定快速心律失常的确切机制。

· 导管消融治疗难治性心律失常。

· 对存在威胁生命的室性心律失常患者及其高风险人群放置植入式除颤器的必要性进行评估。

· 心源性猝死（SCD）综合征的风险分层。

EP 操作包括基于经皮导管方式治疗 / 消融心房和室性心律失常、起搏器和（或）除颤器植入。

EP 研究在专门配备有 X 线机的 EP 室进行。EP 研究中，经外周血管插入导管到达心脏，以确定心脏电传导改变的区域。

心脏不同部位心内电活动的基线值或电刺激及使用变时性药物后的变化被测量和记录。

EP 操作中，通过腹股沟或颈部的大静脉将 2~4 个临时电极导管置入并定位于心腔内（在 X 线引导下）。

这些导线可进行电刺激和电反应的记录。诱发心律失常并定位异常传导通路是 EP 研究的重要内容。

心律失常的治疗选择包括以下 [2-3]：

· 抗心律失常的药物治疗。

· 导管消融治疗。

· 植入式设备治疗（起搏器、除颤器）。

选择何种治疗方案取决于心律失常的严重程度和该方案对患者生活质量的影响。

基于导管的消融治疗

20~35 年前，大多数心律失常唯一可行的治疗方法是药物治疗。少数情况下可于心内直视手术中行定位消融或高能直流电内消融。

20 世纪 90 年代，导管射频消融应用于临床。导管消融在过去几十年已发展成为许多心律失常的一线治疗方法。导管消融术通常避免了长期药物治疗，使长期治疗成本显著降低 [12-13]。

导管射频消融可治疗的快速心律失常包括：

· 房室结折返性心动过速。

· 房室交替性心动过速（WPW 综合征）。

· 某些形式的房性心动过速和扑动。

· 特定的阵发性房颤患者。

· 某些形式的室性心动过速。

导管消融在治疗折返性室上性心动过速（SVT）和心房扑动上具有低并发症和高成功率的优势。对所有年龄段的患者而言，导管消融比慢性药物治疗安全、有效且经济。目前该方法已扩大到治疗更复杂的心律失常，如房颤、不稳定室性心动过速和心外膜室性心动过速。

基于导管的 EP 研究首先确定了导致心律失常的区域。利用射频能量将心脏组织中引起心律失常的小病灶消融。导管消融受以下因素限制：无法精确定位（映射）相关区域、难以将导管尖端定位于关键部位或无法向目标提供足够能量。

导管消融治疗分为三部分，包括：

· 通过静脉和动脉将电极导管置入心脏。

· 进行 EP 研究明确心律失常的发生机制，并定位心律失常发生的部位。

· 实施射频消融，破坏目标组织。

房颤是与卒中、心力衰竭和死亡的风险增加相关的最常见的持续性心律失常，同时也是射频导管消融可治疗的最常见心律失常之一。

肺静脉（PV）已被证实在房颤的发展中起着重要而有害的作用。由于其重要作用，各种外科手术和导管消融技术被用于分离左心房内的 PV（图 15-2）[14]。

在操作前，需行心脏 CT 扫描与三维重建以明确 PV 的解剖。

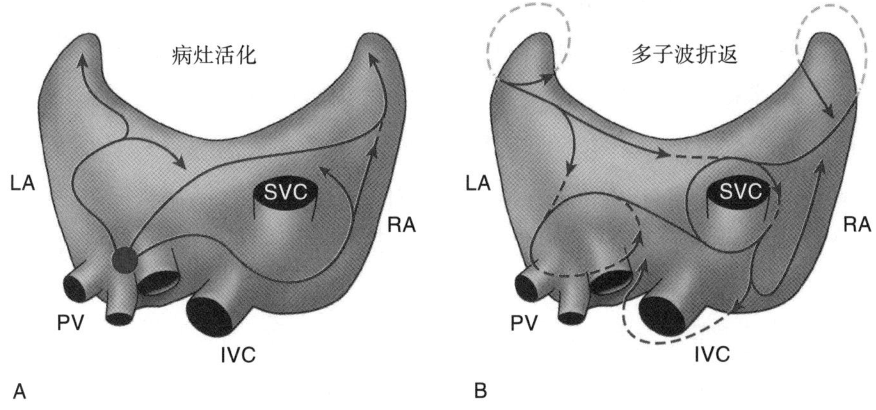

图 15-2　房颤主要电生理机制的后视图。A. 病灶活化。起搏点（圆点表示）通常位于肺静脉区域内。由此产生的小波表示纤颤传导，与多子波折返相同。B. 多子波折返。子波（用箭头表示）随机地重新进入先前被相同或另一个子波激活的组织。子波的传播路径各不相同。ICV= 下腔静脉。LA= 左心房。PV= 肺静脉。RA= 右心房。SCV= 上腔静脉。经许可，引自 Fuster V, Rydén LE, Cannom DS, et al. ACC/AHA/ESC 2006 Guidelines for the Management of Patients with Atrial Fibrillation: a report of the American College of Cardiology/American Heart Association Task Force on Practice Guidelines and the European Society of Cardiology Committee for Practice Guidelines (Writing Committee to Revise the 2001 Guidelines for the Management of Patients With Atrial Fibrillation): developed in collaboration with the European Heart Rhythm Association and the Heart Rhythm Society. Circulation, 2006, 114(7):e257−e354

该操作包括通过股静脉向右心房放置导管。患者使用肝素抗凝，在全身抗凝至目标活化凝血时间（ACT）250~350s 后，经房间隔穿刺向左心房置管。对四根肺静脉进行血管造影。一旦确定，在肺静脉的出口输入目标温度为 52℃、最大功率为 30~35W、持续 30~45s 的 RF 能量来完成 PV 隔离。所有的肺静脉口电位消失和入口传导的完全阻滞被认为是完全 PV 电隔离的标志。冷冻球囊消融也可用于 PV 隔离。

PV 消融的潜在局限性包括由于解剖变异和病灶定位困难造成的失败。手术可能导致的并发症包括 PV 狭窄（高达 45%）、心包积血（1%）和慢性血栓栓塞事件（1%)。

大多数消融操作可在适度镇静和标准监护下进行。但某些经皮消融术可能非常漫长（6~8h）。此外，咳嗽或部分气道阻塞伴腹部异常运动可能会干扰手术，因此需要中至深度镇静，甚至需要控制呼吸的全身麻醉。对于心室功能受损的患者，可能需要正性肌力 / 升压药物支持及有创监测。

心脏复律除颤器植入术（ICD/ 双心室起搏器）

近年来，ICD 的放置和检测呈指数级增长，其适应证也在不断扩大。双心室起搏和心脏再同步化治疗（CRT）可以更好地控制左心室整体去极化的时间，改善心力衰竭患者的机械收缩力和二尖瓣反流。许多临床试验表明，CRT 可改善心力衰竭患者的生活质量[15]，降低例死亡率，改善功能分级[16]。此外，双心室起搏在左心室衰竭和房室传导阻滞患者中已被证明优于右心室起搏[17]。

ICD 治疗的标准适应证包括[4,16,18]：

· 仅有发生 SCD 风险而未发生临床事件患者的一级预防：

—心肌梗死病史，左室射血分数（LVEF）低于 35%（通过心脏成像、超声心动图、核研究或心导管检查）。

—LVEF 低于 35% 的非缺血性心肌病。

—肥厚型心肌病，有 SCD 的风险。

—原发性电紊乱（长 QT，Brugada 综合征）。

· 已发生临床事件患者的 SCD 二级预防：

—因室性心动过速（VT）或室颤（VF）而存活的心脏骤停。

—持续性心室颤动。

—高危功能紊乱的晕厥。

· 通过双心室起搏对选定患者进行心脏再同步化治疗[5,15,19]：

—慢性心衰Ⅲ ~ Ⅳ级。

—LVEF 低于 35%。

—QRS 持续时间超过 120ms。

这些装置大多在轻至中度镇静下经皮放置；但双心室起搏器的放置过程可能耗时较长。设备测试 [除颤阈值（DFT）测试] 需要深度镇静或全身麻醉，以保证患者舒适。应特别注意接受双心室导联置入术的 CRT 患者。这些患者通常心脏功能很差，所以必须谨慎使用镇静药物，因为这些患者可能难以耐受深度镇静或全身麻醉。

导线取出

随着越来越多的患者植入起搏器和 ICD，取出这些设备的需求也在增加。起搏器导线可能断裂，绝缘层可能磨损，导线可能移位或感染。所有这些并发症都需要将导线从体内取出。随着时间的推移，起搏器导线会附着在心脏上，周围的组织也会生长。因此，它们不可能简单地被取出，而且它们的取出有可能导致发病和死亡。目前市面上已有动力鞘，以便于移除附着在上腔静脉、三尖瓣或右心室上的导线。这些有能量的鞘层通过激光或电烙器烧穿瘢痕组织。许多需要取出导线的患者存在射血分数低、冠状动脉疾病和心律失常。即使使用激光或电灼术也很难取出导线，而且会导致严重的低血压、失血、压塞和心律失常[1,20]。

短小操作

选择性心脏复律是在短暂全身麻醉下进行的一种治疗心律失常的短小手术。它可在手术室外进行，经常在 ICU 或 PACU 进行。对选择性心脏复律术患者实施全麻前，确保完全复苏和气道管理至关重要。对于不抗凝且在复律后有栓塞风险的患者，在复律前应行 TEE 检查，以明确 LAA 是否存在血栓。

电生理学操作中的麻醉管理

随着心导管置入术和 EP 实验室手术数量和复杂性的增加，麻醉师需要更频繁地参与其中（既往只需监测和管理气道困难或病态肥胖患者）[1,5,21]。越来越多的患者接受经皮穿刺治疗，对心脏专科麻醉师的需求与日俱增。这些区域的麻醉工作人员经常发现自己身处黑暗房间的角落，室内设计也并不适合麻醉设备和人员有效地开展工作。麻醉机和药品车的空间往往太小。麻醉师应确保在手术的任何阶段都能及时观察到气道，并在进行镇静或全身麻醉前确保有足够的氧气和吸引装置。

术前评估

除常规麻醉评估外，还需要有针对性的心血管系统评估，尤其要注意有无呼吸困难、端坐呼吸或任何心室衰竭症状的病史。应评估患者平躺时舒适呼吸的能力，尽管镇静通常有助于平卧呼吸。

术前用药

在诱导前可给予苯二氮䓬类药物对患者进行轻度镇静，但需要对患者进行密切监测。在进行 EP 研究之前，为避免抗心律失常药干扰对异常传导通路和致心律失常病灶的检测，心脏团队可能会停止这类药物。因此，如果麻醉师在术前等待区给药应持续监测患者，因为停用常规药物可能会增加患者在等待区发生心律失常的风险。

监　测

所有手术均应使用美国麻醉师协会（ASA）推荐的标准监测项目。

额外的监护应根据具体的手术、患者状况以及与手术本身或麻醉技术相关的可能并发症进行调整。

对心室功能受损的患者进行时间过长（可能需要进行血气分析）或可能发生大出血致血流动力学不稳定的操作时，偶尔会放置有创动脉测压。

需提前在患者身上安置外部除颤电极作为“备用”，以防设备测试或导管操作过程中，内部导管或ICD未能终止诱发的心律失常。

低温可能会引起一系列问题，因此温度监测具有重要意义。食管温度监测，特别是对实施房颤PV消融术的患者是有必要的，可提醒医生食管热损伤的可能性和危险的心房食管瘘发生。

麻醉技术

根据手术和患者的特点，采用局部麻醉、镇静（从轻到深）或全身麻醉[22]。

镇　静

大多数病例可在监护和（或）吸氧的深度镇静下进行。

各种药物，包括苯二氮䓬类、异丙酚、依托咪酯、氯胺酮、右旋美托咪定和阿片类药物，已被用于心导管室和EP操作期间的患者镇静。右美托咪定作为α_2激动剂的交感作用可能使心律失常的诱发更加困难。

丙泊酚与低血压的发生呈正相关[23]；但该药能提供有效的镇静。延长手术时间需要不断追加，随着时间的推移，可能导致更明显的血流动力学抑制。对于合并有晚期心力衰竭、射血分数低和严重肾功能不全等危险因素的患者，应谨慎使用丙泊酚[24]。虽然在长时间的EP操作中，镇静情况下的异丙酚输注综合征发生率尚不清楚。但术中通过动脉血气检测到的代谢性酸中毒的高发生率表明，丙泊酚输注综合征并不罕见[24–26]。

放置及测试ICD期间需要加深镇静。各种静脉麻醉药可在必要时产生更深的镇静作用。每种药物都有其优缺点，如使用丙泊酚后动脉压恢复延迟[27–28]。

射频治疗在加热过程中会产生短暂的急性疼痛，此时确保足够的镇静和患者无体动非常重要。没有一种麻醉药或镇静方案被证明优于任何其他方案。使用丙泊酚镇静的患者显示出更高的镇静评分；但仍有患者需要联用阿片类药物及进行气道控制。使用瑞芬太尼的患者可能会出现呼吸暂停[29]。

全身麻醉

全身麻醉有时更适于 EP 操作。对于手术时间过长、疼痛、年轻患者或镇静后有气道塌陷风险的患者可选择在全身麻醉下进行手术。

诱导技术的选择取决于心功能、预计手术时间和通常的麻醉考虑。可使用多种麻醉诱导和维持药物。喉罩通气（LMA）和（或）全身气管内麻醉复合肌肉松弛剂均可使用。对心功能较差患者，麻醉诱导和维持可引起血流动力学不稳定。在导管介入手术中，血压突然持续下降，除外全身麻醉引起的血流动力学变化与心室功能不良外，还应警惕心脏穿孔和心包压塞。

术后监护

术后所有镇静和全身麻醉的患者均应在监护室或重症监护室（如有需要）进行监测和观察，并明确穿刺或手术部位是否有出血迹象。可能需要胸部 X 线片来确认设备是否正确放置，并排除可能的并发症，如气胸或 CHF 恶化。

手术室外心脏操作的风险与并发症

手术室外心脏操作的风险和并发症与手术本身、患者特点及与心脏病患者护理相关的常见麻醉问题有关。另外，术中使用荧光透视后，暴露在辐射下会有风险。

麻醉管理相关并发症

在心脏科治疗的患者通常有多个显著的合并症，如冠状动脉疾病、瓣膜疾病、心力衰竭、糖尿病、肾功能不全、阻塞性肺病和病态肥胖。因此，麻醉管理存在一定困难，因为几乎所有患者的 ASA 分级均为Ⅲ级或更高。许多手术可以在少量或中度镇静下进行，但部分手术仍需要深度镇静甚至全身麻醉，通常持续时间也较长。

与麻醉管理相关的可能并发症包括气道阻塞、低氧血症、高碳酸血症、吸入性肺炎和低血压。研究表明[30]，在接受电生理治疗的患者中，很大一部分（40%）需要某种类型的气道干预，如经鼻/口通气道置入、LMA或气管导管插管等。

另外，值得注意的是麻醉药对心脏传导的影响。挥发性药物可影响窦房结自律性，缩短心脏电位，延长房室传导时间。

患者肥胖和麻醉时间延长等因素增加了从镇静转为全身麻醉的概率。

与操作有关的并发症

EP室的几乎所有操作都需要使用大导管经皮静脉入路。

与经皮穿刺相关的潜在并发症（大多数手术常见）包括出血、血肿、气胸和偶尔的心律失常。

某些风险和并发症是与特定操作相关的：

· 心律转复除颤器的放置和测试需要诱发室性心律失常，并由设备识别和转换。多次电转换心室颤动试验可在试验期间或试验后马上发生低血压[31]。

· 与导管射频消融相关的术中并发症相对少见。包括食管破裂、食管瘘、肺静脉狭窄、血栓栓塞、左心房扑动和心房穿孔[32–33]。

当使用射频消融治疗房颤时，目的是在心房造成一系列的损伤。探头被预设到适当的温度和时间将能量传递到病变组织，但消融深度不易控制，因此有可能通过心房壁损伤邻近结构。如损伤位于心房后的食管可导致危及生命的纵隔炎[34]。

随着心脏介入性治疗日益增多，心脏穿孔引起的急性压塞已很常见。心房或心室穿孔可能致命。PV隔离期间，穿孔的发生率约为1%[35–36]。

心脏压塞可危及生命。心包内压增高使心包囊内血液迅速积聚，进而所有心室受压，最终心脏充盈严重减少。临床表现取决于积液的速度和代偿机制的有效性。因此，心脏穿孔引起的心包内出血会变得非常危险，非常迅速。

临床表现包括呼吸急促和呼吸困难，在麻醉或镇静期间很难发现。体格检查往往无明显异常。心动过速、低血压和心音减弱提示可能发生心脏压塞。对于这类患者几乎总伴有低血压表现，因此不明原因的血压下降应排除心脏压塞和心肌穿孔的可能。一个特征性表现是奇脉，定义为吸气时脉搏显著减弱或消失。这在EP室内可能很难评估。

超声心动图对心包压塞的诊断具有重要意义。在部分超声心动图中，右房舒张末期塌陷和右室舒张早期塌陷是其特征性表现，但并非特异性[37-38]。超声心动图被认为是预防严重或致死性并发症的方法。

心包压塞的治疗包括心包内容物的引流，最好是在超声心动图引导下行心包穿刺术。

当不能有效控制出血或单纯心包穿刺不能迅速恢复血流动力学稳定性时，有必要行手术探查或干预。

激光辅助技术用于植入式起搏器和 ICD 导线的取出，与心脏穿孔、上腔静脉破裂和锁骨下静脉损伤等潜在致死性并发症相关。文献中提到激光导丝取出的死亡率在 1.9%~3.4%[20]。

考虑到上述结构穿孔引起的心包压塞的严重性和紧急程度不一定能及时进行心包穿刺，部分患者可能需要行紧急手术干预。

美国心脏协会（ASA）已经公布了关于植入性心律设备管理的指南[39]。

植入装置患者的管理分三个过程：

术前管理的中心

· 通过聚焦病史、胸片（CXR）、心电图（ECG）和体格检查确定患者是否有心律管理装置（CRMD）。

· 通过查看制造商信息、使用 CRMD 编程设备查询、CXR 或查询制造商的数据库来明确设备类型。

· 根据病史和设备询问确定患者是否依赖于设备进行抗心动过缓起搏。

· 通过咨询心脏病专家或 CRMD 服务来确定设备的功能。

接下来，术前准备应包括以下步骤：

· 确定择期手术中是否存在电磁干扰。

· 确定是否需要将设备重新编程为非同步起搏模式或禁用频率应答功能。

· 暂停设备的抗快速心律失常功能（如果有）。

· 如果患者依赖起搏器，建议使用双极电凝系统。如果必须使用单极电刀，建议使用不规则的短脉冲。

· 确保临时起搏和体外除颤设备的可用性。工作组建议对所有依赖起搏器的患者改为非同步起搏模式。这可以通过编程或磁铁来实现。注意：没有可靠的方法来评估磁铁的正确放置。

· 根据设备制造商的不同，将磁铁应用于 ICD/ 起搏器组合可能会禁用快速心律失常治疗功能，但不会将起搏模式改变为非同步模式。因此对这些设备只能通过设备程序员来更改起搏模式。

术中管理包括管理潜在的电磁干扰源

· 电凝术：安置铅板时，使电流通路不通过设备或不在设备附近；建议使用短时、间歇烧灼模式；尽量使用双极电凝，减少通过身体的电流。

· 射频消融：使射频电流路径尽可能远离设备。

· 碎石术：避免碎石术光束聚焦在发生器附近；如果碎石术触发 R 波，则禁用心房起搏。

· 磁共振成像：不同机构制定了不同的方案，以便在某些情况下对植入心脏设备的患者进行磁共振成像。此外，新的设备被称为“有条件的磁共振”，增加了体内有设备患者进行磁共振检查的可能性。

外部除颤铅板应尽可能远离电源，以尽量减少在紧急除颤情况下对设备的损坏。在 ICD 患者尝试紧急除颤或复律之前，应移除磁铁以重新启用该装置的快速心律失常治疗功能。如果设备不能提供适当的电击，则应立即进行体外除颤或心脏复律。

术后管理

术后处理应包括在 PACU 或 ICU 对装置进行检测，恢复装置的快速心律失常治疗功能。在设备除颤功能恢复前，应进行连续心电图监测。

“术后检查设备前，不得让患者离开监测区域。”但有人认为这一警告过于严格，特别是用在使用了双极电凝，并且设备距离手术部位超过 15cm 情况。

（邢 东 译，聂 煌 审校）

参考文献

[1] Shook DC, Gross W. Offsite anesthesiology in the cardiac catheterization lab. Curr Opin Anesthesiol, 2007, 20(4):352-358.

[2] Blomstrom-Lundqvist C, Scheinman MM, Aliot E (committee members). ACC/AHA/ESC guidelines for management of patients with supraventricular arrhythmias: a report of the American College of Cardiology/American Heart Association Task Force and the European Society of Cardiology Committee for Practice Guidelines. Circulation, 2003, 108(15):1871-909.

[3] Zipes D, Camm A, Borggrefe M, et al. ACC/AHA/ESC Guidelines for management of patients

with ventricular arrhythmias and the prevention of sudden cardiac death: a Report of the American College of Cardiology/American Heart Association Task Force and the European Society of Cardiology Committee for Practice Guidelines. J Am Coll Cardiol, 2006, 48(5):e247-346.

[4] Gregoratos G, Abrams J, Epstein AE, et al. ACC/AHA/NASPE 2002 guideline update for implantation of cardiac pacemakers and antiarrhythmia devices: summary article: a report of the Cardiac College of Cardiology/American Heart Association Task Force on Practice Guidelines (ACC/AHA/NASPE Committee to Update the 1998 Pacemeker Guidelines). Circulation, 2002, 106:2145-2161.

[5] Reddy K, Jaggar S, Gillbe C. The anesthetist and the cardiac catheterization laboratory. Anesthesia, 2006, 61:1175-1186.

[6] Mack M, Brennan J, Brindis R, et al. Outcomes following transcatheter aortic valve replacement in the United States. JAMA, 2013, 310(19):2069-2077.

[7] Webb JG, Chandavimol M, Thompson CR, et al. Percutaneous aortic valve implantation retrograde from the femoral artery. Circulation, 2006, 113:842-850.

[8] Tang G, Lansman S, Cohen M, et al. Transcatheter aortic valve replacement: current developments, ongoing issues, future outlook. Cardiology in Review, 2013, 21(2):55-76.

[9] Webb JG, Harneck J, Munt BI, et al. Percutaneous transvenous mitral annuloplasty: initial human experience with device implantation in the coronary sinus. Circulation, 2006, 113:851-855.

[10] Glower D, Kar S, Trento A, et al. Percutaneous mitral valve repair for mitral regurgitation in high risk patients: results of the EVERST II study. JACC, 2014, 64(2):172-181.

[11] Stone GW, Lindenfeld J, Abraham W, et al. Transcatheter mitral valve repair in patients with heart failure. NEJM, 2018, 379:2307-2318.

[12] Lin D, Marchlinski FE. Advances in ablation therapy for complex arrhythmias: atrial fibrillation and ventricular tachycardia. Curr Cardiol Rep, 2003, 5:407-414.

[13] Natale A, Newby K, Pissano E, et al. Prospective randomized comparison of antiarrhythmic therapy versus first-line radiofrequency ablation in patients with atrial flutter. J Am Coll Cardiol, 200, 35:1898-1904.

[14] Oral H, Pappone C, Chugh A, et al. Circumferential pulmonary-vein ablation for chronic atrial fibrillation. N Engl J Med, 2006, 354(9):934-941.

[15] Abraham WT, Fisher WG, Smith AL, et al. Cardiac resynchronization in chronic heart failure. MIRACLE Study group. Multicenter Insync Randomized Clinical Evaluation. NEJM, 2002, 46:1845-1853.

[16] Kadish A, Dyer A, Daubert JP, et al. Prophylactic defibrillator implantation in patients with nonischemic dilated cardiomyopathy. N Engl J Med, 2004, 350:2151-2158.

[17] Curtis A, Worley S, Adamson P, et al. Biventricular pacing for atrioventricular block and systolic dysfunction. NEJM, 2013, 368(17):1585-1593.

[18] Moss AJ, Hall WJ, Cannon DS, et al. Improved survival with an implanted defibrillator in patients with coronary disease at high risk for ventricular arrhythmia. Multicenter automatic defibrillator implantation trial investigation. N Engl J Med, 1996, 335:1933-1940.

[19] Leon AR, Abraham WT, Curtis AB, et al. Safety of transvenous cardiac resynchronization system implantation in patients with chronic heart failure. J Am Coll Cardiol, 2005, 46:2348-2356.

[20] Gaca JG, Lima B, Milano CA, et al. Laser-assisted extraction of pacemaker and defibrillator leads: The role of cardiac surgeon. Ann Thorac Surg, 2009, 87(5):1446-1450.

[21] Conlay L. Special concerns in the cardiac catheterization lab. Int Anesthesiol Clin, 2003, 41(2):63-67.

[22] Tung RT, Bajaj AK. Safety of implantation of a cardioverter-defibrillator without general anesthesia in an electrophysiology laboratory. Am J Cardiol, 1995, 75:908-912.

[23] Canessa R, Lema G, Urzua J, et al. Anesthesia for elective cardioversion: a comparison of four anesthetics. J Cardiothoracic Vasc Anesth, 1991, 5(6):566-568.

[24] Pandya K, Patel B, Natla J, et al. Predictors of hemodynamic compromise with propofol during defibrillator implantation: a single center experience. J Interv Card Electrophysiol, 2009, 25(2):141-151.

[25] Cravens GT, Packer DL, Johnson ME. Incidence of propofol infusion syndrome during noninvasive radiofrequency ablation for atrial flutter or fibrillation. Anesthesiology, 2007, 106(6):1134-1138.

[26] Lippmann M, Kakazu C. Hemodynamics with propofol: is propofol dangerous in classes III-IV patients? Anesth Analg, 2006, 103(1):260.

[27] Camci E, Kolta K, Sungur Z, et al. Implantable cardioverter-defibrillator placement in patients with mild-to-moderate left ventricular dysfunction: hemodynamics and recovery profile with two different anesthetics used during deep sedation. J Cardiothorac Vasc Anesth, 2003, 17(5):613-616.

[28] Keyl C, Tassani P, Kemkes B, et al. Hemodynamic changes due to intraoperative testing of the automatic implantable cardioverter-defibrillator: implications for anesthesia management. J Cardiothoracic Vasc Anesth, 1993, 7:442-447.

[29] Lena P, Mariottini CJ, Balarac N, et al. Remifentanil versus propofol for radiofrequency treatment of atrial flutter. Can J Anesth, 2006, 53(4):357-362.

[30] Trentman TL, Fasset SL, Mueller JT, et al. Airway interventions in the cardiac electrophysiology laboratory: a retrospective review. J Cardiothoracic Vasc Anesth, 2009, 23(6):841-845.

[31] Gilbert TB, Gold MR, Shorofsky SR, et al. Cardiovascular responses to repetitive defibrillation during implantable cardioverter-defibrillator testing. J Cardiothoracic Vasc Anesth, 2002, 16(2):180-185.

[32] Tsai MT, Fisher JM, Norotsky M, et al. Perforation of the right atrium during radiofrequency ablation. J Cardiothoracic Vasc Anesth, 2008, 22(3):426-427.

[33] Oral H, Chugh A, Ozaydin M, et al. Risk of thromboembolic events after percutaneous left atrial radiofrequency ablation of atrial fibrillation. Circulation, 2006, 114:759-765.

[34] Gillinov AM, Petterson G, Rice TW. Esophageal injury during radiofrequency ablation for atrial fibrillation. J Thorac Cardiovasc Surg, 2001, 122:1239-1240.

[35] Hindricks G. The Multicenter European Radiofrequency Survey (MERFS): complications of

radiofrequency catheter ablation of arrhythmia. Eur Heart J, 1993, 14(120):1644-1653.

[36] Hsu LF, Jais P, Hocini M, et al. Incidence of cardiac tamponade complicating ablation for atrial fibrillation. Pacing Clin Electrophysiol, 2005, 28(s1):S106-S109.

[37] Spodick DH. Acute cardiac tamponade. N Engl J Med, 2003, 349(70):684-690.

[38] Tsang TSM, Freeman WK, Barnes ME, et al. Rescue echocardiographically guided pericardiocentesis for cardiac perforation complicating catheter-based procedures. The Mayo clinic experience. J Am Coll Cardiol, 1998, 32(5):1345-1350.

[39] American Society of Anesthesiologists Task Force on Perioperative Management of Patients with Cardiac Rhythm Management Devices. Practice advisory for the perioperative management of patients with cardiac rhythm management devices: pacemakers and implantable cardioverter-defibrillators. Anesthesiology, 2005, 103:186-198.

REVIEWS

The American College of Cardiology and the American Heart Association provide extensive guidelines for the management of arrhythmias. See Chapter 3.

Calkins H, Hindricks G, Cappato R, et al. 2017 HRS/EHRA/ECAS/APHRS/SOLAECE expert consensus statement on catheter and surgical ablation of atrial fibrillation. Heart Rhythm, 2017, 14(10):e275-e444.

第 16 章

凝血障碍、出血和心脏麻醉急症

主　题

- 止血与心脏手术
- 心脏手术中失血的预防
- 何时输血
- 输血后的结果
- 大量输血与心脏损伤
- 拒绝使用血液制品患者的治疗
- 心导管室急诊患者
- 围手术期心包压塞

出血常使择期和急诊心脏手术复杂化。近年来的无数外科数据库分析表明，全血和成分输血对心脏手术患者有害。相反，也有其他研究强调了输血失败的负面影响。本章将探讨心脏围手术期出血的原因、预防和处理。此外，由于许多心脏外科急症与出血增加有关，这部分内容也将一并阐述。

止血与心脏手术

心脏手术期间和之后的止血开始于对活动出血部位的手术干预。遗憾的是，在心脏手术中控制出血远比在出血血管上缝合复杂得多。而且，低温和血液稀释的影响扰乱了平衡血栓形成和降解的整个凝血系统。体外循环（CPB）需要抗凝，再加上凝血、纤溶和炎症系统的激活，进一步破坏了凝血机制。

当出血血管的内皮下层受到损伤时，就会发生原发性止血。正常血管壁内皮细胞具有抗血栓作用。然而，内皮下层充满了血栓形成的组织因子（TF）来启动凝血（图 16–1）。血小板通过糖蛋白（GP）Ⅰb 受体黏附在内皮下胶原 – 血管性血友病因子（vWF）上，开始局部血栓形成。纤维蛋白原通过 GP- Ⅱb/ Ⅲa 受体连接相邻血小板，形成血栓。

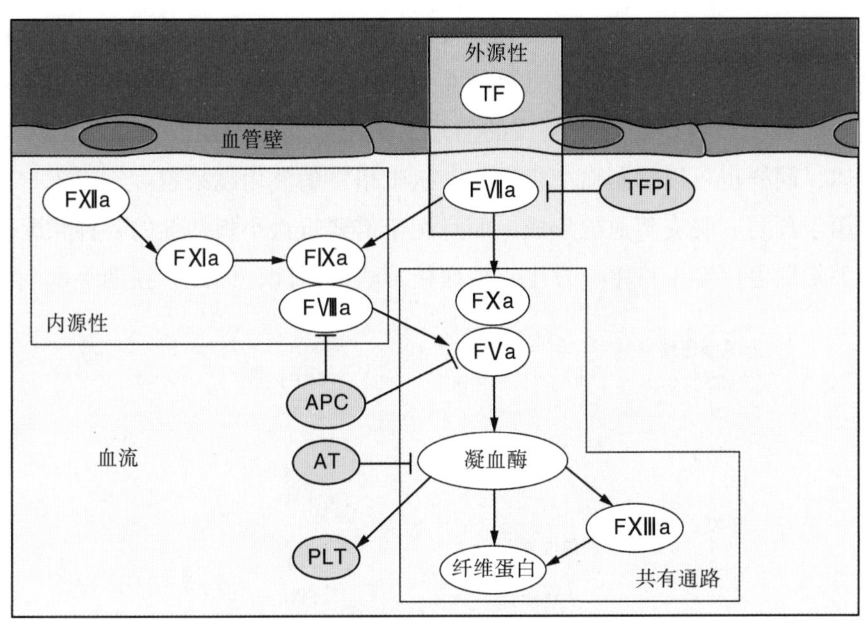

图 16–1　凝血途径。外源性途径包括组织因子（TF）和 FⅦa。内在途径由因子 FⅫa、FⅨa、FⅨa 和 F Ⅷa 发展而来。纤维蛋白的常见途径包括 FⅩa、FⅤa 和凝血酶。FⅩⅢa 因子与纤维蛋白连接。凝血酶激活血小板（PLT）。组织因子途径抑制物（TFPI）调节凝血级联反应，抑制组织因子Ⅶa 复合物。活化蛋白 C（APC）使 FⅤa 和 FⅦa 因子失活。最后抗凝血酶（AT）抑制凝血酶。经许可，引自 Mackman N. The role of tissue factor and factor VIIa in hemostasis. Anesth Analg, 2009, 108(5):1447–1452

凝血通过激活众所周知的凝血级联反应，受到各种蛋白质和机制的限制和调节（图 16–2）。组织因子和Ⅶa 因子通过外源途径激活因子Ⅹ，产生凝血酶，然后通过共同途径将纤维蛋白原转化为纤维蛋白。内源性途径从激活因子Ⅻ、Ⅸ和Ⅺ开始，通过共同途径激活因子Ⅹ并最终生成凝血酶。各种抑制蛋白调节凝血级联反应。组织因子途径抑制物（TFPI）抑制外源途径的启动，蛋白C和蛋白S抑制因子Ⅷa和因子Ⅴa。抗凝血酶Ⅲ（AT Ⅲ）抑制凝血酶以及因子Ⅸ、Ⅺ、Ⅻ和Ⅹ。

正常止血的最后阶段是纤溶。纤溶作用是通过纤溶酶原激活剂将纤溶酶原转化为纤溶酶而产生。纤溶作用重塑纤维蛋白凝块，最终导致凝块溶解。

对正常凝血系统的操作是心脏手术患者围手术期管理的关键环节。当患者在体外循环时需要完全抗凝。同样，心脏病专家经常使用不同程度的抗凝药物。经皮冠状动脉介入治疗（PCI）后的患者通常使用阿昔单抗或依替巴肽治疗。这些药物可拮抗血小板 GP- Ⅱb/ Ⅲa 介导的结合并防止血小板聚集。通常，在植入支架失败的情况下进行紧急心脏手术的患者将使用这些药物进行治疗，并且可能需要在围手术期输注血小板。越来越多的患者接受口服药物氯吡格雷的治疗，氯吡格雷可以阻断血小板的 ADP 受体，同样也可以抑制血小板聚集。氯吡格雷的使用越来越多，因为它不仅用于预防心脏支架血栓形成，而且用于需要抗血小板活性的各种状况。围手术期停用氯吡格雷有发生支架血栓形成的风险，因此，在围手术期停

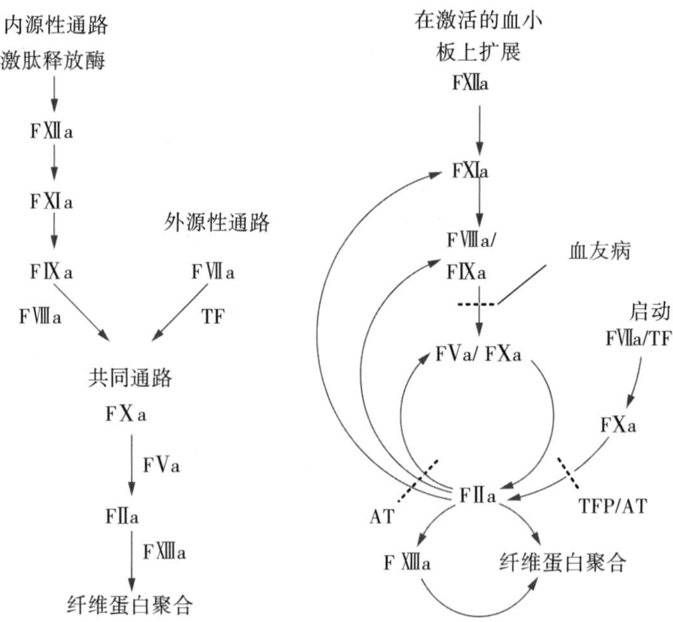

图 16-2　A. 一种简化的经典凝血级联。B. 凝血酶生成的繁殖。由 FⅦa/TF 复合物引发凝血。抗凝血酶（AT）和组织因子途径抑制物（TFPI）调节凝血酶的产生。凝血酶本身激活因子 FⅪa、FⅧa /FⅨa 和 FⅤa 以进一步增加凝血酶的产生。经许可，引自 Tanaka KA, Key NS, Levy JH. Blood coagulation: hemostasis and thrombin regulation. Anesth Analg, 2009, 108(5):1433-1446

用氯吡格雷前应先与心脏科医生、外科医生和麻醉师进行讨论。然而，接受抗血小板药物治疗的患者在接受心脏手术时有出血增加的风险。相反，阿司匹林并未显示增加心脏外科患者围手术期出血的风险[3]，尽管它有抗血小板作用。尽管如此，许多外科医生会在手术前 7d 停用阿司匹林。急诊手术的患者可能已经接受了Xa 因子抑制剂（如阿哌沙班）或直接凝血酶抑制剂达比加群的治疗。艾达赛珠单抗（Idarucizumab）能逆转达比加群的作用。Xa 因子特异性逆转剂（例如 andexeant alfa）也可应用。andexant 结合Xa 因子抑制剂。艾达赛珠单抗抑制达比加群与凝血酶结合的能力。

肝素经常用于术前有冠状动脉血栓形成风险的心脏外科患者。正如第 4 章所讨论，肝素抗药性可发生在先前被肝素化的患者中，这些患者被带到手术室，并且需要 480s 或更高的激活凝血时间（ACT）来启动体外循环。AT-Ⅲ浓度降低与长期使用肝素有关。重组 AT-Ⅲ浓缩物和新鲜冰冻血浆（FFP）可用于治疗 AT-Ⅲ缺乏继发的肝素抵抗。

其他手术患者可能伴有各种凝血障碍、血小板缺乏或冷凝集素疾病。建议咨询血液科医生，以帮助那些已确诊的凝血障碍或血液病（如镰状细胞病）患者的治疗。尿毒症或肝衰竭患者围手术期出血风险增加。

然而，许多患者出血时没有任何抗止血药的使用史或其他相关病史。体外循环心脏手术伴随着一种严重的炎症反应，继发于血液与旁路回路表面的接触。炎症损伤了蛋白 C 和蛋白 S 对血栓形成的调节，增加 TF 的表达，导致凝血激活[4]。炎症途径可导致微血管血栓形成。消耗凝血因子和纤溶，可导致凝血功能受损、围手术期出血、血液制品输送、潜在的发病率和死亡率。

围手术期监测患者止血系统的方法很多[5]。基于血小板与凝血因子稀释、凝血因子与血小板活化、纤溶的综合效应，密切监测患者凝血状态，可避免不必要的异体血制品输注。凝血系统的传统实验室检查（如凝血酶原时间、部分凝血活酶时间、血小板计数、血细胞比容和纤维蛋白原浓度）通常在术前进行，术中也可复查。然而，实验室测试结果经常有延迟，无法指导医生立即作出临床决策。某些机构在不同程度上采用了即时检测（POC）措施。血栓弹力图（TEG）已被证明能够在 5min 内预测患者的血小板减少和低纤维蛋白血症[6]。TEG 也通常被用作评估凝血系统的 POC 试验（图 16-3，图 16-4）。

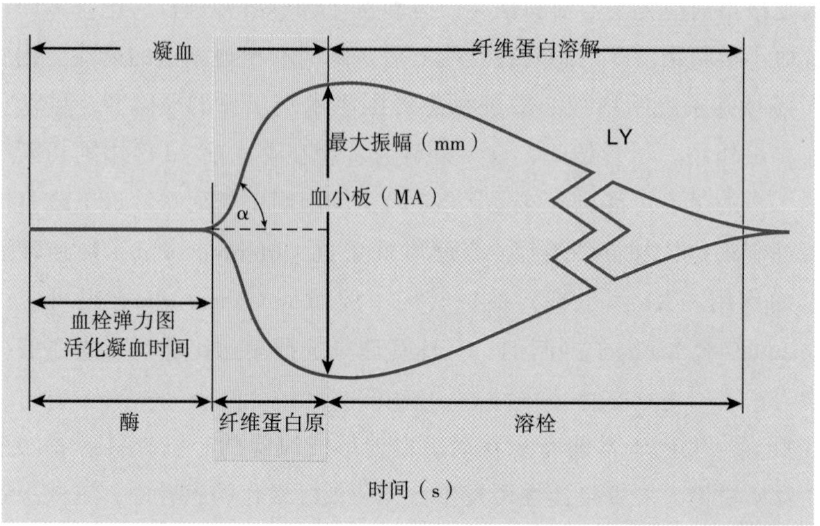

图 16-3　血栓弹力图（TEG）。图以直线开始，直到血栓形成开始（凝血的酶促阶段）。当凝块形成时，应变计上的阻力增加，形成一张图。图中显示纤维蛋白原储存（α 角）和血小板功能（最大振幅，MA）的状态。最终，纤溶作用会发生，这一点可以通过减少 MA 来证明。各种凝血成分的缺乏会影响 TEG 的每个阶段，而纤溶作用的增强则表现为最大振幅的早期下降。EPL、Ly30、K、R 为与血栓破裂率相关的数值。经许可，引自 Kashuk JL, Moore EE, Sawyer M, et al. Postinjury coagulopathy management: goal directed resuscitation via POC thrombelastography. Ann Surg, 2010, 251(4):604-614

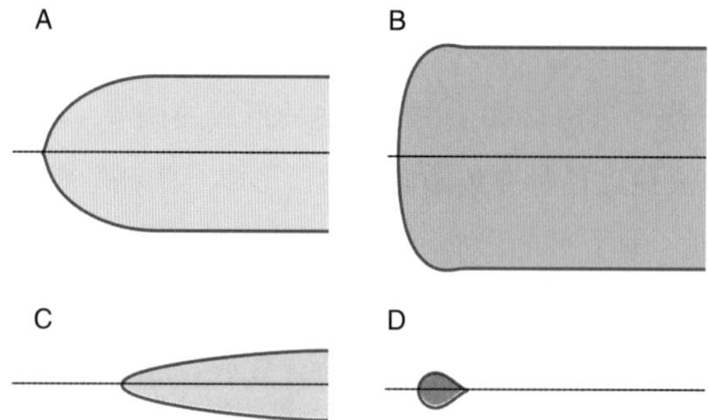

图 16-4　典型血栓弹力图追踪的例子。A. 正常。B. 高凝状态。C. 低凝状态（如血小板减少）。D. 纤溶。经许可，引自 Johansson PI, Stissing T, Bochsen L, et al. Thrombelastography and tromboelastometry in assessing coagulopathy in trauma. Scand J Trauma Resusc Emerg Med, 2009, 17:45

当血液接触管道回路表面时，凝血、炎症和纤溶途径被激活。如第 4 章所述，活化凝血时间（ACT）和肝素浓度测定通常用于确定体外循环期间抗凝状态的安全程度。TEG 可诊断各种凝血功能障碍的原因，包括因子缺乏、血小板功能障碍和纤溶。一些机构使用三甘醇通过确定凝血缺陷的来源来帮助出血的术后处理[7]。通过使用全血聚集测定法，可提供床边血小板功能测定，而不仅仅是血小板计数[8]。

心脏手术中失血的预防

因为在心脏手术中有很多患者出现或发展成凝血功能障碍，所以应尽力减少失血。胸外科医师协会制定了广泛的指导方针，以促进心脏手术患者的血液保护并尽量减少输血[9]。2017 年，欧洲心胸外科协会和欧洲心胸麻醉协会报告了成人心胸外科患者血液管理的指导方针。表 16–1 至表 16–8 总结了他们对相关证据类别和级别的建议。

《成人心脏外科血液管理指南》的作者总结了主要的信息（图 16–5）。

抗纤维蛋白溶解剂的使用一直是减少心脏手术患者围手术期失血的核心。氨基己酸和氨甲环酸是所谓的赖氨酸类似物[10]。这些药物附着在纤溶酶原和纤溶酶的赖氨酸结合位点上，取代纤维蛋白。因此，它们会损害纤溶。抑肽酶是一种丝氨酸蛋白酶抑制剂，可防止纤溶酶介导的纤溶作

表 16–1　推荐级别

推荐级别	定义	建议使用的措辞
Ⅰ级	证据和（或）普遍同意某一治疗或程序是有益的、有用的和有效的	推荐 / 适用
Ⅱ级	关于所给治疗或程序有效性的相互矛盾的证据和（或）意见分歧	
Ⅱ a 级	证据 / 意见支持有用或有效	应当被考虑
Ⅱ b 级	证据 / 意见不太能充分证明有用或有效	可以被考虑
Ⅲ级	证据 / 普遍同意所给的治疗 / 程序是没有用 / 有效的，有时可能是有害的	不推荐

基于欧洲心胸外科学会临床指南方法手册的推荐类别。经许可，引自 Task Force on Patient Blood Management for Adult Cardiac Surgery of the European Association for Cardio-Thoracic Surgery (EACTS) and the European Association of Cardiothoracic Anaesthesiology (EACTA), et al. 2017 EACTS/EACTA Guidelines on patient blood management for adult cardiac surgery. J Cardiothorac Vasc Anesth, 2018, 32(1):88–120

表 16-2 预测围手术期出血的实验室和现场检查

推荐	级别[a]	等级[b]
术前纤维蛋白原水平可被认为是鉴别出血高危患者的指标	Ⅱb	C
不建议常规使用黏弹性和血小板功能检测来预测未经抗凝治疗的患者的出血	Ⅲ	C
血小板功能检测可用于指导最近接受 P2Y12 抑制剂或正在进行 DAPT 的患者心脏手术时机的决策	Ⅱb	B

[a] 推荐级别。[b] 证据等级。DAPT= 双重抗血小板治疗。经许可，引自 Task Force on Patient Blood Management for Adult Cardiac Surgery of the European Association for Cardio-Thoracic Surgery （EACTS） and the European Association of Cardiothoracic Anaesthesiology （EACTA）, et al. 2017 EACTS/EACTA Guidelines on patient blood management for adult cardiac surgery. J Cardiothorac Vasc Anesth, 2018, 32(1):88–120

用和许多酶介导的与 CPB 相关的全身炎症反应[11-14]。

一些研究表明，使用抑肽酶治疗的患者死亡率、中风和（或）肾功能不全发生率增加。然而，赖氨酸类似物与此类结局无关[15]。氨甲环酸（TXA）与围手术期癫痫发作风险增加相关，只有在仔细考虑有血栓形成史的患者后，才应同时使用氨基己酸和 TXA。抗纤溶剂总结参见表 16-9。

何时输血

在心脏手术和心脏麻醉中，关于何时需要输血，存在着很大争议。不支持特定的“输血底线”[9]；但是，根据胸外科医师学会 / 心血管麻醉师学会指南，血红蛋白低于 60g/L 时输血被认为是“合理的”，因为这可以挽救生命。在决定何时输血时，必须权衡贫血风险与血制品输注风险。Karkouti 等在体外循环中发现严重贫血会增加肾衰竭、卒中和死亡的风险[17-19]。术前贫血同样被发现与心脏手术患者的不良结局有关。此外，心脏手术患者能够忍受的急性贫血程度与其基线血红蛋白浓度成反比[20]。事实上，基线血红蛋白浓度下降超过 50% 与死亡、卒中或肾功能衰竭的综合风险增加 50% 相关[19]。因此，对于基线血红蛋白浓度为 180g/L 的患者来说，血红蛋白 60g/L 的建议输血阈值可能太低。

有学者建议建立输血的生理指南[21]。氧提取率是衡量整体氧合的指标。它是组织氧传递和摄取的比率。在正常吸氧率（<30%）的患者中，

表 16-3 术前抗凝和抗血小板药物的管理

推荐	级别[a]	等级[b]
在接受冠状动脉旁路移植术的患者中，阿司匹林应在整个术前时期持续使用	Ⅱa	C
对于有高出血风险[c]或拒绝输血和接受非心脏手术的患者，术前至少停用阿司匹林 5d	Ⅱa	C
建议在隔离冠状动脉旁路移植术后（24h 内）无出血顾虑者，阿司匹林尽早重新开始应用	Ⅰ	B
对于需要进行非急诊心脏手术的 DAPT 患者，应考虑在术前至少停用替卡格雷 3d，停用氯吡格雷后 5d，停用普拉格雷 7d	Ⅱa	B
建议至少在手术前 4h 停止使用 GPⅡb/Ⅲa 抑制剂。	Ⅰ	C
为了减少出血风险，术前口服抗凝血剂与 UFH/LMWH 的桥接仅适用于血栓事件高风险患者[d]	Ⅰ	B
建议术前 12h 停用预防性低分子肝素，术前 24h 停用磺达肝素。对于肾功能受损和（或）接受治疗剂量的患者，可能需要更长的间隔时间	Ⅰ	B
建议用 UFH 桥接 OAC	Ⅰ	B
皮下低分子肝素桥接 OAC 应被认为是 UFH 桥接的替代方法	Ⅱa	B
服用 VKA 的患者，当 INR<1.5 时可行择期心脏手术。当手术不能延期时，应使用凝血因子来逆转 VKA 的效应	Ⅱa	C
对于择期心脏手术的患者，术前至少 48h 应停止 DOAC。对于肾功能受损的患者，可能需要更长的间隔时间	Ⅱa	C

[a] 推荐级别。[b] 证据等级。[c] 复杂和二次手术、严重肾功能不全、血液病和遗传性血小板功能缺陷。[d] 机械人工心脏瓣膜，风湿性心瓣膜病引起的房颤，4 周内发生的急性血栓事件，以及房颤伴 CHA_2DS_2-VASc 评分 >4。CABG= 冠状动脉旁路移植术。CHA_2DS_2-VASc= 充血性心力衰竭、高血压、年龄≥ 75 岁（2 分）、糖尿病、卒中前（2 分）- 血管疾病、年龄 65~74 岁、性别（女性）。DAPT= 双抗血小板治疗。DOAC= 直接口服抗凝剂。GP= 糖蛋白。INR= 国际标准化比值。LMWH= 低分子肝素。OAC= 口服抗凝剂。UFH= 普通肝素。VKA= 维生素 K 拮抗剂。经许可，引自 Task Force on Patient Blood Management for Adult Cardiac Surgery of the European Association for Cardio-Thoracic Surgery (EACTS) and the European Association of Cardiothoracic Anaesthesiology (EACTA), et al. 2017 EACTS/EACTA Guidelines on patient blood management for adult cardiac surgery. J Cardiothorac Vasc Anesth, 2018, 32(1):88–120

表 16-4　体外循环

推荐	级别[a]	等级[b]
建议在心脏手术中实施减少输液和体外循环血液稀释的制度措施，以减少出血风险和输血的需要	Ⅰ	C
可以考虑使用闭式体外循环来减少出血和输血	Ⅱb	B
可考虑使用生物相容性涂层减少围手术期出血和输血	Ⅱb	B
为了防止输血，应考虑自体血回输的常规应用	Ⅱa	B
超滤可被视为血液保护策略的一部分，以尽量减少血液稀释	Ⅱb	B
逆行和顺行自体血预充应被视为减少输血的血液保存策略的一部分	Ⅱa	A
体外循环期间的正常体温（温度 >36℃）和维持正常的 pH 值（7.35~7.45）可能有助于降低术后出血的风险	Ⅱb	B

[a] 推荐级别。[b] 证据等级。CPB= 体外循环。经许可，引自 Task Force on Patient Blood Management for Adult Cardiac Surgery of the European Association for Cardio-Thoracic Surgery (EACTS) and the European Association of Cardiothoracic Anaesthesiology (EACTA), et al. 2017 EACTS/EACTA Guidelines on patient blood management for adult cardiac surgery. J Cardiothorac Vasc Anesth, 2018, 32(1):88–120

图 16-5　术中抗凝

推荐	级别[a]	等级[b]
肝素水平导向下的肝素治疗应被视为优于 ACT 导向下的肝素治疗，以减少出血	Ⅱa	B
肝素水平导向的鱼精蛋白给药可以减少出血和输血	Ⅱb	B
鱼精蛋白应在鱼精蛋白与肝素剂量比值[c]<1 ：1 的情况下使用，以减少出血	Ⅱa	B
AT 缺乏的患者补充 AT 可提高肝素敏感性	Ⅰ	B
不建议在 CPB 后补充 AT 以减少出血	Ⅲ	C
对于不能推迟手术的 HIT 抗体患者，在出血风险可接受的情况下，应考虑用比伐芦定抗凝。应避免在术前和术后使用肝素。	Ⅱa	C

[a] 推荐级别。[b] 证据等级。[c] 鱼精蛋白与肝素的剂量比值基于肝素初始剂量。ACT= 活化凝血时间。AT= 抗凝血酶。CPB= 体外循环。HIT= 肝素诱导血小板减少。经许可，引自 Task Force on Patient Blood Management for Adult Cardiac Surgery of the European Association for Cardio-Thoracic Surgery (EACTS) and the European Association of Cardiothoracic Anaesthesiology (EACTA), et al. 2017 EACTS/EACTA Guidelines on patient blood management for adult cardiac surgery, J Cardiothorac Vasc Anesth. 2018, 32(1):88–120

图 16-6 血管内容量

推荐	级别[a]	等级[b]
不建议使用目标导向的血流动力学疗法来减少输血	Ⅲ	C
不建议在预充和非预充溶液中使用低分子量淀粉来减少出血和输血	Ⅲ	C
为了减少出血和输血，建议将血液稀释限制作为血液保护策略的一部分	Ⅰ	B
对于血红蛋白水平高（>110g/L）的患者，可考虑术前自体献血以减少术后输血	Ⅱb	B
可考虑急性等容血液稀释来减少术后输血	Ⅱb	B

[a] 推荐级别。[b] 证据等级。经许可，引自 Task Force on Patient Blood Management for Adult Cardiac Surgery of the European Association for Cardio-Thoracic Surgery（EACTS）and the European Association of Cardiothoracic Anaesthesiology（EACTA）, et al. 2017 EACTS/EACTA Guidelines on patient blood management for adult cardiac surgery. J Cardiothorac Vasc Anesth, 2018, 32(1):88–120

基于低血红蛋白浓度的输血可能是不必要的。此外，由于 2，3- 二磷酸甘油酯（DPG）浓度的降低，所谓的堆积细胞的储存损伤可能使输注细胞在向组织输送氧气方面不如预期的有效。

不管用什么方法来确定何时给患者输血，毫无疑问，临床上存在着巨大的差异[22]。在全美范围内提供的所有血液制品中，有 20% 以上被心脏外科患者使用。目前可以预测部分患者在手术当天可能需要输注超过 5 个单位的红细胞[23–24]。最终，应采用多种围手术期血液保护方式，以减少异体输血[25]。这些方式包括术前自体献血、促红细胞生成素和术中抗纤维蛋白溶解的使用以及急性等容血液稀释。不建议常规使用醋酸去氨加压素（DDAVP）促进内源性因子Ⅷ前体的释放[9]。

心脏手术中血液保护技术的风险必须与输血风险相平衡。随着新证据的发现，胸外科医师协会（STS）和心血管麻醉师协会的指南也在不断更新，以明确心脏外科患者的最佳输血时机[26]。

输血后的结果

值得注意的是，越来越多的研究表明即使输注 1~2 单位的红细胞也

表 16-7 促凝血的干预措施

推荐	级别[a]	等级[b]
建议使用抗纤维蛋白溶解疗法（TXA、抑肽酶和 EACA）来减少出血和血液制品的输注，以及出血的再次手术（TXA 和抑肽酶）	Ⅰ	A
不建议预防性地使用 FFP 来减少出血	Ⅲ	B
可以考虑使用 PCC 或 FFP 来逆转 VKA 的作用	Ⅱb	B
对于体外循环后因子ⅩⅢ活性 <70% 的患者，可考虑给予因子ⅩⅢ以减少出血	Ⅱb	B
不建议预防性给予纤维蛋白原	Ⅲ	B
在低纤维蛋白原水平（<1.5g/L）的出血患者中，可考虑纤维蛋白原替代减少术后出血和输血	Ⅱb	B
对于与凝血因子缺乏相关的出血患者，应考虑使用 PCC 或 FFP 来减少出血和输血	Ⅱa	B
不建议预防性使用 DDAVP 来减少出血	Ⅲ	B
对于因遗传性或获得性出血而导致血小板功能紊乱的出血患者，应考虑使用 DDAVP 来减少出血和输血的需要	Ⅱa	C
不建议预防性使用 rFⅦa 来防止出血	Ⅲ	B
对于难治性非手术性出血的患者，可以考虑使用非标记性 rFⅦa 来减少出血	Ⅱb	B

出血被定义为持续性、非手术性微血管出血。[a] 推荐级别。[b] 证据等级。CPB= 体外循环。DDAVP= 去氨加压素。EACA=ε- 氨基已酸。FFP= 新鲜冰冻血浆。PCC= 凝血酶原复合物浓缩物。rFⅦa= 重组激活因子Ⅶ。TXA= 氨甲环酸。VKA= 维生素 K 拮抗剂。经许可，引自 Task Force on Patient Blood Management for Adult Cardiac Surgery of the European Association for Cardio-Thoracic Surgery (EACTS) and the European Association of Cardiothoracic Anaesthesiology (EACTA), et al. 2017 EACTS/EACTA Guidelines on patient blood management for adult cardiac surgery. J Cardiothorac Vasc Anesth, 2018, 32(1):88–120

会导致心脏手术后的存活率下降[27]。红细胞输注降低存活率的机制包括与输注有关的免疫抑制和充血或因输注的红细胞形态改变而引起的微血管循环损伤。输血同样与心脏手术后生活质量下降有关[28]。对大量手术人群的其他分析发现，输注红细胞与术后房颤[29]和心力衰竭[30]风险增加相关。由于术后房颤的发生被认为与炎症机制有关，提示输血对炎症的调节可能是房颤发生的原因之一。使用具有抗炎作用的他汀类药物可能会降低输注红细胞患者心房颤动的发生率[29]。Surgenor 等[30]认为，输注红细胞

表 16-8　输血策略

推荐	级别[a]	等级[b]
建议对出血患者实施 PBM 方案	Ⅰ	C
建议使用所有年龄段的 PRBC，因为 PRBC 的储存时间不会影响预后	Ⅰ	A
建议使用白细胞减少的 PRBC 来减少感染并发症	Ⅰ	B
在降低 TRALI 风险方面，病毒灭活 FFP 优于标准 FFP	Ⅱ b	B
出血患者的围手术期治疗算法应考虑基于黏弹性 POC 试验，以减少输血次数	Ⅱ a	B
建议根据患者的临床情况而不是固定的血红蛋白阈值来输注 PRBC	Ⅰ	B
当 DO_2 [>273ml O_2/（min · m^2）] 水平维持在适当水平时，体外循环时可考虑 21%~24% 的血细胞比容	Ⅱ b	B
血小板计数低于 50×10^9/L 的出血患者或有出血并发症的抗血小板治疗患者应输注浓缩血小板	Ⅱ a	C

[a] 推荐级别。[b] 证据等级。CPB= 体外循环。FFP= 新鲜冰冻血浆。PBM= 患者血液管理。POC= 护理点。PRBC= 包装红细胞。TRALI= 输血相关急性肺损伤。经许可，引自 Task Force on Patient Blood Management for Adult Cardiac Surgery of the European Association for Cardio-Thoracic Surgery (EACTS) and the European Association of Cardiothoracic Anaesthesiology (EACTA), et al. 2017 EACTS/EACTA Guidelines on patient blood management for adult cardiac surgery. J Cardiothorac Vasc Anesth, 2018, 32(1):88–120

后发生术后低心排性心力衰竭的风险增加，可能的原因包括：

· 增加全身炎症反应导致低血压，需要各种机械或变力性支持。

· 红细胞储存损伤导致 2,3–DPG 减少，阻碍了氧从红细胞向组织的卸载。

· 由于储存的红细胞形态变形引起毛细血管传输受损而导致的肺毛细血管淤滞。

Surgenor 等认为，输血对免疫系统的抑制更可能表现为输血患者感染风险的增加，而不是影响 CPB 脱机。

输注储存超过 2 周的库存血也被证明会使心脏手术后的结果恶化[31]。由于库血的贮存损伤在 2 周后变得明显，Koch 等认为细胞变形能力的降低会阻碍微血管的流动[31]。Karkouti 提示在使用 CPB 的心脏手术后，围

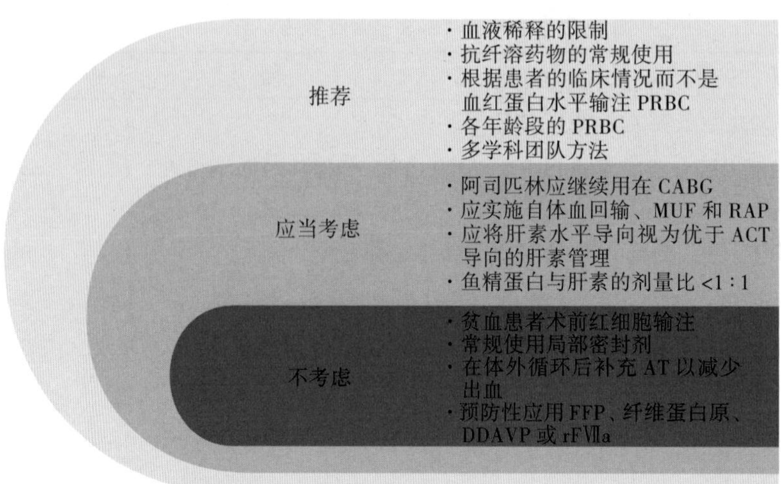

图 16-5 成人心脏手术血液管理指南的关键信息。ACT= 活化凝血时间。AT= 抗凝血酶。CABG= 冠状动脉搭桥术。CPB= 体外循环。DDAVP= 去氨加压素。FFP= 新鲜冰冻血浆。MUF= 改良超滤。PRBC= 填充红细胞。RAP= 逆行自体启动。rfⅦa：重组Ⅶ因子。经许可，引自 Task Force on Patient Blood Management for Adult Cardiac Surgery of the European Association for Cardio-Thoracic Surgery (EACTS) and the European Association of Cardiothoracic Anaesthesiology (EACTA), et al. 2017 EACTS/EACTA Guidelines on patient blood management for adult cardiac surgery. J Cardiothorac Vasc Anesth, 2018, 32(1):88−120

手术期每输注 1 单位红细胞都会增加 10%~20% 的急性肾损伤风险 [32]。此外，与储存超过 2 周的血液相关的生化变化可能同样导致输血相关的发病率和死亡率增加。血小板输注并没有显示有助于降低术后死亡率 [33]。

然而，Murphy 等证明限制性输血（血红蛋白 <75g/L）或自由输血（血红蛋白 <90g/L）不会影响术后的发病率或医疗费用 [34]。同样有综述指出，限制性或自由输血策略不会影响 30d 的发病率或死亡率 [35]。Nakamura 等提示限制性输血策略可能导致 60 岁或 60 岁以上患者心源性休克的发生率更高 [36]。最近，心脏手术输血需求试验（TRICS Ⅲ）发现，对于中高死亡风险的心脏外科手术患者，采用红细胞输注的限制性策略（<75g/L）与自由策略（<95g/L 在手术室或重症监护室或 <85g/L 在非重症监护室）相比，输血较少 [37]，但在全因死亡、心肌梗死、卒中或透析后新发肾衰竭的综合结果方面，均无明显差异。

那该怎么办？血红蛋白浓度过低会导致潜在风险。即使是输注 1 个单位的红细胞也有风险。当然，红细胞的输注不应是自动的，也不应该设

表 16-9　抗纤溶药物：药物描述、剂量和作用机制

药物	成分	作用机制	消除	药效学	推荐剂量（成人）	认可
抑肽酶	蛋白质，从牛肺组织中分离出来	蛋白酶抑制剂；与纤溶酶、激肽酶和胰蛋白酶的活性位点可逆地形成复合物；抑制纤维蛋白溶解、活化因子Ⅻa、凝血酶诱导的血小板活化和炎症反应	蛋白质水解为主，<10% 经肾脏	初始血浆半衰期 150min，终末半衰期 10h	·“全量”：单次 2×10^6KIU，2×10^6KIU 单次 CPB，持续输注 5×10^5KIU。 ·半量：1×10^6KIU 单次，1×10^6KIU 单次 CPB，持续输注 2.5×10^5KIU。	自 2008 年以来停用；加拿大和欧洲分别于 2011 年和 2012 年解除了禁令；在美国仍禁用
氨甲环酸	合成赖氨酸类似物	纤溶；竞争性抑制纤溶酶原对纤溶酶的活化	肾脏	血浆半衰期 3h	·“高剂量”：单次 30mg/kg，CPB 2mg/kg，持续输注 16mg/kg； ·“低剂量”：单次 10mg/kg，CPB 1~2mg，持续输注 1mg/kg	美国，加拿大，欧洲
ε- 氨基乙酸	合成赖氨酸类似物	抗纤溶：竞争性抑制纤溶酶原对纤溶酶的活化	肾脏	血浆半衰期 2h	患者每次 100mg/kg，CPB 5mg/kg，持续输注 30mg/kg	美国，加拿大

CPB= 体外循环。KIU=Kallikrein 国际单位。经许可，引自 Koster A, Faraoni D, Levy JH. Antifibrinolytic Therapy for Cardiac Surgery: An Update. Anesthesiology, 2015, 123(1):214–221

定输注底线。每个患者都应单独考虑，并采用适当的血细胞保护计划。应避免过量使用晶体液造成血液稀释。何时开始为特定患者输血仍然是个问题；然而，测定氧气解离率以及组织氧输送不足的临床迹象可能会提供一些额外的见解。越来越清楚的是，红细胞输注的风险远远超过了经典的输血反应和感染。因此，无论是外科医生还是麻醉师，在考虑每个患者围手术期输注红细胞的风险和获益时，都应该进行讨论。根据 STS 指南确定高危患者（高龄、术前贫血、身材矮小、非冠状动脉或紧急手术、术前使用抗血栓药物、获得性或先天性凝血异常、多发性共病），并尽一切可能努力促进围手术期血液保护。

大量输血与心脏损伤

心脏创伤患者出现在穿透性或钝性胸部创伤后。通常这些患者到达时几乎没有额外的检查，而且许多人可能有多处其他未被发现的损伤。患者一般都是在手术室插管，通过多条静脉通道补充液体和血液。患者常出现失血过多、低血容量、低血压和酸中毒（图 16–6）。手术医生应在麻醉诱导后立即打开胸骨，因为这些患者通常不能忍受与麻醉诱导相关的交感神经张力丧失。如果尚未固定气道，通常需要行颈部固定，因为可能会伴随颈部损伤。在这种紧急情况下，视频辅助喉镜是很有用的。应尽快建立动脉压监测。氯胺酮和肌肉松弛剂可用于快速序贯诱导和气管插管。由于严重的血流动力学不稳定，这些患者通常只能耐受非常有限的麻醉剂，因此这些患者存在较高的风险。

可能发生大出血，现在大多数医疗机构都有大量输血方案 [38]。任何外伤患者都会出现凝血障碍。出血占外伤相关死亡的 40%。创伤患者产生全身炎症反应并发展为“创伤休克的急性凝血病” [39]。组织创伤、休克、血液稀释、低温、酸血症和炎症的综合效应导致持续的凝血病状态。休克也激活纤溶途径 [40]。低灌注期内皮细胞血栓调节蛋白表达增加。血栓调节蛋白激活蛋白 C，延缓创伤患者血栓形成。

因此，休克本身会加重凝血疾病，而不是纤溶或血液稀释。

大量输血方案（MTP）旨在解决创伤休克的急性凝血病。MTP 近似于全血液体复苏，红细胞、新鲜冰冻血浆和血小板的比例为 1∶1∶1。全

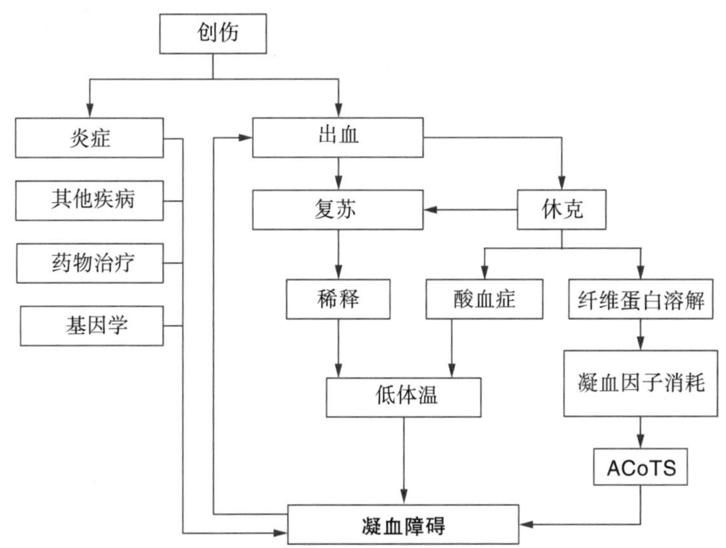

图 16–6　创伤通过多种机制导致凝血障碍。一些患者易患其他疾病、药物和基因影响引起的凝血问题。休克状态本身可导致创伤休克（ACoTS）的急性凝血障碍。复苏的努力也可以导致稀释和低温，这同样增强了凝血障碍。经许可，引自 Hess JR，Brohi K，Dutton RP, et al. The coagulopathy of trauma: a review of mechanisms. J Trauma，2008，65(4):748–754

血在军事环境之外的应用越来越多。

重组活化因子Ⅶ（rFⅦa）[41–43] 可用于治疗创伤后大出血和不可控制的心脏手术后出血。重组激活因子Ⅶ是一种促凝血剂，可促进损伤部位凝血酶的生成。rFⅦa 的剂量尚未确定，但建议在 20~90μg/kg 范围内。凝血酶原复合物浓缩物（PCC）是维生素 K 依赖性凝血因子Ⅱ、Ⅶ、Ⅸ、Ⅹ的浓缩物，也用于心脏手术后难治性凝血病的治疗 [44]。即刻凝血试验可纳入 MTP，并可指导使用包括血浆（或 PCC）、血小板、冷沉淀（或纤维蛋白原浓缩物）、抗纤溶剂（TXA 或氨基己酸）组合的止血治疗。

右心位于胸前，是刀伤的常见部位。通常这种伤害是可以控制的，而无须进行体外循环。

在电生理和心导管置入术操作时可发生心脏穿通伤。这些患者通常是带着心脏压塞直接到或由心脏科医生陪同进入手术室的。管理的重点是立即释放压塞的心脏和控制穿孔部位出血。很多时候，这样的患者在进行心肺复苏（CPR）时会出现心脏骤停。不幸的是，心脏压塞的心肺复苏可能是无效的。及时释放压塞和除颤是必要的。各种经皮心室辅助装置（VAD）的可用性使得心脏骤停的患者在被运送到手术室时可以通过循环支持来治疗。这些患者将被抗凝，可能服用或可能未服用抗血小板药物。如果这些患者在复苏和紧急手术中存活下来，他们可能需要多种血液制品来控制出血。

拒绝使用血液制品患者的治疗

许多患者成功地进行了心脏手术，无须使用血液制品[45]。有一些患者可能会拒绝血液成分，如红细胞、血小板和血浆。应讨论细胞挽救技术，如果血液与自身循环保持连续，则患者个体可接受。尽量减少晶体给药和抗纤溶药物的使用可能是有帮助的。大多数医院都设置了表格，说明哪些技术和产品将被患者接受，哪些将不会被患者接受。必须讨论风险和获益，并有适当的文书记录。

心导管室急诊患者

心脏导管室的患者出现在心脏外科手术室有几个原因。许多患者仅仅被诊断为严重的冠状动脉病变，而无法接受经皮冠状动脉介入治疗（PCI）。这些患者可能血流动力学稳定，但具有这些冠状动脉脆弱病变，因此延迟手术治疗是草率的。其他患者可能有不同程度的持续性心肌缺血。这些患者可能已经放置了主动脉内球囊反搏（IABP）来支持血流动力学。接受导管插入术的患者很可能已经服用了肝素，因此在尝试血管通路时容易出血。此外，患者可能接受了抗血小板药物，可能在 CPB 后出血，需要多次输注血小板。

还有一些患者可能在 PCI 失败后出现完全心脏停搏。冠状动脉剥离可导致心室缺血和功能障碍。心脏穿孔可导致心脏压塞和血流动力学衰竭。对此类患者的管理应包括积极复苏和立即手术。

与任何紧急麻醉状况相同，最初的措施是针对气道、呼吸和循环的 ABC。清醒状态下的活动性缺血和左主干病变是相当具有挑战性的。如果心肌耗氧量超过供应量，这个患者群体会发生严重的心室功能障碍。出现缺血心电图征象，PA 压升高。体循环和肺动脉压力平衡。TEE 可显示明显的功能障碍和急性二尖瓣关闭不全。恢复供需平衡将改善系统压力，降低 PA 压力，改善左室收缩性。结合使用心电图、PA 导管和 TEE，麻醉师可以在可能的情况下检测并恢复血流动力学的稳定性。有些患者在 IABP 或经皮 VAD 支持下会出现心源性休克。在这些情况下，麻醉师应力图维持生命体征，直到开始体外循环。任何时候都可能发生由心室功能不全和（或）纤颤性心脏骤停引起的完全血流动力学衰竭，因此外科医生和麻醉师应做好立即进行体外循环的准备。

围手术期心包压塞

心包压塞（参见第 14 章）继发于术后心脏出血和血栓压迫。心包压塞可减少静脉回流到心脏，导致每搏量减少。心包压塞患者会出现进行性心动过速、低血压、混合静脉血氧饱和度降低以及心排血量减少。术后心包压塞需要立即返回手术室清除压迫性血栓并控制出血部位。患者通常在运送到手术室时用血管收缩剂来维持血压。TEE 对于确定血栓的数量和位置以及确定血栓的清除非常有用。胸骨打开，压塞解除，心腔扩张，心室充盈恢复。血压通常会随着压塞的释放而迅速升高，之前支持患者所需的任何血管收缩剂均可立即停药。

如果返回手术室进行术后压塞的患者已有气管内插管，可以根据患者耐受情况，使用肌肉松弛剂和麻醉剂进行麻醉管理。血流动力学的损害可能会影响预防围手术期知晓的麻醉药物的使用。在这种情况下，评估麻醉深度以及将知晓风险最小化的脑电双谱指数监测可能特别有用。由于静脉回流进一步受损，压塞患者对正压通气耐受性很差。手术团队应做好准备，患者应做好准备并披上纱布，以便在麻醉诱导后患者出现血流动力学衰竭时，立即行手术解除压塞。

在这种情况下，有创性的动脉压监测和良好的静脉通路是必不可少的。

患者也可以在有或没有心包压塞的情况下引流心包积液。这类患者通常可通过剑突下心包窗来治疗。尿毒症、恶性肿瘤和感染过程都会导致心包积液。

（吴志新　译，聂煌　校）

参考文献

[1] Levy J. Pharmacologic preservation of the hemostatic system during cardiac surgery. Ann Thorac Surg, 2001, 72:S1814-S1820.

[2] Lasne D, Jude B, Susen S. From normal to pathological hemostasis. Can J Anesth, 2006, 53(6):S2-S11.

[3] Tuman K, McCarthy R, O'Connor C, et al. Aspirin does not increase allogeneic blood transfusion in reoperative coronary artery surgery. Anesth Analg, 1996, 83:1178-1184.

[4] Dixon B, Santamaria J, Campbell D. Coagulation activation and organ dysfunction following cardiac surgery. Chest, 2005:128(1):229-236.

[5] Shore-Lesserson L. Point of care coagulation monitoring for cardiovascular patients: past and present. J Cardiothorac Vasc Anesth, 2002, 16(1):99-106.

[6] Olde Engberinck R, Kuiper G, Wetzels R, et al. Rapid and correct prediction of thrombocytopenia and hypofibrinogenemia with rotational thromboelastometry in cardiac surgery. J Cardiothorac Vasc Anesth, 2014, 28(2):210-216.

[7] Tuman K, McCarthy R, Djuric M, et al. Evaluation of coagulation during cardiopulmonary bypass with a heparinase modified thromboelastographic assay. J Cardiothorac Vasc Anesth, 1994, 8:144-149.

[8] Velik-Salchner C, Maier S, Innerhofer P, et al. An assessment of cardiopulmonary bypass induced changes in platelet function using whole blood and classical light transmission aggregometry: the results of a pilot study. Anesth Analg, 2009, 108(6):1747-1754.

[9] The Society of Thoracic Surgeons Blood Conservation Guideline Task Force. Perioperative blood transfusion and blood conservation in cardiac surgery: the Society of Thoracic Surgeons and the Society of Cardiovascular Anesthesiologists clinical practice guideline. Ann Thor Surg, 2007, 83:S27-S86.

[10] Mannucci P, Levi M. Prevention and treatment of major blood loss. NEJM. 2007, 356(22):2301-2311.

[11] Mangano D, Miao Y, Vuylsteke A, et al. Mortality associated with aprotinin during 5 years following coronary artery bypass graft surgery. JAMA, 2007, 297(5):471-479.

[12] Mangano D, Tudor I, Dietzel C, et al. The risk associated with aprotinin in cardiac surgery. NEJM, 2006, 354:353-365.

[13] Greilich P, Okada K, Latham P, et al. Aprotinin but not epsilon-aminocaproic acid decreases interleukin-10 after cardiac surgery with extracorporeal circulation. Circulation, 2001, (12 Suppl 1):1265-1269.

[14] Brown J, Birkmeyer N, O'Connor G. Meta-analysis comparing the effectiveness and adverse outcomes of antifibrinolytic agents in cardiac surgery. Circulation, 2007, 115:2801-2813.

[15] Schneeweiss S, Seeger J, Landon J, et al. Aprotinin during coronary artery bypass grafting and risk of death. NEJM, 2008, 358(8):771-783.

[16] Fergusson D, Hebert P, Mazer C, et al. Comparison of aprotinin and lysine analogues in high risk cardiac surgery. NEJM, 2008, 358(22):2319-2331.

[17] Karkouti K, Beattie WS, Wijeysundera D, et al. Hemodilution during cardiopulmonary bypass is

an independent risk factor for acute renal failure in adult cardiac surgery. J Thorac Cardiovasc Surg, 2005, 129:391-400.

[18] Karkouti K, Djaini G, Borger M, et al. Low hematocrit during cardiopulmonary bypass is associated with increased risk of perioperative stroke in cardiac surgery. Ann Thorac Surg, 2005, 80:1381-1387.

[19] Karkouti K, Wijeysundera D, Beattie WS, et al. Risk associated with preoperative anemia in cardiac surgery: a multicenter cohort study. Circulation, 2007, 117(4): 478-484.

[20] Karkouti K, Wijeysundera D, Yau T, et al. The influence of baseline hemoglobin concentration on tolerance of anemia in cardiac surgery. Transfusion, 2008, 48:666-672.

[21] Orlov D, O'Farrell R, McCluskey S, et al. The clinical utility of an index of global oxygenation for guiding red blood cell transfusion in cardiac surgery. Transfusion, 2009, 49:682-688.

[22] Snyder-Ramos S, Mohnle P, Yi-Shin W, et al. The ongoing variability in blood transfusion practices in cardiac surgery. Transfusion, 2008, 48:1284-1299.

[23] Karkouti K, O'Farrell R, Yau T, et al. Prediction of massive blood transfusion in cardiac surgery. Can J Anesth, 2006, 53(8):781-794.

[24] Karkouti K, Wijeysundera D, Beattie WS, et al. Variability and predictability of large volume red blood cell transfusion in cardiac surgery: a multicenter study. Transfusion, 2007, 47:2081-2088.

[25] Karkouti K, McCluskey S. Perioperative blood conservation—the experts, the elephants, the clinicians, and the gauntlet. Can J Anesth, 2007, 54(11):861-867.

[26] Ferraris V, Brown J, Despotis G, et al. 2011 update to the Society of Thoracic Surgeons and the Society of Cardiovascular Anesthesiologists blood conservation clinical practice guidelines. Ann Thorac Surge, 2011, 91:944-982.

[27] Surgenor S, Kramer R, Olmstead E, et al. The association of perioperative red blood cell transfusions and decreased long term survival after cardiac surgery. Anesth Analg, 2009, 108(6):1741-1747.

[28] Koch CG, Khandwala F, Li L, et al. Persistent effect of red cell transfusion on health related quality of life after cardiac surgery. Ann Thorac Surg, 2006, 82:13-20.

[29] Koch CG, Li L, Van Wagoner D. Red cell transfusion is associated with an increased risk for postoperative atrial fibrillation. Ann Thorac Surg, 2006, 82:1747-1757.

[30] Surgenor S, DeFoe G, Fillinger M. Intraoperative red blood cell transfusion during coronary artery bypass graft surgery increases the risk of postoperative low output heart failure. Circulation, 2006, (1 Suppl):I43-I48.

[31] Koch CG, Li L, Sessler D, et al. Duration of red cell storage and complications after cardiac surgery. NEJM, 2008, 352(12):1229-1239.

[32] Karkouti K. Transfusion and risk of acute kidney injury in cardiac surgery. BJA, 2012, 109(suppl 1):i29-i38.

[33] McGrath T, Koch CG, Xu M, et al. Platelet transfusion in cardiac surgery does not confer increased risk for adverse morbid outcomes. Ann Thorac Surg, 2008, 86:543-553.

[34] Murphy G, Pike K, Rogers C, et al. Liberal or restrictive transfusion after cardiac surgery. NEJM, 2015, 372(11):997-1008.

[35] Carson J, Stanworth S, Roubinian N, et al. Transfusion thresholds and other strategies for guiding allogeneic red blood cell transfusion. Cochrane Database Syst Rev, 2016, 10:1-14.

[36] Nakamura R, Vincent JL, Fukushima J, et al. A liberal strategy of red blood cell transfusion reduces cardiogenic shock in elderly patients undergoing cardiac surgery. J Thorac Cardiovasc Surg, 2015, 150:1314-1320.

[37] Mazer C, Whitlock R, Fergusson D, et al. Restrictive or liberal red-cell transfusion for cardiac surgery. NEJM, 2017, 377(22):2133-2144.

[38] Shaz B, Dente C, Harris R, et al. Transfusion management of trauma patients. Anesth Analg, 2009, 108(6):1760-1768.

[39] Hess J, Brohi K, Dutton R, et al. The coagulopathy of trauma. J Trauma, 2008, 65(4):748-754.

[40] Brohi K, Cohen M, Ganter M, et al. Acute coagulopathy of trauma: hypoperfusion induces systemic anticoagulation and hyperfibrinolysis. J Trauma, 2008, 64(5):1211-1217.

[41] Karkouti K, Beattie WS, Ramiro A, et al. Comprehensive Canadian review of the off label use of recombinant activated factor VII in cardiac surgery. Circulation, 2008, 118(4):331-338.

[42] Al-Ruzzeh S, Ibrahim K, Navia J. The role of recombinant factor VIIa in the control of bleeding after cardiac surgery. J Cardiothorac Vasc Anesth, 2008, 22(5):783-785.

[43] Karkouti K, Beattie WS. The role of recombinant factor VIIa in cardiac surgery. J Cardiothorac Vasc Anesth, 2008, 22(5):779-782.

[44] Song H, Tibayan F, Kahl E, et al. Safety and efficacy of prothrombin complex concentrates for the treatment of coagulopathy after cardiac surgery. J Thorac Cardiovasc Surg, 2014, 147:1036-1040.

[45] Sniecinski R, Levy J. What is blood and what is not? Caring for the Jehovah's Witness patient undergoing cardiac surgery. Anesth Analg, 2007, 104(4):753-754.

REVIEWS

Boer C, Meesters M, Milojevic M, et al. 2017 EACTS/EACTA guidelines on patient blood management for adult cardiac surgery. J Cardiothorac Vasc Anesth, 2018, 12:88-120.

Ferraris V, Brown J, Despotis G, et al. 2011 Update to the Society of Thoracic Surgeons and the Society of Cardiovascular Anesthesiologists Blood Conservation Clinical Practice Guidelines. Ann Thorac Surg, 2011, 91:944-982.

American Society of Anesthesiologists Task Force on Perioperative Blood Management. Practice guidelines for perioperative blood management. Anesthesiology, 2015, 122(5):241-275.

Gerstein NS, Brierley J, Windsor J, et al. Antifibrinolytic agents in cardiac and noncardiac surgery: a comprehensive overview and update. J Cardiothorac Vasc Anesth, 2017, 31(6):2183-2205.

第 17 章 心肺转流术

主　题

- CPB 管道
- 心脏转流
- 肺转流
- 心脏保护
- 大脑保护
- 电解质与 CPB
- 抗凝与 CPB
- 全身炎症与 CPB
- 超声心动图与 CPB
- 体外膜肺（ECMO）

灌注科学本身是一门独特的学科，其复杂性已远远超出了心脏麻醉和超声心动图讨论的范围。不过，心脏麻醉管理的许多独特之处在某种程度上可能与体外循环（CPB）的使用有关。一开始，心脏专科麻醉师必须与灌注师建立密切的工作关系。灌注师是经过认证的专业医护人员，其工作主要致力于进行循环支持。在大多数医疗机构中，灌注师在外科主治医生的直接领导下工作；然而，有时也在麻醉师的指导下工作。但任何时候都不得将其视为手术室中合格麻醉师的替代品。因此，在“转流手术”期间，手术室内至少应有一名专业的麻醉师在场。在体外循环期间，麻醉师和灌注师共同工作，使患者的心肺暂不工作，以便心脏手术可以进行。泵的流量成为患者的心排血量（CO）。由 CPB 机的氧合器提供气体交换。

简单地说，使用 CPB 机管理正常患者的血流动力学是可行的。血压仍然是 CO 和全身血管阻力（SVR）的结果，只是 CPB 机器的 CO 代替了心脏的泵血功能。

CPB 管道

体外循环在心脏手术中的应用已有 50 多年的历史。在这段时间里，许多麻醉科年轻医生都有被复杂的 CPB 机弄得不知所措的经历。其实 CPB 机的基本结构相当简单（图 17–1）。抗凝的静脉血从右心房或直接从上下腔静脉通过静脉导管和相关的导管进入泵储液罐。脱氧静脉血在经过氧合器和热交换器后，成为合适温度的氧合血，回输给患者。在氧合器中，CO_2 被穿过透气膜的氧气流带走。含氧血液随后通过插管返回患者体内，插管通常位于升主动脉或偶尔位于股动脉。在血液氧合的过程中，有许多过滤器和警报器，以防止灌注师将空气或血块泵入主动脉，导致围手术期栓塞。

当然，原理图比前文描述的更为复杂，而且事实也确实如此。一项非常有用的工作是与你共同工作的灌注师沟通，用特殊设备追踪和检查进出患者的血液流动（图 17–2）。

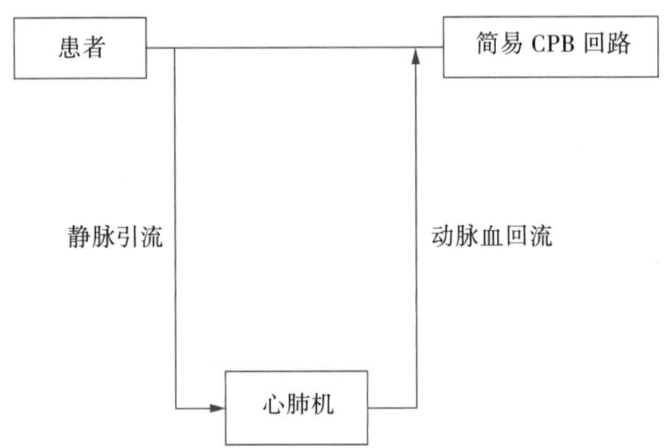

图 17–1　静脉血从患者体内引出，流经泵式氧合器，再被充氧送回动脉系统。简单的体外循环回路的其他功能是将停搏液输送到心脏，并从手术区域抽取血液，进行充氧、过滤并回输给患者

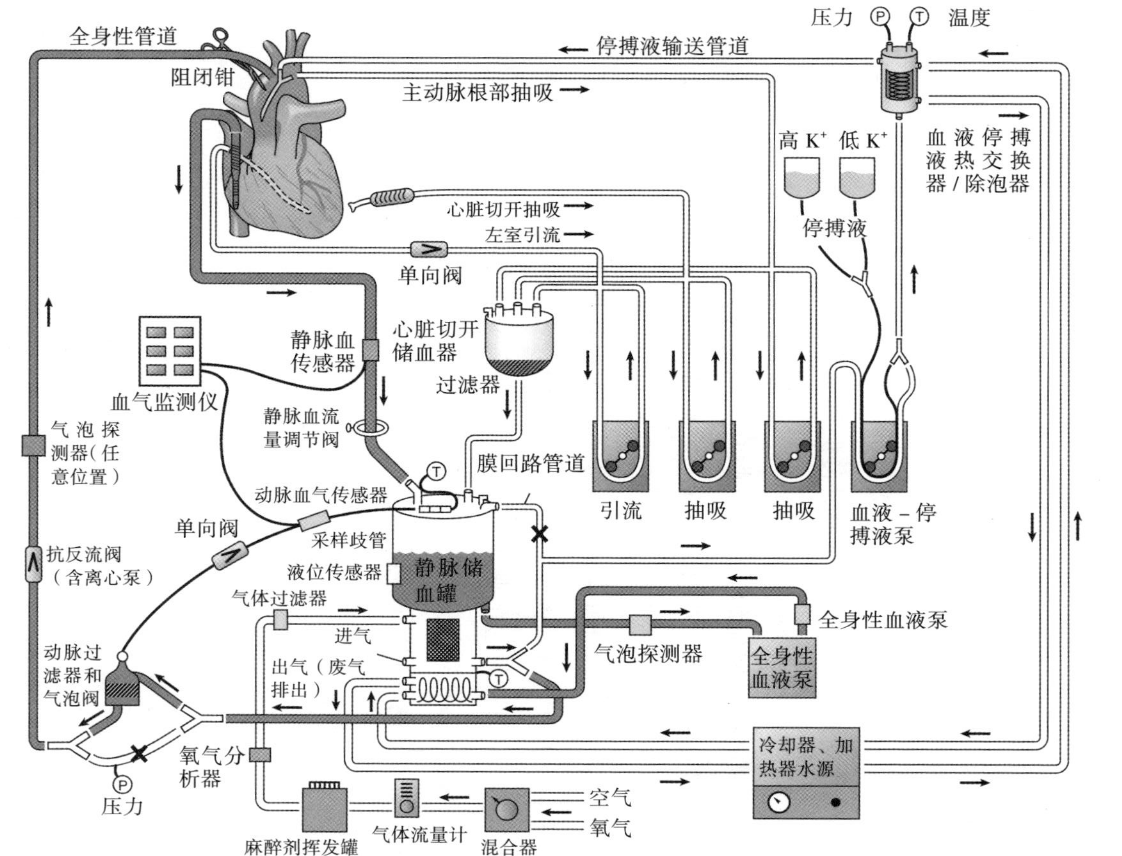

图 17–2　体外循环回路。经许可，引自 Gravlee GP, Davis RF, Kurusz M, et al. Cardiopulmonary Bypass: Principles and Practice, 2nd ed. Philadelphia, PA: Wolters Kluwer Health/Lippincott Williams & Wilkins. 2000

心脏转流

在开始体外循环前，CPB机器已经“预充”了大量的晶体、胶体或血液。抗凝和插管放置后，松开静脉插管上的夹子，开始进行体外循环。血液从患者体内流进CPB机，灌注师开始泵血。假设主动脉瓣功能正常，在体外循环后，静脉插管将排出血液使心脏放空。同时，由于主动脉血流的主要驱动者成为机器的无搏动泵，正常动脉失去搏动性。因此，全转流流量是无脉动性的。然而需谨记搏动的主动脉压力波并不妨碍患者的循环通过CPB机维持。只要心脏有一个能够维持协调收缩的电节律就会继续跳动，并排出输送给它的任何血液。有时，静脉插管不能充分地将静脉血引流到CPB机中，导致一些静脉回流到产生部分转流的心脏。在其他情况下，外科医生会减少静脉回流到转流机，故意让患者进行部分转流。主动脉瓣关闭不全的患者在转流时心脏常充盈，在体外循环中可能由于主动脉瓣关闭不全而导致心脏膨胀。因此，这些患者在主动脉被夹闭之前，保持心脏射血是非常重要的，以防止心脏过度扩张和缺血损伤。如果心脏射血，患者将有搏动波形和部分转流支持。当主动脉内球囊泵启动时，也可观察到体外循环期间动脉压轨迹的脉动。当不确定患者是否处于完全或部分转流时，应询问灌注师和外科医生，以避免严重的管理失误。

血流动力学的基本原理同样适用于转流或非转流患者的支持。

回忆一下，

$$BP = CO \times SVR$$

其中，

$$CO = SV \times HR$$

当患者行体外循环时，CO不再由患者的心脏提供，而是由CPB机提供。如果所有的静脉血都通过静脉套管输送到CPB机，患者就处于全部或“全流”转流。另一方面，如果一些静脉血回流到患者的心脏，那么患者就处于“部分”转流。需注意的是，当患者处于全流量状态时，绝大多数的血流将通过CPB机的氧合器，因此所有的血液都将被氧合。然而那部分回流到患者心脏的血液将由患者自己的肺供氧。因为在完全转流过程中，肺可能会塌陷，所以当患者部分转流时，给肺通气和给患者充氧是很重要的。

例如，如果患者的总转流流量是 5L/min，这意味着 CPB 机正在进行 5L/min 的 CO 工作。但是，如果是 2.5L/min 静脉血流量回流到患者的心脏，机器只能泵出 2.5L/min 的流量，心脏会提供另外 2.5L 的 CO。现在，如果 2.5L/min 的 CO 通过无通气的肺，这意味着患者在体外循环时会有 50% 的肺分流，导致 PaO_2 明显降低。因此，当患者处于部分转流时，持续通气是非常重要的。此外，有人认为在体外循环中维持通气可减少术后肺功能不全的发生[1]。

和其他患者一样，体外循环时的血压是 CO 和 SVR 的产物。当处于总转流或“全流量”时，CO 是泵流量，即 CPB 机每分钟向患者输送多少升。对于任何患者，无论是体外循环还是非体外循环，SVR 是由许多因素决定的，包括交感神经张力、温度、炎症介质和血液黏度。通过使用血管扩张剂和麻醉剂促进血管扩张或使用血管收缩剂增加血管阻力，可以在体外循环中调节 SVR。

灌注师能给患者输送的流量取决于静脉回流到储液罐内的量。如果患者血管扩张，静脉回流可能会减少，灌注师需要向储液罐内增加容量，以保持足够的流量。升高血管阻力将增加静脉回流，并增加相同泵流量时的血压。

因此，当进行体外循环时，灌注师可以通过增加泵流量和（或）SVR 来增加血压。相反，降低泵血流量或扩张血管可降低血压。

但在体外循环时，最理想的血压和血流是多少？

Murphy 等为最佳灌注实践提供了一些循证指导[2]。有些人主张降低 CPB 的平均动脉压（MAP）至 50~60mmHg。这是因为 50mmHg 的 MAP 被认为是大脑自动调节的下限。此外，低 MAP 被认为可减少手术野的血液，通过减少侧支血流和减少栓塞来改善心肌保护。另有学者建议将 MAP 维持在 70~80mmHg[3]。特别是目前常规心脏病手术的老年患者经常患有高血压和先前存在的脑血管疾病。这样的患者在旁路移植期间使用相对较高的 MAP 可能有益。Sun 等在一项回顾性队列研究中提示，体外循环期间持续 MAP 低于 64mmHg 与术后缺血性卒中相关[4]。相反，Vedel 等在一项随机试验中发现，在体外循环中较高（70~80mmHg）或较低（40~50mmHg）的 MAP 并不影响通过弥散加权成像检测到的新发脑梗死体积或数量[5]。Hori 等注意到体外循环期间 MAP 高于大脑自动调节的上限会增加术后谵妄的发生率[6]。因此，体外循环期间 MAP 过高或过低可能都会产生有害后果。同样在 CPB 期间，对于“理想”的泵流量也存在争议。一般来说，流量的目标是大约 2.2~2.5L/（min·m^2），因为这与正常患者的心脏指数相近。当然，氧气输送到组织取决于泵流量，也取决于血氧承载能力和组织氧利用率。在低温转流手术中可以减少流量。此外，深低温心脏骤停允许手术期间完全没有泵血（参见第 9 章）。麻醉师和灌注师必须共同努力，为患者在体外循环期间确定适当的血压和泵血流量。

将含氧血液输送到组织是泵的主要功能。组织供氧不仅依赖于泵血流量，还依赖于血细胞比容。然而在体外循环过程中，血液稀释是由于转流储液罐中的预充液体引起的。对严重贫血的患者采用全血预充。但正如第 16 章所讨论的，即使使用一单位同源红细胞也会使围手术期预后恶化。当然，体外循环和心脏手术中的贫血也会导致不良后果。血液稀释在体外循环中有好处，因为它可以降低血液黏度，改善微循环血流量和氧的输送[7]。还没有明确的指南指出体外循环期间血细胞比容应维持在多少。如果可能的话，理想情况下应该避免输血，并尽一切努力减少围手术期红细胞的损失。与许多决策一样，体外循环期间输血的风险和获益必须因人而异。一般来说，大多数心脏手术患者对血细胞比容为 21%~25% 的中度贫血耐受良好[8]。

计算全身供氧量（DO_2）也被认为是确定体外循环中泵血流量和动脉血氧含量最佳组合的指南[2]。

DO_2= 泵流量 ×（血红蛋白浓度 × 血红蛋白饱和度 ×1.36）+（0.003 × 动脉饱和度）[1]

正常 DO_2 为 350~450ml/(min·m^2)。麻醉患者的“临界”DO_2 为 330ml/(min·m^2)，这是在无氧代谢发生之前出现的最大氧提取点[2]。如果氧输送不能满足氧消耗，患者会发生组织酸中毒。平均乳酸浓度升高是冠状动脉旁路移植术后不良结局的预测因素[9]。

灌注师还应监测体外循环期间的静脉血氧饱和度，以确定是否有足够的氧气输送到整个组织。静脉血氧饱和度的降低表明携氧能力降低、组织氧利用率增加或组织灌注不足。

肺转流

泵式氧合器膜提供了 CPB 过程中气体交换的表面积。正如血流动力学原理对于患者在体外循环或非体外循环中是不变的一样，氧合和通气的基本原理对于体外循环的患者也同样适用。与任何患者一样，只有在 CO_2 产生量增加或通气量减少的情况下，才会出现高 CO_2 血症。低 PaO_2 只发生在绝对分流或继发于通气－灌注不匹配的情况。在体外循环中，所有通过气体交换器的血液都是含氧的。在部分转流期间，一些静脉血可能通过不通气的肺泡，导致通气－灌注不匹配。由此产生的血液是来自氧合器的 100% 氧合血液与来自心脏的低氧血液之间的混合血，可能导致动脉血氧饱和度降低。正常血红蛋白的 p50 发生在 26mmHg 的 PaO_2。因此，在相当低的动脉血氧压力下，血红蛋白 A 在 50% 时饱和。

膜式氧合器采用微孔膜，将机器中的通风气体与静脉血分离。气体交换是通过膜的扩散来实现的。氧气、空气和吸入麻醉剂的混合气体被输送到膜上。增加混合气体的 FiO_2 将增加血液通过氧合器后的 PaO_2。因此，在泵上给血液充氧是很容易的，而回到患者体内的血液应该充氧良好。泵上的通气（清除 CO_2）取决于氧合器中的总气体流量（“扫除速率”）。因此，根据气体流量，CO_2 从氧化器中排出。增加“扫除速率”，$PaCO_2$ 就会降低。这与患者的肺通气增加使 $PaCO_2$ 减少类似。

尽管给血液充氧很简单，但灌注师的主要挑战是确保足够的 DO_2。一般来说，灌注师监测回流静脉血的饱和度。他们的目标是使静脉血氧饱和度达到 65%~80%。贫血、分流减少、耗氧量增加都会降低 SvO_2。降低温度和增加转流流量可以通过降低氧气消耗和改善氧气输送来改善 SvO_2。增加患者的血红蛋白将改善血细胞比容；在储存的血液中 2,3- 二磷酸甘油酸降低，组织释放氧气减少，无法增加输送到组织的氧气。

在体外循环中常采用 28℃低温以减少组织耗氧。尽管低温会降低机体耗氧量，但当低温使氧－血红蛋白解离曲线左移时，对组织氧传递的整体影响可能会变得不确定，这意味着血红蛋白对其携带氧的亲和力更高。可根据个人经验，选用常温转流和低温转流。目前还没有一个关于转流手术理想温度的标准值[2]。如使用低温转流，体外循环停机前的复温速率和程度与术后认知功能障碍有关[10]。将回输的动脉血温度控制在 37℃可以减少神经损伤。目前许多中心通常采用32℃ 的“轻度”低温转流。目前已建立了 CPB 期间的温度管理指南。特别是应维持动脉输出的血液温度 <37℃以避免脑部过热。

体外循环期间的温度也会影响转流时的 CO_2 管理。转流期间的 CO_2 调节方式与保留自主呼吸患者的 CO_2 调节方式相同。$PaCO_2$ 的增加通常由 CO_2 产生增加或通气减少所致。体外循环过程中 CO_2 生成增加的常见原因包括恶性高热、高营养、甲状腺功能亢进和任何高代谢状态。如前所述，通气取决于通过氧合器带走 CO_2 的扫除速率。

低温时，依赖于温度的 CO_2 溶解度会影响 $PaCO_2$。术中低温使氧气和 CO_2 在血中的溶解度增加导致气体分压降低。温度对二氧化碳溶解度的影响是围绕所谓的 pH 稳态和 α 稳态旁路管理的问题的核心。

CO_2 溶解度增加使血中 $PaCO_2$ 减少，导致碱中毒。由于脑血流量与 $PaCO_2$ 的变化具有一致性，许多灌注学专家担心 CO_2 压力的降低会导致体外循环期间脑血流量减少。因此，当使用 pH 稳态管理时，灌注师于 CPB 期间给患者降温，并确定测量温度的 pH 和 $PaCO_2$ 是多少。由于低温导致 $PaCO_2$ 降低，灌注师在气体中混入 CO_2 以增加 $PaCO_2$，从而校正温度对 CO_2 溶解度变化的影响。

在 α 稳态管理期间，灌注师也会按照指示为患者降温，但在这种情况下，不会进行额外的 CO_2 气流补充。α 稳态管理基于这样一个概念，即人体的稳态机制可以根据与体温下降相关的变化进行调整[11]。

α 稳态管理被认为是有益的，因为它能保持脑血流的自动调节，防止脑灌注不足。复温过程中，pH 稳态管理可使大脑整体降温，避免颈静脉血的饱和度降低。由于大多神经损伤都是栓塞性的，因此通过增加脑血流量来进行 pH 稳态治疗可能增加了向脑输送栓子的机会。Aziz 和 Meduoye 在对深低温停循环患者的回顾中得出结论，pH 稳态管理改善了小儿患者的预后，而 α 稳态管理在成人中取得了更好的结果[12]。Jonas 注意到阿尔法稳态管理策略适用于成年患者的正常转流，因为该策略可以更好地匹配脑血流与代谢需求[13]。他在报道中提出，pH 稳态管理能更好地使大脑降温，抵消与低温相关的血红蛋白氧解离曲线左移，并可能对深低温停循环患者有益。相反，Broderick 等提示 α 稳态管理可避免潜在的脑过度灌注引起的脑水肿[14]。大多数成人常规心脏手术采用 α 稳态治疗。

心脏保护

患者进行体外循环时，通过放置主动脉夹闭钳将心脏从循环中独立出来。主动脉夹闭钳置于主动脉灌注套管下方。一旦主动脉被夹闭，含氧血液就不再通过右冠状动脉和左冠状动脉。不进行心肌保护，心脏就会缺血坏死。然而，心肌保护技术允许流向心肌的血流停止，心肌受到保护，从而使心脏手术得以进行。为了成功地将保护心肌的停搏液输送到患者的心脏，需要灌注师和外科医生之间的密切配合。在夹闭主动脉期间，如果不能充分保护心脏，可导致心室功能不全，且难以停机。

心脏停搏液通常含有较高浓度的钾使心脏处于电静息状态，并降低心肌代谢。不同的外科团队将其他电解质或血液加入溶液中，这些溶液可通过冠状动脉顺行进入循环，也可以通过冠状静脉窦逆行进入。心脏停搏液的配方有很大的差异[15]。

顺行性心脏停搏液经外科医生放置在主动脉阻闭钳与主动脉瓣之间的小套管进行循环。主动脉阻断后，CPB 机上的单泵在相当大的压力下进行顺行停搏液灌注致心脏停搏。假设主动脉瓣功能正常，阻闭钳和主动脉瓣之间的主动脉根部会有一定压力。然后停搏液流经左、右冠状动脉，停搏液灌注心肌使心脏停止跳动。如果患者有明显的主动脉瓣反流，心脏会膨胀，停搏液不会通过冠状动脉。相反，停搏液会漏入左心室，通过轻度抽吸导管可将其排出，以防止心脏膨胀。严重冠状动脉疾病的患者，在主动脉阻闭期间，阻塞的血管不利于停搏液灌注，从而阻碍心肌保护。在需主动脉切开的手术中，外科医生可直接使用心脏停搏液行右冠状动脉和左冠状动脉灌注。

逆行停搏液灌注通过放置在冠状窦内的套管进入循环（视频 17-1）。冠状窦从心脏抽吸静脉血。逆行停搏液套管远端的球囊封闭冠状窦流出道。当停搏液回流到心脏静脉系统灌注心肌时，会在窦腔内产生压力。测量冠状窦内的压力，使球囊导管尖端的压力不超过 45mmHg。冷停搏液使心肌冷却到 8℃ ~10℃。外科医生会不时地在心包中加入冷却或冷冻的生理盐水，以进一步为心脏降温。

视频 17-1

并不是所有的医学中心都使用冷停搏液和低温转流术，而是在术中使用各种温度和混合溶液。显然，我们必须熟知本机构的操作规程。此外，并非所有的心脏手术都需体外循环，也并非所有的体外循环患者都需要停搏液。对于静脉旁路移植的患者，一旦远端吻合完成，就可以通过这些移植血管进行额外的心脏停搏液灌注。

大脑保护

有众多研究调查了与心脏手术和体外循环相关的神经损伤[16–18]。Roach 等于 1996 年发现心脏手术相关的神经损伤发生率很高。损伤范围从复杂的神经心理学研究识别的认知功能障碍到直接的卒中。神经损伤的病因包括微粒栓塞、空气栓塞和灌注不足。遗传因素及其对炎症反应的影响也可能参与 CPB 继发神经损伤。

遗传因素对神经系统预后的影响已在第 14 章讨论。

主动脉粥样斑块的分级与体外循环患者卒中的发生有关。在 CPB 人群中，高活动性斑块患者发生卒中的风险较高[19]。避免对存在主动脉斑块患者行主动脉操作可降低卒中发生率。此外，体外循环期间，高 MAP（>70~80mmHg）被认为可明显降低术后卒中发生率。

经食管超声心动图（TEE）和主动脉周超声（EAU）可用于指导主动脉插管和主动脉阻闭钳的放置，使其远离潜在栓塞斑块的区域。EAU 检查意义重大，因为 TEE 通常无法在插管区域看到升主动脉。主动脉夹层中主动脉插管的并发症可用 TEE 进行诊断。

心脏手术期间的血糖控制已在之前讨论。低温体外循环中，血糖浓度经常升高。某些心脏停搏液含有葡萄糖，使围手术期葡萄糖管理困难。维持适当的血糖是目前争论的话题。在心脏外科患者中，血糖控制严格或宽松都与不良结局有关[20]。体外循环期间的血糖控制可能很困难；但应根据当地实施的方案常规给予胰岛素维持血糖。

复温温度和速率与不良神经功能预后有相似的关系。建议动脉温度不超过 37℃，以避免热源性脑损伤。

体外循环期间多种方法可以用来监测大脑。脑氧饱和度监护仪可提供脑组织饱和度的全脑测量。同样，颈静脉球囊饱和度监测也被用作体外循环期间评估大脑灌注程度的方法。脑或颈静脉饱和度降低可能意味着耗氧量增加（如高热），或继发性脑供氧不足（如脑血管收缩、贫血、泵流量不足）。由于许多神经损伤被认为是继发于栓塞而非灌注不足，所以此类监护的作用以及是否应该被纳入常规监测手段仍有待讨论。多年来出现了各种神经保护方案以减轻与体外循环相关的不良神经预后。通过药物治疗（如丙泊酚抑制脑电图或用巴比妥类药物治疗）来减少体外循环期间的脑耗氧量。这些尝试并未影响体外循环术后不良神经预后的发生率。关于使用抗炎药减少不良神经事件发生率的研究仍将继续，而那些试图明确导致体外循环后转归不良遗传因素的研究也会继续进行。

电解质与 CPB

体外循环期间血气和电解质的监测取决于各医疗中心的方案。血气分析通常会提供即时信息。最常见的高钾血症继发于心脏停搏液的使用，会使停机前窦性心律的恢复复杂化。通常钾浓度在 5~6mmol/L 之间具有较好的耐受性。在停机前钾浓度升高的患者可能需要常规胰岛素和葡萄糖治疗以驱动钾向细胞内转运。给予呋塞米利尿来增加排钾。轻度呼吸性碱中毒同样有助于在停机前暂时降低钾浓度。肾功能衰竭患者术前检查时可能是酸中毒，术后可能需要立即透析以清除停搏液中大量的钾。

钠浓度通常在体外循环过程中波动较小，很少需要治疗。术中由于白蛋白的稀释，血清钙通常较低。部分血气分析机可测量游离钙；然而，在体外循环期间给钙或作为辅助剂协助脱机是有争议的。虽然在 CPB 开始时离子钙浓度可能下降，但这通常是一过性的。氯化钙可能会影响正性肌力药物的作用，其血流动力学的影响短暂 [21]。但心脏手术患者经常在用于液体维持的乳酸林格溶液中补充氯化钙。当离子钙较低导致患者血流动力学不稳定时，可给予 200~300mg 氯化钙。不建议在脱机前常规给 1000mg 氯化钙。

患者偶尔会出现镁离子浓度降低。镁离子减少可导致心律失常。因此在脱机前可补充镁剂 1~2g。

体外循环期间的酸碱平衡在很大程度上取决于向组织输送适量的氧气。如前所述，充分输送取决于泵流量、血红蛋白浓度、血红蛋白向组织释放的氧气量和组织耗氧量。如供氧不足，患者会发生代谢性酸中毒。CPB代谢性酸中毒的治疗以纠正潜在病因为主，而并非单纯给予碳酸氢钠。如果患者在体外循环时发生严重的酸血症，鉴别诊断时不仅要考虑恶性高热，还应考虑肠系膜器官缺血的可能性。与体外循环相关的栓塞可导致多个器官缺血。血管疾病患者肠系膜灌注不足也会导致缺血、炎症和血管舒张状态。

抗凝与 CPB

如第 4 章所述，由于血液暴露在 CPB 机的非生理表面，抗凝对防止血栓形成至关重要。血液与转流回路的接口可激活凝血和炎症级联反应[22]。一些转流回路试图通过使用肝素黏合材料来减少血液和 CPB 机器的接触面。转流回路的肝素涂层似乎可以减轻凝血和炎症。但肝素与 CPB 回路的结合并不能消除全身抗凝的需求。

在开始体外循环之前，必须提供和确认有足够的抗凝剂。

普通肝素最常用于体外循环的抗凝。当需要时静脉注射（或由外科医生直接注入右心房）3~4mg/kg 的普通肝素。在肝素循环后进行活化凝血时间和肝素浓度测定。活化凝血时间（ACT）是通过将血液样本与少量高岭土或硅藻土混合而获得的。通过接触引发有时间限制的凝血。正常 ACT 为 110~120s。开始 CPB 的可接受 ACT 有争议，但通常被认为是400~480s。肝素可增强抗凝血酶Ⅲ的作用 1000 倍以上，并抑制凝血酶和凝血因子Xa。抗凝血酶Ⅲ缺乏的患者可能会对肝素的作用产生抵抗。补充抗凝血酶Ⅲ可通过输注 2~4 个单位的新鲜冰冻血浆或抗凝血酶Ⅲ浓缩物（如果有）。如果最初检测的 ACT 太低，额外剂量的肝素（1mg/kg）可以提供充分的抗凝。肝素可在给药后短暂降低游离钙浓度，因此，有时患者血管扩张并出现相对低血压。由于外科医生经常要求在主动脉插管时降低血压，因此给予肝素通常是有益的。一旦放置主动脉插管并确认其位置正确，该插管即可作为快速输液通道以补偿短暂性低血压。在这一点上，也可以使用少量的血管收缩剂如去氧肾上腺素来恢复血管张力。

随着术前肝素使用的增加，患者不仅存在抗凝血酶缺乏，而且不时出现肝素引起的血小板减少[23-24]。普通肝素虽然便宜，但可通过免疫和非免疫介导机制诱导血小板减少。非免疫介导的肝素诱导血小板减少 HIT（Ⅰ型）继发于肝素直接激活血小板。免疫介导的 HIT（Ⅱ型）则严重得多，主要发生于 IgG 抗体直接对抗血小板因子 4（PF4）– 肝素复合物时。肝素与 PF4 的结合导致抗原的表达，从而产生免疫反应。最终，抗体反应会破坏并激活血小板释放血栓颗粒，使患者面临全身性血小板减少和血栓形成的风险。HIT 通常在肝素暴露后 5~10d 出现，预示着血小板计数的非预期性降低。虽然血小板计数下降可能是血液稀释的结果，但免疫分析可用于检测针对 PF4– 肝素复合物免疫球蛋白的存在。并非所有接触肝素的患者都会产生抗体。即使那些确实产生抗体的患者中，也并非所有人都会出现临床 HIT。对疑似 HIT 患者的治疗包括停用肝素和开始替代抗凝治疗，通常选用直接凝血酶抑制剂。

HIT 患者的 CPB 管理需要使用其他抗凝方法。在患者进入手术室前，应咨询患者的血液科医生，并与外科医生和灌注师讨论这些选择。胸外科医师学会、心血管麻醉师学会和美国体外技术学会为需要心脏手术的 HIT 患者提供了广泛的指导方针 [25]。建议包括：

· 使用肝素后 5~14d 血小板计数下降 50% 或发生血栓事件后进行肝素 – 血小板抗体检测。

· 当 PF4– 肝素抗体检测不确定时，使用包括 5– 羟色胺释放试验（SRA）或肝素诱导的血小板活化（HIPA）功能测试对血清进行测试。

· 对于确诊为 HIT 并需要紧急手术的患者，比伐芦丁抗凝是合理的选择。

· 对于血清 HIT 阳性且需要体外循环下紧急手术的严重肾功能不全患者，可以考虑使用血浆置换术、阿加托班（argatroban）或肝素和抗血小板药物（如替罗非班或伊洛前列素），需了解这些干预措施会增加出血风险。

有许多肝素替代品可用于抗凝；但没有一种具有肝素所具有的使用方便、易于监测和快速逆转的特点。直接凝血酶抑制剂，如比伐芦丁，可用于 HIT 患者。比伐芦丁的半衰期相对较短，但缺乏一种直接凝血酶抑制剂具有类似鱼精蛋白的特异性逆转作用。因此，患者在完成转流手术后可能会有长时间出血的风险。指南建议，对于需要比伐芦丁的患者，如果在体外循环后出血过多，可以考虑结合超滤、血液透析、Ⅶa 因子和血制品来改善止血效果。急性 HIT 患者最好避免心脏手术。事实上，心脏手术中 HIT 的发展与死亡率和主要发病率的增加有关[26-27]。应与外科医生、灌注师和血液学专家仔细审查所有既往或目前有 HIT 的患者，以确定围手术期抗凝的最佳方案，并确定有无 HIT 抗体。

关于鱼精蛋白逆转肝素抗凝作用的探讨参见第 4 章。

指南建议避免鱼精蛋白过量（例如，每 100U 肝素中鱼精蛋白含量不超过 2.6mg），因为它会抑制血小板功能。然而对于接受超过 400U/kg 肝素的患者存在肝素反弹的风险，在 CPB 终止后的 6h 内，25mg/h 鱼精蛋白输注可以降低这种风险。

全身炎症与 CPB

除了激活凝血级联反应外，CPB 还参与围手术期炎症反应，包括补体激活、细胞因子释放和白细胞激活[28]（图 17-3）。炎症反应可能导致

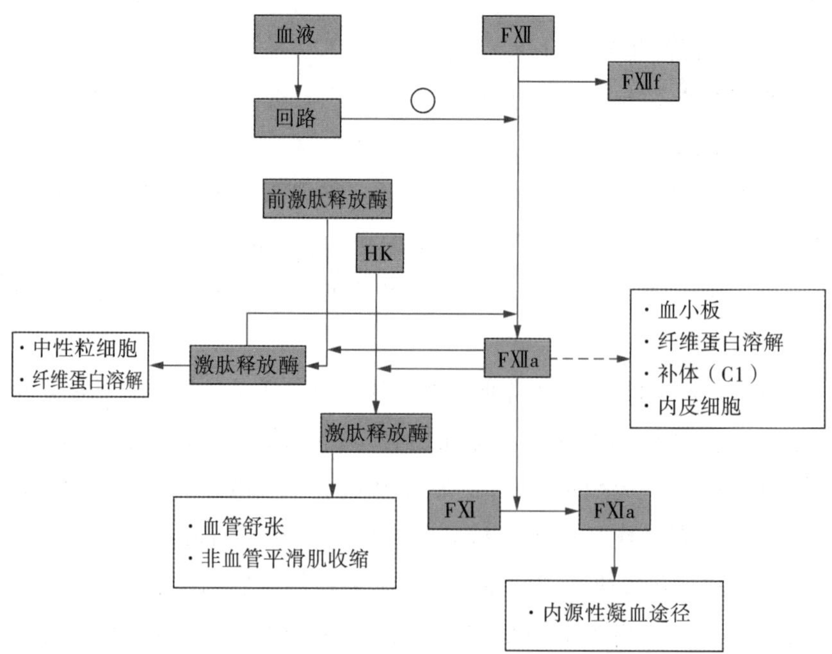

图 17-3　血液与转流回路接触可激活凝血和炎症系统。当血液接触转流回路时，FⅫ被切割成 FⅫa 和 FⅫf 因子。FⅫa 激活 FⅪ和内源性凝血级联反应。它同样激活激肽原（HK）产生缓激肽。激肽释放酶也被激活，产生纤溶和中性粒细胞激活。接触也间接激活血小板和补体级联反应。经许可，引自 Warren OJ, Smith AJ, Alexiou C, et al. The inflammatory response to cardiopulmonary bypass: part 1—mechanisms of pathogenesis. J Cardiothorac Vasc Anesth, 2009, 23(2):223–231

各种术后并发症，包括呼吸衰竭、肾功能不全、神经损伤和血流动力学不稳定。

血液与转流回路的接触导致炎症反应激活。凝血、炎症、补体和纤溶系统都与体外循环密切相关。尽管抗凝可抑制血栓形成，但整个级联反应仍是活跃的。补体自身的激活可导致中性粒细胞活化引起组织损伤以及 C5a 介导的毛细血管通透性增加和血管张力丧失。体外循环也可通过从患者肠道释放内毒素而导致炎症。此外，体外循环患者主动脉开放后的心脏缺血和再灌注损伤也可导致围手术期的炎症反应。

有人提出了多种减轻 CPB 炎症反应的策略。抑肽酶、补体抑制物、磷酸二酯酶抑制物、类固醇、他汀类、左旋门冬氨酸、避免同源血制品等都被认为对减轻 CPB 的炎症反应有效。Landis 等在一篇关于减轻 CPB 全身炎症反应方法的重要综述中得出结论，即没有单独的干预措施能有效限制全身炎症反应的不良预后 [29]。Landis 等建议那些“最有希望”的干预措施往往针对多种炎症途径。想要进一步了解导致 CPB 炎症反应的基因影响及其后果仍需继续深入研究。与体外循环相关的炎症也可降解内皮细胞多糖 – 蛋白质复合物，使血管内皮细胞受损，导致水肿、液体外渗和白细胞黏附 [30–31]。

全身炎症使 CPB 后血管麻痹导致低血压。缩血管药物、加压素和亚甲蓝可恢复血管阻力和血压。

超声心动图与 CPB

超声心动图在体外循环患者中有两种用途。首先，超声心动图可帮助确定主动脉插管位置。其次，超声心动图可帮助外科医生确定各种导管的位置以及心室排气的情况。

本文讨论了主动脉严重动脉粥样硬化患者在体外循环心脏手术中发生卒中的风险。TEE 和 EAU 都可帮助外科医生定位主动脉插管和阻闭夹的正确位置。EAU 可检测到与 V 级主动脉一致的活动斑块，并可降低卒中风险（视频 17–2）。对于主动脉不能插管的患者，选择包括非体外循环或放弃手术。TEE 可用于帮助外科医生确定心脏排气的程度。有时外科医生会

视频 17–2

视频 17-3

通过一条肺静脉将左心室通气孔置入左心（视频 17-3）。这样做，可在旁路移植期间为左心减压，特别是在主动脉瓣功能不全的情况下。偶尔，这种通气孔会破坏二尖瓣，并出现新发的二尖瓣反流。

泵运转过程中，心脏减压，TEE 图像变得模糊。不使用时应关闭超声以尽量减少对食管的任何热损伤。

体外膜肺（ECMO）

ECMO 用于治疗心衰和呼吸衰竭。ECMO 和 CPB 一样，从静脉系统排出脱氧血，并将含氧血回输给患者。与 CPB 相似，ECMO 也需要抗凝和严密监测。静脉 – 静脉（VV）ECMO 用于支持呼吸衰竭患者。

在 VV ECMO 中，含氧血液返回静脉循环，由患者自己的心脏将血液泵入组织。在静脉 – 动脉体外膜肺（VA ECMO）中，血液被回输到外周动脉（例如，外周血管内皮细胞或腋动脉中）或直接进入升主动脉（中央 VA ECMO），并且该回路提供灌注和气体交换。与部分体外循环相同，任何未流入 VA ECMO 循环的血液都将通过心脏和肺，并被射入主动脉。来自 ECMO 动脉回路的血液和来自心脏的血液都进入主动脉[32]。来自 ECMO 回路的血液充分氧合。通过病变肺部的血液可能氧合不足。这种差异性缺氧导致所谓的“南北综合征”，即氧合不足的血液被输送到冠状动脉和颈动脉（在心脏排出后），高氧合的血液被输送到内脏（由 ECMO 回路泵入）。从右桡动脉采集的血气样本对于筛选潜在的组织差异性氧合至关重要，因为来自心脏的血液可能会灌流无名动脉[32]。Monaco 等在对 ECMO 的一项回顾中，建议使用静脉 – 动脉 – 静脉 ECMO 回路或锁骨下动脉或腋下动脉插管以缓解与 VA ECMO 相关的差异性组织低氧血症[32]。此外，他们比较了 VV ECMO、VA ECMO 和 CPB，并对管理 ECMO 提出了一些见解（表 17-1，表 17-2）。

表 17–1 **体外膜肺与体外循环的优缺点比较**

	VA ECMO	VV ECMO	CPB
优点	· 低抗凝要求（目标 ACT 180~220s） · 减少血液稀释和炎症激活 · 无心脏储液器→无空气 – 血液界面，无癌症传播风险 · 可用于提供无回路的术后支持 / 插管变化 · 更方便地运送患者 · 提供全面的心肺支持	· 抗凝要求低（目标 ACT180~220s）* · 减少血液稀释和炎症激活 · 无心脏储液器→无空气 – 血液界面，无癌症传播风险 · 不存在差异性缺氧综合征的风险 · 左心室后负荷不增加 · 可用于提供无回路的术后支持 / 插管变化 · 更方便地运送患者 · 使用单腔双腔套管的可能性 · 在 ICU 长期支持的情况下，可早期下床活动	· 提供全面的心肺支持 · 有心脏储液器→术中失血导致血流动力学不稳定的风险降低 · 气泡探测器 / 过滤器→降低空气栓塞风险 · 附加泵，用于心脏停搏液的排出、抽吸和有控制流量的选择性器官灌注
缺点	· 差异性缺氧综合征的风险（外周插管） · 左室后负荷增加（特别是用于外周插管）→可能需要正性肌力药 / 附加 MCS 为左心室减负 · 无心脏切除储液罐→术中失血导致血流动力学不稳定的风险更高 · 无气泡探测器 / 过滤器→有空气栓塞的风险	· 仅提供呼吸支持；无血流动力学支持 · 可能的血液循环，气体交换效率降低 · 无心脏储液罐→术中严重失血导致血流动力学不稳定的风险更高 · 无气泡探测器 / 过滤器→有空气栓塞的风险	· 抗凝要求高（目标 ACT >480s） · 更高的血液稀释和炎症激活 · 差异性缺氧综合征的风险（外周插管） · 如果不使用主动脉夹闭和心脏停搏，左室后负荷增加（特别是外周套管） · 切开心脏储存器→空气 – 血液界面和理论上的癌症传播风险 · 在极度困难的支持下运送患者 · 直接过渡到术后支持非常困难

ACT= 活化凝血时间。CPB= 体外循环。LV= 左心室。MCS= 机械循环支持。VA ECMO= 静脉 – 动脉体外膜肺。VV ECMO= 静脉体外膜肺。* 本文报告了高危出血患者的无肝素 VV ECMO 病例。经许可，引自 Monaco F, Belletti A1, Bove T, et al. Extracorporeal Membrane Oxygenation: Beyond Cardiac Surgery and Intensive Care Unit: Unconventional Uses and Future Perspectives. J Cardiothorac Vasc Anesth, 2018, 32(4):1955–1970

表 17-2 外周静脉材料体外膜肺治疗的技巧

建议	原因
不要使用挥发性麻醉剂（除非使用 VV ECMO 或监测麻醉深度）	在 VA ECMO 期间发生肺分流
$EtCO_2$ 不可靠，可能异常低	在 VA ECMO 期间发生肺分流
血气异常可通过控制 ECMO（流量和清除气体）和固有的心排血量来控制	气体交换主要由 ECMO 氧合器提供
应监测右上肢的 ABG 和 SpO_2	氧合的血液流动由 ECMO 提供
两个肉眼可见的套管检测到血色的阴影（动脉鲜红色；静脉深红色）	差别性缺氧综合征的风险（异色小丑综合征）
患者转运期间的额外护理	氧合器 / 氧气供应可能出现故障 [由于多种原因，包括人为错误（例如，O_2 源未连接到 ECMO）]
特别注意避免静脉输液管道中的空气	套管断开大出血 氧气供应技术错误的高风险 空气可能进入 ECMO 回路，导致动脉栓塞或停泵

ABG= 血气分析。ECMO= 体外膜肺氧合。$EtCO_2$= 呼气末 CO_2。SpO_2= 外周血氧饱和度。VA= 静脉 – 动脉。经许可，引自 Monaco F, Belletti A1, Bove T, et al. Extracorporeal Membrane Oxygenation: Beyond Cardiac Surgery and Intensive Care Unit: Unconventional Uses and Future Perspectives. J Cardiothorac Vasc Anesth, 2018, 32(4):1955–1970

（邢 东 译，聂 煌 校）

参考文献

[1] Bechtel A, Huffmyer J. Anesthetic management for cardiopulmonary bypass: update for 2014. Semin Cardiothorac Vasc Anesth, 2014, 18(2):101-116.

[2] Murphy G, Hessell II E, Groom R. Optimal perfusion during cardiopulmonary bypass: an evidenced based approach. Anesth Analg, 2009, 108(5):1394-1417.

[3] Gold J, Charlson M, Williams-Russo P, et al. Improvement of outcomes after coronary artery bypass. A randomized trial comparing intraoperative high versus low mean arterial pressure. J Thorac Cardiovasc Surg, 1995, 110:1302-1311.

[4] Sun LY, Chung AM, Farkouh ME, et al. Defining an intraoperative hypotension threshold in association with stroke in cardiac surgery. Anesthesiology, 2018, 129(3):440-447.

[5] Vedel A, Holmgaard F, Rasmussen L, et al. High target versus low target blood pressure management during cardiopulmonary bypass to prevent cerebral injury in cardiac surgery

patients: a randomized controlled trial. Circulation, 2018, 137:1770-1780.

[6] Hori D, Brown C, Ono M, et al. Arterial pressure above the upper cerebral autoregulation limit during cardiopulmonary bypass is associated with postoperative delirium. Br J Anaesth, 2014, 113(6):1009-1017.

[7] Licker M, Ellenberger C, Sierra J, et al. Cardioprotective effects of acute normovolemic hemodilution in patients undergoing coronary artery bypass surgery. Chest, 2005, 128:838-847.

[8] Esper S, Subramaniam K, Tanaka K. Pathophysiology of cardiopulmonary bypass: current strategies for the prevention and treatment of anemia, coagulopathy and organ dysfunction. Semin Cardiothorac Vasc Anesth, 2014, 18(2):161-176.

[9] Lindsay A, Xu M, Sessler D, et al. Lactate clearance time and concentration linked to morbidity and death in cardiac surgical patients. Ann Thorac Surg, 2013, 95(2):486-492.

[10] Grigore A, Grocott H, Mathew J, et al. The rewarming rate and increased peak temperature alter neurocognitive outcome after cardiac surgery. Anesth Analg, 2002, 94:4-10.

[11] Hogue C, Palin C, Arrowsmith J. Cardiopulmonary bypass management and neurologic outcomes: an evidence-based appraisal of current practices. Anesth Analg, 2006, 103(1):21-37.

[12] Azis K, Meduoye A. Is pH-stat or alpha-stat the best technique to follow in patients undergoing deep hypothermic circulatory arrest. Interact Cardiovasc Thorac Surg, 2010, 10:271-282.

[13] Jonas R. Technique of circulatory arrest makes a difference. J Thorac Cadiovasc Surg, 2018, 156(1):40-41.

[14] Broderick P, Damberg A, Ziganshin B, et al. Alpha-stat versus pH-stat: we do not pay it much mind. J Thorac Cadiovasc Surg, 2018, 156(1):40-41.

[15] Ali J, Miles L, Abu-Omar Y, et al. Global cardioplegia practices: results from the global cardiopulmonary bypass survey. J Extra Corpor Technol, 2018, 50(2):83-93.

[16] Roach G, Kanchuger M, Mora-Mangano C, et al. Adverse cerebral outcomes after coronary bypass surgery. NEJM, 1996, 335:1857-1863.

[17] Grocott H, White W, Morris R, et al. Genetic polymorphisms and the risk of stroke after cardiac surgery. Stroke, 2005, 36:1854.

[18] Hartman G, Yao F, Bruefach M, et al. Severity of atheromatous disease diagnosed by transesophageal echocardiography predicts stroke and other outcomes associated with coronary artery surgery: a prospective study. Anesth Analg, 1996, 110:1302-1311.

[19] Gold J, Torres K, Maldarelli W, et al. Improving outcomes in coronary surgery: the impact of echo-directed aortic cannulation and hemodynamic management in 500 patients. Ann Thorac Surg, 2004, 78:1579-1585.

[20] Hogue C, Gottesman R, Stearns J. Mechanisms of cerebral injury from cardiac surgery. Crit Care Clin, 2008, 24(1):83-98.

[21] Prielipp R, Butterworth J. Calcium is not routinely indicated during separation from cardiopulmonary bypass. J Cardiothorac Vasc Anesth, 1997, 11(7):908-912.

[22] Warren O, Watret A, deWit K, et al. The inflammatory response to cardiopulmonary bypass: part 2—anti-inflammatory therapeutic strategies. J Cardiothorac Vasc Anesth, 2009, 23(3):384-393.

[23] Murphy G, Marymount J. Alternative anticoagulation management strategies for the patient with

heparin induced thrombocytopenia undergoing cardiac surgery. J Cardiothorac Vasc Anesth, 2007, 21(1):113-126.

[24] Trossaert M, Gaillard A, Commin P, et al. High incidence of anti-heparin/platelet 4 antibodies after cardiopulmonary bypass surgery. Br J Haematol, 1998, 101:653-655.

[25] Shore-Lesserson L, Baker R, Ferraris V, et al. The Soceity of Thoracic Surgeons, The Society of Cardiovascular Anesthesiologists, and the American Society of ExtraCorporeal Technology: clinical practice guidelines—anticoagulation during cardiopulmonary bypass. Ann Thorac Surg, 2018, 105:650-662.

[26] Lee G, Arepally G. Diagnosis and management of heparin induced thrombocytopenia. Hematol Oncol Clin North Am, 2013, 27:541-563.

[27] Seigerman M, Cavallaro P, Itagaki S, et al. Incidence and outcomes of heparin induced thrombocytopenia in patients undergoing cardiac surgery in North America: an analysis of the nationwide inpatient sample. J Cardiothorac Vasc Anesth, 2014, 28(1):98-102.

[28] Warren O, Smith A, Alexiou C. The inflammatory response to cardiopulmonary bypass: part 1—mechanisms of pathogenesis. J Cardiothorac Vasc Anesth, 2009, 23(2):223-231.

[29] Landis R, Brown J, Fitzgerald D, et al. Attenuating the systemic inflammatory response to adult cardiopulmonary bypass: a critical reviw of the evidence base. J Extra Corpor Technol, 2014, 46:197-211.

[30] Myers G, Wegner J. Endothelial glycocalyx and cardiopulmonary bypass. J Extra Corpor Technol, 2017, 49:174-181.

[31] Pesonen E, Passov A, Anersson S, et al. Glycocalyx degradation and inflammation in cardiac surgery. J Cardiothorac Vasc Anesth, 2019, 33(2):341-345.

[32] Monaco F, Belletti A, Bove T, et al. Extracorporeal membrane oxygenation: beyond cardiac surgery and intensive care unit: unconventional uses and future perspectives. J Cardiothorac Vasc Anesth, 2018, 32(4):1955-1970.

REVIEWS

Barry A, Chaney M, London M. Anesthetic management during cardiopulmonary bypass: a systematic review. Anesth Analg, 2015, 120:749-769.

Engelman R, Baker R, Likosky D, et al. The Society of Thoracic Surgeons, The Society of Cardiovascular Anesthesiologists, and The American Society of ExtraCorporeal Technology: temperature management during cardiopulmonary bypass. J Extra Corpor Technol, 2015, 47(3):145-154.

Millar J, Fanning J, McDonald C, et al. The inflammatory response to extracorporeal oxygenation (ECMO): a review of the pathophysiology. Critical Care, 2016, 20:387.

第 18 章 心脏外科手术后的镇痛

主　题

- 心脏手术患者疼痛的全身影响是什么？
- 哪些方法可以治疗术后疼痛？
- 心脏手术后的加速康复
- 总　结

心脏手术后疼痛明显。常见的疼痛原因包括手术切口疼痛、肋骨回缩引起的疼痛、引流管和其他围手术期器械引起的疼痛。其他潜在原因包括不完全的心肌再血管化、胸骨钢丝、心外膜起搏导线收缩引起的胸骨和肋椎骨疼痛[1]。

手术入路对术后疼痛程度有明显影响。例如，心脏微创手术可以减少组织损伤，减轻术后疼痛。胸骨中线切开术后疼痛常被描述为中等疼痛，患者的预期疼痛水平往往远大于术后实际疼痛[2]。另一方面，由于与呼吸和咳嗽相关，开胸手术伴随着更大程度的疼痛和功能受限[3]。内镜下静脉移植术降低了术后腿部疼痛的严重程度以及感染和伤口裂开率[4]。

患者危险因素也与术后疼痛的发生率和严重程度有关，年轻患者（<60岁）和纽约心脏协会（NYHA）分级较高的患者疼痛评分较高[5-6]。

心脏手术患者疼痛的全身影响是什么？

应激反应

除了术后疼痛所带来的不适和痛苦外，中枢神经系统还对有害的传入冲动作出反应，产生一连串的神经体液反应，阻碍机体愈合和康复，导致不良的临床转归。这种所谓的应激反应是一种适应性机制，通过分解代谢释放能量，进行能量依赖性的战斗或逃跑活动，增加血压和心率，促进凝血障碍、炎症和免疫抑制。该反应是通过外科手术创伤和心脏手术中使用体外循环引起的。

病理生理改变包括氧消耗和能量消耗增加，肾上腺皮质激素、皮质醇、肾上腺素、去甲肾上腺素、胰岛素和生长激素分泌增加，总三碘甲状腺原氨酸水平降低。这些变化的代谢后果可量化为高血糖、高乳酸血症、游离脂肪酸浓度增加、低钾血症、炎性细胞因子产生增加、补体和黏附分子消耗增加。皮质醇水平可以增加到基线水平的 500% 以上，并在几天内保持升高 [7]。特别值得注意的是儿茶酚胺水平的升高，因为这将导致术后心律失常 [8]。

由于体外循环造成的影响很难减轻，因此实际上无法有效地减轻整个应激反应（参见第 17 章）。然而，术后疼痛的处理是麻醉师可以控制的一个因素。通过任何方式控制疼痛都有助于减轻应激反应，但由于强烈的传入冲动和传递到中枢神经系统的持续时间，治疗方案必须是积极的才能产生效果。通常，这需要使用多模式的镇痛方法或全身与区域镇痛联合的方式。

慢性疼痛

随着对术后疼痛理解的深入，人们认识到急性疼痛和慢性疼痛不再是两个独立的因素，而是从手术时开始的连续疼痛体验中的两个点。许多患者在手术后会持续感到疼痛，最终表现为切口愈合后出现的慢性神经病理性疼痛。大约 30% 的心脏病患者在手术后会出现持续 6 个月或更长时间的慢性胸骨切开疼痛，通常局限于手臂、肩膀或腿部 [9]。对于开胸手术的患者，大约 50% 的患者会出现被称为“开胸后疼痛综合征”的慢性疼痛，并可能导致致残的慢性神经病理性疼痛和残疾 [10]。

在胸骨切开、开胸或内乳动脉剥离时对周围神经的损伤与术后发生痛觉过敏或慢性疼痛有关；在后一种情况下，疼痛通常局限于左胸骨边缘 [11]。

术后有效的疼痛管理可能有助于预防急性疼痛向慢性疼痛的演变。例如，使用丁哌卡因单次椎体旁阻滞（PVB）与未进行阻滞的乳腺切除术患者相比，在 12 个月时，慢性切口疼痛的发生率显著降低 [12]。这种机制可能与抑制脊柱广泛感受野神经元的募集有关，或称为“上扬”，这是一种导致超敏痛和痛觉过敏的现象。一些危险因素已被确定可导致长期慢性术后疼痛，包括心理承受能力低、焦虑和术后疼痛程度，所有这些都可通过精心制定和执行镇痛计划来改变[13]。胸段硬膜外镇痛可减少心脏手术后抑郁和创伤后应激障碍[14]。

哪些方法可以治疗术后疼痛?

全身性阿片类药物

静脉注射阿片类药物是术后镇痛的主要途径之一。这种镇痛方法的优点包括给药方便、疗效可预测和良好的生物利用度。由于大多数患者术后被转移至重症监护室，并且在手术后没有立即苏醒，因此不必担忧阿片类药物的呼吸抑制作用，至少在计划拔管前的最初几个小时内是这样的。

阿片类药物可以是天然的（如吗啡或可待因）、合成的（如芬太尼或曲马多）或半合成的（如氢吗啡酮）。心脏手术后，阿片类药物的使用包括护士控制（NCA）或患者自控的镇痛（PCA）。显然，要采用 PCA 方案，患者必须有意识，并且能够理解疼痛药物传递的机制，因此在术后即刻可能不实用。然而，在一项随机试验的荟萃分析中，与 NCA 相比，PCA 导致心脏手术后疼痛评分显著降低[15]。此外，在术后 24h 和 48h，PCA 的吗啡累积剂量显著高于 NCA，这表明使用 NCA 时，该人群的镇痛不足。两组的不良反应如呼吸抑制和镇静，发病率和死亡率，入住重症监护病房和住院时间方面没有显著差别。一项随机对照试验显示，尽管使用了总剂量更大的吗啡，但与 NCA 相比，PCA 的恶心发生率显著降低[16]。重要的是，在 PCA 时使用背景剂量的吗啡会增加阿片类药物的总消耗量，在镇痛方面几乎没有或根本没有相关的临床改善[17-18]。

虽然吗啡仍然是大多数临床医生在心脏外科手术后使用的阿片类药物，也有其他全身阿片类药物的研究探讨是否具有促进患者康复的潜力。与 PCA 吗啡相比，PCA 瑞芬太尼可显著降低冠状动脉旁路移植术（CABG）后咳嗽和运动时的疼痛评分[19]。尽管如此，该组报告了两种方案的总体镇痛效果（数字评分法 <3）都不错。非体外循环冠状动脉旁路移植术

（OPCAB）后 PCA 吗啡、芬太尼和瑞芬太尼的比较表明，瑞芬太尼 PCA 的疼痛评分与其他阿片类相似，但其瘙痒程度低于芬太尼，恶心呕吐程度低于吗啡。因其超短的作用时间，瑞芬太尼特别有助于避免严重的不良反应如呼吸抑制[20]。心脏手术后拔管患者的滴定输注已被证明是一种有效和安全的镇痛方案，并不会导致呼吸系统损害[21]。

通常情况下，患者在开始早期进食时会根据注射用阿片类药物（即 PCA 吗啡）的情况转换为口服阿片类镇痛药。这通常是在手术后 24h 内完成[22]。使用羟考酮或吗啡等缓释类阿片类药物可提高镇痛的背景水平，而这些药物的即刻释放剂型可用于缓解暴发痛。

曲马多是一种独特的药物，既可以作为 μ 类阿片受体激动剂，也可作为去甲肾上腺素和 5- 羟色胺再摄取的弱抑制剂，被认为可以增强镇痛，而不会出现临床相关的呼吸抑制。它已被证实是一种治疗术后轻中度疼痛的有效药物，研究发现其用量与心脏手术后典型的 NCA 类阿片剂量相当[23-24]。But 等证明在冠状动脉旁路移植术后拔管前单次注射曲马多可使吗啡消耗量减少 25%，术后 4h 内视觉模拟评分（VAS）下降[25]。因为曲马多对 5- 羟色胺有影响，曲马多的使用与术后恶心呕吐的增加有关，且不应在癫痫患者中使用[26]。

随着人们对阿片类药物滥用的日益关注，多模式镇痛方案比严重依赖麻醉性镇痛药的方案更受欢迎。

非甾体抗炎药

非甾体抗炎药（NSAID）具有镇痛和抗炎的双重作用，单独使用对治疗轻中度疼痛有效。与其他方式如阿片类药物相结合，NSAID 可作为治疗更严重疼痛的辅助药物，并有助于减少阿片类药物的需求[27]。

NSAID 可抑制环氧化酶（COX），减少前列腺素的产生，而前列腺素使得炎症和伤害性纤维敏化。COX 酶有两种亚型，COX-1 和 COX-2。COX-1 是一种结构型酶，有助于血管、胃和肾脏中前列腺素的形成，参与胃黏膜的保护和肾血流的维持。相反，COX-2 是组织损伤后上调的可诱导亚型。

非选择性 NSAID 具有抗炎和镇痛作用，但以增加胃病、减少肾灌注和减少血小板聚集为代价[28]。阿司匹林是非选择性 NSAID 的代表，大多数心脏外科患者都是因其抗血小板作用使用的。由于服用 COX-2 特异性抑制剂患者的不良心肌结局的争论，导致其在有冠状动脉血栓形成风险患者中的应用受到极大关注。数据显示因与冠状动脉和脑血栓形成有关，导致罗非昔布和伐地昔布（valdecoxib）从美国市场撤出[29]。由于类似原因，2005 年 FDA 发布了一份不批准伐地昔布静脉前体药——帕瑞昔布——的研究报告。另一方面，塞来昔布似乎对冠状动脉血栓形成没有什么影响[30]。然而，在缺血性心脏病患者中使用任何 COX-2 抑制剂都应谨慎，因为可以使用其他药物。

Rapanos 等证明心脏手术后吲哚美辛和吗啡联合应用可降低术后疼痛评分和阿片类药物的使用，而不增加与 NSAID 相关的不良反应发生率[31]。其他 NSAID 如双氯芬酸和酮洛芬，也被证明可降低阿片类药物的需求及阿片类药物相关的不良反应和疼痛评分[32-33]。NSAID 似乎不会显著增加心脏手术后患者出血或肾功能不全的发生率[34]。FDA 黑框警告从 2005 年提醒从业人员在冠状动脉旁路移植术后禁忌使用酮咯酸。然而，一些研究者认为酮咯酸是安全的。

对乙酰氨基酚

对乙酰氨基酚是治疗轻中度疼痛的常用药物。良好的安全性、几乎不与其他药物相互作用以及对凝血没有任何影响，使其成为一种有用的辅助药物，其主要禁忌证是肝病。对乙酰氨基酚静脉注射理论上是心脏手术后患者的理想选择，术后一天或更长时间内患者不需口服药物。

尽管有理论上的益处，但关于心脏手术后对乙酰氨基酚的总体疗效的数据是混杂的，与安慰剂组相比，两组在疼痛评分方面的差异很小或没有差异[35-36]。对 7 项随机试验的荟萃分析表明，心脏手术后在吗啡镇痛中添加对乙酰氨基酚可使吗啡用量减少 20%，但对吗啡相关不良反应和患者满意度没有影响[37]。

胸段硬膜外镇痛

局麻药胸段硬膜外镇痛（TEA）在心脏手术中已应用数十年[38]。其优点包括镇痛效果好[14]、肺功能改善[39-40]、拔管时间缩短[14,41-42]以及冠状动脉扩张和（或）心脏保护[43-45]。它也是最有效的抑制应激反应的方法[46]。Liu 等发表了对 15 项随机试验的 1178 例接受冠状动脉旁路移植术患者的荟萃分析，发现 TEA 疼痛评分和拔管时间明显减少，肺部并发症减少，心律失常风险降低[47]。另一方面，使用 TEA 并不会提高死亡率和心肌梗死率。在一项近期且更大规模的荟萃分析（33项试验，2366例患者）中，死亡率和心肌梗死的复合终点从5.2%显著降低到2.7%[48]。TEA对心房颤动发生率的影响尚不清楚；尽管没有显示TEA对停跳心脏手术的房颤发生率降低[49]，而在非停跳的冠状动脉手术中发现房颤发生率显著降低（23.7% *vs* 3%）[50]。

该技术的优势可以通过抑制手术部位到脊髓和中枢神经系统等更高中枢神经的传入来解释。该方法不仅提供了良好的镇痛作用，而且还防止了应激反应的启动，从而限制了儿茶酚胺和反调节激素的释放，并减弱了高凝状态，否则可能导致术后血栓事件。此外，TEA对脊髓T1~T4水平的交感阻滞可阻断心脏传入（从而减轻心绞痛症状）和传出纤维（促进冠状动脉舒张，降低心率和左室做功指数）。Jakobsen等对缺血性心脏病患者进行二维超声心动图检查，发现TEA可改善左室收缩和舒张功能，这可能是通过改善心脏负荷条件介导的[51]。为了使胸段硬膜外麻醉发挥最大效益，应置管于T3/T4水平，使其以最佳方式对胸骨区（T2~T5）提供镇痛，并对心脏加速纤维（T1~T4）提供交感阻滞。覆盖在胸骨和胸骨柄的皮肤不被胸神经覆盖，而是由锁骨上神经（C3/C4）支配，锁骨上神经是颈丛的一个分支。在锁骨头部水平的外侧皮下区域阻滞可作为充分镇痛的一个有效补充。

尽管TEA在理论上存在更多优势，但它的使用仍有争议而未普遍实行。实施的最大障碍可能是对体外循环期间抗凝相关的硬膜外血肿的顾虑。这种风险估计为1∶12 000，95%置信区间为1∶2100~68 000[52]。为减少血肿的风险，大多数文献建议在手术前一天晚上放置硬膜外导管。然而，这种做法对日间手术患者显然不切实际。事实上，没有证据表明术前一晚置入与手术当天置入相比降低了风险[53]。实际上，硬膜外导管应在手术当天清晨尽早置入（即在静脉通路开放后）且仅限于在基线凝血曲线正常的患者。这确保至少在抗凝前1h置入了硬膜外导管，符合美国区域麻醉协会关于椎管麻醉和抗凝的专家共识的建议[54]。应密切监测患者血肿扩大的迹象和症状。当发生穿刺创伤时会出现困难。专家共识建议延迟24h，以确保硬膜外静脉已完全止血。显然，在知情同意的过程中，这些问题必须在手术前与患者讨论。术后局部麻醉药物应使用提供镇痛的最低浓度，但不产生运动阻滞（如罗哌卡因0.15%~0.2%），应注意运动无力的进展以帮助诊断硬膜外血肿。

鞘内阿片类给药

另一个用于心脏手术后的区域性镇痛选择是鞘内阿片类给药。吗啡是迄今为止研究最多的药物，因为它能提供长时间（如 24h）的高质量镇痛。已经使用了各种剂量（250~4000μg），更大的剂量可能会由于呼吸抑制效应而延迟拔管时间[55]。对于快通道的患者这通常是一个考量因素。

对纳入 668 例患者的 17 项试验的一项荟萃分析显示，随机接受或不接受鞘内阿片类药物治疗的患者中重要结果的差异不大；然而，干预组的瘙痒发生率显著高于对照组[47]。最近一项对 1106 例接受全身麻醉患者进行的荟萃分析显示，鞘内使用或不使用阿片类药物的患者在死亡率、心肌梗死或住院时间方面没有差异[56]。在 500mg 吗啡中添加 100μg 可乐定似乎降低了术后疼痛评分和缩短了拔管时间[57]。

虽然硬膜外血肿的风险很小（而且可能比硬膜外穿刺发生率低），但真正的发病率尚不清楚，有必要与患者讨论这种并发症的可能性。总体而言，由于缺乏实质性的益处和延迟快速拔管的可能性，这项技术已很少应用。

区域阻滞与心脏手术

由于对硬膜外血肿的担忧，一些医生考虑采用其他区域性阻滞来控制术后疼痛，如肋间神经和椎旁阻滞。

肋间神经（IC）阻滞操作简单，如果操作得当，可使胸部和上腹壁产生良好的镇痛效果。通常该类阻滞用于开胸或小切口。缺点包括胸膜、肺实质或血管损伤的可能，如果患者是中线切口，则需要进行双侧阻滞。此外，IC 阻滞不能阻断内脏胸膜疼痛，因为交感神经没有被阻断。传统上，IC 阻滞是在肋骨的角度进行的，这对于心脏术后的插管患者是不现实的。相反，在心脏手术后，外科医生可使用双侧胸骨旁导管阻滞 IC，减少吗啡需求和住院时间[58]。

椎旁阻滞是指在椎旁间隙注射局部麻醉剂，使之贴近脊髓神经从椎间孔出来的位置。它通常在心脏手术全身麻醉诱导之前进行，并且通过位于中线两侧的输注导管可以实现出色的镇痛。与 IC 阻滞相比，椎旁阻滞的优点包括更完全的后胸壁镇痛和相关平面的交感神经阻滞，这有助于缓解内脏疼痛并提供心脏交感神经阻滞。PVB 的镇痛效果与 TEA 对微创冠状动脉旁路移植术的镇痛效果相同[59]。

缺点包括可能发生针尖意外损伤和随后的气胸或误伤脊髓。另外，10% 的患者在进针时出现副交感神经反应，导致低血压、心动过缓和近似晕厥。这种技术也可能是脊柱畸形、外伤或脊柱手术史患者的禁忌。最近，一种超声引导下使用更外侧肋间入路的连续性 PVB 技术被描述为可潜在地降低血管穿刺、神经损伤及气胸的风险[60]。该技术利用肋间和椎旁间隙之间的连续性，提供了一种连续椎旁阻滞的方法，与经典的连续椎旁神经阻滞方法相比，该方法可能更具优势。

PVB 在开胸手术中得到了广泛的应用，在一篇系统综述中，PVB 与硬膜外镇痛在开胸术后疼痛管理中同样有效[61]。然而对这类患者而言，PVB 的不良反应似乎少于 TEA。以呼气峰流速评价肺功能，椎旁组明显优于对照组。此外，硬膜外阻滞与尿潴留、恶心、瘙痒和低血压的发生率较高相关。最后，硬膜外组与延迟手术开始时间、较高的技术失败率和移位率有关。

通过导管将局麻药直接注入胸骨切开的筋膜平面，已经在努力简化这些区域性阻滞方法。然而，研究结果好坏参半，研究显示心脏手术后疼痛评分既有改善的患者，也有无效的患者[62-63]。

心脏手术后的加速康复

越来越多的患者按照加速康复流程集束化管理[64-65]。加速康复包括术前、术中和术后改善手术预后的策略（图 18-1；表 18-1）。

镇痛方案为多模式干预，包括区域麻醉，以促进早期活动。Noss 等人总结了有助于促进恢复的镇痛方法（表 18-2）。

除了使用多模式镇痛方案外，加速康复方案力求避免体温过低和预防谵妄。不同的机构可能会设计一系列措施，并且随着时间的推移，就某些干预措施的有效性有望达成共识。

总　结

心脏手术可能导致严重的术后疼痛，传统上是通过静脉注射阿片类药物来缓解。近年来，随着心脏手术后患者快速康复的需求，精细规划术后镇痛已成为一个更为重要的问题。使用多种药物的多模式治疗计划（表 18–1）可以满足特定患者的需求。

胸段硬膜外镇痛可改善多种重要预后，包括死亡和心肌梗死的复合终点。尽管有证据表明硬膜外穿刺的整体安全性，但对其潜在风险的担忧限制了其应用。其他区域麻醉技术，如胸肌筋膜阻滞和椎旁阻滞，也可纳入加速康复路径中[66]。

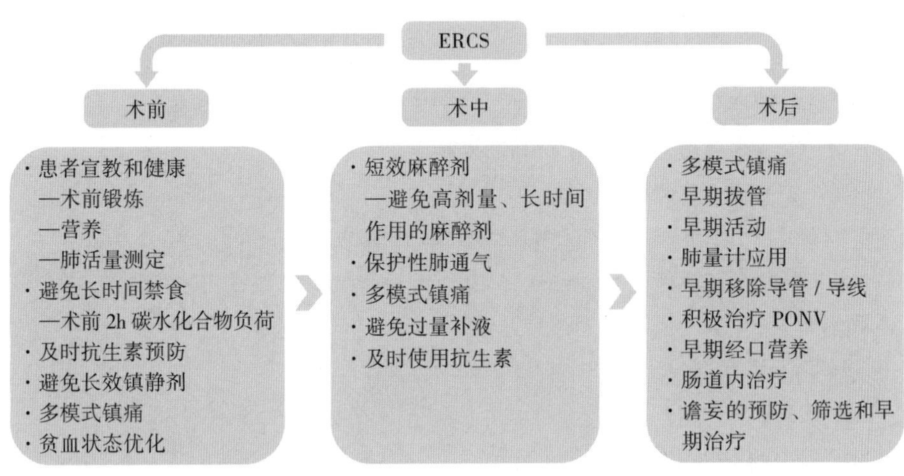

图 18–1 潜在的 ERCS 策略。ERCS= 心脏手术后加速康复。PONV= 术后恶心呕吐。经许可，引自 Noss C, Prusinkiewicz C2, Nelson G, et al. Enhanced Recovery for Cardiac Surgery. J Cardiothorac Vasc Anesth, 2018, 32(6):2760–2770

表 18-1 加速康复的详细方案

术前措施
· 由训练有素的研究人员进行术前评估、教育和心理咨询
· 从入院即接受促红细胞生成素治疗
· 缩短禁饮食时间，麻醉前 2h 摄入碳水化合物饮料
· 术前不使用镇静剂或抗胆碱能药物
· 麻醉后 1h 内预防性给予抗生素
· 麻醉前 PVNB
术中措施
· 使用短效麻醉剂和镇静剂进行心脏手术麻醉
· 优化体外循环：将预充液总量减少到 <1500ml，逆行氧合血停搏液灌注，改良超滤，输注白蛋白以保持稳定的血浆胶体渗透压
· 肺保护策略：低潮气量（6~7ml/kg）通气，呼气末正压（5mmHg），肺复张手法
· 目标导向的液体管理，以 TEE 引导优化每搏量
· 脑血氧饱和度监测和双谱指数监测
· 血液保护措施：自体血回输、抗纤溶剂和血栓弹力图监测
· 切口处罗哌卡因浸润麻醉
术后措施
· 多模式术后镇痛（PCA、PVNB、切口处浸润）
· 预防 PONV（昂丹司琼）
· 促红细胞生成素治疗
· 气管拔管后早期经口进食
· 尽早移除引流管
· 尽早下地活动

CPB= 体外循环。PCA= 患者自控镇痛。PONV= 术后恶心呕吐。PVNB= 椎旁神经阻滞。TEE= 经食管超声心动图。TEG= 血栓弹力图。经许可，引自 Li M, Zhang J, Gan TJ, et al. Enhanced recovery after surgery pathway for patients undergoing cardiac surgery: a randomized clinical trial. Eur J Cardiothorac Surg, 2018, 54(3):491–497

表 18-2　镇痛干预靶点

干预措施	常规剂量	机制
术前		
加巴喷丁类	加巴喷丁 300~1200mg 和普瑞巴林最高 300mg	电压门控钙通道
类固醇	地塞米松 0.1~0.2mg/kg	抗炎药
术中		
氯胺酮	0.06~0.15mg/（kg · h）	NMDA 拮抗剂
镁	32nmol/（kg · h）；单次剂量 5~50 mg/kg；输注 6~30mg/（kg · h）；24h 平均剂量 8.5g	NMDA 拮抗剂
利多卡因	1~3mg/（kg · h）	钠通道阻断：介导的中枢致敏、抗炎、抑制自发性异位神经冲动和选择性抑制诱发脊髓 C 纤维活性
脊髓麻醉	鞘内吗啡 4~20μg/kg，最大 2mg	鞘内阿片类药物 ± 心脏交感神经阻滞
椎旁阻滞	个体滴定持续输注和单次局部麻醉药	手术部位麻醉
术后		
椎旁阻滞	个体滴定持续输注和单次局部麻醉药	手术部位麻醉
硬膜外镇痛	个体滴定持续输注和单次局部麻醉药	手术部位麻醉
PECS 阻滞	30ml 0.2% 罗哌卡因	胸神经麻醉
前锯肌平面阻滞	30ml 0.25% 左旋丁哌卡因；5ml/h 0.125% 左旋丁哌卡因	半胸麻醉
连续性前筋膜阻滞	4ml/h 0.25%~0.5% 丁哌卡因	胸骨切口麻醉
氯胺酮	0.06~0.15mg/（kg · h）	NMDA 拮抗剂
利多卡因	2~3mg/（kg · h）或 2~3mg/min	钠通道阻断：介导中枢致敏、抗炎、抑制自发性异位神经冲动和选择性抑制诱发脊髓 C 纤维活性
加巴喷丁类	加巴喷丁 400~600mg，每天 3 次	电压门控钙通道

NMDA=N- 甲基 -D- 天冬氨酸。PECS= 胸肌神经阻滞。经许可，引自 Noss C, Prusinkiewicz C2, Nelson G, et al. Enhanced Recovery for Cardiac Surgery. J Cardiothorac Vasc Anesth, 2018, 32(6):2760–2770

（吴志新　译，聂　煌　校）

参考文献

[1] Alston RP, Pechon P. Dysaesthesia associated with sternotomy for heart surgery. Br J Anaesth, 2005, 95:153-158.

[2] Nay PG, Elliott SM, Harrop-Griffiths AW. Postoperative pain. Expectation and experience after coronary artery bypass grafting. Anaesthesia, 1996, 51:741-743.

[3] Diegeler A, Walther T, Metz S, et al. Comparison of MIDCAP versus conventional CABG surgery regarding pain and quality of life. Heart Surg Forum, 1999, 2:290-295. discussion 295-296.

[4] Andreasen JJ, Nekrasas V, Dethlefsen C. Endoscopic vs open saphenous vein harvest for coronary artery bypass grafting: a prospective randomized trial. Eur J Cardiothorac Surg, 2008, 34:384-389.

[5] Kalso E, Mennander S, Tasmuth T, et al. Chronic post-sternotomy pain. Acta Anaesthesiol Scand, 2001, 45:935-939.

[6] Mueller XM, Tinguely F, Tevaearai HT, et al. Pain location, distribution, and intensity after cardiac surgery. Chest, 2000, 118:391-396.

[7] Hoda MR, El-Achkar H, Schmitz E, et al. Systemic stress hormone response in patients undergoing open heart surgery with or without cardiopulmonary bypass. Ann Thorac Surg, 2006, 82:2179-2186.

[8] Riles TS, Fisher FS, Schaefer S, et al. Plasma catecholamine concentrations during abdominal aortic aneurysm surgery: the link to perioperative myocardial ischemia. Ann Vasc Surg,1993, 7:213-219.

[9] Meyerson J, Thelin S, Gordh T, et al. The incidence of chronic post-sternotomy pain after cardiac surgery—a prospective study. Acta Anaesthesiol Scand, 2001, 45:940-944.

[10] Karmakar MK, Ho AM. Post-thoracotomy pain syndrome. Thorac Surg Clin, 2004, 14:345-352.

[11] Eisenberg E, Pultorak Y, Pud D, et al. Prevalence and characteristics of post coronary artery bypass graft surgery pain (PCP). Pain, 2001, 92:11-17.

[12] Kairaluoma PM, Bachmann MS, Rosenberg PH, et al. Preincisional paravertebral block reduces the prevalence of chronic pain after breast surgery. Anesth Analg, 2006, 103:703-708.

[13] Perkins FM, Kehlet H. Chronic pain as an outcome of surgery. A review of predictive factors. Anesthesiology, 2000, 93:1123-1133.

[14] Royse C, Royse A, Soeding P, et al. Prospective randomized trial of high thoracic epidural analgesia for coronary artery bypass surgery. Ann Thorac Surg, 2003, 75:93-100.

[15] Bainbridge D, Martin JE, Cheng DC. Patient-controlled versus nurse-controlled analgesia after cardiac surgery—a meta-analysis. Can J Anaesth, 2006, 53:492-499.

[16] O'Halloran P, Brown R. Patient-controlled analgesia compared with nurse-controlled infusion analgesia after heart surgery. Intensive Crit Care Nurs, 1997, 13:126-129.

[17] Dal D, Kanbak M, Caglar M, et al. A background infusion of morphine does not enhance postoperative analgesia after cardiac surgery. Can J Anaesth, 2003, 50:476-479.

[18] Guler T, Unlugenc H, Gundogan Z, et al. A background infusion of morphine enhances patient-controlled analgesia after cardiac surgery. Can J Anaesth, 2004, 51:718-722.

[19] Baltali S, Turkoz A, Bozdogan N, et al. The efficacy of intravenous patient-controlled

remifentanil versus morphine anesthesia after coronary artery surgery. J Cardiothorac Vasc Anesth, 2009, 23:170-174.

[20] Gurbet A, Goren S, Sahin S, et al. Comparison of analgesic effects of morphine, fentanyl, and remifentanil with intravenous patient-controlled analgesia after cardiac surgery. J Cardiothorac Vasc Anesth, 2004, 18:755-758.

[21] Steinlechner B, Koinig H, Grubhofer G, et al. Postoperative analgesia with remifentanil in patients undergoing cardiac surgery. Anesth Analg, 2005, 100:1230-1235, table of contents.

[22] Kogan A, Medalion B, Raanani E, et al. Early oral analgesia after fast-track cardiac anesthesia. Can J Anaesth, 2007, 54:254-261.

[23] Manji M RC, Jones P, Ariffin S, et al. Tramadol for postoperative analgesia in coronary artery bypass graft surgery [abstract]. Br J Anaesth, 1997, 78:A87.

[24] Sellin MLV, Sicsic JC. Postoperative pain: tramadol vs morphine after cardiac surgery [abstract]. Br J Anaesth, 1998, 80:41.

[25] But AK, Erdil F, Yucel A, et al. The effects of single-dose tramadol on post-operative pain and morphine requirements after coronary artery bypass surgery. Acta Anaesthesiol Scand, 2007, 51:601-606.

[26] Desmeules JA. The tramadol option. Eur J Pain, 2000, 4 (suppl A):15-21.

[27] Tramer MR, Williams JE, Carroll D, et al. Comparing analgesic efficacy of non-steroidal anti-inflammatory drugs given by different routes in acute and chronic pain: a qualitative systematic review. Acta Anaesthesiol Scand,1998, 42:71-79.

[28] Vane JR, Botting RM. Mechanism of action of aspirin-like drugs. Semin Arthritis Rheum. 1997, 26:2-10.

[29] Sanghi S, MacLaughlin EJ, Jewell CW, et al. Cyclooxygenase-2 inhibitors: a painful lesson. Cardiovasc Hematol Disord Drug Targets, 2006, 6:85-100.

[30] Dajani EZ, Islam K. Cardiovascular and gastrointestinal toxicity of selective cyclo-oxygenase-2 inhibitors in man. J Physiol Pharmacol, 2008, 59 (suppl 2):117-133.

[31] Rapanos T, Murphy P, Szalai JP, et al. Rectal indomethacin reduces postoperative pain and morphine use after cardiac surgery. Can J Anaesth, 1999, 46:725-730.

[32] Dhawan N, Das S, Kiran U, et al. Effect of rectal diclofenac in reducing postoperative pain and rescue analgesia requirement after cardiac surgery. Pain Pract, 2009, 9:385-393.

[33] Hynninen MS, Cheng DC, Hossain I, et al. Non-steroidal anti-inflammatory drugs in treatment of postoperative pain after cardiac surgery. Can J Anaesth, 2000, 47:1182-1187.

[34] Kulik A, Ruel M, Bourke ME, et al. Postoperative naproxen after coronary artery bypass surgery: a double-blind randomized controlled trial. Eur J Cardiothorac Surg, 2004, 26:694-700.

[35] Lahtinen P, Kokki H, Hendolin H, et al. Propacetamol as adjunctive treatment for postoperative pain after cardiac surgery. Anesth Analg, 2002, 95:813-819, table of contents.

[36] Cattabriga I, Pacini D, Lamazza G, et al. Intravenous paracetamol as adjunctive treatment for postoperative pain after cardiac surgery: a double blind randomized controlled trial. Eur J Cardiothorac Surg, 2007, 32:527-531.

[37] Remy C, Marret E, Bonnet F. Effects of acetaminophen on morphine side-effects and consumption after major surgery: meta-analysis of randomized controlled trials. Br J Anaesth,

2005, 94:505-513.

[38] Robinson RJ, Brister S, Jones E, et al. Epidural meperidine analgesia after cardiac surgery. Can Anaesth Soc J, 1986, 33:550-555.

[39] Scott NB, Turfrey DJ, Ray DA, et al. A prospective randomized study of the potential benefits of thoracic epidural anesthesia and analgesia in patients undergoing coronary artery bypass grafting. Anesth Analg, 2001, 93:528-535.

[40] Groeben H. Epidural anesthesia and pulmonary function. J Anesth, 2006, 20:290-299.

[41] Priestley MC, Cope L, Halliwell R, et al. Thoracic epidural anesthesia for cardiac surgery: the effects on tracheal intubation time and length of hospital stay. Anesth Analg, 2002, 94:275-282, table of contents.

[42] Barrington MJ, Kluger R, Watson R, et al. Epidural anesthesia for coronary artery bypass surgery compared with general anesthesia alone does not reduce biochemical markers of myocardial damage. Anesth Analg, 2005, 100:921-928.

[43] Berendes E, Schmidt C, Van Aken H, et al. Reversible cardiac sympathectomy by high thoracic epidural anesthesia improves regional left ventricular function in patients undergoing coronary artery bypass grafting: a randomized trial. Arch Surg, 2003, 138:1283-1290, discussion 1291.

[44] Blomberg S, Emanuelsson H, Kvist H, et al. Effects of thoracic epidural anesthesia on coronary arteries and arterioles in patients with coronary artery disease. Anesthesiology, 1990, 73:840-847.

[45] Kock M, Blomberg S, Emanuelsson H, et al. Thoracic epidural anesthesia improves global and regional left ventricular function during stress-induced myocardial ischemia in patients with coronary artery disease. Anesth Analg, 1990, 71:625-630.

[46] Loick HM, Schmidt C, Van Aken H, et al. High thoracic epidural anesthesia, but not clonidine, attenuates the perioperative stress response via sympatholysis and reduces the release of troponin T in patients undergoing coronary artery bypass grafting. Anesth Analg, 1999, 88:701-709.

[47] Liu SS, Block BM, Wu CL. Effects of perioperative central neuraxial analgesia on outcome after coronary artery bypass surgery: a meta-analysis. Anesthesiology, 2004, 101:153-161.

[48] Bignami E, Landoni G, Biondi-Zoccai GG, et al. Epidural analgesia improves outcome in cardiac surgery: a meta-analysis of randomized controlled trials. J Cardiothorac Vasc Anesth, 2009, 24(4):586-597.

[49] Tenenbein PK, Debrouwere R, Maguire D, et al. Thoracic epidural analgesia improves pulmonary function in patients undergoing cardiac surgery. Can J Anaesth, 2008, 55:344-350.

[50] Bakhtiary F, Therapidis P, Dzemali O, et al. Impact of high thoracic epidural anesthesia on incidence of perioperative atrial fibrillation in off-pump coronary bypass grafting: a prospective randomized study. J Thorac Cardiovasc Surg, 2007, 134:460-464.

[51] Jakobsen CJ, Nygaard E, Norrild K, et al. High thoracic epidural analgesia improves left ventricular function in patients with ischemic heart. Acta Anaesthesiol Scand, 2009, 53:559-564.

[52] Bracco D, Hemmerling T. Epidural analgesia in cardiac surgery: an updated risk assessment. Heart Surg Forum, 2007, 10:E334-E337.

[53] Chaney MA. Intrathecal and epidural anesthesia and analgesia for cardiac surgery. Anesth Analg,

2006, 102:45-64.

[54] Horlocker TT, Wedel DJ, Benzon H, et al. Regional anesthesia in the anticoagulated patient: defining the risks (the second ASRA Consensus Conference on Neuraxial Anesthesia and Anticoagulation). Reg Anesth Pain Med, 2003, 28:172-197.

[55] Konstantatos A, Silvers AJ, Myles PS. Analgesia best practice after cardiac surgery. Anesthesiol Clin, 2008, 26:591-602.

[56] Zangrillo A, Bignami E, Biondi-Zoccai GG, et al. Spinal analgesia in cardiac surgery: a meta-analysis of randomized controlled trials. J Cardiothorac Vasc Anesth, 2009, 23:813-821.

[57] Nader ND, Li CM, Dosluoglu HH, et al. Adjuvant therapy with intrathecal clonidine improves postoperative pain in patients undergoing coronary artery bypass graft. Clin J Pain, 2009, 25:101-106.

[58] McDonald SB, Jacobsohn E, Kopacz DJ, et al. Parasternal block and local anesthetic infiltration with levobupivacaine after cardiac surgery with desflurane: the effect on postoperative pain, pulmonary function, and tracheal extubation times. Anesth Analg, 2005, 100:25-32.

[59] Dhole S, Mehta Y, Saxena H, et al. Comparison of continuous thoracic epidural and paravertebral blocks for postoperative analgesia after minimally invasive direct coronary artery bypass surgery. J Cardiothorac Vasc Anesth, 2001, 15:288-292.

[60] Ben-Ari A, Moreno M, Chelly JE, et al. Ultrasound-guided paravertebral block using an intercostal approach. Anesth Analg, 2009, 109:1691-1694.

[61] Scarci M, Joshi A, Attia R. In patients undergoing thoracic surgery is paravertebral block as effective as epidural analgesia for pain management? Interact Cardiovasc Thorac Surg, 2010, 10:92-96.

[62] Magnano D, Montalbano R, Lamarra M, et al. Ineffectiveness of local wound anesthesia to reduce postoperative pain after median sternotomy. J Card Surg, 2005, 20:314-318.

[63] White PF, Rawal S, Latham P, et al. Use of a continuous local anesthetic infusion for pain management after median sternotomy. Anesthesiology, 2003, 99:918-923.

[64] Noss C, Prusinkiewicz C, Nelson G, et al. Enhanced recovery for cardiac surgery. J CardioThorac Vasc Anesth, 2018 (epub ahead of print).

[65] Li M, Zhang J, Gan T, et al. Enhanced recovery after surgery pathway for patients undergoing cardiac surgery: a randomized clinical trial. Eur J Cardiothoracic Surg, 2018, doi:10.1093/ejcts/ezy100.

[66] Kumar K, Kayane R, Singh N, et al. Efficacy of bilateral pectoralis nerve block for ultrafast tracking and postoperative pain management in cardiac surgery. Ann Card Anesth, 2018, 21(3):333-338.

REVIEWS

Bigeleisen P, Goehner N. Novel approaches in pain management in cardiac surgery. Curr Opin Anesthesiol, 2015, 28:89-94.

Oliveri L, Jerzewski K, Kulik A. Black box warning: is ketorolac safe for use after cardiac surgery? J. Cardiothorac Vasc Anesth, 2014, 28(2):274-279.